JN233082

脳とワーキングメモリ

苧阪直行

編著

京都大学学術出版会

Naoyuki Osaka (Ed.)
Kyoto University

Brain and Working Memory

2000
Kyoto University Press

本書は　財団法人日本生命財団の出版助成を
得て刊行された

コンピュータイメージによる人間の脳

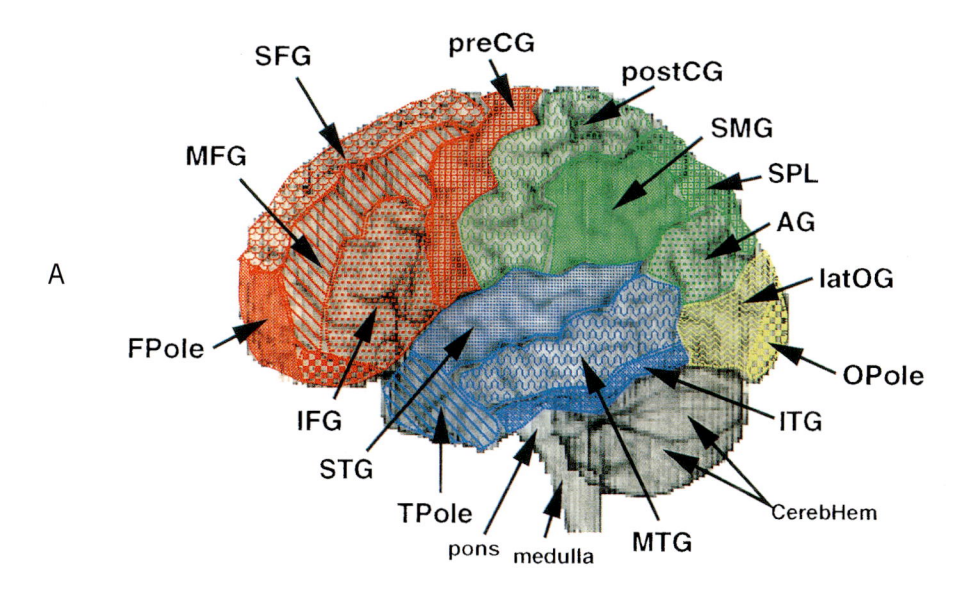

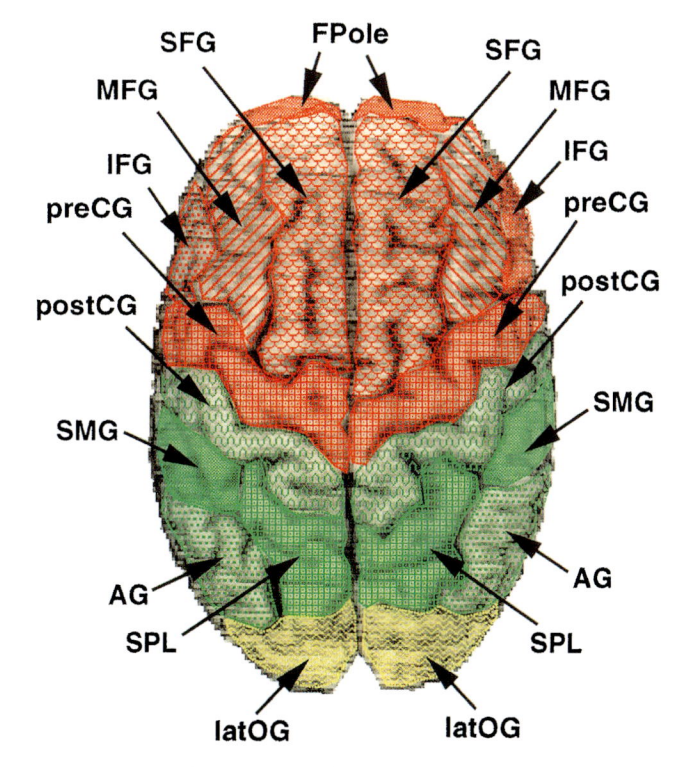

口絵 1　標準的な脳の外側面（左半球 A），と上面（B）
赤領域：前頭葉，緑領域：頭頂葉，青領域：側頭葉，黄領域：後頭葉．Fpole：前頭極，MFG：中前頭回，SFG：上前頭回，preCG：中心前回，postCG：中心後回，SMG：縁上回，SPL：上頭頂小葉，AG：角回，latOG：外側後頭回，OPole：後頭極，ITG：下側頭回，CerebHem：小脳半球，MTG：中側頭回，medulla：延髄，pons：橋，TPole：側頭極，STG：上側頭回，IFG：下前頭回
Damasio, H. (1995) *Human brain anatomy in computerized images*. New York: Oxford University Press より許可を得て転載．

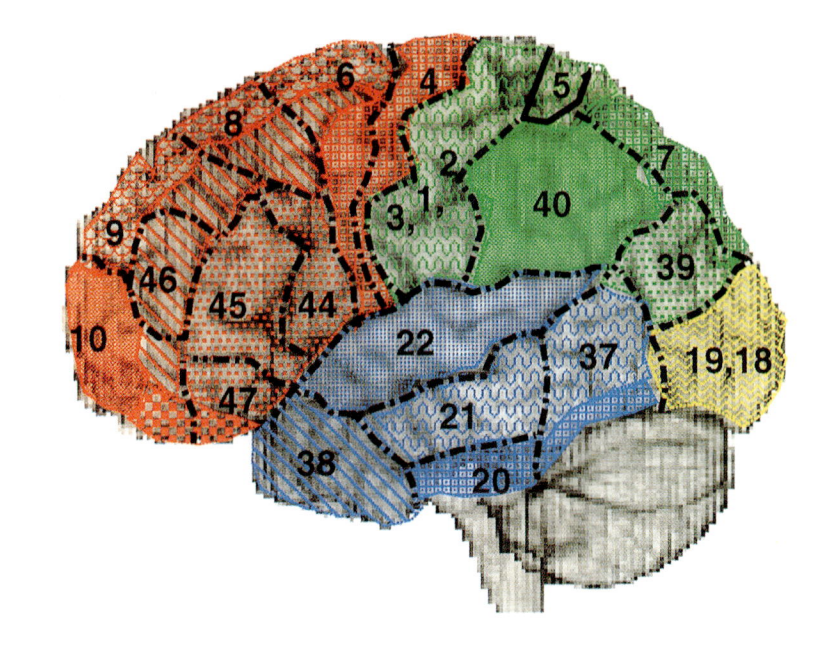

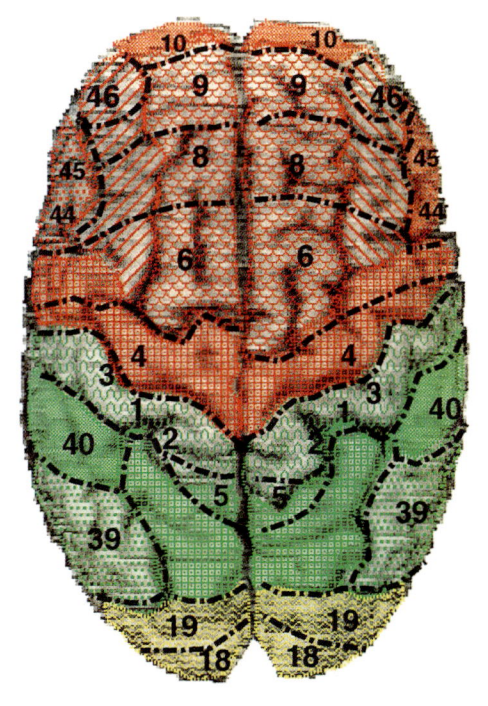

口絵2 Brodmannの脳地図．左半球 (A) と上面 (B)
赤領域：前頭葉，緑領域：頭頂葉，青領域：側頭葉，黄領域：後頭葉．Fpole：前頭極，MFG：中前頭回，SFG：上前頭回：preCG：中心前回，postCG：中心後回，SMG：縁上回，SPL：上頭頂小葉，AG：角回，latOG：外側後頭回，OPole：後頭極，ITG：下側頭回，CerebHem：小脳半球，MTG：中側頭回，medulla：延髄，pons：橋，TPole：側頭極，STG：上側頭回，IFG：下前頭回
Damasio, H. (1995) *Human brain anatomy in computerized images*. New York: Oxford University Press より許可を得て転載．

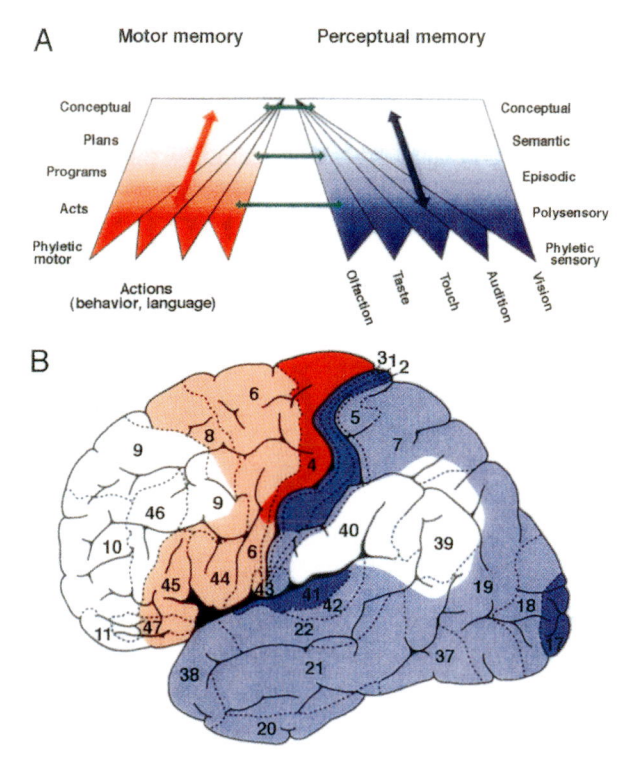

口絵3　記憶の階層構造．(A)知覚と運動記憶の階層の図式．(B)対応した脳地図．詳細は本文参照 (Fuster, 1997 より転載)．第6章参照．

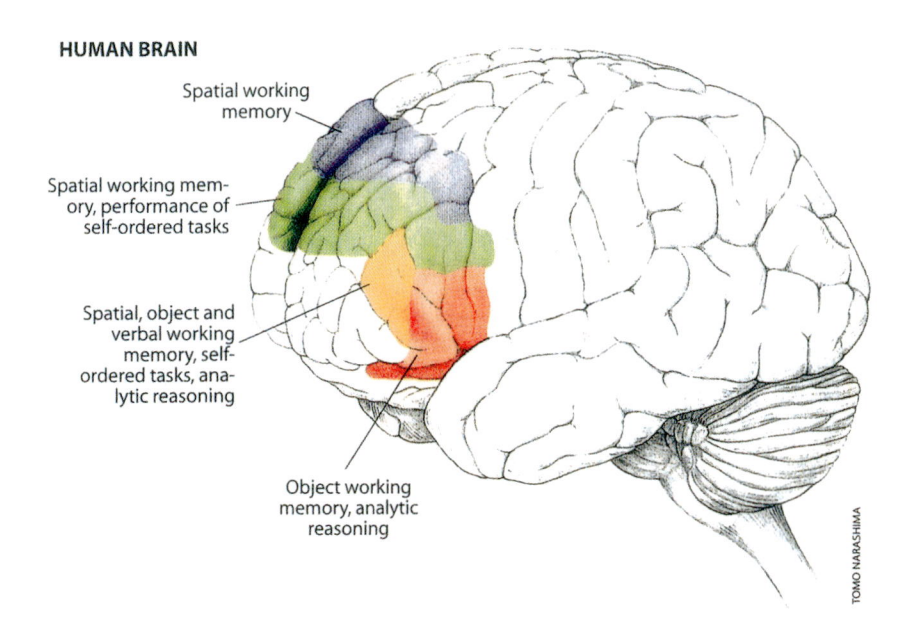

口絵4　ヒトの前頭前野の機能模式図 (Beardsley, 1997 より転載)．第6章参照．

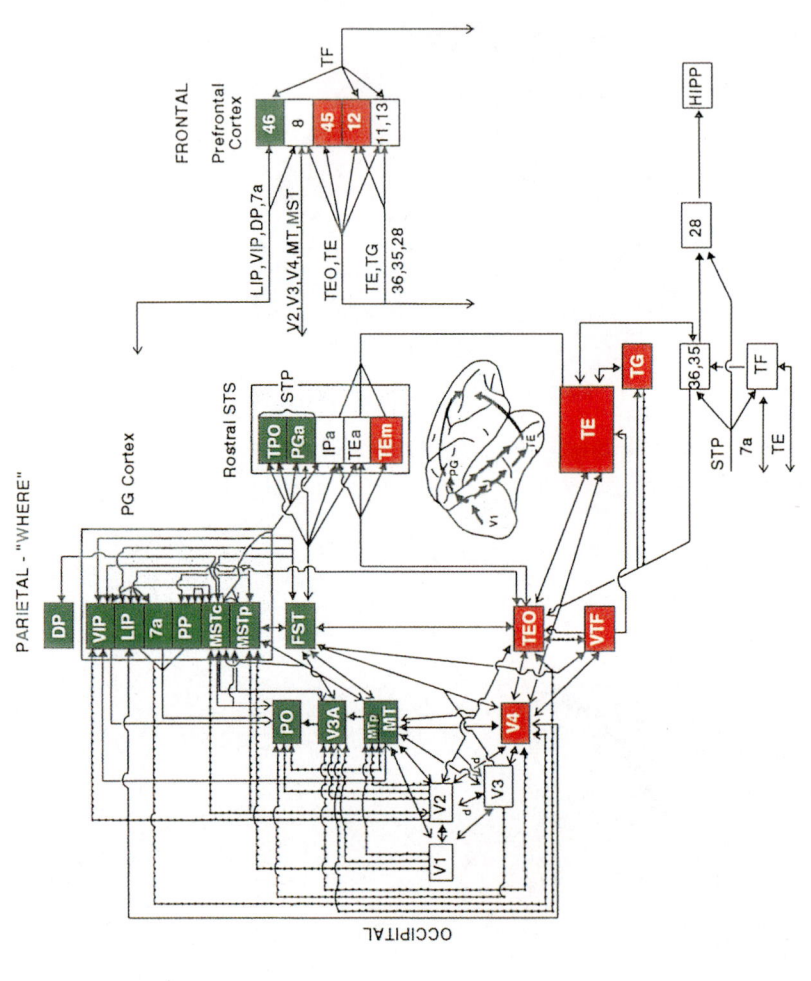

口絵5 サルの腹側 (what) ストリーム (赤) と背側 (where) ストリーム (緑)
領域間を結ぶ線はニューロン結合を、黒い矢印は下位から上位へのフィードフォワード結合を、線の矢印は上位から下位へのフィードバック結合をそれぞれ示す。実線は中心視野と周辺視野の両方の表現を、ドットつき実線は周辺視野表現のみを示す。(Ungerleider, 1995 より転載)。第6章参照。

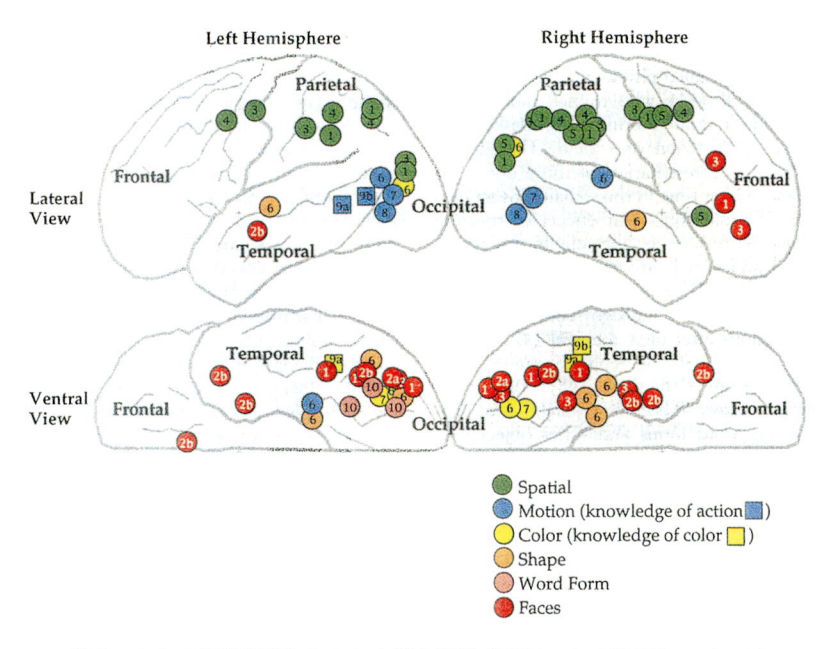

口絵6 ヒトの視覚処理とかかわる脳内領域（PETによる諸研究のデータ）．脳の左右の外側面（上）と腹側面（下）で，空間視課題で活性化した空間と運動の対応領域がそれぞれ緑と青で，物体視課題で活性化した色，形，文字の形，顔の対応領域がそれぞれ黄，オレンジ，ピンク，赤で示される．数字は個々の課題の説明番号で，ここでは省略する．四角（9a, b）はそれぞれ物体の線画（たとえば鉛筆の絵）を見せ，それとかかわる色名を生成させた場合と，線画とかかわる動詞（鉛筆に対しては"書く"）を生成させた場合の活性化領域を示すMartin et al. (1995) の実験データである（Ungerleider, 1995より転載）．第6章参照．

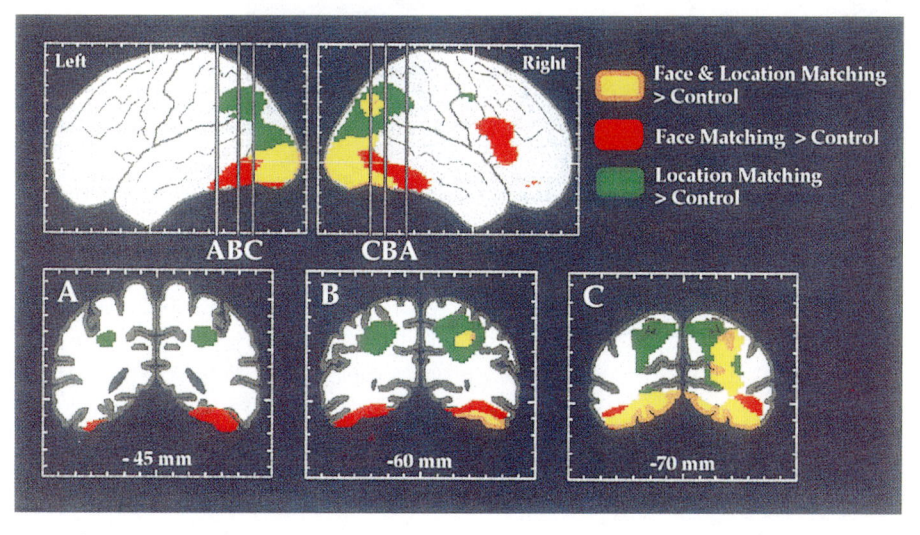

口絵7 ヒトの腹側ストリームと背側ストリームのPET-rCBF画像（Haxby et al., 1994より転載）．第6章参照．

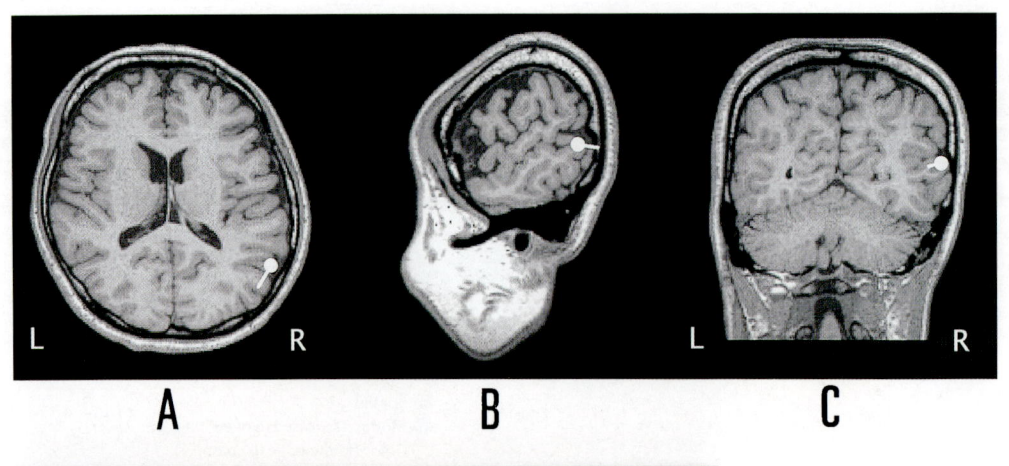

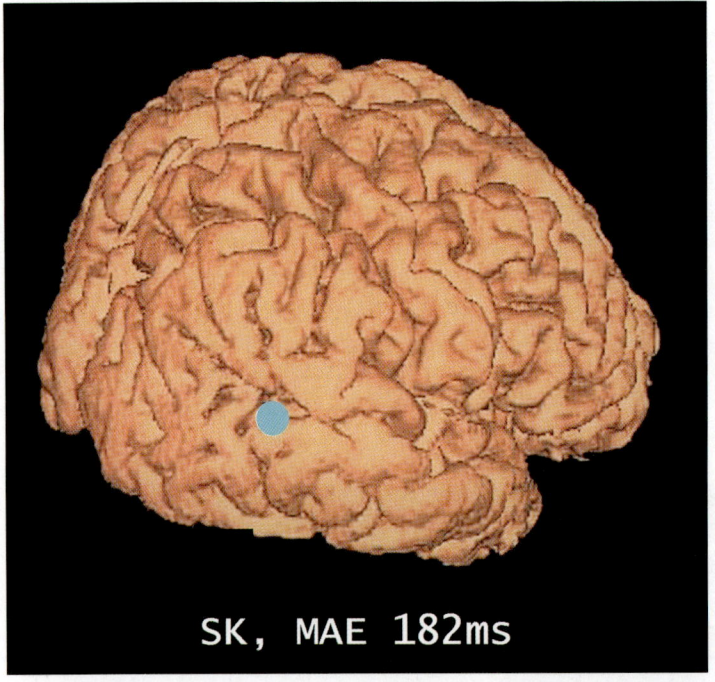

口絵8　ヒトの背側ストリームの例

運動残効を生みだす脳内部位（MT野）を誘発磁場測定（MEG）により推定したもの．同心円状の拡大運動する刺激に順応したあとこれを静止させると縮小する運動残効が観察される．そのときの脳内活性化部位（軸位(A)，矢状(B)，冠状(C)の断面：活性化部位は白い点で示す）（上）と3次元脳モデルの右半球外側面（活性化部位は青い点で示す）（下）（苧阪ら（1995）より）．第6章参照．

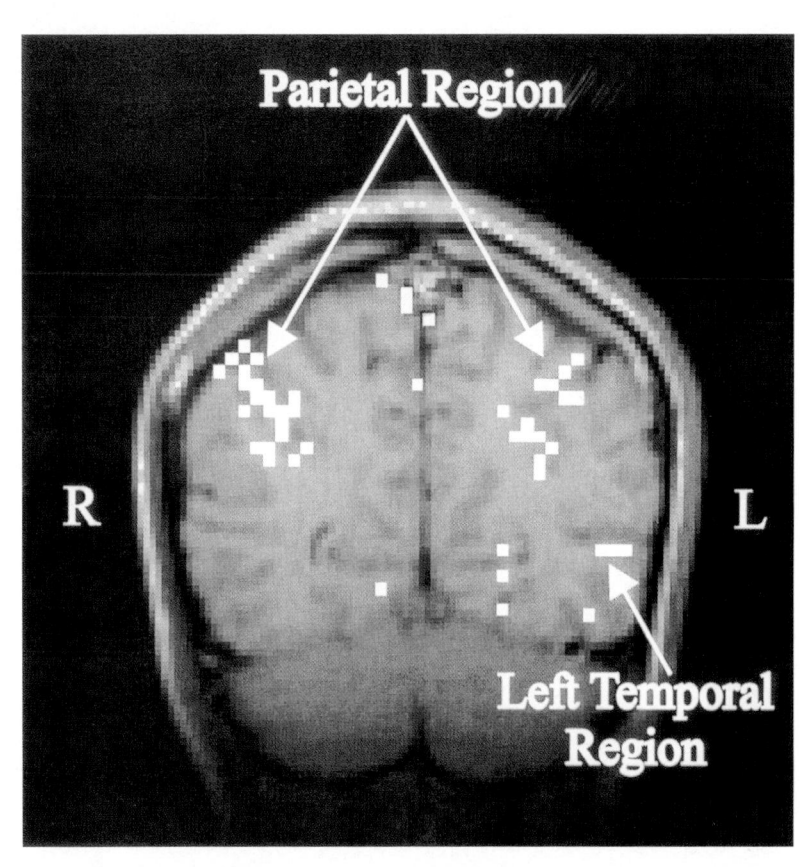

口絵9 一人の被験者の活性化マップで両側頭頂と左側頭領域での活性化が見られる（Carpenter et al. 1999 より転載）．第6章参照．

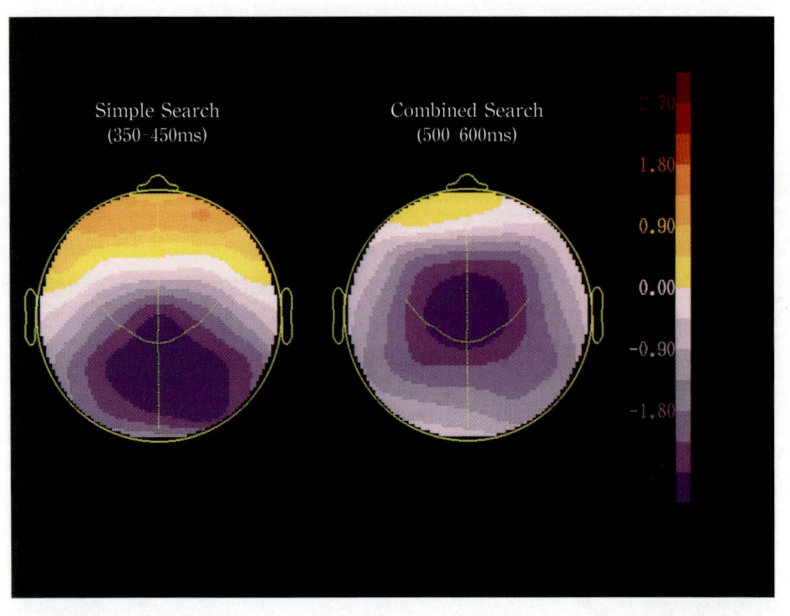

口絵 10　視覚探索電位の頭皮上分布．左側が単純な文字探索課題実行時．右側が色選択と組み合わせた複合的探索課題実行時 (Miyatani, 1996 のデータにもとづいて作成)．第 7 章参照．

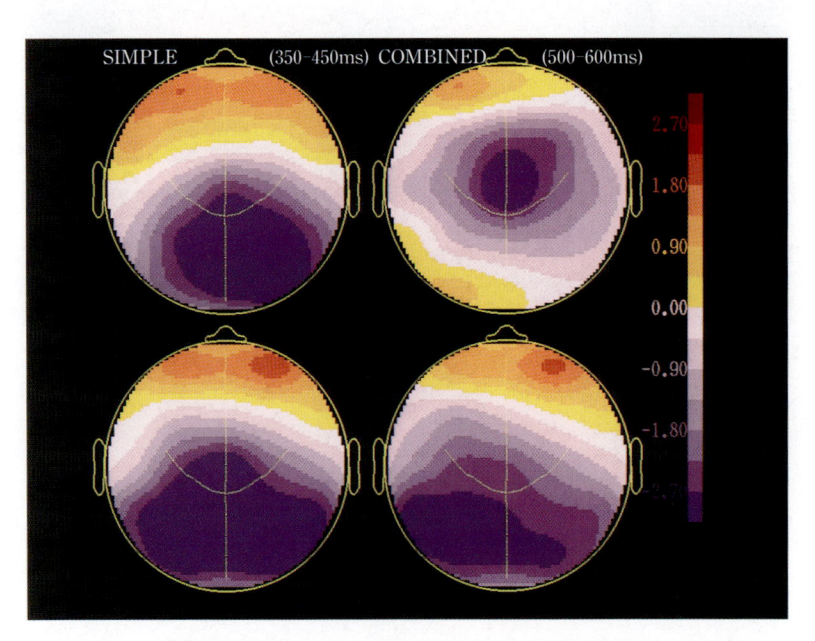

口絵 11　視覚探索電位にみられる個人差．上図 (口絵 10) のデータを個人ごとに調べると，被験者 8 名中 5 名 (上側) は単純文字探索課題と複合的探索課題で頭皮上分布が変化するが，2 名 (下側) については課題による違いがあまりない．残りの 1 名は，どちらに分類するかの判断が困難であった (Miyatani, 1996 のデータにもとづいて作成)．第 7 章参照．

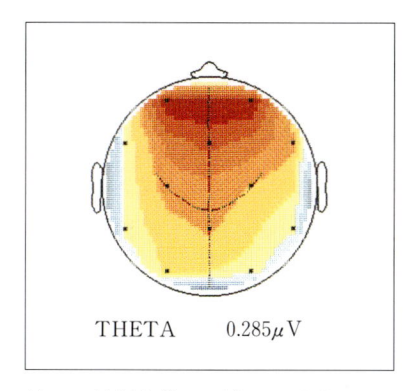

口絵12　統制条件のθ波のトポグラフィ．第8章参照．

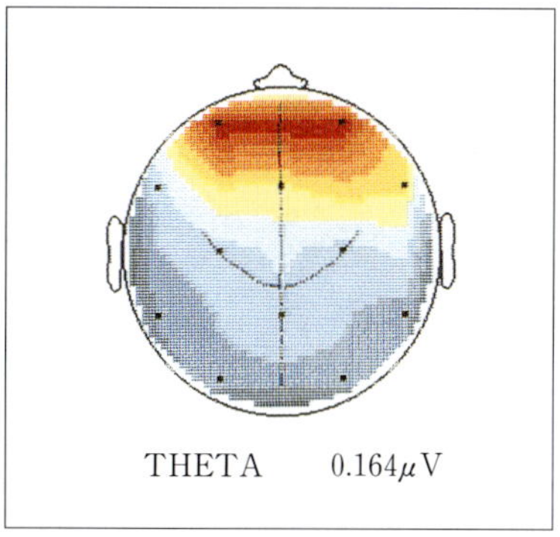

口絵13　2文条件のθ波のトポグラフィ．第8章参照．

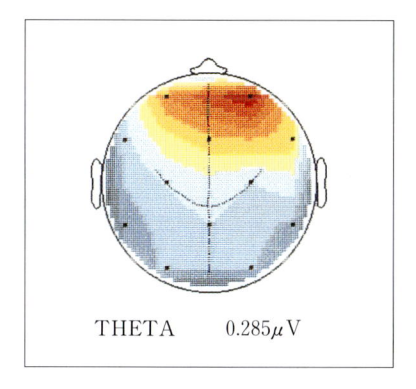

口絵14　4文条件のθ波のトポグラフィ．第8章参照．

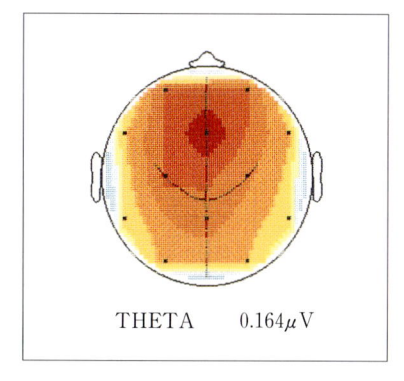

口絵15　5文条件のθ波のトポグラフィ．第8章参照．

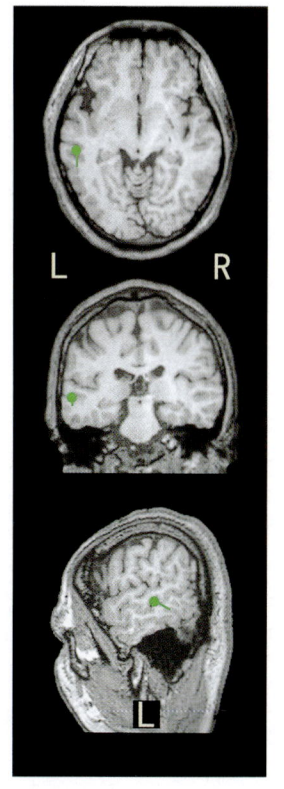

口絵16　5文条件のα波のダイポール推定．fMRI上に示した結果．第8章参照．

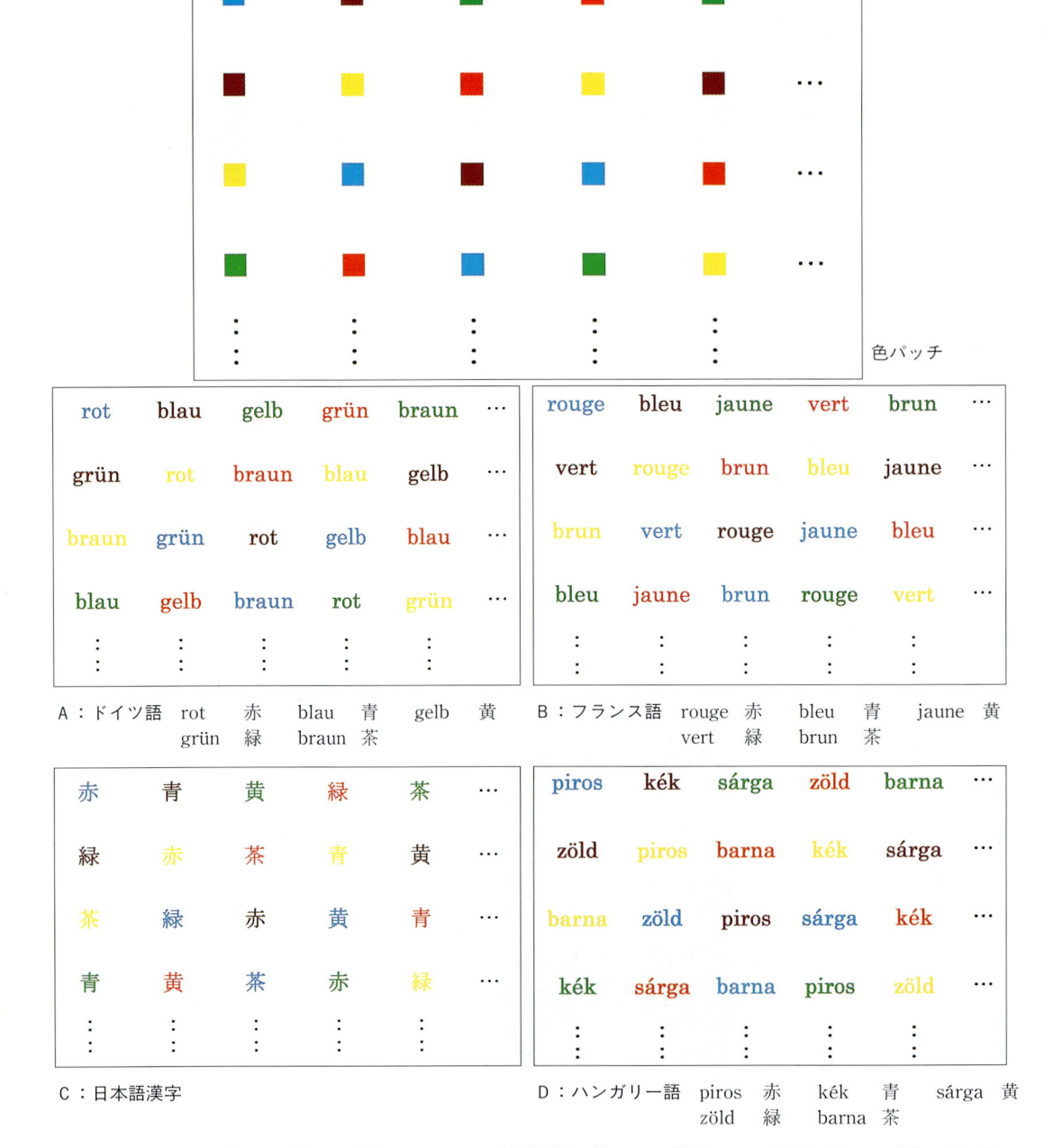

rot	blau	gelb	grün	braun	⋯
grün	rot	braun	blau	gelb	⋯
braun	grün	rot	gelb	blau	⋯
blau	gelb	braun	rot	grün	⋯

A：ドイツ語　rot　赤　blau　青　gelb　黄
　　　　　　grün　緑　braun　茶

rouge	bleu	jaune	vert	brun	⋯
vert	rouge	brun	bleu	jaune	⋯
brun	vert	rouge	jaune	bleu	⋯
bleu	jaune	brun	rouge	vert	⋯

B：フランス語　rouge　赤　bleu　青　jaune　黄
　　　　　　　vert　緑　brun　茶

赤	青	黄	緑	茶	⋯
緑	赤	茶	青	黄	⋯
茶	緑	赤	黄	青	⋯
青	黄	茶	赤	緑	⋯

C：日本語漢字

piros	kék	sárga	zöld	barna	⋯
zöld	piros	barna	kék	sárga	⋯
barna	zöld	piros	sárga	kék	⋯
kék	sárga	barna	piros	zöld	⋯

D：ハンガリー語　piros　赤　kék　青　sárga　黄
　　　　　　　　zöld　緑　barna　茶

口絵 17　ストループテスト効果の測定に用いられた刺激図版．横 42 cm 縦 30 cm の白紙を用いて，「赤，青，黄，緑，茶」の 5 色の色名について，それぞれ横 10 列，縦 6 行の 60 個の色パッチを作成し，さらにドイツ語（A），フランス語（B），日本語の漢字（C）ハンガリー語（D）の，色名がいずれもその色単語とは一致しないインクの色を用いて書かれた図版が用意された．D は第 10 章参照．A〜C は第 12 章参照．

はじめに

　ここ数年，ワーキングメモリにかかわる実験的および理論的研究は著しく進展し，ワーキングメモリ研究のルネッサンスの時代がはじまろうとしている．しかし一方では，「ワーキングメモリとは何か？」という問いについても論争が続いている．ワーキングメモリのコンセプトは 1970 年代に盛んにおこなわれた短期記憶の実験から生まれたが，いまやこのコンセプトは短期記憶のみならず長期記憶を含めたすべての記憶のはたらきを時空間的に調整統合する新しい意味領域を獲得しつつあるといえる．

　ワーキングメモリは一定の目的の達成に最適収束するようにはたらく情報の保持と処理のダイナミックな統合システムであり「課題解決あるいは最適適応のためのシステム」としてそのダイナミックなはたらきの全貌を表わしつつある．われわれの毎日の生活は多くの「目標志向型課題」から構成されており，われわれは日々これらの課題を解決し次々と目標を達成しなければならないが，この課題の処理に欠かせないのがワーキングメモリである．

　ワーキングメモリと短期記憶の違いは，たとえて言えば，前者が目的地に向かって自転車をどのように走らせるのかという過程を重視するのに対して，後者は静止した自転車の車輪を空回りさせて調べようとする立場に近いと言える．ワーキングメモリは目的を達成するためのいわば手段であって，情報の保持という前輪のはたらきと情報の処理という後輪の共働的なはたらきが乗り手を目指す目的地へと導くのである．

　本書は脳の高次機能とワーキングメモリのかかわりを中心にとりあげている．最近の機能的脳画像法や微小電極法の進歩により，認知神経科学，認知心理学や神経心理学などの「脳

と心の科学」の分野では研究上の大きな進展がみられた．ワーキングメモリが，今日の脳の地図作りを目指す「脳の大航海時代」において，まだ未知の新大陸のおもむきをもっている前頭葉のはたらきともかかわるという事実が判明したことも研究の盛りあがりの一因となっている．ワーキングメモリ研究のインパクトは非常に広い領域にわたって浸透中であり，健常成人のみならず中年以上の人々に一般的に認められるいわゆる老化にともなう軽い記憶障害や行動の障害が，ワーキングメモリのはたらきの不全に起因することもわかってきた．日常的な例では，健常成人でも近年問題となっている運転中の携帯電話使用による事故などにもワーキングメモリの容量制約的性質が深く関与していることは明らかである．このように，ワーキングメモリはわれわれが毎日の社会生活を営むために，一瞬たりとも欠かすことができない存在であるにもかかわらず，その科学的研究は残念ながらなおざりにされてきた．ワーキングメモリとその脳内機構を明らかにし，同時にその心理学的な研究が進展してゆくことが期待されている．また，ワーキングメモリの生物学的意義についても，個体発生や系統発生の切り口からの研究が必要となってきている．

　本書では，本邦および米国においてワーキングメモリ研究の第一線に立っておられる方々に「脳からみたワーキングメモリ」あるいは「心からみたワーキングメモリ」について最新の研究の展望を行っていただいた．各章の著者の所属は大学，研究所や病院と様々であり，その分野も認知脳科学，神経心理学，神経言語学，認知心理学，神経内科や情報科学という広範な領域にわたっている．この6年ほどわれわれのグループは文部省他の研究費の支援のもと，関連学会などにおいてワーキングメモリのシンポジウム，講演会や国際ワークショップを行ってきたが，本書の内容の一部はこれらの場での共同の討議の中から生まれたものである．21世紀初頭にはワーキングメモリの学際的研究がさらに進展し，「ワーキングメモリとは何か？」という問に明確な答えがでることを期待したい．

編　者

目 次

口絵

はじめに i

第1章 ワーキングメモリと意識（苧阪直行）1
  1-1 ワーキングメモリとは何か 1
    （1）ワーキングメモリを定義する 1
      （ⅰ）保持を重視する立場 2
      （ⅱ）保持と処理の両者を重視する立場 2
        短期記憶とかかわり／長期記憶とのかかわり
    （2）ワーキングメモリの脳内機構——機能局在と分散問題 3
        課題負荷の困難度／モダリティ（入力様式）との関連／個人（個体）差
    （3）ワーキングメモリと注意や意識のかかわり 4
        注意／意識
    （4）ワーキングメモリの生物学的意義 4
  1-2 ワーキングメモリと意識 5
  1-3 意識とは何か 6
  1-4 意識の階層モデル 7
  1-5 ワーキングメモリ 8
  1-6 意識は拡張されたワーキングメモリか？ 10
  1-7 リカーシブな意識と「心の理論」 10
  1-8 自己モニターとワーキングメモリ 11
  1-9 自己認識のためのワーキングメモリ 14
  1-10 まとめ——達成システムとしてのワーキングメモリ 15

Ⅰ ワーキングメモリの脳内機構

第2章 ワーキングメモリの神経機構と前頭連合野の役割（船橋新太郎）21
  2-1 短期記憶とワーキングメモリ 21
  2-2 さまざまなワーキングメモリの考え方 24
  2-3 ワーキングメモリの働きは情報の一時貯蔵のみか 27
  2-4 ワーキングメモリをどのようなシステムと考えるか 28
  2-5 ワーキングメモリと前頭連合野 30
    （1）サルを用いた研究 30

（2）ヒトの臨床症状による研究　33
　　（3）非侵襲性脳活動記録による知見　35
　2-6　ワーキングメモリに関連する神経機構　36
　　（1）情報の一時貯蔵機構　37
　　（2）情報の処理機構　39
　　（3）情報の出力・提供機構　42
　　（4）情報の選択・入力機構　42
　2-7　種類特異的か，処理過程特異的か？　43
　2-8　今後の問題点　45

第3章　ワーキングメモリと前頭連合野（渡邊正孝）　51
　3-1　はじめに　51
　3-2　前頭連合野の高次機能　52
　3-3　前頭連合野の破壊実験　55
　3-4　前頭連合野の単一ニューロン活動の記録　57
　3-5　非侵襲的脳機能測定法による研究　58
　3-6　Goldman-Rakicのワーキングメモリ説　58
　3-7　前頭連合野とワーキングメモリに関する最近のトピック　59
　3-8　前頭連合野とワーキングメモリの関係　62
　3-9　おわりに　64

第4章　ラットのワーキングメモリとその脳内情報のコーディング（櫻井芳雄）　73
　4-1　動物心理学におけるワーキングメモリ　73
　　（1）定義と特徴　73
　　（2）ラットを用いたワーキングメモリ課題　74
　4-2　脳内破壊実験とニューロン活動記録実験　76
　　（1）海馬破壊が示唆すること　76
　　（2）海馬のニューロン活動が示唆すること　77
　4-3　脳の情報コーディングの問題　79
　　（1）何が脳内情報の基本単位か　79
　　（2）セル・アセンブリによる情報コーディング　82
　　（3）実験研究のストラテジー　83
　4-4　ワーキングメモリとセル・アセンブリ　84
　　（1）記憶課題の設定　84
　　（2）複数ニューロン活動の同時記録　85
　　（3）単一ニューロンの機能の同定——機能重複について　86
　　（4）ニューロン間の機能的シナプス結合の解析——動的な結合変化について　87
　4-5　今後の問題　88

第5章　ワーキングメモリの神経基盤（藤井俊勝）93
　5-1　はじめに　93
　5-2　音韻ループ（phonological loop）　95
　　（1）神経心理学的知見　95
　　（2）音韻ループに関連する神経機能画像法を用いた研究　98
　5-3　視空間的スケッチパッド（visuospatial sketch pad）　100
　　（1）神経心理学的知見　100
　　（2）視空間的スケッチパッドに関する神経機能画像法を用いた研究　101
　5-4　中央実行系（central executive）　103
　　（1）神経心理学的知見　103
　　（2）中央実行系に関する神経機能画像法を用いた研究　105
　5-5　まとめ　108

II　視覚とワーキングメモリ

第6章　視覚的ワーキングメモリとその高次構造（苧阪直行）117
　6-1　視覚的アウェアネスを支えるワーキングメモリ　117
　6-2　ワーキングメモリ　118
　6-3　ニューロイメージングによる非侵襲的方法　120
　6-4　視覚性ワーキングメモリ　120
　　（1）背側ストリームと腹側ストリーム　120
　　（2）背側ストリーム　122
　　（3）腹側ストリーム　123
　　（4）背側―腹側両ストリームの相互作用　123
　　　　視覚と言語の相互作用／メンタルローテーション／ワーキングメモリの負荷感受性
　6-5　前頭前野とワーキングメモリ　128
　6-6　視野とのトポグラフィー　132

第7章　視覚探索時の事象関連電位とワーキングメモリ（宮谷真人）139
　7-1　視覚探索課題と事象関連電位（ERP）　139
　7-2　ERP上の記憶負荷効果――記憶探索電位　141
　7-3　ERP上の視覚負荷効果――視覚探索電位　142
　7-4　色にもとづく初期選択が視覚探索電位に及ぼす影響　144
　7-5　探索陰性電位とワーキングメモリ　146
　7-6　今後の研究課題　150

III　言語とワーキングメモリ

第8章　ワーキングメモリと言語理解の脳内機構（苧阪満里子）157
　8-1　短期記憶からワーキングメモリへ　158
　8-2　Just and Carpenterのワーキングメモリのモデル　160

8-3　リーディングスパンテスト　161
　　8-4　RSTと認知処理との関わり　163
　　8-5　ワーキングメモリの脳内機構　166
　　　（1）音韻ループの脳内機構　166
　　　（2）中央実行系の脳内機構　167
　　8-6　脳波からワーキングメモリの脳内機構を探る　170
　　8-7　脳磁場計測によるワーキングメモリの脳内機構の探索　172
　　8-8　まとめ　175

第9章　リーディングスパンテストにおける処理と保持（森下正修・近藤洋史・苧阪直行）　181
　　9-1　ワーキングメモリスパンの測定　181
　　9-2　リーディングスパンテスト　182
　　9-3　RSTにおける保持作業の諸要因　183
　　　（1）ワーキングメモリと短期記憶　183
　　　（2）RSTにおける保持作業　184
　　　（3）保持作業における個人差の要因　184
　　　　　方略の利用／単語の属性
　　9-4　RSTにおける処理作業の諸要因　186
　　　（1）RSTにおける処理作業の内容　186
　　　（2）視覚呈示された文の「読み」作業　187
　　　（3）「読み」に限定されない言語処理作業　188
　　　　　オンラインでの言語処理／複雑な構文の処理／一時構造曖昧文の処理／
　　　　　曖昧語の処理／処理作業における個人差の影響
　　　（4）刺激文の処理作業　191
　　9-5　注意の制御　194
　　　（1）各作業への容量配分　194
　　　（2）注意の概念による説明　194
　　　（3）課題転換モデル　195
　　9-6　結　語　198

第10章　ワーキングメモリの中央実行系での処理の特性　203
　　　　　——RST遂行における統合と理解
　　10-1　RSTと文の理解（苧阪満里子・西崎友規子）　203
　　　（1）母国語と外国語のRST比較　204
　　　（2）意味的エラーと音韻的エラー　205
　　　（3）試行内と試行間のエラー　207
　　　（4）ハンガリー語の文法構造によるエラー　209
　　　（5）場所の接尾辞のエラー　210
　　　（6）習得レベルとエラーの種類　212
　　　（7）本節のまとめ　213
　　10-2　RSTの個人差（西崎友規子・苧阪満里子）　214

（1）RST課題でのターゲット語の保持方略　215
　　　　ターゲット語の保持方略の結果／高得点群と低得点群の相違点
　（2）音読課題からみたRSTの個人差　217
　　　　実験方法／結果——高得点群と低得点群の相違点／まとめ
　（3）本節のまとめ　221

第11章　リーディングスパンと加齢（目黒祐子・藤井俊勝・山鳥　重）　225
　11-1　はじめに　225
　11-2　日本語版高齢者用RST改訂版　226
　11-3　RSTの構造　227
　11-4　リーディングスパンと加齢——日本人におけるRSTの成績の年代間の差　228
　（1）誤反応とストラテジー分析　229
　（2）RSTとその他の言語性ワーキングメモリ課題との比較　236
　　　　——Baddeleyのワーキングメモリモデルによる検討
　11-5　まとめ　239

第12章　ワーキングメモリと第二言語処理（苧阪満里子・苧阪直行・Rudolf Groner）　243
　　　　——バイリンガルを対象としたリーディングスパンテストの結果
　12-1　バイリンガルとRST　243
　12-2　RSTとストループ効果　245
　12-3　第二言語習得とワーキングメモリ　247

IV　ワーキングメモリの心的機構

第13章　問題解決とワーキングメモリ容量の個人差（大塚一徳）　257
　13-1　問題解決とワーキングメモリ　257
　（1）Just and Carpenter (1992) のワーキングメモリのモデル　257
　（2）問題解決における情報処理的アプローチとワーキングメモリ　258
　13-2　Raven Progressive Matrices Testとワーキングメモリ　259
　（1）Raven Progressive Matrices Testの問題解決過程とワーキングメモリ　259
　（2）Raven Progressive Matrices Testとハノイの塔の問題解決　261
　（3）ワーキングメモリ容量の個人差と二重課題　263
　13-3　言語的ワーキングメモリと問題解決　265
　（1）言語的ワーキングメモリ　265
　（2）Mastermind　266
　（3）Mastermindの課題分析　267
　（4）Mastermindの解決方略　270
　（5）Mastermindの解決過程における言語的ワーキングメモリ容量の個人差の影響　271
　13-4　問題解決における外的資源の利用とワーキングメモリ容量の個人差　272
　（1）問題解決と外的資源　272

（2）問題解決における外的資源とワーキングメモリ容量の個人差　273

第14章　音韻ループと長期記憶とリズム（齊藤　智）　277
　14-1　ワーキングメモリとしての音韻ループ　277
　14-2　音韻ループモデル　278
　14-3　音韻ループと長期記憶　280
　　（1）音韻ループによって構築される長期記憶　280
　　（2）長期記憶に支えられた音韻ループ　282
　　（3）音韻ループと長期記憶に関するモデル　283
　14-4　音韻ループとリズム　285
　　（1）リズム活動によって干渉される音韻ループ機能　285
　　（2）音韻ループによって支えられるリズム情報保持　287
　　（3）音韻ループのタイミングメカニズムに関するモデル　289
　14-5　音韻ループ研究の行方　292

第15章　ワーキングメモリの発達（五十嵐一枝・加藤元一郎）　299
　　　　——小児におけるリーディングスパンテストおよび
　　　　　ウィスコンシン・カード分類検査の成績変化に関する検討
　15-1　はじめに　299
　15-2　小児におけるRSTおよびWCSTの成績変化　301
　　（1）リーディングスパンテスト　302
　　（2）ウィスコンシン・カード分類検査　303
　15-3　結果と考察　304

Ⅴ　ワーキングメモリ研究のゆくえ

第16章　ワーキングメモリ：過去，現在，未来（三宅　晶）　311
　16-1　はじめに　311
　16-2　ワーキングメモリ研究の過去：歴史的背景　312
　16-3　ワーキングメモリの概念の多様性　313
　16-4　ワーキングメモリ理論の現在：理論上の同意点　314
　16-5　ワーキングメモリ研究の将来：未解決の問題点と新たな広がり　322
　16-6　おわりに　325

あとがき　331

索引　333

脳とワーキングメモリ

苧阪直行

編著

第 1 章
ワーキングメモリと意識

苧阪直行
京都大学

1-1 ワーキングメモリとは何か

　ワーキングメモリ（working memory）は作業記憶あるいは作動記憶とも呼ばれ，近年その高次認知に果たす重要な役割が認識されるようになってきた．ワーキングメモリのかかわる分野は非常に多様でまた裾野も広い．わたしたちが営んでいる毎日の生活が無駄なくなめらかに進行しているのは，まさにワーキングメモリのはたらきのおかげである．しかしその定義は必ずしも明確ではない．たとえば動物とヒトではワーキングメモリについての考え方に違いがあるし，またヒトの場合でもワーキングメモリに高次な心的機能を含めるか表象の保持の機能に限定するかによっても異なる．注意や意識とのかかわりについては未だ手つかずの状態であると言ってよい．ここではワーキングメモリと意識について論じる前にワーキングメモリとは何かについて現時点での合意点と相違点について整理しておきたい．とくに，ワーキングメモリの定義，ワーキングメモリの脳内機構における局在問題，さらに注意と意識の問題を中心に整理してみたい．

（1）ワーキングメモリを定義する

　ワーキングメモリを明確に定義することは現時点では困難であるが，次のような合意はあ

るように思われる．すなわち，ワーキングメモリは「目標志向的な課題や作業の遂行にかかわるアクティブな記憶」だということである．またワーキングメモリは容量制約的環境ではたらき，そこには情報が時間的制約のなかで統合されるはたらきが含まれる．つぎに，ワーキングメモリのはたらきを便宜的に保持と処理の機能に分けて考えることによってワーキングメモリの定義を整理してみたい．

(i) 保持を重視する立場

この立場ではワーキングメモリとは一時的に提示された情報の表象を課題処理のために必要とされる一定の時間だけアクティブに保持すること（保持された表象）をいう．保持の必要がなくなれば消去される．ここでは，保持のはたらきに限定し，判断や推論などの高次処理は含めない．

(ii) 保持と処理の両者を重視する立場

ワーキングメモリのはたらきを，アクティブに保持した情報を柔軟に処理すること，あるいは両者のダイナミックな相互作用にあると考える立場である．処理と保持の切り分けは難しいが，保持と処理を自転車の両輪のはたらきにたとえるならば，両輪は目的地（目標の達成）にむけてバランスをとりながらアクティブに回転しているということになる．ここでは保持と処理はワークスペースを共有することになり，(i) より広い定義である．目標を達成すると保持は消去される．保持と処理のはたらきにより，判断や推論などの高次処理がおこなわれる．

次にワーキングメモリと短期，長期記憶とのかかわりについて簡単に整理しておきたい．

短期記憶とかかわり

ワーキングメモリと短期記憶との違いは，短期記憶では入ってきた情報が一時的にパッシブに保持されるのに対し，ワーキングメモリはそれがアクティブに保持され，また目標志向性が強い点が異なる．従来のいわゆる記憶のボックス・モデルで欠けていた，「認知活動においてアクティブに情報を保持する」という側面に注目して提案されてきたのがワーキングメモリである．また短期記憶モデルではリハーサルによって長期記憶に転送されるという処理が考えられているのに対し，ワーキングメモリ・モデルでは消去（リセット）されることによる利点が強調される．短期記憶の概念はワーキングメモリの枠組みに十分に吸収されると考えられる．

長期記憶とのかかわり

長期記憶とのかかわりについてはまだ十分論議されていないが，長期記憶から意識的，意図的に想起された情報がアクティブに保持されるとワーキングメモリとなる，という考えがある．もっと拡張して，ワーキングメモリは長期記憶の一部が活性化されたものであるとい

う立場もある．

（2）ワーキングメモリの脳内機構——機能局在と分散問題

　ワーキングメモリの保持には前頭前野（前頭連合野）を含めていろいろな脳内領域が関与し，ワーキングメモリは前頭前野に局在しないという考え方が一般的である．ワーキングメモリ課題の障害は前頭前野損傷患者にも，前頭前野以外の損傷を受けた患者でもみられること，非侵襲的脳機能測定法による研究でもワーキングメモリ課題で前頭前野とともに頭頂連合野，側頭連合野，大脳基底核，小脳，海馬などさまざまな部位で活性化がみられること，などがその根拠とされている．Baddeley流のいわゆる中央実行系のはたらきについては全く分散的な機構のなかで考える立場から，前頭前野に局在はしないが「中央実行系的」なはたらきを認める立場まで濃淡がある．全体としてワーキングメモリは局在せず分散協調型の脳内ネットワークで表現されるというのが現時点での合意であろう．

課題負荷の困難度
　課題の困難度（個人差はあるが）に応じて脳内領域が分散協調的にはたらくというデータも多くみられる．達成が困難な課題では前頭前野を含む多くの領域が関与し，容易な課題では特定領域が中心となる．課題遂行に最適化した形で複数の脳内領域が分散協調的はたらくという考えであり，局在問題は負荷感受性とかかわるという立場である．

モダリティ（入力様式）との関連
　モダリティー特異的にはたらくと考える立場においては，視覚ワーキングメモリでは視覚関連脳領域が，聴覚ワーキングメモリでは聴覚関連脳領域が，運動ワーキングメモリでは運動関連脳領域が，言語ワーキングメモリでは言語関連脳領域がそれぞれ中心となってはたらくとされる．Baddeleyモデルでいう構音ループについてはシルビウス溝の聴覚野とその近傍，ウェルニッケ野などに局在を推定する立場もある．前頭前野の46野にワーキングメモリの中央実行系的なはたらき，とくに調整，更新などのはたらきがあると推定する立場もある．モダリティー特異的でないとする立場では，高次のワーキングメモリのはたらきはモダリティーを統合したところではたらくと考える．

個人（個体）差
　保持や処理に個人差や発達差があり，それにかかわる関連脳領域にも個人差や系統発生的な意味での種差がみられる．同じ個人（個体）でも，発達や成熟のレベルによって，保持や処理とかかわる脳領域もワーキングメモリのはたらきの効率も異なる．

（3）ワーキングメモリと注意や意識のかかわり

　ワーキングメモリは意識とも深く関わり，また注意もワーキングメモリのはたらきのダイナミックスにおいて重要なはたらきを担っている．

注意
　Baddeley流のモデルで言われる中央実行系は，注意と密接にかかわるとされる．中央実行系の下位システム間の調整機能に注意がかかわるとされ，また中央実行系は注意資源を使用する容量制約システムであるとともに，それを配分する注意監視システム（SAS: Supevisory attentional system）であるとも想定されている．ワーキングメモリがワーキング・アテンションと呼ばれたこともある．注意にも維持性と一過性の注意があり，また意図的注意や自動的注意があり双方がワーキングメモリにかかわるものと考えられる．注意では新皮質以外にたとえば視床などの領域も関与する．

意識
　一般に，ワーキングメモリとかかわる表象は意識されるが，情報統合の過程には意識化をともなわない自動的なものも多くある（たとえば音韻ストアへの入力など）．ワーキングメモリの高次なはたらきに自己認識の機能を含ませる場合は，自己の内的表象にかかわる情報が更新されたとき自己モニターシステムがそれを検出し意識させる，と考える立場もある．
　また，保持や処理が自己の容量を超えると判断されると，あるいは時間的統合の範囲を超えると判断された場合は，ワーキングメモリの更新やリセットが行われ意識される．
　アウエアネスのレベルでは，注意は情報統合において自動的（視覚ワーキングメモリ）だが，自己意識では意識的で意図的である．前頭前野での自己モニター機能はプランニングや高次レベルでの認識と行動の整合性の維持にかかわる．予測，推論，意思決定などもワーキングメモリの中央実行系の重要な機能と考えられる．前頭前野を中心とした分散協調型ネットワークが内的なシミュレーションを行う場合も意識化される．

（4）ワーキングメモリの生物学的意義

　ワーキングメモリが何のためにあるのか，脳の進化の過程で高等霊長類を中心に発達した理由，ヒトの固体発生における意味などについて，その容量制約性の意義を中心に考える必要があるが，この視点からの考察が従来の枠組みでは欠けている．ワーキングメモリの自己モニターの機能が自己認識のためにあるという主張，心の理論の生物的基盤としてのワーキングメモリ，あるいは，達成システムとしてワーキングメモリを考えるとき目標や課題への志向性が情動や感情を基盤にして駆動されていること，などの事柄を考慮することは重要で

ある．さらに脳の半球間相互作用（とくに言語性ワーキングメモリにおける左半球のはたらき，空間性ワーキングメモリにおける右半球のはたらき）も重要である．

　以上，本書を始めるにあたって，ワーキングメモリについて考える際に必要な視点を提示してみた．それぞれの視点については，本書の各章が多かれ少なかれ触れている事柄であるが．もとより，ワーキングメモリについての議論は百家争鳴的な様相であることを，読者はまず注意されたい．

　なお，ワーキングメモリについては心理学評論特集号「ワーキングメモリと意識」(1998年，41巻，No. 2) があるので，これも参考にして頂きたい．

1-2　ワーキングメモリと意識

　ワーキングメモリは「課題の効率的な達成を可能にするシステム」といえる．効率的な達成のためには情報を一時的に保持しつつ，同時にその処理や更新を遂行するアクティブな記憶のはたらきが必要とされる．課題には日常生活でわれわれがふつうに行っているさまざまな認知活動，たとえば知覚，会話，文章の理解，プランニング，暗算，判断，推論や思考などが含まれ，われわれが毎日の生活を送ってゆくために必要不可欠なシステムである．ワーキングメモリは常に志向性をもっており，目的や意図の達成を意識している．ワーキングメモリはその容量に限界があることも知られている．ふつう大きなワーキングメモリ容量をもつのがよいことのように思われがちであるが，実際は少ない容量を効率的に使うことの方が大切で，容量の少なさが志向性をうみだす．これには注意による保持と処理のトレードオフのアクティブな制御が欠かせない．また，ワーキングメモリには自己モニターのはたらきが含まれており，自己モニターがやはり容量制約的プロセスであるため，ワーキングメモリ自身の容量制約性にもそれが反映されているのではないかとも考えられる．Baddeley流のワーキングメモリの概念モデルではワーキングメモリは一つの中央実行系 (central executive：CE) という注意による管理系とその管理系のもとにはたらく音韻ループ (phonological loop：PL) と視空間的スケッチパッド (visuo-spatial sketchpad：VSSP) の二つの下位機構を想定しているが（2章など参照），このすべての機構は容量制約的プロセスのなかではたらいているものと思われる．中央実行系が認識と行動を整合的にインターフェースするはたらきをもつなら，そのはたらきは容量制約的でないと収束せず発散してしまう危険性があるだろう．ワーキングメモリが容量制約性をもつことは，一方では適応的行動の選択のための注意を目的関数に収束させることにつながろう．砂時計の計時機能がビンのくびれという容量制約の環境で生まれるのにたとえることができるかもしれない．

　本章ではこのワーキングメモリの多様なはたらきのなかの一つである自己モニターの機能について考えてみる．17世紀のフランスの哲学者デカルトは「我思う，ゆえに我在り」といっ

たが，この言明は自己認識への問いかけであると考えることができる．さて，「意識はそれ自身を意識できる」というおもしろい性質をもっている．「自己は自己を対象化できる」といってもよい．この意識の自証性は，古代ギリシャ時代からすでにアリストテレスにより思考は思考のはたらきそれ自身を認識できると指摘されてきた．本章では，自己認識（自己認知）の問題，つまり自分の脳が自己を認識する仕組みについてワーキングメモリの自己モニターの機能を手がかりに考察してみたい．ワーキングメモリが自己認識に必要不可欠な基盤を提供するという仮説を提案し，それが脳とどのようにかかわるのかについてスペキュレーションをまじえながら考えてみたい．

自己認識のはたらきは生物のもつ最も高次な脳の機能をその背景にもっていると考えられる．また，自己が自己を知る，あるいは脳が脳を知ることによって得られるものは何なのかという問題ともかかわる．自己回帰的な意識をリカーシブな意識（自己意識）と名づけ，この意識とワーキングメモリとのかかわりについて考えてみたい．

1-3　意識とは何か

まず意識について概観しよう．21世紀は「脳の世紀」といわれて久しいが，脳の世紀は「心と脳の世紀」でもある．意識の科学的研究がきたるべき「心と脳の科学」の時代において果たす役割は大きい（意識と心はほとんど同義に使われることが多いが，志向性を強調する場合に意識といわれる場合が多い）．それは，さまざまなデシプリンや学問領域が入り乱れて意識科学の研究のルネサンスを迎えている現在の状況を見れば明らかである．意識は21世紀に百花繚乱の大輪の花を開くべく，今，そのつぼみを準備しているといえる．

最近心理学や哲学以外の科学者が意識に関心を向けはじめたのにははっきりした5つほどの理由がある．それは，(1)脳の高次機能の解明が急速に進展しつつあり脳のはたらきを通して意識を考えることが現実味を帯びてきたこと，(2)意識を科学的に捉えるキー概念である注意の脳内メカニズムがわかりつつあり注意が情報を束ねるはたらきをもつことがわかってきたこと，(3)脳が行う膨大な無意識的情報処理の発見，(4)意識という高次な脳の情報処理の計算論的モデリングが進んできたこと，最後に(5)直接脳を観察することのできる非侵襲的方法（ニューロイメージング装置），つまり最先端の脳の機能的画像化のテクノロジーの発展がある．認知神経科学を中心として脳の高次機能のはたらきが次々と明らかにされ，背後に霧につつまれながらも姿を見せはじめたのが意識という高山なのである．そして，脳のはたらきを通して意識を考えることが現実味を帯びてきた．また，その高山に登る手がかりであるワーキングメモリという道も霧の晴れ間からその姿を次第にあらわしてきたのである．

意識という高山に登るため，直接脳を見ることのできる非侵襲的方法も重要な位置を占めている．たとえば，脳の血流量を調べるPET（ポジトロン断層法），磁場をかけて脳の血流を

調べる fMRI（機能的磁気共鳴画像法），液体ヘリウムに浸した超伝導干渉コイル SQUID を用いて脳の微小磁場を調べる MEG（脳磁場計測法）などがある．先端的科学技術を駆使した非侵襲的なニューロイメージング装置は，サルなどのニューロン活動の研究やヒトの患者の症例研究と並行して，意識やワーキングメモリのさらなる解明に役立っている（苧阪，1997 b, 1998）．

現在，意識の研究は多くの心理学，神経生物学，神経科学，神経心理学，人工知能や量子物理学の研究者を巻き込み，アプローチや研究のデシプリンの違いをのりこえて意識の科学的研究の先端を形成しつつある（苧阪，2000）．またこのような学際領域では，哲学においてさえも伝統的な枠組みでは考えられなかった認知哲学などの新しい哲学が，純粋哲学にかわって花を開かせようとしている（Churchland, 1995; Dennett, 1991）．

1-4 意識の階層モデル

ここで，認知過程にかかわる意識の階層構造として3つの水準を考えてみたい．それは，覚醒（vigilance），アウェアネス（awareness），そしてリカーシブな意識（recursive-consciousness 一般的には自己意識（self-consciousness）と呼ばれる）であり，この順により深い認知機能をもつ．3つの意識はそれぞれ，基盤となる生物的意識，中間レベルの知覚・運動的意識，高次な自己意識に対応している（図1A）．図1Aでは階層が上がるにつれて同時並列処理から逐次直列処理に処理モードが移行してゆくと想定している（苧阪，1996）．階層の下位のレベルでは初期の感覚モジュールにより情報の統合が同時並列的に遂行される．一方，上位レベルでは認識と行動の高次モジュールにより統合が容量制約的環境のなかで直列的に達成されると考える．

3つの意識を順に説明すると，まず，覚醒は目覚めた状態である．覚醒の神経機構としては，古典的な網様体賦活系理論（Moruzzi & Magoun, 1949）が有名である．この理論では，脳幹網様体に感覚信号が集められ，ここでつくりだされる信号が視床を介して新皮質全体を賦活し，覚醒状態をもたらすとされる．

2つめの意識は刺激を受け入れている状態で，モノやコトなど外に向かう意識である．これを，何かに「気づく」というはたらきを含むという意味でアウェアネスと呼ぶ．アウェアネスは気づきであり，そのはたらきは感覚や知覚の「覚」に近い．これは特定のモノやコトに向かう志向的な意識（運動も含む）であり，ふつうわれわれが目覚めて日常生活を送っているときのきわめてありふれた状況下での意識でもある．現在，意識の概念は知覚・運動的アウェアネスにまで拡張されて考えられるようになっており，デカルト的なリカーシブな意識のみが意識であるという狭い定義は廃されている．アウェアネスは，見たり聞いたり触ったりといった知覚している状態およびその内的統合状態であり，さらに注意に基づく刺激や反

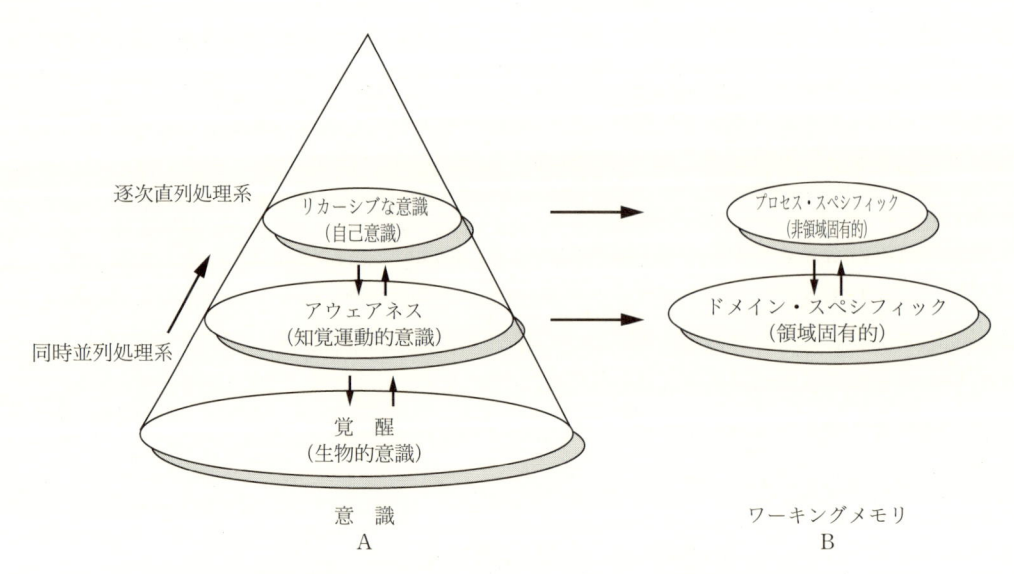

図1 意識の階層モデル（A）とワーキングメモリの階層モデル（B）．

応への選択性が認められるのもこの段階の特徴である．この段階で注意は意識をコントロールするはたらきをもつと考える立場もある（Baars, 1997）．

3つめの意識は対象が自分の意識そのものである場合で，リカーシブな意識という．意識はそれ自身を意識できるという興味深いはたらきをもっており，このはたらきが歴史的にも意識を考える上で注目されてきた．デカルトの「我思う，ゆえに我在り」という意識もこのレベルの意識をさしている．これは，いわば自己に向かうという意味で再帰的（リカーシブ）な意識であり，情報処理的には自己認識のためのメタ意識ということになる（苧阪，1996）．

1-5　ワーキングメモリ

　ワーキングメモリは知覚から思考まで多くの高次認知の基礎をささえる重要な役割を担っている（e. g., Baddeley & Hitch, 1974; Logie & Gilhooly, 1998; Osaka, 1997）．ワーキングメモリは課題の遂行に必要な情報を一時的に活性化状態で保持することに加えて，並行して処理を行うダイナミックな機能がバインドされることによって active memory となる．またワーキングメモリはある現実の目的を達成するための志向性を常にもっており，目標志向的な課題解決に必要不可欠なはたらきをなしている．

　Baddeley (1986) はワーキングメモリのはたらきを説明するために，すでに述べたように一つの中央実行系と二つのサブシステムを考えた．サブシステムの一つは言語情報処理に関与する音韻ループ（PL）であり音韻ストアとリハーサル機構からなる．もう一つは視覚や空

間などの情報処理に関与する視空間的スケッチパッド（VSSP）であり，視覚キャッシュと内的スクライブ（リハーサル）機構からなるとされる．中央実行系は課題の遂行を効率よく進めるための注意による制御システムであり，二つのサブシステムに保持や機能を割りあてて，はたらきを最適化する（このモデルについては2章など参照）．

　図2にはLogie（1995）によるワーキングメモリのモデルを示す．ここでは，視空間的スケッチパッドが視空間的ワーキングメモリと表現され，さらに長期記憶システム（知識ベース）も関与して全体として，わかりやすいワーキングメモリのプロセスモデルが描かれている．このように，ワーキングメモリは知覚，言語，理解，思考，推理や予測などの認知過程をささえる重要な心的機能である（Logie, 1996）．

　ではワーキングメモリは脳のどの領域を中心にはたらいているのであろうか？　ワーキングメモリの脳内メカニズムは前頭前野を中心に分散的に展開しているというのが最近の知見であり，これは前頭葉に障害のある患者の症例やサルの前頭葉切除の実験などからわかった（e. g. Petrides, 1995; Shallice, 1982）．前頭葉には後頭，側頭や頭頂から入力された情報をオンラインで活性化して保持し，必要に応じてそれらの情報を選択統合し，適応的行動に収束させてゆくはたらきがあり，これはワーキングメモリの機能と深くかかわっている．

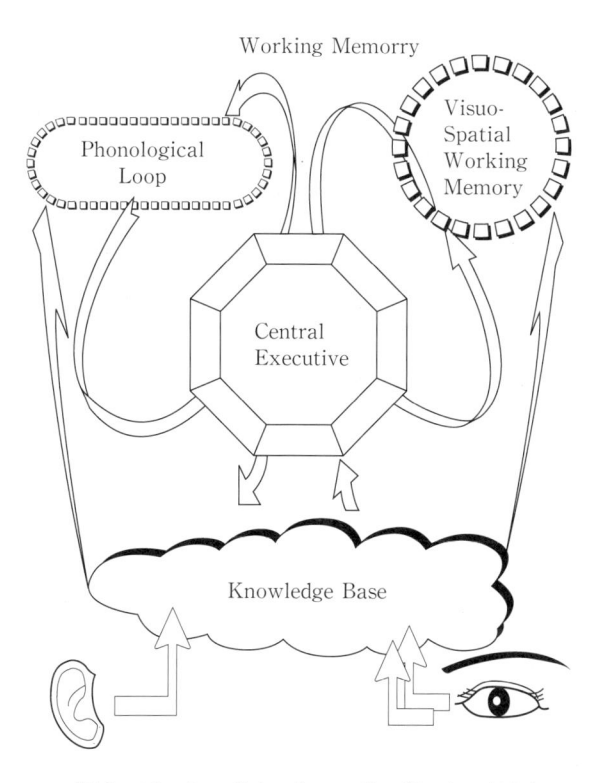

図2　ワーキングメモリのモデル（Logie, 1995）

1-6 意識は拡張されたワーキングメモリか？

　さて，意識のもつ意義や効用についての評価は基本的に2種類にわかれる．一つは意識をあるプロセスに随伴する現象にすぎないとする捉え方である．もう一つは意識を有用な過程であって比喩的にいえばコンピュータの処理の流れをモニターし制御するオペレーティングシステムのようなはたらきをしているという捉え方である．意識をあまり有用でない随伴現象であるとか，主要過程の副産物と捉える立場は昔からあった．たとえばイギリスの生物学者 T. H. Huxley は，機関車の汽笛がその動力機構になんの影響も与えないように，意識も認識や行動になんの影響ももたない副産物にすぎないといい随伴現象の立場をとった．

　本章では意識を「志向性をもつ高次な脳の情報処理の一様式」であり，その中核は活性化された記憶を基盤にした多様な情報の能動的統合（バインディング）であると考えたい．ここで活性化された記憶とは具体的にはワーキングメモリのシステムをさし，このシステムを媒介にしたバインディングがあることを想定している．より一般的に表現すれば，意識は覚醒を基盤としながら，認識と行動をなめらかに整合的にインターフェースするため，中間的レベル（アウェアネスレベルの知覚・運動的意識）から高次なレベル（リカーシブな意識）までをカバーする「拡張されたワーキングメモリ (extended working memory)」であると考えたい．インターフェースのはたらきには情報を多様に束ねるバインディング機能を含み，その意味で意識は狭義には情報のバインディングであり，拡張された中央実行系のはたらきとかかわると考えてもよいだろう．

1-7 リカーシブな意識と「心の理論」

　意識の3つの階層のうち，最も高次に位置するリカーシブな意識は，心のはたらきを脳の進化など認知科学的な視点から捉えるとき興味深い性質をもっているし，思考という最高レベルの情報処理もリカーシブな性質を帯びているという点で共通点をもっている．このリカーシブな意識は個体発生的にも系統発生的にも重要であり，ワーキングメモリの自己モニタ機能とも深いかかわりをもつものと推測される．ワーキングメモリのはたらきが，James (1890) のいう意識主体としての自己 (self as knower) と意識される対象としての自己 (self as known) を結びつける（バインディングする）機能をもつとしたら，ワーキングメモリは「心の理論 (theory of mind)」の形成基盤になるキー概念の一つであることになる．心の理論というのは発達心理学的アプローチによって，主に乳幼児期の自己および他者の心の理解を意図や

信念の推論を通して研究する領域であり，1980年代以降の発達心理学や比較認知科学の主要な研究課題となっている．最近，Baron-Cohen (1995) は意図検出器や視線方向の検出器など意図や視線をモニターするシステム，さらに自他の関係を同一対象に向けさせることにかわる共同注意機構のシステムがあると主張している．そして，他者の意図や信念を推測するシステムとして心の理論の機構を提案し，自閉症児が心の理論を形成できないという仮説を提案した．もしワーキングメモリが意図や視線方向の検出器などのモニター・システムや共同注意機構とか心の理論の機構の形成基盤であるなら，ワーキングメモリのモニター機能の発達と形成や成熟，ひいてはワーキングメモリの発達を考慮する必要性がでてくる．

一方，比較認知の領域でも，どのような動物の種がリカーシブな意識をもつことができるのかという問題について検討が行われている．鏡に写る自己像をどのように認知するのかを自己指向性反応を見ることによって，あるいは上述のような他者の意図や信念などの心的状態を推論する心の理論的な課題を用いて検討するのである．チンパンジーは他者の意図を自己の心的状態に基づいた推論によって予測できたが，自己が見たものと他者が信じているものが違う場合は，ヒトとチンパンジーでは異なる結果になるという（井上・松沢，1997）．4歳程度の幼児が自分が見たものと他者が見たものを客観的に同列に処理することができるのに，チンパンジーではそれができないのである．

リカーシブな意識発達や発生における心の理論の障害がワーキングメモリの機能不全や未成熟と関連する仮説，あるいは前頭前野の機能不全や未成熟がそれとかかわるという仮説についての実験的証拠はまだないが，認知神経科学的データを踏まえた実験的研究がこれからでてくるのではないかと思われる．ワーキングメモリによってまず自分の心的状態を持続的に保持し理解することができるようになった時点で，リカーシブな意識としての「自己モデル」が形成される．さらに，これを基盤として他者の意図や信念などの心的状態を理解できる「他者モデル」が形成され，これが自他の社会的コミュニケーションの基礎となるならば，きわめて興味ある心の理論の構築が可能となるだろう．ここには意識主体としての自己と意識される対象としての自己を入れ子構造で結びつける情報処理が必要とされよう．

このようにリカーシブな意識については，実証的な研究が最も遅れている（心の理論の最近の展望については心理学評論「心の理論」特集号 (1997) を参照）．

1-8 自己モニターとワーキングメモリ

ワーキングメモリの重要なはたらきとして自己モニター機能があるが，今度はそれがリカーシブな意識とどのようにかかわるのかについて見てみよう．

さて，前頭前野の背外側 (dorsolateral prefrontal cortex: DLPFC) に障害のある患者や動物では，適切なプランニングや自己順序づけ課題や遅延課題などの行動の時間的統合ができな

くなる．これは，DLPFCにあると推定される自己モニターの機能が障害を受けるためであるといわれている (Petrides, 1996; Petrides, Alivisatos, Evans, & Meyer, 1993; Petrides & Milner, 1982)．自己モニターとは，課題の認識や遂行のプロセスを常に内的に監視しそれをオンライン状態で保持していることであり，自己モニターとかかわる脳の領域はPetrides (1996) の2段階モデルでは中央実行系の役割を果たすDLPFCであるとされる．これはBrodmannの脳地図 (Brodmann's area: BA) ではBA 46とBA 9に対応するとされる．

また，主溝近傍領域の下膨隆部位 (inferior convexity: IC) を破壊したサルでは反応に抑制がきかなくなり，特定の状況に固執したりするようになるといわれる．これはワーキングメモリにおける情報バインディングが機能不全を起こした結果ではないだろうか．

前頭前野以外のニューロンは一般にディストラクター（妨害刺激）が提示されると応答が減衰するが（たとえば側頭下部領域；IT野），前頭前野ニューロンは遅延課題を行っている間も減衰せずその活動を維持する (Miller, Erickson, & Desimone, 1996)．この事実はワーキングメモリが前頭前野を中心とした領域に分散的に表現されていること，すなわちプリミティブなレベルではあるが，一過性ではない持続的な注意による自己モニター機能がはたらくことを示唆している．

Owen, Evans, and Petrides (1996) はワーキングメモリの2段階仮説を提案し（第6章参照），前頭前野腹外側部 (ventrolateral prefrontal cortex: VLPFC：BA 42/12/45に対応) に側頭および頭頂連合野のワーキングメモリ（物体視と空間的などのサブシステム）の保持，DLPFC (BA 46/9) により高次なモニター機能（中央実行系的機能）を想定している．また，処理の水準が深く，あるいは抽象度が高くなるとDLPFC（とくに左半球）が重要になるとしている．他方，Goldman-Rakicたちのドメイン・スペーシフィック仮説 (Wilson, O'Scalaidhe, & Goldman-Rakic, 1993) ではVLPFCとDLPFCはそれぞれ，物体視（色，形）ワーキングメモリと空間ワーキングメモリが分離して対置されている（第6章参照）．筆者は，初期視覚アウェアネスレベルでドメイン・スペーシフィック仮説が，もう一段上がったリカーシブな意識のレベルでプロセス・スペーシフィック中心の2段階仮説があてはまるのではないかと考えている．

ドメインかプロセスかという問題はワーキングメモリの負荷ともかかわる．たとえば，Cohen et al. (1997) は10人の健常者に対してfMRIを用いた実験をおこない，ワーキングメモリの負荷が大きくなるとDLPFCを含む広い領域（ブローカ野を含むBA 44, BA 40など）が活性化されることを見出した．一般にワーキングメモリは負荷感受性が高いことが示されているが，確かに，ワーキングメモリは課題の困難度に鋭敏な側面をもつので，処理と保持の負荷が大きくなると，DLPFCに依存するドメイン・スペーシフィックな特性を抜け出て一段抽象度を上げてプロセス・スペーシフィックな特性を獲得し，DLPFCから側頭や頭頂などの複数領域のネットワーク協調依存型に移行してゆくと推定される（第6章参照）．2段階説のDLPFCにはリカーシブな意識とかかわる判断，予測など多様な中央実行系的なはたらきが想定されており，リカーシブな意識の形成基盤と密接にかかわっていることを想像させる．

図1Bにはこの関係を示した．このワーキングメモリのモデルでは，二つの意識の階層モデルと対応させて考えてみたものである．一つはドメイン・スペーシフィックにはたらく下位レベルのワーキングメモリでアウェアネス（ここでは視覚的アウェアネス）と，もう一つは複数のドメイン・スペーシフィックなワーキングメモリをアウェアネスの上位レベルで再統合し，リカーシブな意識の形成基盤をなす非ドメイン・スペーシフィックな「プロセス」レベルのワーキングメモリである．

　以上のような自己モニターの脳内メカニズムを考慮しながら，自己モニターの情報処理モデルをMinsky (1985)を参考に考えてみよう．自分の意識状態がリカーシブ（再帰的）にモニタできることをメタ認識というが，これは意識がある制約条件下で自分自身を自己制御していることに他ならない．リカーシブな意識というのは，いまの心の状態に対して向けられたもう一つの心の状態ともいえ，一種の「ネスティング（入れ子）」構造を考えることになり，心は自己を認める別の意識をもつことになる（脳における自己と自己の他者化）（苧阪，1996）．

　情報処理的に見たとき，これは，Minsky (1985)のいうB脳のはたらきと類似している．彼は脳をA脳とB脳に分けた（図3）．A脳の入出力は実際の世界に結びつけられているのでA脳は外界で生じていることを知覚的世界として知ることができる．一方，B脳はA脳のはたらきの詳細について知らなくても，それほど強くない権限で管理することができる．何がおこっているのかはわかっているのに，それを正確に記述できないというのもB脳の特徴である．B脳はA脳で生じていることを知っているという意味で，脳のシステムは全体として考えたとき局所的にリカーシブな意識をもっているといってよいと考えるのである．このような機能的ネスティングはリカーシブな意識を説明するのに都合がよい．このような意識には当然ながら高度な並列処理とワーキングメモリが必要とされよう．B脳のような機能が，A脳から自律的に一種の意識の自己組織化の産物として，あるいは神経ダーウィニズム (Edelman, 1987) の結果として，脳の進化と淘汰の過程で形成されるとしたら，きわめておもしろいリカーシブな意識の誕生物語が考えられるだろう．リカーシブな意識は大脳新皮質（とくに前頭前野）が発達したヒトやチンパンジーに見られる特徴であり，リカーシブな意識こそが思考の基盤をかたちづくり，心の理論の基盤となる自己や他者の心的表象の保持や操作を可能にし，柔軟で高度な社会的コミュニケーションを可能にしているのだといえる (Shallice,

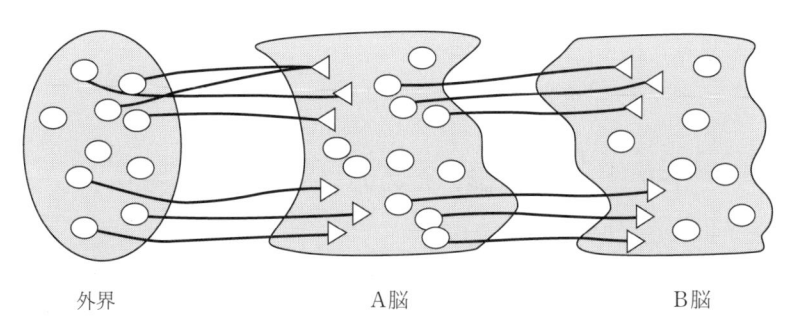

外界　　　　　A脳　　　　　B脳

図3　リカーシブな意識のモデル（A脳とB脳モデル：Minsky, 1985）

1982). 前頭前野の障害がリカーシブな意識の障害とどの程度のかかわりをもつかは不明であるが，前頭前野の障害が社会的コミュニケーションをソフィスティケートされたレベルで制御している道徳判断に影響することが報告されている．生後 16 ケ月程度のごく早い時期に前頭前野の切除や障害を受けると，成人になってからの切除症例と比較して，社会的行動や道徳判断に障害が発現しやすいという報告がある (Anderson et al., 1999)．これが自己モニターのはたらきとどのようにかかわるのか興味あるところである．前頭前野症状のなかでも，背外側症候群として実行不全症状 (dysexecutive syndrome) がある (Fuster, 1997)．これは注意やプランニングの障害を伴い行動の時間的統合に問題が認められることから内的表象を持続的注意によって保持するのが困難になることがその一因ではないかと考えられている．ここにも中央実行系がかかわることが示唆されている．有名な Phineas Gage の症例（鉄道工夫 Gage が事故により左の前頭前野の眼窩内側皮質を中心に全面的損傷を受けた症例．回復後，優柔不断，気まぐれ，プランニングができないとか衝動を抑制できないなどの症状が見られた）にも共通の症状が見られる．このようないわゆる前頭葉症状の程度はウィスコンシン・カード・ソーティング・テスト (Wisconsin Card Sorting Test: WCST) を実施することによって評価することができる．WCST は高次の水準での方略セットの転換障害を検出する検査で，色，形と数の 3 属性を一定の基準によって分類する検査内容となっている（鹿島・加藤，1995；2 章，14 章も参照）．Berman et al. (1995) は健常人において WCST 実施時の脳内活性化領域を PET によって検討した結果，DLPFC の活性化とともに頭頂下部，視覚連合野や側頭下部領域にも活性化を見出し，DLPFC がワーキングメモリに重要な役割をもつことを示唆した．彼等は，このテストの 3 つの属性の処理，保持と更新が視覚ワーキングメモリの 2 ストリーム理論（色と形，および位置に対する処理：第 6 章参照）ともかかわっていることを示唆しながら，それらを統合する DLPFC（とくに左半球）の活性化に注目している．

　リカーシブな意識をもつことは，自分と同じ意識を他の人々がもつことを確信させ，また自分に固有の意識を他の人々がもつ意識と交流させるための仕組みなのであり，それは心理学者 Humphrey (1986) によれば，ヒトは自分の「内側にある自分の脳」を見るための「内なる目」を育んできたと主張することと同じである．意識（拡張されたワーキングメモリ）は心の理論を可能にするような自己認識の道具を自らそなえていると考え，その道具的あるいは機能的な受け皿としてワーキングメモリがある，という筆者の主張もこれらの考えと大枠では一致するように思われる．

1-9　自己認識のためのワーキングメモリ

　脳は外界の環境を認識するためのシステムと，身体の運動を通して環境にはたらきかけるシステム，およびその仲立ちをする内的表象の選択的統合のシステムをその進化の過程で形

成し，精緻化することによって環境への最適適応を達成してきた．一方，その精緻な脳自身のはたらきを内的にモニターする脳内メカニズムの形成が進化の過程でなぜ，どのように獲得されてきたのかという問題についてはごく最近まで研究の対象とならなかった．この問題は21世紀の生物科学の大きな課題となるだろう．自分の行動や認識を常時モニターするという処理がまずあって，これを基盤として自己の心的状態をモニターすることができるようになったのであろう．自己の心的状態がモニターできるということは，自分の意図，信念や意思のモニターもできるということでもある．このような自己認識のシステムは大型霊長類とくにヒトの進化の途上で脳の新皮質（とくに前頭前野）の発達の結果として自己組織的に進化してきたものと推測される．ヒトのように前頭前野の発達した限定された種にしか認められない自己認識のための高次情報処理システムは，高度な社会生活の安定的維持と種の繁栄にとっても必要不可欠の内的システムだったのであろう．

　リカーシブな意識を他者の意識とのかかわりで問題にするとき，前述の「心の理論」の視点が開けてくる．この理論では意識の自己モデルが形成された後にそれを基盤として形成される他者の意識モデルが問題にされる．自己モデルに立脚して他者モデルを構成することにより，他者の信念，意図や意思をシミュレーションによって推論できるようになるとすれば，リカーシブな意識を導く自己認識の方法の獲得は社会生活を営む上でも重要な役割を担うことになる．そして，もしワーキングメモリが生物の自己認識の獲得に重要な役割を果たしているなら，ワーキングメモリの生物学的な意味が明らかになってくるだろう．つまり「ワーキングメモリに固有の「容量制約性」，「処理と保持のトレードオフ」「時間的統合」などがもつ重要な意味が浮かび上がってくるだろう．ワーキングメモリの発生の意義，つまりワーキングメモリの固体発生とその加齢による崩壊過程などの意味も同時に明らかになってくる．

1-10　まとめ —— 達成システムとしてのワーキングメモリ

　われわれは，魚が水の存在に気づかないのと同様に，覚醒やアウエアネスレベルの意識のはたらきに気づくことは少ないが，自分が今何を考えているのかという心的状態には十分な気づきが伴うことが多い．また，志向的性質という意識のはたらきによってわれわれは目的のある認識や行動を達成しているが，志向性という点で意識はワーキングメモリと共通点をもっている．ワーキングメモリは現実の日常生活において，われわれが遭遇し解決せねばならない課題を具体的に解くための「問題解決システム」の基盤となっている．「問題解決システム」を「適応システム」と呼んでもよいが，「達成システム (work-out system)」と呼ぶ方がふさわしいかもしれない（work-outには実行という意味もある）．柿崎 (1993) はその知覚循環理論において知覚を達成として捉えたが，柿崎によればそれはたとえば「私の見ている世界」が「達成」を内在させている世界でもあることを示しているのだという．知覚が達成で

あるというのと同じ意味で，ワーキングメモリも達成を内在させているといえる．ワーキングメモリが active memory と呼ばれる所以はここにある．惑星の運動を天空が動くのではなく自己が動くことにより説明するにはコペルニクス的転回の発想が必要であったが，ワーキングメモリのはたらきを短期記憶的などちらかといえば静的な概念から，達成という動的概念に組替えて考えるコペルニクス的転回が今必要とされている．問題解決，適応や達成は知覚の世界のみならず，広く社会的な対人関係まで拡張することができる．またワーキングメモリは個人差や種差があるにしても，それぞれの生きる環境に即して，内的表象の統合や変換を通して最適で効率的な達成をおこなう基盤となっている．ワーキングメモリは個々のリアリティーのある課題に対して目標志向的性質を内在させているが，同様のことは意識についてもいえる．この達成システムとしてのワーキングメモリは自己モニターのはたらきとかかわっており，より良き達成にはそれにみあったよりやわらかな自己モニターのはたらきが必要なのである．多面的なアプローチからワーキングメモリとリカーシブな意識，さらに自己モニターのかかわりが明らかになってくるだろう．

参照文献

Anderson, S. W., Bechara, A., Damasio, H., Tranel, D., & Damasio, A. R. (1999). Impairment of social and moral behavior related to early damage in human prefrontal cortex. *Nature Neuroscience*, **2**, 1032-1037.

Baars, B. J. (1997) Neural hypotheses derived from Global Workspace Theory: Elements of a cognitive neuroscience of consciousness. 認知科学，4，5-14．

Baddeley, A. (1986). *Working memory*. Oxford: Oxford University Press.

Baddeley, A., & Hitch, G. (1974). Working memory. In G. H. Bower (Ed.), *The psychology of learning and motivation*: Vol. 8 (pp. 47-89). New York: Academic Press.

Baron-Cohen, S. (1995). *Mindblindness: An essay on autism and theory of mind*. Cambridge, MA: MIT Press.

Berman, K. F., Ostrem, J. L., Randolph, C., Gold, J., Goldberg, T. E., Coppola, R., Carson, R. E., Herscovitch, P., & Weinberger, D. R. (1995). Physiological activation of a cortical network during performance of the Wisconsin Card Sorting Test: A positron emission tomography study. *Neuropsychologia*, **33**, 1027-1046.

Chalmers, D. J. (1995). Facing up to the problem of consciousness. *Journal of Consciousness Studies*, **2**, 200-219.

Churchland, P. M. (1995). *The engine of reason, the seat of the soul*. Cambridge, MA: MIT Press. 信原幸弘・宮島昭二 (訳) (1997) 認知哲学：脳科学から心の哲学へ　産業図書．

Cohen, J. D., Peristein, W. M., Braver, T. S., Nystrom, J. E., Noll, D. C., Jonides, J., & Smith, E. E. (1997). Temporal dynamics of brain activation during a working memory task. *Nature*, **386**, 604-607.

Damasio, H., Grabowski, T., Frank, R., Galaburda, A. M., & Damasio, A. R. (1994). The return of Phineas Gage: Clues about the brain from the skull of a famous patient. *Science*, **264**, 1102-1105.

Dennett, D. C. (1991). *Consciousness explained*. Boston, MA: Little, Brown & Co. 山口泰司 (訳) (1998) 解明される意識　青土社．

Edelman, G. M. (1987). *Neural Darwinism: The theory of neuronal group selection*. New York:

Basic Books.
Fuster, J. M. (1997). *The prefrontal cortex: Anatomy, physiology, and neuropsychology of the frontal lobe* (3rd ed.). New Yor: Lippincott-Raven.
Harlow, J. M. (1848). Passage of an iron rod through the brain. *Boston Med. Surg. J.*, **39**, 389-393.
Humphrey, N. (1986). *The inner eye*. London: Faber and Faber. 垂水雄二 (訳) (1993) 内なる目　紀伊國屋書店.
井上徳子・松沢哲郎 (1997). 自己意識の系統発生 (苧阪直行編,「脳と意識」, 朝倉書店, pp. 242-260).
James, W. (1890). *The principles of psychology*. New York: Holt.
柿崎祐一 (1993). 心理学的知覚論序説, 培風館
鹿島晴雄・加藤元一郎 (1995). Wisconsin Card Sorting Test (Keio Version) (KWCST). 脳と精神の医学, **6**, 209-216.
Logie, R. H. (1995). *Visuo-spatial working memory*. Hove,: LEA.
Logie, R. H. (1996). The seven ages of working memory. In J. T. E. Richardson, R. W. Engle, L. Hasher, R. H Logie, E. R. Stoltzfus, & R. T. Zacks (Eds.), *Working memory and human cognition* (pp. 31-65). Oxford: Oxford University Press.
Logie, R. H., & Gilhooly, K. J. (1998). *Working memory and thinking*. New York: Psychology Press.
Miller, E. K., Erickson, C. A., & Desimone, R. (1996). Neural mechanisms of visual working memory in prefrontal cortex of the macaque. *The Journal of Neuroscience*, **16**, 5154-5167.
Minsky, M. (1985). *The society of mind*. New York: Simon & Schuster. 安西祐一郎 (訳) (1990) 心の社会　産業図書.
Miyake, A., & Shah, P. (Eds.). (1999). *Models of working memory: Mechanisms of active maintenance and executive control*. New York: Cambridge University Press.
Moruzzi, G., & Magoun, H. W. (1949). Brain stem reticular formation and activation of the EEG. *Electroencephalography and Clinical Neurophysiology*, 1, 455-473.
苧阪直行 (1996) 意識とは何か　岩波書店.
苧阪直行 (1997 a) 脳と意識：最近の研究動向　苧阪直行 (編) 脳と意識 (pp. 1-44) 朝倉書店.
苧阪直行 (1997 b) 視覚における NCC (Neural Correlates of Consciousness) 問題：ニューロイメージング (SQUID) による探求　認知科学, 4, 93-98.
Osaka, N. (1997). In the theatre of working memory of the brain. *Journal of Consciousness Studies*, 4, 332-334.
苧阪直行 (1998) 心と脳の科学　岩波書店.
苧阪直行 (編) (2000) 意識：脳と心の認知科学, 共立出版.
Owen, A. M., Evans, A. C., & Petrides, M. (1996). Evidence for a two-stage model of spatial working memory processing within the lateral frontal cortex: A positron emission tomography study. *Cerebral Cortex*, **6**, 31-38.
Petrides, M. (1995). Impairments on nonspatial self-ordered and externally ordered working memory tasks after lesions of the mid-dorsal part of the lateral frontal cortex in the monkey. *The Journal of Neuroscience*, **15**, 359-375.
Petrides, M. (1996). Specialized systems for the processing of mnemonic information within the primate frontal cortex. *Philosophical Transactions of the Royal Society of London*: **B**, **351**, 1355-1462.
Petrides, M., Alivisatos, B., Evans, A. C., & Meyer, E. (1993). Dissociation of human mid-dorsolateral from posterior dorsolateral frontal cortex in memory processing. *Proceedings of the National Academy of Sciences USA*, **90**, 873-877.
Petrides, M., & Milner, B. (1982). Deficits on subject-ordered tasks after frontal- and temporal-lobe lesions in man. *Neuropsychologia*, **20**, 249-262
Shallice, T. (1982). Specific impairments of planning. *Philosophical Transactions of the Royal*

Society of London: **B**, **298**, 199-209.
心理学評論刊行会 (1997). 子安増生 (編)「心の理論」特集号. 心理学評論, **40**, 3-160.
心理学評論刊行会 (1998). 苧阪直行 (編)「意識とワーキングメモリ」特集号. 心理学評論, **41**, 87-243.
Wilson, F. A. W., O'Scalaidhe, S. P., & Goldman-Rakic, P. S. (1993). Dissociation of object and spatial processing domains in primate prefrontal cortex. *Science*, **260**, 1955-1958.

I

ワーキングメモリの脳内機構

第2章
ワーキングメモリの神経機構と前頭連合野の役割

船橋新太郎
京都大学

　記憶は，情報が保持される時間的な長さの違いにより，大きく長期記憶と短期記憶に分類されている．長期記憶は文字どおり長期間にわたって情報を内的に貯蔵する仕組みであり，その特徴やそれが関与する脳部位の違いにより，エピソード記憶，意味記憶，手続き記憶などに分類されている．一方，短期記憶も，感覚記憶，瞬時記憶，ワーキングメモリ（作業記憶あるいは作動記憶とも呼ばれる）など，いくつかに分類されている．なかでもワーキングメモリは，会話や文章の理解，暗算，思考，推論など，さまざまな認知機能の基礎過程となっていると考えられ (Baddeley, 1986; Just & Carpenter, 1992)，その仕組みの解明はこのような認知機能の理解に大いに貢献すると思われる．また，ヒトを被験者にした最近の非侵襲性脳活動記録や動物を用いた神経生理実験により，前頭連合野がワーキングメモリと密接に関係していることを示すデータが数多く報告されている．ここでは，ワーキングメモリとはどのような記憶システムであるか，前頭連合野の機能とどう関連するのか，そして，ワーキングメモリの仕組みとしてどのようなものが考えられるのかを議論したい．

2-1 短期記憶とワーキングメモリ

　記憶にみられる内的な情報貯蔵に長期，短期の二つの系のあることは，自由再生課題における系列位置曲線の分析で明らかにされた．この課題では，十数個の単語を被験者に順次呈示し，その直後に，呈示された単語の再生を被験者に要求する．すると，最後に呈示された

数単語が最もよく再生される新近性効果と，最初に呈示された数単語の再生率も高くなる初頭効果が観察される．しかし，単語のリストを呈示した後，簡単な計算などを行わせ，その後単語の再生を行わせると，初頭効果には影響はみられないが，新近性効果が消失する．このように，自由再生の系列位置曲線には，単語の呈示順序により遅延の影響を受ける部分と受けない部分があり，遅延再生により新近性効果は消失するが初頭効果は消失しないことから，新近性効果は短期記憶を反映し，初頭効果は長期記憶を反映すると考えられた．

また，短期記憶，長期記憶という二つの貯蔵系が存在することは，ヒトの健忘症でも明らかにされた．Milner (1966) によるH. M. に関する報告は，両側の海馬の破壊により長期記憶に重篤な障害が生じるが，数字の順唱や逆唱など短期記憶を必要とする課題の遂行に障害はみられないことを示した．一方，Shallice and Warrington (1970) は，左半球の外側溝周辺に損傷のある患者で，長期記憶の形成や保持に障害はないが，短期記憶を必要とする課題の遂行が困難な例（直後再生で2〜3個の数字しか再生できない）を報告した．このことは，短期記憶と長期記憶がそれぞれ独立した機能であり，異なる脳構造により維持されていることを示している．

ヒトの記憶には，このように短期記憶と長期記憶の2貯蔵系が存在するが，これらの貯蔵系の関係は，Atkinson and Shifflin (1968) の記憶モデルに代表される2貯蔵庫モデル（二重貯蔵モデル，図1）により説明された．彼らのモデルでは，受容された外部情報はまず感覚レジスター（感覚記憶）に入った後に短期記憶貯蔵に入る．感覚レジスターに貯蔵できる外部情報の容量は相当に大きいものと考えられているが，これに続く短期記憶貯蔵では容量に限界がある．Miller (1956) は，短期記憶に貯蔵できる情報の容量は7±2チャンクであるという有名な報告をしている．そのため，感覚レジスターから入力された情報は，短期記憶貯蔵において取捨選択されることになる．選択された情報は，リハーサルにより短期記憶貯蔵に滞留する時間を長くし，その間に意味的な処理やコーディングなどの処理を受けやすくして長期記憶への転送を容易にする．このようにして，制御過程の一つであるリハーサルを受け，コーディングや意味的な処理をされた情報は長期記憶貯蔵に転送され，永続的な記憶として残る．つまり，このモデルでの短期記憶は，長期記憶貯蔵に転送するための一種の選択機構であると同時に，情報のコーディングや意味的な処理，それらにもとづいて行われる判断や行動決定などにも関与する一種の制御機構と考えられた．

会話や文章の理解，暗算，判断，推論や思考など，さまざまな認知活動に短期的な情報の保持が不可欠であることは，広く認められている．このような活動における短期的な情報の保持は，ワーキングメモリ（working memoryまたはgeneral working memory）という呼び名で用いられてきた（Baddeley & Hitch, 1974）．ワーキングメモリとは，「状況の変化の文脈を過去数分間にわたって貯蔵するものであり，それによって事象の知覚，談話の理解，推理や算数の課題など，さまざまな活動や課題の遂行が可能になるようなものである」（平凡社「心理学事典」）．ある課題や作業のために必要な情報を一時的に貯蔵しておくシステムであると同時に，作業の進行に伴って操作や処理が加えられ，その内容が変化していくところに特徴が

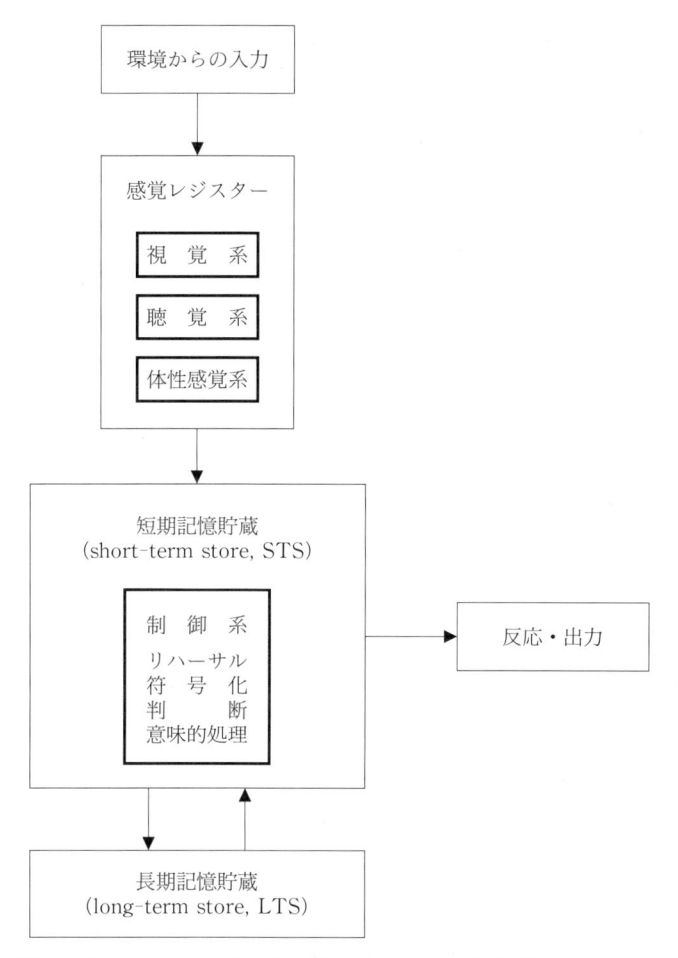

図1 Atkinson & Shiffrin (1968) による2貯蔵庫モデル．(A. Baddeley: Working memory. In M. S. Gazzaniga (ed.), The Cognitive Nerosceience, p. 758 の Fig. 47. 2 を改変)

ある．ワーキングメモリは情報の一時貯蔵庫であり，さまざまな情報がここに入力されてくる．そして，そこで保持される情報は今行われている活動や課題の遂行に必須なものであり，また一時的な貯蔵とはいえ，その間の情報はリハーサルなどにより能動的に保持される．つまりワーキングメモリとは，ある活動や課題の遂行に必要な情報を，必要な期間能動的に保持するメカニズムと考えることができる．

ところで，ワーキングメモリは2貯蔵庫モデルの短期記憶とどこが違うのだろうか．短期記憶には長期記憶貯蔵へ転送する情報を選択する機能が付与されているが，ワーキングメモリにはそのような機能は考えられていない．しかし，Atkinson and Shiffrin のモデルにみられるように，情報のコーディングや意味的な処理，それらにもとづいて行う判断や行動決定など，ある種の制御機構を短期記憶に付与すると，短期記憶貯蔵が同時にワーキングメモリとしても機能していることになる．

しかしながら，ワーキングメモリは2貯蔵庫モデルで考えられている短期記憶貯蔵と同じではないことが，さまざまな研究で明らかにされている．たとえば，Shallice and Warrington (1970) が報告した患者では，短期記憶に著しい障害が観察されたが，長期記憶には何ら障害は見出されず，また日々の生活においても特に困難はなかった．このことは，短期記憶が障害されても会話の理解や判断・行動決定などに困難はないことを意味し，短期記憶がワーキングメモリとして用いられているわけではないことを示している．

さらに Baddeley (1986) は，短期記憶貯蔵がワーキングメモリとして用いられているかどうかを確かめるため，巧妙な実験を試みた．二重課題法 (dual task technique または dual task method) と呼ばれるその方法は，被験者に2種類の課題を同時に行わせる．一つの課題では1〜8個の数字からなる数列の記憶を要求し，短期記憶に貯蔵される情報の容量を変化させた．この課題と同時に文章の意味の理解力テストを行わせた．たとえば，"A follows B-BA"，"B is not preceded by A-AB" などと記述された文章を被験者に順次呈示し，左側に呈示された文章どおりに右側にA，Bが配置されているかを答えさせた．もし，短期記憶貯蔵がワーキングメモリとしても用いられているとすると，数列の長さを増して短期記憶貯蔵の容量を限界値に近づけると，同時に行っている文章理解テストの成績が低下することになる．記憶しなければならない数字の数を増やし記憶負荷を増加させると，判断に要する時間が増加した．しかし，その増加率は，数字の記憶を要求しないときに比べ，8個の数字の記憶を要求する条件でも35パーセント程度であり，有意に増加したと考えられる程度ではなかった．さらに，文章理解テストにおける誤反応の割合はいずれの条件でも5パーセント前後であり，短期記憶の負荷を増加させても増加することはなかった．このようなことから，Baddeley (1986) は，「短期記憶＝ワーキングメモリ」ではないこと，ワーキングメモリは短期記憶で考えられている値よりも大きな記憶容量をもつものの一定の限界があること，さらに，ワーキングメモリは情報の貯蔵や処理のための制御システムをもち，必要に応じて貯蔵場所を分割使用（トレードオフ）できることなどを明らかにしている．このように，暗算，会話や文章の理解，思考や推論など，さまざまな認知活動に不可欠な情報の一時貯蔵機構は，2貯蔵庫モデルにおける短期記憶貯蔵ではなく，情報の貯蔵や処理のための制御システムをも含むワーキングメモリであると考えるようになってきている．

2-2 さまざまなワーキングメモリの考え方

ワーキングメモリとは，ある活動や課題の遂行に必要な情報を一時貯蔵するメカニズムであり，同時に情報の貯蔵や処理のための制御機構を含む一つのシステムと考えられる．さまざまな認知活動の基礎過程として機能していると考えられるが，実際にはさまざまな意味や概念で用いられている．

この研究の第一人者である Baddeley (1986) は，ワーキングメモリを，言語理解，学習，推論のような複雑な認知課題のために必要な情報の一時貯蔵や操作を提供するシステムであり，さまざまな活動や課題の要求に柔軟に対処できる性質を備えたものであると述べている．彼は，入力された情報が時間経過とともに徐々に消失してゆくような一時貯蔵様式を受動的記憶 (passive memory)，リハーサルや注意などにより入力された情報をある期間能動的に保持しつづける貯蔵様式を能動的記憶 (active memory) と呼んで区別し，ワーキングメモリは後者のような能動的なプロセスにより情報を一時貯蔵するものであると述べている．そしてその機能を説明するため，会話や文章の理解など言語的な情報処理に関わる音韻ループ (phonological loop)，視覚イメージなど言語化できない情報の処理に関わる視空間的スケッチパッド (visuo-spatial sketchpad)，そしてこれらを制御する中央実行系 (central executive) からなるモデル（図2）を提案した．

　われわれは情報を言語で表現し，その反復により内的に保持することができる．内的な言語の反復により情報を保持するメカニズムが音韻ループである．一方，情報を視覚イメージとして保持することもできる．特に，言語化できない情報の場合には視覚イメージとして保持することがあり，このような場合の情報保持メカニズムが視空間的スケッチパッドである．そして，目的とする作業や活動がスムーズに行われるよう全体を見渡し，音韻ループと視空間的スケッチパッドに仕事を割り振ったり，それらの活動に必要な場所（記憶容量）を確保したりする一種の制御機構が，中央実行系である．中央実行系は制御機構であって情報の一時貯蔵庫ではなく，情報は音韻ループや視空間的スケッチパッドで保持されると考えられている．Baddeley は，これら三つのプロセスからなる一つのシステムとしてワーキングメモリを考えることにより，会話や文章の理解，推理や判断などの認知機能が理解できることを提案している．

　Goldman-Rakic は，前頭連合野の機能を理解するための概念としてワーキングメモリを

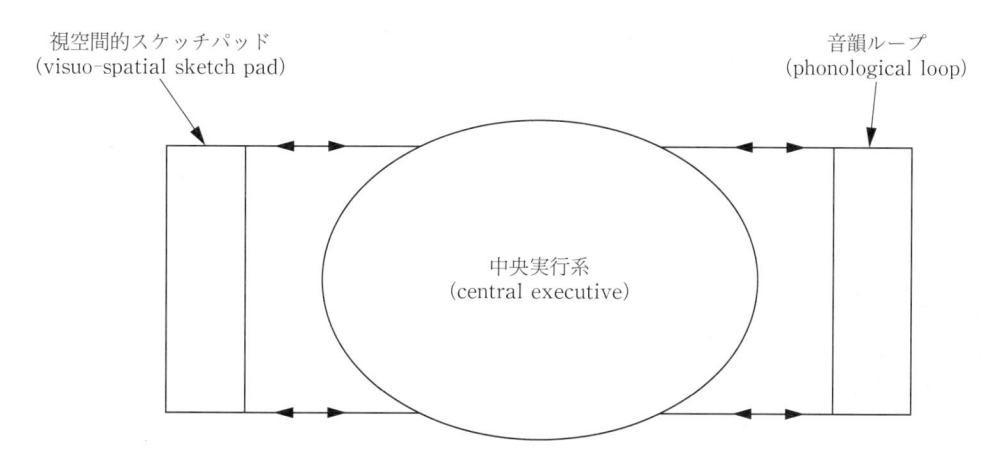

図2　Baddeley (1986) によるワーキングメモリのモデル．(A. Baddeley: Working memory. Science, vol. 255 (1992), p. 557 の Fig. 1 を改変)

提案した (Goldman-Rakic, 1987). 彼女は，ワーキングメモリを，認知に必要な働きであり，決定や判断を下したり，反応を生じるために，情報を更新したり，情報を長期記憶から取り出したり，次々に入力する情報を統合するメカニズムであると説明している．また，長期記憶に貯蔵されている情報を取り出して使用可能な状態にし，一連の運動情報に翻訳するメカニズムとも説明し，情報の処理や操作にも重点をおいた考えを述べている (Goldman-Rakic, 1994, 1996). その上で，前頭連合野の背外側部の破壊実験で観察された動物の障害や，前頭葉の背外側部に損傷をもつ人の行動変化から，これらの動物や患者は，見えないものは記憶にない状態，いわゆる "Out of sight, out of mind"（去るものは日々にうとし，という諺に訳される）の状態になると指摘し，このことから前頭連合野の背外側部（ブロードマンの46野を中心とした領域）の機能を，外的な情報や長期記憶から取り込んだ情報を内的に表象 (internal representation) し，それをオンラインで保持するとともに，それを行動発現に結び付ける働きと捉えた．そして，内的な表象をオンラインでもちつづけ，行動発現に結び付ける働きをワーキングメモリと捉え，前頭連合野背外側部の機能はこの概念で説明できるのではないかと提案した．しかし最近の彼女の考えは，Baddeleyによって提案されているワーキングメモリのモデルに近づくとともに，解剖学的知見，最近の神経生理学的研究，陽電子断層撮映法 (positron emission tomography PET) や機能的磁気共鳴断層撮影法 (functional magnetic resonance imaging fMRI) などの非侵襲性脳活動記録法（後述，また，第3，6章も参照のこと）によるヒトの知見をもとに，内的に表象され保持される情報の種類により，ワーキングメモリに関与する前頭連合野の部位が異なり，空間的情報，非空間的情報，言語情報など，情報の種類の違いに依存した種類特異的なワーキングメモリ・モジュール (domain-specific working memory module) が前頭連合野の外側部に存在するという考えを提案している (Goldman-Rakic, 1994, 1996).

一方，ワーキングメモリとは，外界からの入力やある活動の遂行により活性化（意識化）された状態にある長期記憶とも考えられる．このような場合には活性化された，という意味での "active memory" と表現されることもある．ここでのactive memoryは，長期記憶に貯蔵されてはいるが不活性（意識されていない）状態にある記憶 (inactive memory) に対置される．したがって，Baddeley (1986) が用いた能動的記憶としての "active memory" とは異なった意味で同じ用語が用いられるので，注意が必要である．たとえば，Anderson (1983) は，ワーキングメモリとはシステムが今アクセスできる情報であり，これは，長期記憶から検索された情報や，コーディングの過程や行為によって活性化された一時的な構造からなる，と説明している．また，Just and Carpenter (1992) も，ワーキングメモリとは長期記憶の活性化された状態であり，情報の保持とはその情報を活性化された状態に保つことであると述べている．最近 Fuster (1995) も，外界からの入力や認知活動に伴う情報処理の過程で，長期記憶に貯蔵されている関連情報が一時的に活性化された状態になること，あるいは活性化された記憶情報の意味で "active memory" という言葉を使用している．

ワーキングメモリの概念は，もともとヒトを対象にした認知科学研究から生み出された概

念であるが，動物を用いた記憶研究においても広く用いられている．特にラットを用いた記憶研究では，ワーキングメモリは参照記憶 (reference memory) と対をなして用いられることが多い (Knowlton, Shapiro, & Olton, 1989; Sakurai, 1996)．この場合，ワーキングメモリはある実験のある試行の遂行にのみ必要な情報を保持する機構として，参照記憶は試行やセッションを越えて共通な，その課題に特有な情報を保持する機構（長期記憶に相当する）として説明されている (Honig 1978; Olton, Becker, & Handelmann, 1979 また，本書第 4 章も参照のこと)．ワーキングメモリを必要とする課題としては遅延反応課題や遅延見本合わせ課題が，参照記憶を必要とする課題としては弁別学習課題がよく用いられている．

2-3　ワーキングメモリの働きは情報の一時貯蔵のみか

　このようにワーキングメモリとは，ある認知活動中に一時的に保持され，操作や処理の対象となる記憶情報として，あるいは，そのような保持や処理を行うメカニズムとして，また，活動中に活性化され，意識される記憶情報として用いられていることがわかる．ワーキングメモリとして保持・貯蔵される情報や，活性化される情報にはさまざまな種類のものが考えられるが，実際に保持・貯蔵されたり活性化されるのは，今行われている認知活動，あるいは，これから行おうとする認知活動に特異的な情報である．このように，認知活動に必要な特定の情報を貯蔵し活性化するためには，内的・外的に存在するさまざまな情報のなかから，活動に必要な情報を選択的に入力したり，選択的に活性化するメカニズムが必要であると思われる．また，認知活動に必要な情報は，その遂行に伴う状況の変化などにより時々刻々変化してゆく．そのため，一時貯蔵されている情報は，状況や文脈の変化に応じて，更新されたり，置換されたり，消去されたりしなければならない．このように考えると，ワーキングメモリとは，さまざまな認知活動に不可欠な情報の一時貯蔵機構であると同時に，貯蔵すべき情報の選択や操作・処理をも含む一つのシステムであると考えることができる．

　ところで，このようなシステムで，情報の一時的な保持や貯蔵の仕組みと操作や処理の仕組みを分離することができるだろうか．例としてコンピュータで行われている情報処理を考えてみよう．その中心部に制御装置や演算装置が存在し，そこでの情報処理はレジスターと呼ばれる一時記憶装置で行われる．そこでは，ディスク内に貯蔵されている情報のなかの必要なものやキーボードから打ち込まれた情報がプログラムに従って入力され，それを短期間保持すると同時に，演算や処理が行われる．レジスターには，さまざまな情報が入力され，入力された情報は消えることなく貯蔵され，同時に，それらの情報は消去・置換・更新・統合などの操作を受ける．このように，レジスターの働きとはすなわちワーキングメモリのそれである，と考えることができる．ところで，コンピュータでの演算や処理はレジスターで行われるが，そこでの演算とは，保持されている 16 ビットあるいは 32 ビットの情報のうち，

特定のビットの状態を変化させることに相当する．つまり，レジスターは情報を一時的に貯蔵する場であると同時に，情報処理のための場であると考えられる．そして，演算や情報処理とは，レジスターに一時貯蔵されている情報の変化にほかならない．したがって，ワーキングメモリとは，ある特定の作業や認知活動のために必要な情報を一時的に貯蔵するメカニズムであると同時に，貯蔵している情報の操作や処理を行うための作業スペースを提供するものと考えることができる．このように考えると，思考や推論などにみられる内的な情報処理過程とは，このような作業スペースに保持される情報の動的な変化の過程と捉えることができると考えられる．

2-4　ワーキングメモリをどのようなシステムと考えるか

　ワーキングメモリを，ある活動に必要な情報の一時貯蔵機構であると同時に，貯蔵されている情報の操作や処理を含む情報処理機構であると考え，これを実現するために必要な神経機構を考えると，次のようになる．ワーキングメモリとは，まず必要な情報を必要な期間消滅させることなく保持する機構である．そこで，短期的ではあるが能動的に情報を保持する神経機構（情報の一時貯蔵機構）が必要である．一方，ワーキングメモリとして保持されるであろう情報には，外界から入力された情報，長期記憶から取り出された情報，行動や行為に関する情報，処理された結果の情報，処理途中の情報など，さまざまなものが考えられる．しかし，実際にワーキングメモリとして保持される情報は，今行われている認知活動に必須なものである．したがって，さまざまな情報のなかから行われている認知活動に必須な情報を取捨選択する神経機構（情報の選択・入力機構）が必要である．ところで，先にも説明したように，ワーキングメモリとして保持される情報は行われている認知活動に必須な情報であるが，活動の進行に伴って内外の状況が変化するため，必要な情報も変化する．このような変化に対応するためには，状況に応じて保持されている情報に更新や変更や消去などの操作を加えたり，いくつかの情報を統合して新たな情報を生成したりしなければならない．このような情報の操作や統合のため，情報の処理機構が必要である．さらに，保持している情報あるいは処理された情報は，それを必要とする部位に効果的に出力される必要があると思われる．そこで，必要とする部位へ情報を出力・提供する神経機構（情報の出力・提供機構）が必要である．

　このように，ワーキングメモリとは，図3に示したように，能動的に情報を保持する情報の一時貯蔵機構，必要な情報を取捨選択して一時貯蔵機構に入力する情報の選択・入力機構，保持している情報を必要とする部位に出力する情報の出力・提供機構，そして，保持している情報の統合や操作に関係する情報の処理機構から構成される情報処理システムであると考えることができる (Funahashi, 1996; Funahashi & Kubota, 1994)．そして，後述するように，

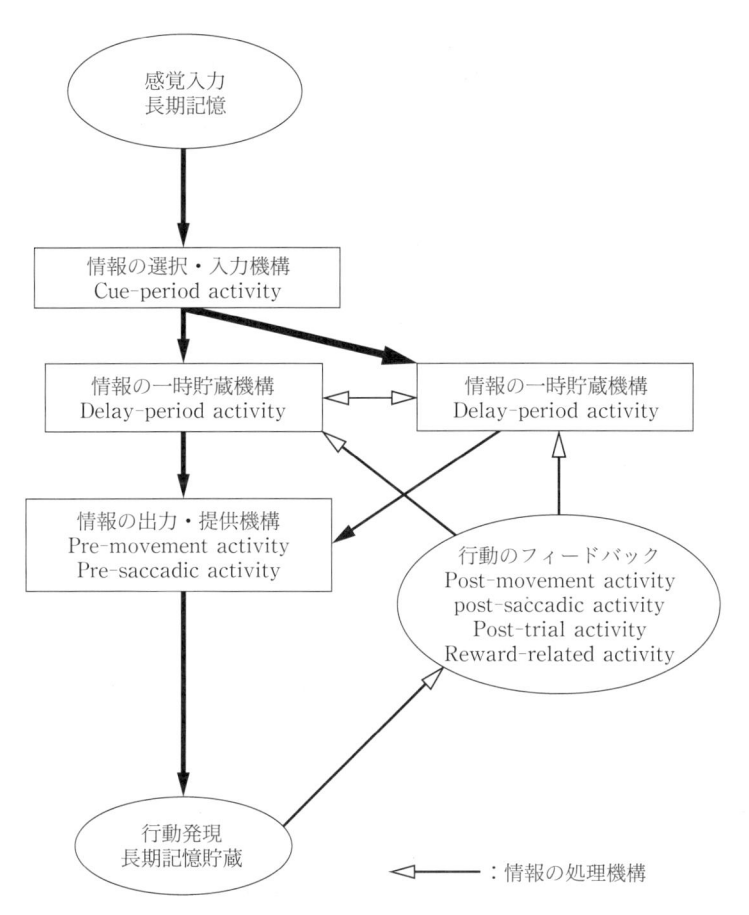

図3 四つの機構からなるワーキングメモリのモデル (S. Funahashi, Prefrontal cortex and working memory. In K. Ishikawa, J. M. McGaugh, & H. Sakata (Eds.), Brain processes and memory. (1996), p. 409 の Fig. 7 を改変)

これらの機構は単一のニューロンあるいはニューロン集団の機能として理解することができる (Funahashi, 1996; Funahashi & Kubota, 1994). さらに, 情報の処理機構は, 他の三つの機構同様に単独の機構と考えるよりはむしろ, 情報の一時貯蔵機構どうしの相互作用や, 一時貯蔵機構と入力機構や出力機構との間の相互作用により, 貯蔵されている情報を変化させる過程と考えることができる証拠も存在する (Funahashi, 1996). このように, ワーキングメモリとは, 情報の一時貯蔵機構, 情報の選択・入力機構, 情報の出力・提供機構, そして情報の処理機構からなる動的な情報処理システムであり, 情報の一時貯蔵機構は情報の操作や処理を行うための作業スペースを提供すると考えることができる. そして, 内的な情報処理過程とは, 機構間の相互作用などによって生じる情報の動的な変化の過程と捉えることができるのではないだろうか.

2-5　ワーキングメモリと前頭連合野

　ワーキングメモリも他の記憶同様脳の働きとして理解できる．では，脳のどの部分でワーキングメモリは担われているのだろうか．ワーキングメモリの概念を用いると前頭連合野の機能をうまく説明できることを Goldman-Rakic (1987) が指摘し，前頭連合野に中央実行系が存在する可能性を Baddeley (1986) が示唆して以来，前頭連合野とワーキングメモリの関係を支持する研究が数多く報告されている．ここではいくつかの例を用いて，ワーキングメモリと前頭連合野の関係を考えてみよう．

（1）サルを用いた研究

　図4はマカクザル（ニホンザルなどの仲間）とヒトの大脳左半球の模式図で，マカクザルの場合，前頭連合野は弓状溝より前の部分に相当する．マカクザルでは，主溝とその周辺部（細胞構築学的な名称で46野と呼ばれる）の両側破壊により遅延反応の遂行や再学習が不可能になることが繰り返し報告されている (Jacobsen, 1936; Butters et al., 1972; Goldman & Rosvold, 1970)．図5は，ウィスコンシン式一般検査装置 (Wisconsin general test apparatus: WGTA) を使った遅延反応の様子を示している．実験者は小型ケージ内にいるサルと机をはさんで向い合う．ケージの前の不透明スクリーンを実験者が上げることにより試行が始まる．まず，机の上においた左右の餌皿の一方に，サルに見えるようにして報酬（リンゴ片や干しブドウ）をおく（手がかり刺激呈示期）．次に，両方の餌皿を同じ色や形の小板でおおって報酬を見えなくした後，不透明スクリーンを下ろす．数秒から数分の遅延期間の後スクリーンを上げ，サルに報酬の入っている餌皿を選ばせる（反応期）．もしサルが報酬の入っている餌皿を正しく選べば正答となる．

　この課題をサルに充分学習させた後，左右両側の主溝とその周辺領域を破壊すると，1秒の遅延期間の挿入でも報酬の入った餌皿を正しく選択できないばかりか，遅延反応の再学習も不可能になることが見出された (Butters et al., 1972)．さらに，遅延反応によく似た遅延交代反応の学習や遂行にも障害が生じること，遅延時間を長くするとエラーが著しく増加することも明らかにされた (Fuster, 1997; Goldman-Rakic, 1987)．

　46野の破壊で障害される遅延反応や遅延交代反応に共通する特徴がいくつかある．これらの課題では，正しい反応をするための手がかり情報が数秒から数十秒反応に先行して呈示され，実際の反応時には正しい選択肢を示唆する情報はいっさい呈示されない．したがって，正しい選択をするためには，先行して呈示された手がかり情報を内的に，オンラインで保持する必要がある．また，これらの課題では，反応選択の手がかりとなる情報と反応との関係

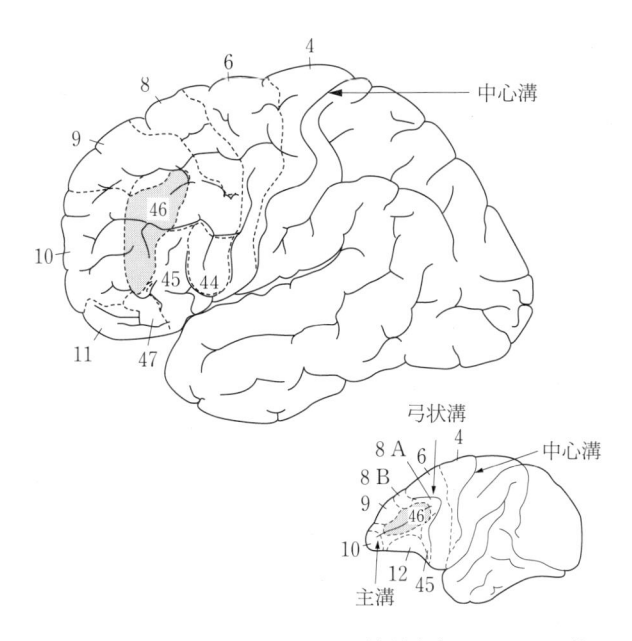

図4 ヒトとマカクザルにおける前頭連合野と46野の位置（P. S. Goldman-Rakic: Circuitry of primate prefrontal cortex and regulation of behavior by representational memory. In F. Plum (Ed.), Handbook of physiology. The nervous system. Higher functions of the brain: Section 1, Vol. 5 (1987), p. 375 の Fig. 1 を改変）

が試行ごとに変化する．たとえば遅延反応では，反応期に選択する位置が右側になるか左側になるかは，手がかり刺激呈示期に報酬が右側の餌皿におかれるか左側におかれるかに依存する．報酬のおかれる位置はランダムに選ばれるから，サルは試行ごとにその情報を保持し，正しい反応選択に供すると同時に，試行の終了ごとに情報を消去し更新してゆくことになる．

　前頭連合野の破壊により遂行に著しい障害が観察される課題では，手がかり情報と反応との関係が試行ごとに変化するため，その関係を一時貯蔵すると同時に絶えず消去・更新していかなければならない．刺激と反応の関係が常に一定である連合学習や長期記憶を必要とする課題（たとえば弁別学習）は障害されない(Fuster, 1997; Goldman-Rakic, 1987)．また，対照となる運動課題などの遂行も障害されない．さらに，遅延反応や遅延交代反応などを遂行しているサルを観察すると，個々の試行での正しい反応選択に障害が認められるものの，課題そのものに関する知識は正常に保たれている．このように，前頭連合野46野の破壊で生じる障害は，長期記憶の障害や，運動性，感覚・知覚性の障害ではない．前頭連合野46野の破壊により遅延反応や遅延交代反応が障害される原因は，反応選択に必要な情報を遅延期間の間一時的に貯蔵する仕組みと同時に，その情報を絶えず消去・更新してゆく仕組みが障害されたからであると考えられる．そして，この仕組みは先に説明したワーキングメモリにほかならない．サルの大脳皮質46野の破壊により遅延課題が選択的に障害を受けることから，46野

ワーキングメモリ課題

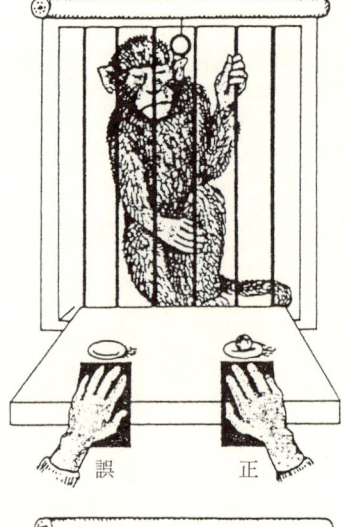

手がかり刺激呈示期

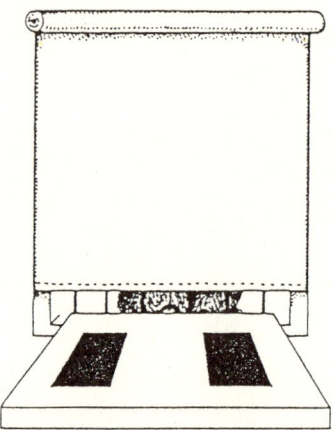

誤　正

遅延期

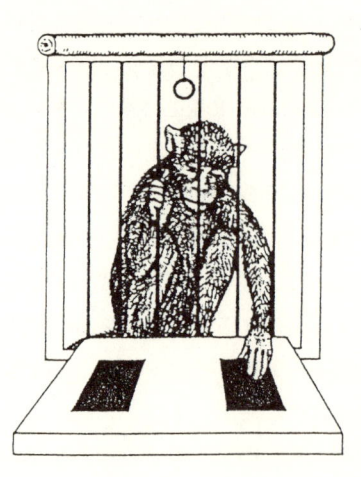

反応期

図5　遅延反応課題のようす（P. S. Goldman-Rakic: Working memory and the mind. Scientific American, vol. 267, no. 3, p. 112 の図を改変）

がワーキングメモリと密接な関係にあることが示唆されるわけである．

（2）ヒトの臨床症状による研究

　前頭連合野に損傷のある人では，記憶障害，知覚・認知障害や運動障害は観察されず，いずれも普通の人と変わらない能力を示すにもかかわらず，ある種の複雑な障害を呈することが知られている．人で観察される前頭葉症状として，Damasio and Anderson (1995) は，性格や感情（情緒）の変化，知性の変化，予期せぬ出来事に対する適切な行動の欠如，社会的行動の変化などの項目を挙げている．また，Kolb and Whishaw (1990) は前頭連合野の背外側部の障害として，拡散的思考 (divergent thinking 発散的思考とも表わす) の障害，外的な刺激による行動制御の亢進（反応抑制の欠如，連合学習の障害など），短期記憶の障害，空間定位の障害などを挙げている．一方，鹿島・加藤 (1993) は前頭葉症状を特徴付ける検査方法の特徴をもとに，前頭葉症状に特有な障害の形式として，概念またはセットの転換障害（固執傾向），ステレオタイプの抑制の障害（習慣的な行為や認知傾向を抑制できない），複数の情報の組織化の障害，流暢性の障害 (word fluency test, idea fluency test などにみられる障害)，言語による行為の制御の障害の5種を挙げている．このように，前頭連合野の障害といっても実にさまざまなものがあり，いずれにも共通する障害の特徴を見出すのは容易ではない．

　しかしながら，前頭葉症状を特徴付ける検査方法の多くが，外的に呈示された刺激に対する直接的で反射的な反応を抑制し，内的に表象している情報や内的に処理した情報にもとづいて，一種の問題解決行動をすることを要求していることは注目に値する．われわれが問題解決に直面したときには，記憶・知識などの内的な情報の一時的な活性化，外的情報の内的表象，それらの操作や処理，複数の情報の関連付けなどを行い，行動の内的モデルを形成し，それにもとづいて行動を起こす．前頭連合野の損傷にみられるいくつかの障害，たとえば，カード分類課題にみられる概念の転換の障害，複数情報の組織化の障害，単語の流暢性テスト (word fluency test) にみられる障害などは，情報の内的表象や情報の内的処理の障害，あるいは，内的に表象された情報にもとづく行動発現の障害として理解できないであろうか (船橋，1995)．もしそうだとすると，前頭葉症状をワーキングメモリの障害として捉えることが可能になると思われる．

　このことを，前頭連合野に損傷のある人で遂行が困難な課題として知られている，ウィスコンシン式カード分類テスト (Wisconsin card sorting test) (Milner, 1963) で考えてみよう．これは，全体で128枚のカードを実験者の答 (YESかNO) にもとづいて被験者に正しく分類させる課題である．おのおののカードには，あるパターン（丸印，星印，十字，三角）がある数（1，2，3，または4個）ある色（赤，緑，黄，青）で描かれている．被験者の前に，図6で示したように4枚のサンプル・カードをおく．被験者は積み重ねられたカードを上から順に取り，おのおののカードの示す属性（形，数，色）をもとに，実験者が決めた分類カテゴリーに従って分類してゆく．実験者は，被験者に分類カテゴリーを直接教えることはなく，被験者

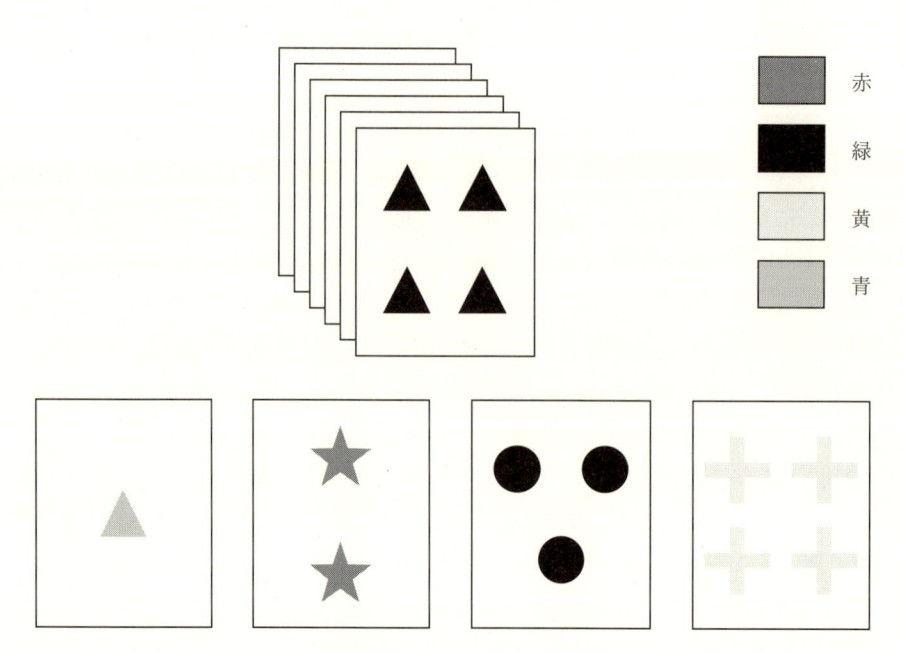

図6 ウィスコンシン・カード分類課題のようす．下側の4枚のカードがサンプル・カード．（作成著者）

が分類した結果に対して'YES'か'NO'のみ返答し，被験者に実験者が考えている分類カテゴリーを推測させる．つまり，次のカード（緑色の三角形が4個）は，実験者の分類カテゴリーが'色'であれば右から2番目のカードのところに，'形'であればいちばん左のカードのところに，'数'であればいちばん右のカードのところにおかれれば'YES'の返答が得られる．被験者は正答した分類カテゴリーで次々にカードを分類してゆくことを要求されるが，10回程度連続して正答すると，実験者は被験者に知らせることなく分類カテゴリーを変更する．すなわち，実験者は被験者の分類に対して'NO'とだけ答え，分類カテゴリーが変更されたことを知らせる．そこで，被験者は実験者の'YES''NO'の返答だけを頼りに新しい分類基準を探すことになる．

　正常な被験者では，分類基準が変更された後1～2試行で新しい分類基準を探しあて，それを維持することができる．しかし，前頭連合野に損傷のある人では，変更後も同じ分類カテゴリーに固執する傾向があったり，ランダムに分類するのみで新しい分類カテゴリーを見出すのに多くの試行が必要になったり，最後まで新しい分類カテゴリーを見出すことができない（鹿島・加藤，1993；Milner, 1963）．しかし，このような人でも，ある分類カテゴリーで連続してカードを分類するよう指示すると，分類することができた（Stuss & Benson, 1986）．そこで，この障害の原因として，カテゴリーの変換能力の障害や反応抑制の障害が挙げられている（Stuss & Benson, 1986; Kolb & Whishaw, 1990；鹿島・加藤，1993）．

　しかし，カテゴリーの変換能力や反応抑制を生じるメカニズムを考えると，それにはワーキングメモリが密接に関係していることがわかる．カード分類テストにおいて，連続してカー

ドを正しく分類するためには，被験者は'YES'の返答の得られた分類カテゴリーを記憶していなければならない．しかし，実験者によって分類カテゴリーが変更されると，被験者は試行錯誤で新たな分類カテゴリーを探さなければならない．試行錯誤で行われる新たな分類カテゴリーの探索においては，選択に用いた分類カテゴリーの一時貯蔵と同時に，実験者の返答をもとに貯蔵しているカテゴリーを消去し別のカテゴリーに更新する操作が不可欠である．分類カテゴリーの一時貯蔵，消去，更新を効果的に繰り返すことにより，新たな分類カテゴリーを迅速に見つけ出し，連続して正しく分類することができるようになると考えられる．このように考えると，カテゴリーの変換能力の障害とはワーキングメモリの障害そのものではないかと思われる．

　前頭連合野は人の大脳皮質の3割を占める大きな領域であり，それは背外側部，腹外側部，眼窩部，背側部，さらに吻側部，尾側部などいくつかの領域に区分され，機能的な違いが指摘されている (Fuster, 1997; Kolb & Whishaw, 1990; Stuss & Benson, 1986)．したがって，ワーキングメモリは，前頭連合野の機能やその障害の原因のすべてを統一的に説明できる概念ではないと思われるが，前頭連合野の一部，特に46野を中心とした背外側部の機能や障害の原因を説明する概念としては有効ではないかと思われる．

（3）非侵襲性脳活動記録による知見

　最近のPETやfMRIを用いた非侵襲性脳活動記録法により，ワーキングメモリ課題の遂行時にほぼ例外なく前頭連合野の背外側部が活性化（血流量が一時的に増加）することが，多くの研究により報告されている (Cabeza & Nyberg, 1997)．たとえば，Jonides et al. (1993) は視覚刺激の呈示位置のワーキングメモリを必要とする課題を用い，PETによりこの課題遂行中に活性の見出される脳領域を調べた．その結果，右半球の前頭連合野に加えて，右半球の頭頂葉，後頭葉，運動前野に有意な活性を見出した．さらに，Smith et al. (1995) は空間情報のワーキングメモリを必要とする課題と物体情報のワーキングメモリを必要とする課題を行わせ，いずれの場合も前頭連合野で活性化が生じるものの，空間情報のワーキングメモリでは右半球に，物のワーキングメモリでは左半球に活性化が見出されることを報告している．McCarthy et al. (1996) も同様に空間情報（視覚刺激の呈示位置）のワーキングメモリと非空間情報（視覚刺激の形）のワーキングメモリを必要とする課題を行わせ，空間情報のワーキングメモリでは右側の中前頭回に，非空間情報のワーキングメモリでは両側の中前頭回および下前頭回に活性化の生じることを見出している．さらに，Courtney, Ungerleider, Keil, & Haxby (1996) も同様の結果を報告している．視覚刺激を用いた空間性の情報や非空間性の情報のワーキングメモリ課題に加えて，言語を用いたワーキングメモリでの脳の活性部位に関する研究も行われており (Paulesu, Frith, & Frackowiak, 1993; Petrides, Alivisatos, Meyer, & Evans, 1993)，この場合にも両側の前頭連合野の背外側部が他の領域とともに活性化することが報告されている．

このように，一時貯蔵される情報の種類によらず，ワーキングメモリの遂行により前頭連合野の背外側部に活性化が生じること，しかし，保持する情報の種類により前頭連合野内で活性化される部位に微妙な相違が生じたり，左右の半球間で差が生じたりすること，また，ワーキングメモリに関与する脳領域は前頭連合野に限局されるわけではなく，処理される情報の種類に応じてさまざまな脳部位が活性化されること，などが明らかにされてきている．また，最近のfMRIを用いた研究により，遅延期間中に前頭連合野の活性化が持続することが見出されている (Cohen et al., 1997; Courtney, Ungerleider, Keil, & Haxby, 1997)．これは，前頭連合野ニューロンで遅延期間中に観察される持続的な発火活動に対応し，後述するように，人の脳内においても特定のニューロン集団の持続的な発火活動により情報が一時貯蔵されていることを示唆している．

ところで，Baddeley (1986) は視空間的スケッチパッド，音韻ループ，そして中央実行系から構成されるワーキングメモリモデルを提案し，神経心理学からの知見をもとに，中央実行系が前頭連合野に存在することを示唆した．D'Esposito et al. (1995) は意味判断課題（連続して話される単語のなかからある特定のカテゴリーの単語を同定する）と空間性回転課題（一つの辺が二重線になっている正方形で，そのなかに小円を一つもつものを二つ呈示し，二重線に対する小円の位置が両方の正方形で同じかどうかを判定する）を用いて，それぞれの課題を単独で行ったときに活性化のみられる脳部位，これらの課題を同時に行ったときに活性化のみられる脳部位をfMRIにより検討した．これらの課題を単独で行わせたときには前頭連合野の活性化はみられなかったが，同時に行わせる二重課題条件では前頭連合野の活性が観察された．このことは，作業の割り振りや必要な場所（記憶容量）の確保など，制御機構を必要とする条件下では前頭連合野の活性化が生じること，すなわち，Baddeleyが提案した中央実行系の機能が前頭連合野に存在することを示していると思われる．

2-6 ワーキングメモリに関連する神経機構

ワーキングメモリとは，ある活動に必要な情報の一時貯蔵機構であると同時に，貯蔵されている情報の操作や処理を含む情報処理機構である．そして，これは，情報の一時貯蔵機構，情報の選択・入力機構，情報の出力・提供機構，そして情報の処理機構からなる動的な情報処理システムと考えられることを述べた．さらに，前頭連合野の背外側部とワーキングメモリの密接な関係は，動物を用いた破壊実験，ヒトの臨床症状の観察をはじめ，PETやfMRIなどの非侵襲性記録法を使った最近の研究により示唆されていることを説明した．そこで，これらの事実から，前頭連合野の背外側部に先に挙げたようなワーキングメモリに関連する重要な機構のいくつかが存在するのではないかと思われる．そして，これを確かめるには，ワーキングメモリを必要とする課題（たとえば遅延反応）を行っている動物の前頭連合野背外

側部より課題関連ニューロン活動を記録し，情報の選択・入力機構，情報の一時貯蔵機構，情報の出力・提供機構，あるいは情報の処理機構を反映するニューロン群が存在するかどうかを検討すればよいと考えられる．注視と眼球運動を組み合わせた遅延反応課題を用いて行ってきたわれわれの研究 (Funahashi, Bruce, & Goldman-Rakic, 1989, 1990, 1991) を例に，ワーキングメモリの神経機構を考えてみよう．

　図7Aは眼球運動を使った遅延反応課題の時間経過を模式的に示したものである．サルはモンキー・チェアーに座り，暗い部屋のなかで大型のテレビ・モニターに面している．数秒の試行間間隔の後，テレビ・モニターの中央に注視点（小さな光点）が現れる．サルが注視点を注視していると，その周辺に白色の小さな四角形が0.5秒間現れて消える．四角形の現れている期間，そしてこれに続く3秒の遅延期の間サルが注視点を注視していると，遅延期の終了と同時に注視点が消える．これを合図に，四角形の現れた位置まで0.5秒以内に眼球運動をすれば，サルに報酬を与える．この課題では，眼球運動の目標となる四角形が，あらかじめ実験者が設定した8か所からランダムに選択された1か所に呈示される．四角形の現れる位置が試行ごとに変化するため，その位置の情報を試行ごとに入力し，遅延期間中保持し，試行が終了すれば消去して次の入力に備えるという操作を繰り返す必要がある．

　図7Bは前頭連合野から記録されたニューロン活動の例である．ニューロン活動は，課題イベントとの関連により，手がかりとして呈示した視覚刺激に対する応答，遅延期間に生じる持続的な遅延期間活動，反応期に生じる眼球運動関連活動に分けられる．

（1）情報の一時貯蔵機構

　図7B-2は遅延期間中持続的に生じる興奮性の活動（遅延期間活動）の例である．このような遅延期間活動の大部分は，図8にみられるように，手がかり刺激の呈示される位置に依存した応答を示した．この例では，手がかり刺激が0°の位置に現れた試行でのみ遅延期間活動が生じるが，他の位置に現れた試行では生じなかった．遅延期間中に呈示される刺激（注視点）や動物の行動（注視点の凝視）はどの試行でもまったく同じであるにもかかわらず，手がかり刺激の呈示される位置の違いにより遅延期間活動の出現に大きな違いが見出されること，また，遅延期間活動の活動期間が遅延期の増減に伴って増減すること，さらに，この活動は正しく反応した試行にだけ観察されることから，遅延期間活動は正しく反応するために必要な情報の一時貯蔵機構を反映していると考えられる (Funahashi, Bruce, & Goldman-Rakic, 1989)．

　遅延反応課題において，正しく反応するために必要で，遅延期間中保持しなければならない情報は，反応の手がかりとなる四角形の現れた位置，あるいは遅延後に行う眼球運動の方向や大きさである．遅延期間活動がどちらの情報を保持しているのかを調べるため，Funahashi, Chafee, & Goldman-Rakic (1993) は遅延終了後に四角形の現れた位置へ眼球運動をする課題（遅延pro-saccade課題）と，遅延終了後に四角形の現れた位置とは反対方向に眼球運

A 眼球運動を使った遅延反応課題　　B　遅延反応時のニューロン活動

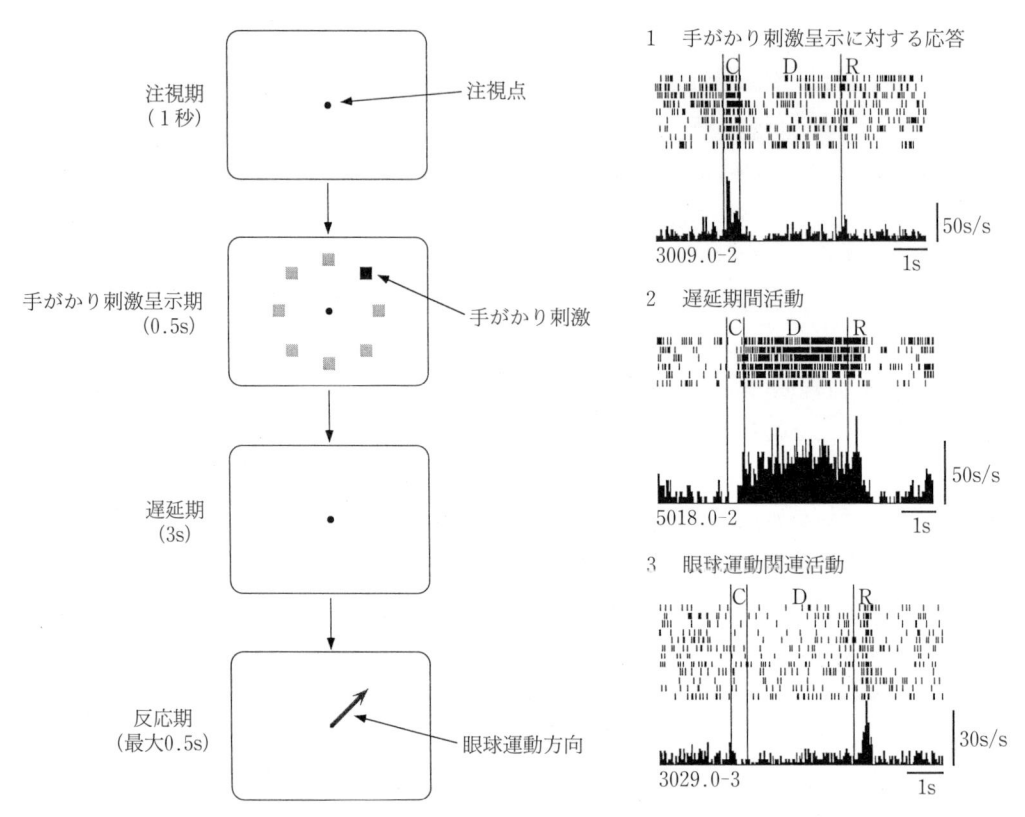

図7　眼球運動を使った遅延反応課題のようす（A）と前頭連合野で記録される課題関連活動の例（B）．図BのC，D，Rはそれぞれ，手がかり刺激呈示期（0.5秒），遅延期（3秒），反応期（0.5秒）を示す．（作成著者）

動をする課題（遅延 anti-saccade 課題）の両方をサルに行わせ，同一ニューロンで観察される遅延期間活動を解析した．その結果，分析したニューロンの約7割では，遅延期間活動は四角形の現れた位置の情報を保持し，遅延終了後に行われる眼球運動の方向や大きさとは無関係であることがわかった．一方，残りの3割のニューロンでは，遅延期間活動は遅延後に行われる眼球運動の方向の情報を保持していることが明らかになった．

このように，一部の前頭連合野ニューロンが情報の一時貯蔵機構として機能していること，情報を貯蔵する仕組みは遅延期間活動にみられるようなニューロンの持続的な発火活動として捉えられることが考えられる．同様の持続的な遅延期間活動は，遅延見本あわせ課題（Fuster, Bauer, & Jervey, 1982; Quintana, Yajeya, & Fuster, 1988），遅延つきの条件性 Go/No-Go 学習課題（Watanabe, 1986b）など，非空間性の遅延課題でも観察されている．したがって，ワーキングメモリにおける情報の一時貯蔵とは，関連する一群のニューロンの持続的な発火活動として捉えられる，ということができる．

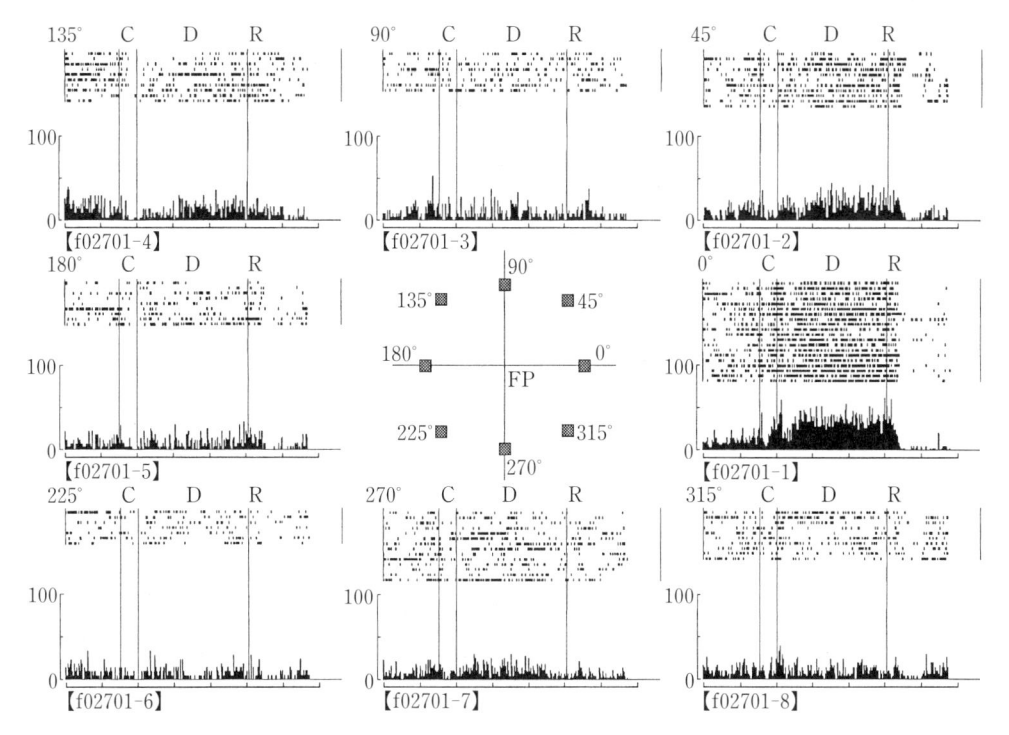

図8 手がかり刺激の呈示位置に対して選択性を示す遅延期間活動の例．中央の図は手がかり刺激の呈示位置を，周囲の八つの図はそれぞれの呈示位置に視覚刺激が呈示された試行でのニューロン活動を示す．遅延時間は3秒．(S. Funahashi, Prefrontal cortex and working memory. In K. Ishikawa, J. M. McGaugh, & H. Sakata (Eds.), Brain processes and memory. (1996), p. 403 の Fig. 3 を引用)

（2）情報の処理機構

　一時貯蔵されている情報の操作に関わる信号と思われるものに，運動系からのフィードバック入力がある．さまざまな行動課題を動物に行わせ，前頭連合野からニューロン活動を記録すると，運動関連活動をもつニューロンが多数見つかる (Kubota & Niki, 1971; Kubota, Iwamoto, & Suzuki, 1974; de Pellegrino & Wise, 1993)．発火のタイミング，活動の選択性，運動野のニューロン活動との類似性などから，運動関連活動は，反応期に行う行動のトリガーとして機能していると考えられてきた (Kubota, 1978; Kubota & Funahashi, 1982)．Funahashi, Bruce, and Goldman-Rakic (1991) は眼球運動を反応に用いた遅延反応で，眼球運動に関係する一過性のニューロン活動を前頭連合野から多数記録した（図7 B-3）．しかし，約8割のニューロンで記録された眼球運動関連活動は，眼球運動の開始と同時か，それより数十から数百ミリ秒遅れて活動を開始するサッケード後活動 (post-saccadic activity) であった．サッケード後活動が眼球運動の方向に対する選択性をもち，その特徴がサッケード前活動 (pre-saccadic activity) と同一であることから，サッケード前活動と同様に眼球運動関連活動であ

ることがわかる．しかも，記録されたサッケード後活動は，課題の要素として眼球運動が行われるときには観察されるが，それと同じ方向，同じ大きさの眼球運動であっても，課題とは無関係に行われる自発性の眼球運動時には観察されなかった．前頭連合野で観察されるサッケード後活動は，明らかに眼球運動中枢からのフィードバック情報であると考えられるが，このような活動が多数のニューロンで観察される理由は何か．図7B-2や図8から明らかなように，遅延期間活動は反応期に入ったところで急速に減衰し，自発発火レベルに戻る．反応期において遅延期間活動をこのように急速に停止するためには，何らかの入力が必要であると思われる．そして，このような入力の候補として，眼球運動中枢からのフィードバック情報であるサッケード後活動を考えることができる．サッケード後活動の開始するタイミングと遅延期間活動の停止するタイミングを比較したところ，両者の間に時間的な一致が見出された (Goldman-Rakic, Funahashi, & Bruce, 1990)．この結果は，サッケード後活動によって遅延期間活動が制御されている可能性を示している．行動が行われてしまうと課題は終了し，保持していた情報は不要になる．サッケード後活動は，新たな情報の入力に備えるべく，不要になった情報を消去するための信号として働いていると考えられる．

一方，一時貯蔵機構どうしの相互作用により，情報の統合や処理が行われている可能性も示唆されている．Funahashi, Inoue, and Kubota (1997) は運動の手がかりとなる2か所の視覚刺激呈示位置とそれらが呈示される順序の保持を要求する遅延反応課題 (delayed sequential reaching task: DSR 課題) を用いて，遅延期間活動を分析した．その結果，図9に示したように，手がかりとなる視覚刺激が右 (R)—中央 (M) の順に呈示された試行でのみ遅延期間活動が観察され，それ以外のいずれの条件でも，またいずれかの位置への刺激呈示条件 (delayed reaching task: DR 課題) でも，遅延期間活動が観察されない例が多数存在した．このように，刺激の現れる位置の組み合わせ，特定の位置と呈示順序の組み合わせ，両刺激の相対的な位置関係などの情報を遅延期間活動として保持しているニューロンが，前頭連合野で多数観察される．同時に，刺激呈示位置の組み合わせや呈示順序によらず，刺激がある位置に呈示されればいつでも遅延期間活動を生じるニューロンも多数観察された．さらに，位置の組み合わせや呈示順序に依存して遅延期間活動が観察されるニューロンのなかには，手がかり刺激が1か所に呈示される従来の遅延反応課題でも，条件に応じて遅延期間活動を示すことが観察された．このような結果は，異なる刺激呈示位置情報の保持に関係するニューロン間の相互作用により，位置の組み合わせや呈示順序に依存した活動の生じることが示唆される．また，Inoue, Funahashi, and Kubota (1997) は，ニューロンが遅延期間活動を生じる視野の領域 (記憶野) を決定した後，記憶野の内外2か所に順次視覚刺激を呈示し，数秒の遅延の後，視覚刺激の現れた位置へ現れた順序で眼球運動を行う課題をサルに行わせ，遅延期間活動を観察した．その結果，記憶野外に呈示された視覚刺激により，遅延期間活動が増強されたり抑制されたりすることが観察された．この結果は，視野のある場所に記憶野をもつニューロンは，その周辺に記憶野をもつ別のニューロンから興奮性または抑制性の入力を受けていることを示唆する．さらに，Funahashi, Hara, and Inoue (1996) は，眼球運動を使っ

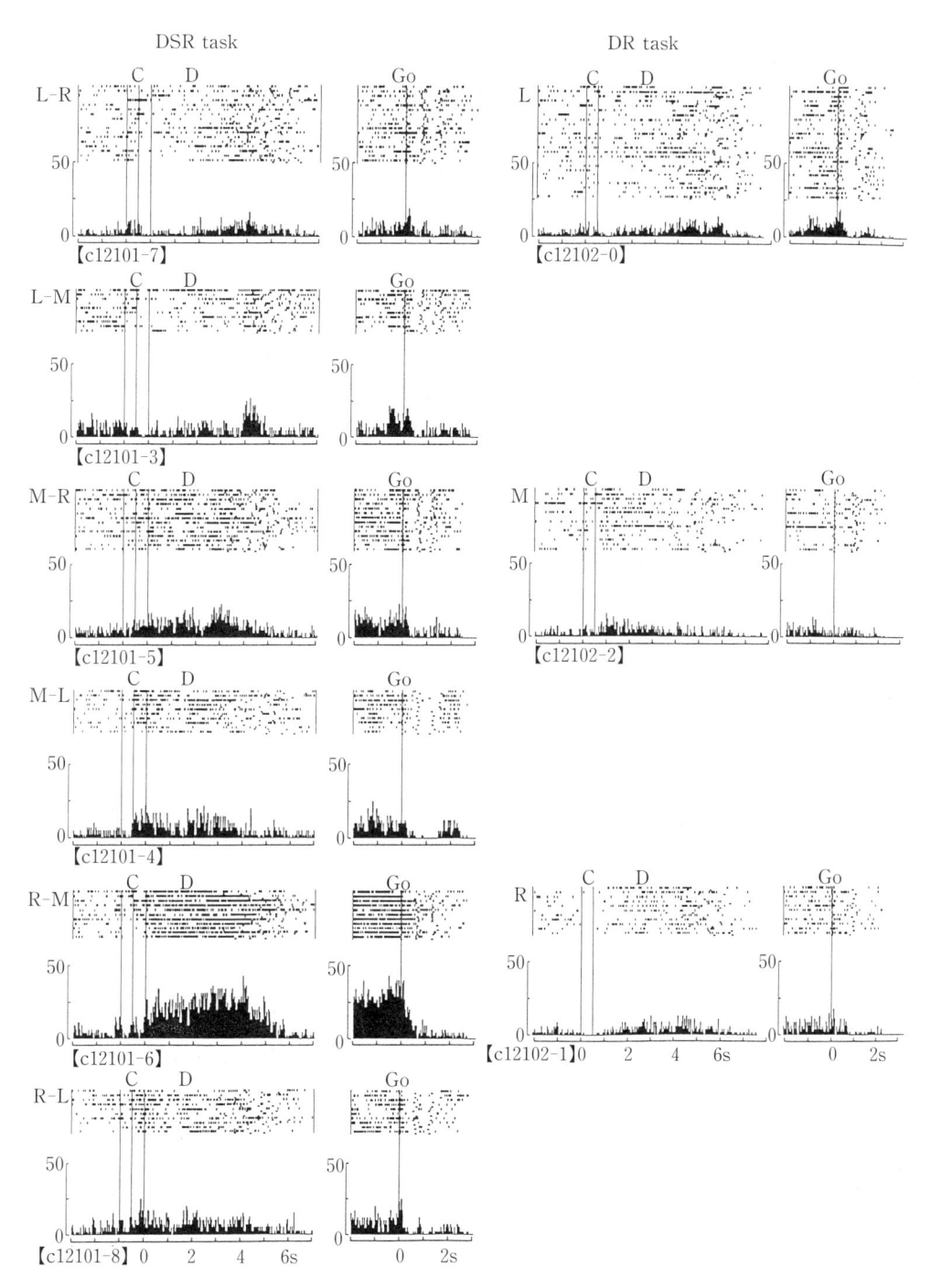

図9 手がかり刺激が呈示される位置と呈示順序に依存して遅延期間活動を生じるニューロンの例．この例では，刺激が最初に右側（R），次に中央（M）に呈示される試行でのみ遅延期間活動が観察されている．(S. Funahashi, M. Inoue & K. Kubota: Delay-period activity in the primate prefrontal cortex encoding multiple spatial positions and their order of presentation. Behavioural Brain Research, vol. 84 (1997) p. 216 の Fig. 9 を引用)

た遅延反応課題を行っているサルの前頭連合野からマルチ・ニューロン活動を記録し，これから複数の単一ニューロン活動を分離し，課題関連活動の有無を決定した後，これらのニューロンの発火活動の相互相関分析を行った．そして，相互相関分析の結果をもとに，どのようなニューロン間相互作用が前頭連合野内に存在するかを明らかにしようと試みた．その結果，さまざまな課題関連活動をもつニューロン間に相互作用が存在すること，課題の進行に準じた情報の流れを生み出す相互作用の存在と同時に，これとは逆方向の情報の流れも存在すること，さらに，遅延期間活動をもつニューロン間に高い頻度で相互作用が観察されること，などが見出されている．

このように，運動系からのフィードバック信号による遅延期間活動の操作，遅延期間活動をもつニューロン間の興奮性または抑制性の相互作用，あるいは，さまざまな課題関連活動をもつニューロン間のさまざまな相互作用が，情報の統合や処理の仕組みではないかと思われる．先にも述べたように，情報の処理機構は，他の三つの機構のように単独の機構と考えるよりはむしろ，情報の一時貯蔵機構どうしの相互作用や，一時貯蔵機構と入力機構や出力機構との間の相互作用により，貯蔵されている情報が変化してゆく過程と考えることができるのではないかと思われる(Funahashi, 1996)．

(3) 情報の出力・提供機構

情報の出力・提供機構を反映する活動の一種として，反応遂行時に生じる一過性のニューロン活動（運動前活動，サッケード前活動など）が考えられる．これら活動は，皮質の運動関連領域で報告されている運動関連活動や，前頭眼野や上丘で観察される眼球運動関連活動との類似から，行動の発現に関与している可能性が示唆されている (Funahashi, Bruce, & Goldman-Rakic, 1991; Kubota, 1978)．そこで，このような活動は，一時貯蔵機構に保持されている情報を行動の発現や制御に供するため，運動関連領域に出力される情報を反映していると考えられる．しかし，前頭連合野の損傷や破壊によって顕著な運動障害は起きないこと，前頭連合野は運動関連領野に直接投射をしないことなどから，遅延期間活動をもつ前頭連合野ニューロンに運動関連情報を出力し，この活動の操作に関与している可能性や，運動開始のタイミングの決定や行動の選択に関連している可能性も考えられる．

(4) 情報の選択・入力機構

図7B-1にみられるような，手がかり刺激として呈示した視覚刺激に対する一過性の応答は，選択されて前頭連合野に入力された情報を反映している (Funahashi, Bruce, & Goldman-Rakic, 1990)．必要な情報の選択が，脳のどの部位でどのようして行われるのかは明らかではない．前頭連合野が他の連合野，大脳辺縁系，皮質下領域などさまざまな部位と密な線維連絡をもつ (Goldman-Rakic, 1987) ことは，このような経路を通じて効率よく情報を選択・入力

することが可能であることを示している．ドットやスリットといった比較的単純な視覚刺激に対する応答が前頭連合野のニューロンで報告されている (Mikami, Ito, & Kubota, 1982; Suzuki & Azuma, 1983) 一方，物理的には同一の視覚刺激（同じ色や形の刺激）でありながらその行動文脈（それが反応の方向を指示する場合や，反応するかしないかの決定に関与する場合など）の違いにより異なった応答をするニューロンが前頭連合野で見出されている (Watanabe, 1986; Sakagami & Niki, 1994)．このような行動文脈に依存した感覚応答の存在は，必要な情報の選択が前頭連合野以外の部位で行われ，前頭連合野は選択された結果の情報を受けていることを示唆する．脳のどこで，どのようにして必要な情報が選択され，入力されてくるのかは今後の重要な問題である．

2-7 種類特異的か，処理過程特異的か？

　ワーキングメモリとは，このように，ある活動に必要な情報の一時貯蔵機構であると同時に，貯蔵されている情報の操作や処理を含む一つの情報処理機構と考えられる．そして，これは，遅延期間活動として捉えられる情報の一時貯蔵機構，未だその実態は不明の情報の選択・入力機構，運動関連活動に代表される情報の出力・提供機構，そして，一時貯蔵機構あるいは一時貯蔵機構と他の機構間の相互作用として理解できると思われる情報の処理機構からなる，動的なシステムと捉えられる．さらに，前頭連合野とワーキングメモリの密接な関係がさまざまな研究により示唆されることから，これらの機構のいくつかが前頭連合野内に存在すると考えられ，これは前述したように動物を用いた神経生理学的研究で支持されている．しかし，ワーキングメモリに関連する神経機構の前頭連合野内での局在に関しては議論が存在する．

　前頭連合野内でのワーキングメモリ機構にはある種の局在が認められるが，それは情報の種類（たとえば，空間性の情報，非空間性の情報，言語情報など）に依存したものか，それとも，そこで行われる情報処理の種類（たとえば，情報の保持，情報の処理や操作など）に依存したものか，という議論である (Owen, 1997)．Goldman-Rakic (1994, 1996) は種類特異的ワーキングメモリ (domain-specific working memory) という考えを提唱し，前頭連合野内でのワーキングメモリ機構には保持や処理される情報の種類に依存した部位局在が存在すると提唱している．この考え方は，他の皮質との間に見出される解剖学的な入出力関係のトポグラフィー (Goldman-Rakic, 1987)，サルを用いた破壊実験 (Fuster, 1997) や神経生理実験 (Funahashi et al., 1989; Wilson, O'Scalaidhe, & Goldman-Rakic, 1993; O'Scalaidhe, Wilson, & Goldman-Rakic, 1997) の結果などをもとにしたものである．これらの実験結果は，前頭連合野の背外側部，特に46野，9野を中心とした領域は空間性の情報（ものの位置や動き）のワーキングメモリに，45野，12野を中心とした腹外側部は非空間性の情報（ものの形や色，顔など）のワーキングメ

モリに主として関与することを示唆している．そして，それぞれの領域で入力された情報の一時貯蔵や処理が平行して行われていることから，前頭連合野内には情報の種類に依存したワーキングメモリシステムが並列して存在すると考え，種類特異的ワーキングメモリという考えを提案している．空間性の情報処理と非空間性の情報処理が前頭連合野の異なる領域で処理されていることを示す実験結果は，最近の fMRI による研究でも明らかにされており (Courtney et al., 1996; McCarthy et al., 1996; Smith et al., 1995)，ヒトではこれらに加えて言語情報を処理するワーキングメモリ・システムの存在が示唆されている (Goldman-Rakic, 1996)．

　一方，Petrides (1994, 1996) は，自己順序付け課題 (self-ordered task) を用いて検討を加え，行われる情報処理の種類に依存したワーキングメモリ機構の局在が前頭連合野内に存在すると指摘している．この課題では，同じ刺激セットが毎回異なる配置で被験者に呈示され，被験者は今までに選択しなかった新しい刺激を毎回選択しなければならない．この課題では，正しく刺激選択をするために，選択した刺激をワーキングメモリとして一時貯蔵すると同時に，一時貯蔵している情報とまだ貯蔵されていない情報を絶えず比較しなければならない．つまり，ワーキングメモリとして保持されている情報を絶えずモニターしなければならない．彼は，前頭連合野背外側部の46野や9野の破壊されたサルで自己順序付け課題ができなくなるが，外的な手がかりにより正しい刺激を選択する課題 (外部順序づけ課題，externally ordered task) では障害が生じないことを見出した．用いられた自己順序づけ課題も外部順序付け課題も，非空間的な情報の一時貯蔵を要求するものであることから，46野や9野を空間情報のワーキングメモリに特異的な領域と考えるよりはむしろ，何らかの処理様式の違いが存在すると考える方が妥当であると指摘する．そして，従来からの破壊実験の結果などから，前頭連合野の外側部には二つのレベルの異なる処理過程が存在するとする，処理過程特異的な見解を提案した．つまり，45野，47野を中心とする腹外側部は，外界から入力された情報の選択やコーディング，長期記憶からの想起，行動の選択などの過程に関与し，一方，46野，9野を中心とする背外側部は，今行っている課題や計画の遂行のため，ワーキングメモリとして保持している情報をモニターしたり操作したりする過程に関与している，というわけである．この考えを支持するデータもいくつか報告されている (Rao, Rainer, & Miller, 1997; Rushworth, Nixon, Eacott, & Passingham, 1997)．しかし，前頭連合野でのワーキングメモリの仕組みとして，種類特異的な見方が正しいのか，処理過程特異的な見方が正しいのか，現在議論が進んでいるが [たとえば，Owen (1997), Courtney, Ungerleider, & Huxby (1997), Cohen & Smith (1997) 参照]，まだ判断を下すための十分なデータが存在しない．

2-8　今後の問題点

　最後に，残されている多くの未解決問題のうち重要と思われるいくつかを考えてみよう．内的な情報処理過程とはワーキングメモリに保持されている情報の動的な変化の過程として捉えることができること，そして，ニューロン間の相互作用が内的な情報処理機構を明らかにする手がかりになるのではないかと思われることから，ニューロン間の相互作用，特にその動的な側面を明らかにする研究が不可欠であると思われる．従来より，単一ニューロン活動を分離し，その機能的な特徴を明らかにする研究手法が，主として用いられてきた．しかし，個々のニューロンが，周辺のニューロンからはもとより，遠く離れたニューロンからも不断に影響を受けていることを考えると，ニューロン間の相互作用，特に，状況や処理内容・結果に応じて柔軟に変化する動的な相互作用の仕組みを明らかにする必要があると思われる．

　また，前頭連合野がワーキングメモリを実現する上で重要な関与をしていることは前述したとおりであるが，ワーキングメモリが前頭連合野でのみ担われているとは考えられない．これはワーキングメモリを必要とする課題において，脳の広範囲の部位が活性化されることからも明らかである (Cabeza & Nyberg, 1997; Smith & Jonides, 1997)．したがって，ワーキングメモリの神経機構を理解するためには，前頭連合野と他の連合野，皮質下構造などとの相互作用を明らかにする必要があると思われる．

　さらに，情報の一時的貯蔵を反映すると思われる持続的な発火活動はどのようなメカニズムで維持されるのか．処理に必要な情報はどのようにして選択され，入力されるのか．長期記憶に貯蔵されている情報はどのような仕組みで選択され，活性化され，処理の場に運びこまれるのか．処理された結果はどのような仕組みで行動やその他の認知活動に反映されるのか．等々，ワーキングメモリの仕組みを明らかにするために，解決されなければならない重要な問題がまだ数多く残されている．今後長い時間をかけてこのような問題を一つ一つ解決してゆきたいと筆者は考えている．

参照文献

Anderson, J. R. (1983) *The architecture of cognition*. Cambridge, MA: Harvard University Press.
Atkinson, R. C., & Shiffrin, K. M. (1968) Human memory: A proposed system and its control process. In K. W. Spence & J. T. Spence (Eds.), *The psychology of learning and motivation: Advances in research and theory: Vol. 2* (pp. 89-195) New York: Academic Press.
Baddeley, A. (1986) *Working memory*. Oxford: Oxford University Press.
Baddeley, A. (1992) Working memory. *Science*, 255, 556-559.

Baddeley, A., & Hitch, G. J. (1974) Working memory. In G. H. Bower (Ed.), *The psychology of learning and motivation: Advances in research and theory: Vol. 8* (pp. 47-89) New York: Academic Press.

Butters, N., Pandya, D., Stein, D., & Rosen, J. (1972) A search for the spatial engram within the frontal lobes of monkeys. *Acta Neurobiologiae Experimentalis*, 32, 305-329.

Cabeza, R., & Nyberg, L. (1997) Imaging cognition: An empirical review of PET studies with normal subjects. *Journal of Cognitive Neuroscience*, 9, 1-26.

Cohen, J. D., Peristein, W. M., Braver, T. S., Nystrom, L. E., Noll, D. C., Jonides, J., & Smith, E. E. (1997) Temporal dynamics of brain activation during a working memory task. *Nature*, 386, 604-608.

Cohen, J. D. & Smith, E. E. (1997) Response from Cohen and Smith. *Trends in Cognitive Science*, 1, 126-127.

Courtney, S. M., Ungerleider, L. G., & Haxby, J. V. (1997) Response from Courtney, Ungerleider, and Haxby. *Trends in Cognitive Science*, 1, 125-126.

Courtney, S. M., Ungerleider, L. G., Keil, K., & Haxby, J. V. (1996) Object and spatial visual working memory activate separate neural systems in human cortex. *Cerebral Cortex*, 6, 39-49.

Courtney, S. M., Ungerleider, L. G., Keil, K., & Haxby, J. V. (1997) Transient and sustained activity in a distributed neural system for human working memory. *Nature*, 386, 608-611.

Damasio, A. R. & Anderson, S. W. (1993) The frontal lobes. In K. M. Heilman & E. Valenstein (Eds.), *Clinical neuropsychology* (pp. 409-460) New York: Oxford University Press. 村田知樹（訳）(1995) 前頭葉　杉下守弘（監訳）臨床神経心理学 (pp. 279-314) 朝倉書店.

D'Esposito, M., Detre, J. A., Alsop, D. C., Shin, R. K., Atlas, S., & Grossman, M. (1995) The neural basis of the central executive system of working memory. *Nature*, 378, 279-281.

di Pellegrino, G. & Wise, S. P. (1993) Visuospatial versus visuomotor activity in the premotor and prefrontal cortex of a primate. *The Journal of Neuroscience*, 13, 1227-1243.

船橋新太郎 (1995) 前頭連合野の機能とワーキング・メモリー仮説　脳と精神の医学, 6, 323-328.

Funahashi, S. (1996) Prefrontal cortex and working memory. In K. Ishikawa, J. M. McGaugh, & H. Sakata (Eds.), *Brain processes and memory* (pp. 397-410) Amsterdam: Elsevier.

Funahashi, S., Bruce, C. J., & Goldman-Rakic, P. S. (1989) Mnemonic coding of visual space in the monkey's dorsolateral prefrontal cortex. *Journal of Neurophysiology*, 61, 331-349.

Funahashi, S., Bruce, C. J., & Goldman-Rakic, P. S. (1990) Visuospatial coding in primate prefrontal neurons revealed by oculomotor paradigms. *Journal of Neurophysiology*, 63, 814-831.

Funahashi, S., Bruce, C. J., & Goldman-Rakic, P. S. (1991) Neuronal activity related to saccadic eye movements in the monkey's dorsolateral prefrontal cortex. *Journal of Neurophysiology*, 65, 1464-1483.

Funahashi, S., Chafee, M. V., & Goldman-Rakic, P. S. (1993) Prefrontal neuronal activity in rhesus monkeys performing a delayed anti-saccade task. *Nature*, 365, 753-756.

Funahashi, S., Hara, S., & Inoue, M. (1996) Neuronal networks related to working memory processes in the primate prefrontal cortex revealed by cross-correlation analysis. *Society for Neuroscience Abstract*, 22, 1389.

Funahashi, S., Inoue, M., & Kubota, K. (1997) Delay-period activity in the primate prefrontal cortex encoding multiple spatial positions and their order of presentation. *Behavioural Brain Research*, 84, 203-223.

Funahashi, S. & Kubota, K. (1994) Working memory and prefrontal cortex. *Neuroscience Research*, 21, 1-11.

Fuster, J. M. (1995) *Memory in the cerebral cortex.* Cambridge, MA: MIT Press.

Fuster, J. M. (1997) *The prefrontal cortex: Anatomy, physiology, and neuropsychology of the frontal lobe* (3rd edition) Philadelphia: Lippincott-Raven.

Fuster, J. M., Bauer, R. H., & Jervey, J. P. (1982) Cellular discharge in the dorsolateral prefrontal cortex of the monkey in cognitive tasks. *Experimental Neurology*, 77, 679-694.

Goldman, P. S. & Rosvold, H. E. (1970) Localization of function within the dorsolateral prefrontal cortex of the rhesus monkey. *Experimental Neurology*, 27, 291-304.

Goldman-Rakic, P. S. (1987) Circuitry of primate prefrontal cortex and regulation of behavior by representational memory. In F. Plum (Ed.), *Handbook of physiology. The nervous system. Higher functions of the brain: Section 1, Vol. 5* (pp. 373-417) Bethesda, MD: American Physiological Society.

Goldman-Rakic, P. S. (1994) The issue of memory in the study of prefrontal functions. In A. -M. Thierry, J. Glowinski, P. S. Goldman-Rakic, & Y. Christen (Eds.), *Motor and cognitive functions of the prefrontal cortex* (pp. 112-121) Berlin: Springer-Verlag.

Goldman-Rakic, P. S. (1996) The prefrontal landscape: Implications of functional architecture for understanding human mentation and the central executive. *Philosophical Transactions of the Royal Society of London: B*, 351, 1445-1453.

Goldman-Rakic, P. S., Funahashi, S., & Bruce, C. J. (1990) Neocortical memory circuit. *Cold Spring Harbor Symposium of Quantitative Biology*, 55, 1025-1038.

Honig, W. K. (1978) Studies of working memory in the pigeon. In S. H. Hulse, H. Fowler, & W. K. Honig (Eds.), *Cognitive processes in animal behavior* (pp. 211-248) Hillsdale, NJ: Lawrence Erlbaum.

Inoue, M., Funahashi, S., & Kubota, K. (1997) Delay-period activity is affected by visual cues presented outside the memory field. *Neuroscience Research, Suppl*. 21, S253.

Jacobsen, C. F. (1936) Studies of cerebral function in primate. I. The functions of the frontal association areas in monkeys. *Comparative Psychological Monograph*, 13, 1-60.

Jonides, J., Smith, E. E., Koeppe, R. A., Awh, E., Minoshima, S., & Mintun, M. A. (1993). Spatial working memory in humans as revealed by PET. *Nature*, 363, 623-625.

Just, M. A. & Carpenter, P. A. (1992) A capacity theory of comprehension: Individual difference in working memory. *Psychological Review*, 99, 122-149.

鹿島晴雄・加藤元一郎 (1993) 前頭葉機能検査 —— 障害の形式と評価法 —— 神経研究の進歩, **37**, 93-109.

Kolb, B. & Whishaw, I. Q. (1990) *Fundamentals of human neuropsychology* (3rd ed.) New York: W. H. Freeman.

Knowlton, B. J., Shapiro, M. L., & Olton, D. S. (1989) Hippocampal seizures disrupt working memory performance but not reference memory acquisition. *Behavioural Neuroscience*, 103, 1144-1147.

Kubota, K. (1978) Neuron activity in the dorsolateral prefrontal cortex of the monkey and initiation of behavior. In M. Ito, N. Tsukahara, K. Kubota, & K. Yagi (Eds.), *Integrative control functions of the brain: Vol. 1* (pp. 407-417), Tokyo: Kohdansha-Elsevier.

Kubota, K. & Funahashi, S. (1982) Direction-specific activities of dorsolateral prefrontal and motor cortex pyramidal tract neurons during visual tracking. *Journal of Neurophysiology*, 47, 362-376.

Kubota, K., Iwamoto, T., & Suzuki, H. (1974) Visuokinetic activities of primate prefrontal neurons during delayed-response performance. *Journal of Neurophysiology*, 37, 1197-1212.

Kubota, K. & Niki, H. (1971) Prefrontal cortical unit activity and delayed alternation performance in monkeys. *Journal of Neurophysiology*, 34, 337-347.

Logie, R. H. (1995) *Visuo-spatial working memory*. Hove, U. K: Lawrence Erlbaum.

McCarthy, G., Puce, A., Constable, R. T., Krystal, J. H., Gore, J. C., & Goldman-Rakic, P. S. (1996) Activation of human prefrontal cortex during spatial and nonspatial working memory tasks measured by functional MRI. *Cerebral Cortex*, 6, 600-611.

Mikami, A., Ito, S. & Kubota, K. (1982) Visual response properties of dorsolateral prefrontal

neurons during visual fixation task. *Journal of Neurophysiology*, 47, 593-605.
Miller, G. A. (1956) The magical number seven, plus or minus two: Some limits on our capacity for processing information. *Psychological Review*, 63, 81-97.
Milner, B. (1963) Effects of brain lesions on card sorting. *Archives of Neurology*, 9, 90-100.
Milner, B. (1966) Amnesia following operation on the temporal lobes. In C. W. M. Whitty & O. L. Zangwill (Eds.), *Amnesia* (pp. 109-133), London: Butterworths.
Olton, D. S., Becker, J. T., & Handelmann, G. E. (1979) Hippocampus, space, and memory. *Behavioral and Brain Science*, 2, 313-365.
O'Scalaidhe, S. P., Wilson, F. A. W., & Goldman-Rakic, P. S. (1997) Areal segregation of face-processing neurons in prefrontal cortex. *Science*, 278, 1135-1138.
Owen, A. M. (1997) Tuning into the temporal dynamics of brain activation using functional magnetic resonance imaging (fMRI) *Trends in Cognitive Sciences*, 1, 123-126.
Paulesu, E., Frith, C. D., & Frackowiak, R. S. J. (1993) The neuronal correlates of the verbal component of working memory. *Nature*, 362, 342-345.
Petrides, M. (1994) Frontal lobes and working memory: Evidence from investigations of the effects of cortical excisions in nonhuman primates. In F. Boller & J. Grafman (Eds.), *Handbook of neuropsychology: Vol. 9* (pp. 59-82) Amsteldam: Elsevier.
Petrides, M. (1996) Specialized systems for the processing of mnemonic information within the primate frontal cortex. *Philosophical Transactions of the Royal Society of London: B*, 351, 1455-1462.
Petrides, M., Alivisatos, B., Meyer, E., & Evans, A. C. (1993) Functional activation of the human frontal cortex during the performance of verbal working memory tasks. *Proceedings of the National Academy of Science of the USA*, 90, 878-882.
Quintana, J., Yajeya, J., & Fuster, J. M. (1988) Prefrontal representation of stimulus sttributes during delay tasks: I. Unit activity in cross-temporal integration of sensory and sensory-motor information. *Brain Research*, 474, 211-221.
Rao, S. C., Rainer, G., & Miller, E. K. (1997) Integration of what and where in the primate prefrontal cortex. *Science*, 267, 821-824.
Rushworth, M. F. S., Nixon, P. D., Eacott, M. J., & Passingham, R. E. (1997) Ventral prefrontal cortex is not essential for working memory. *The Journal of Neuroscience*, 17, 4829-4838.
Sakagami, M., & Niki, H. (1994) Encoding of behavioral significance of visual stimuli by primate prefrontal neurons: Relation to relevant task conditions. *Experimental Brain Research*, 97, 423-436.
Sakurai, Y. (1996) Hippocampal and neocortical cell assemblies encode memory processes for different types of stimuli in the rat. *The Journal of Neuroscience*, 16, 2809-2819.
Shallice, T., & Warrington, E. K. (1970) Independent functioning of verbal memory stores: A neuropsychological study. *The Quartery Journal of Experimental Psychology*, 22, 261-273.
Smith, E. E., & Jonides, J. (1997) Working memory: A view from neuroimaging. *Cognitive Psychology*, 33, 5-42.
Smith, E. E., Jonides, J., Koeppe, R. A., Awh, E., Schmacher, E. H., & Minoshima, S. (1995) Spatial versus object working memory: PET investigations. *Journal of Cognitive Neuroscience*, 7, 337-356.
Stuss, D. T., & Benson, D. F. (1986) *The frontal lobes*. New York: Raven Press.
Suzuki, H., & Azuma, M. (1983) Topographic studies on visual neurons in the dorsolateral prefrontal cortex of the monkey. *Experimental Brain Research*, 53, 47-58.
Watanabe, M. (1986a) Prefrontal unit activity during delayed conditional Go/No-go discrimination in the monkey: I. Relation to the stimulus. *Brain Research*, 382, 1-14.
Watanabe, M. (1986b) Prefrontal unit activity during delayed conditional Go/No-go discrimina-

tion in the monkey: II. Relation to Go and No-go responses. *Brain Research*, 382, 15-27.

Wilson, F. A. W., O'Scalaidhe, S. P., & Goldman-Rakic, P. S. (1993) Dissociation of object and spatial processing domains in primate prefrontal cortex. *Science*, 260, 1955-1958.

第3章
ワーキングメモリと前頭連合野

渡邊正孝
東京都神経科学総合研究所

3-1 はじめに

　前頭連合野は系統発生的にヒトで最も発達した脳部位であり，個体発生的には最も遅く成熟する脳部位である（図1）．一方老化に伴って最も早く機能低下が起こる部位の一つでもある．前頭連合野には視，聴，触，味，嗅の各感覚それに体内情報と，ほとんどあらゆる外的，

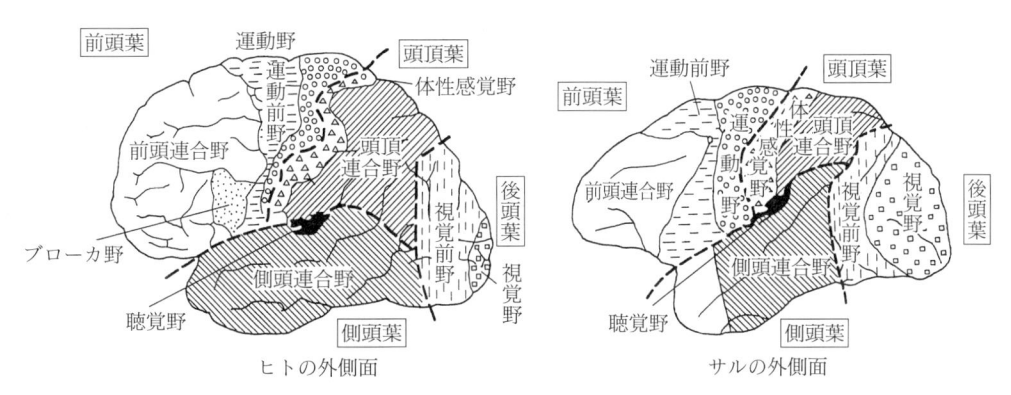

図1　ヒト（左）とサル（右）の脳を左からみた図．前頭連合野は脳の前方にある「前頭葉」の一番前に位置する（作成著者）．

内的情報，しかも高次な処理を受けた情報が入っている．前頭連合野はまた，運動前野，補足運動野，大脳基底核，小脳などの運動系，さらに海馬，扁桃核などの大脳辺縁系とも密接に結びついている (Fuster, 1997)．損傷事例の研究，非侵襲的脳機能研究，動物における破壊，記録実験の結果は，この脳部位が高次な認知活動に重要な役割を果たしていることを示している (Fuster, 1997)．

前頭連合野の機能に関してはこれまでに多くの説がある．古くは Goldstein (1944) が，前頭連合野は地 (背景) から図を抽出するなどの，状況の全体的把握をしたり，抽象的なカテゴリーに基づいて対象を分類したりすることに重要な役割を果たしていると主張した．Teuber (1964) は，前頭連合野が，何かの運動反応をする前に感覚系の脳部位にあらかじめその情報を送り，知覚の準備をするという「随伴発射」(collorally discharge) 機能を担うと考えた．Pribram (1971) は，前頭連合野が文脈 (context) の形成，それに基づく行動の構成に最も重要な役割を果たすと考えた．Schallice (1988) は，前頭連合野がルーティーンの情報処理ではなく，課題事態で必要な注意を配分する監視注意系 (Supervisory Attention System；SAS) 中枢であると考えている．Fuster (1997) は，前頭連合野が「行動の時間的統合」の働きを持つと主張している．

現在，前頭連合野機能に関して最も話題になっているのが Goldman-Rakic (1987, 1994, 1996) のワーキングメモリ説である．彼女によれば，一旦は提示されたもののすでに眼前にはない刺激に関する情報についての，あるいは過去の記憶から引き出した情報についての「表象」を，課題解決のためにアクティブに保持するという意味でのワーキングメモリに前頭連合野は最も重要な役割を果たしているとされる．さらに前頭連合野の多様な機能はこのワーキングメモリという概念で説明すると統一的に理解することができると考えるのである．Moscovitch and Winocur (1995) は現在の前頭連合野研究者を2派に分類できると考える．すなわち，前頭連合野機能を単一の原理 (ワーキングメモリ) で説明できるという立場と，前頭連合野は相互に比較的独立な多様な機能を持つ，という立場である．筆者は前頭連合野がワーキングメモリに果たす役割の重要性については認めるものの，後者の立場に立つものである．最近の前頭連合野研究の多くが前者の立場に立つものであることから，あたかも前頭連合野機能はワーキングメモリのみであるというような誤解も生じているが，本章では前頭連合野とワーキングメモリの関係について明確にする試みを行いたい．

3-2 前頭連合野の高次機能

前頭連合野に損傷を持つヒトには，IQ の有意な低下は一般にみられない．しかし前頭連合野損傷患者は，感情，情動の障害や社会性の欠如を示すともに，現在普及している知能テストでは捉えられないような種類の知的能力の点で著しい障害を示すことが明らかにされてい

る (Milner & Petrides, 1984; Stuss, Eskes, & Foster, 1994).

　一般の知能テストで調べられる能力は，いわば「一つの正答」が存在するという集中思考が要求されるものであるが，前頭連合野損傷患者は，解答にいくつもの可能性が存在するような「拡散的思考」の要求される課題において障害を示す．例えば，何か一つのものを何通りに用いることができるのかを，限られた時間内にできるだけたくさん挙げる，というような課題（「レンガはどのような用途に用いることができますか」というような問い）に対して，損傷患者は有意に少ない数の答えしかできない．このような課題下で示される能力は「創造的能力」に関係していると考えられる (Milner & Petrides, 1984).

　前頭連合野の損傷患者には海馬を中心とした側頭葉内側部の損傷患者にみられるような記憶障害はないとされるが，記憶のある面では障害が報告されている (Shimamura, 1995)．例えば，前頭連合野損傷患者は，ある時間をおいて連続的に出される二つの刺激が同じものであるか否かを答えるような「遅延対比較課題」（コノルスキー課題）において障害を示すことが知られている (Milner, 1964)．この障害は，前の試行で出された刺激が現在の試行に混入してくることによって生じる誤りが原因で起こるとされ，前頭連合野損傷患者には「記憶の組織化」の障害があると考えられている．また，視覚刺激のリストを次々に提示した後，テストとして以前に提示したうちの二つの刺激をみせて，どちらが先にみたものであるかを問う（「新近性テスト」の一種）ような場合にも損傷患者には障害がみられる (Milner & Petrides, 1984)．これも，記憶項目の「保持」の障害ではなく，各刺激ごとの明瞭度がはっきりしなくなってしまうという「記憶の組織化」の障害によるものと説明できる．損傷患者はまた，情報を「いつ，どこで，どのように」得たのかという記憶に障害を示す（「源泉健忘」）ことも知られている (Shimamura, 1995).

　さらに前頭連合野損傷患者は，6―12個の刺激項目が書かれた用紙（これは何枚も用意されており，各用紙ごとに同じ6―12個の刺激項目が書かれているが，その配置だけはそれぞれ違えてある）に対し，その刺激項目すべてを「自分で決めた順序」に従って，各用紙に対し各一回だけ指さししていくという課題（「自己順序づけ課題」）(Petrides & Milner, 1982) において，指さしの速さという点においても，同じ刺激項目を二度指してしまうという誤りを犯す点においても，健常者に比べ有意に劣ることが示されている．この障害は，自分で一定のプログラムをつくり，それに基づいて組織的反応を行うことができなくなるために生じると考えられている．なおこの課題は，「何をすでに指しし終え，何をまだ終えていないか」に関して，各試行の間中ずっとワーキングメモリとして保持している必要があるという意味で「ワーキングメモリ課題」の一つとされている．

　前頭連合野損傷によるプログラミングや反応の組織化の障害は，さらに「ロンドン塔課題」と呼ばれる課題（図2）でもみられる．この課題は，赤，青，緑のビーズ玉各一個を，最初の位置から最小の移動回数で目標とされる位置に移すというものである．被験者は最初の位置から各玉をどのような順序でどのように動かして目標の位置までもっていくかをあらかじめプログラムし，それに基づいて組織的反応をすることが要求される．このテストでは，課題

遂行時間においても，誤りの数においても，左半球の前頭連合野損傷患者に有意な障害がみられている (Shallice, 1982)．

前頭連合野の損傷に伴う知的障害でもう一つ重要なものに「If…, then…」というルールを学習する「条件性弁別学習」の障害がある．図3はこの学習課題の一例を示したものである (Petrides, 1985)．この学習課題では，図のように不規則に並べられた6つの青いランプと，一列に並べられた6枚の白いカードがあり，おのおののランプは白いカードのどれか一つと「無作為に」ペアにされているので，被験者はどのランプとどの白いカードがペアになっているかを学習するわけである．ランプが一つ点灯すると被験者は6つのカードのうちの一つを指でさすことを求められ，実験者はその反応が正しいか誤りかを伝える．もし誤りの場合には，被験者は正答になるまで別のカードを指さしすることが求められる．正答になるとラ

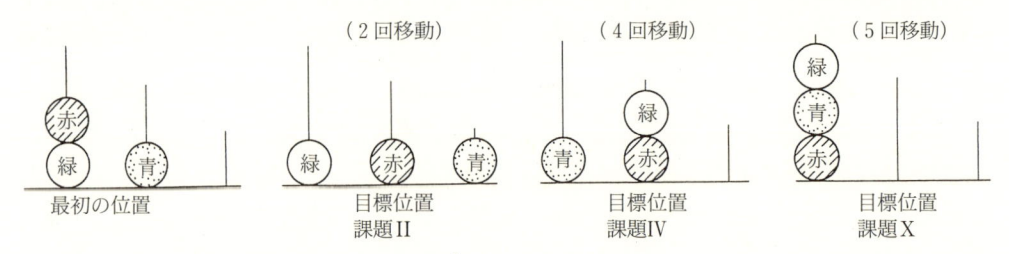

図2　ロンドン塔課題．被験者は最初の位置から最小の移動回数により，赤，青，緑の各ビーズ玉を「目標位置」に移すことを要求される．三つの棒は長さが違うことに注意 (Shallice, 1982 の204頁を改変)．

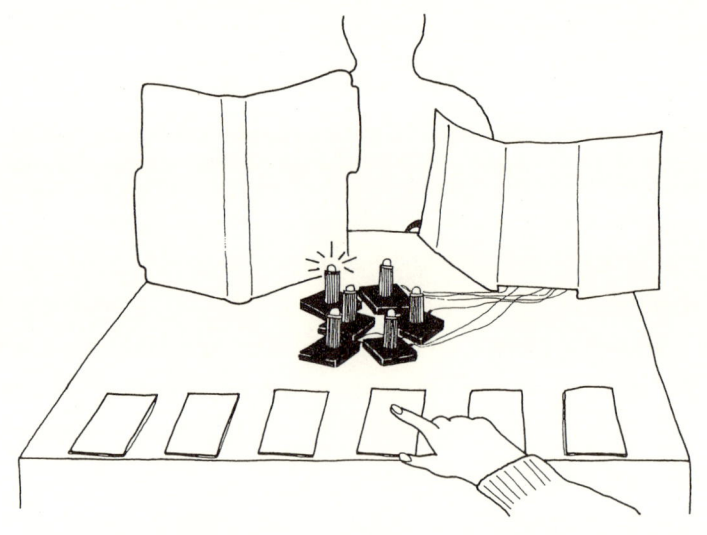

図3　条件性弁別学習の例：6つの青色のランプが不規則に並べられており，そのおのおののランプは，一列に並べられた6枚の白いカードの一つと無作為にペアとされている．青色のランプが一つ点灯すると被験者はどれか一つの白色カードを指さしすることを求められる (Milner & Petrides, 1984 の407頁から引用)．

ンプは消える．このような課題は「空間的」条件性弁別学習と呼ばれるが，条件性弁別学習には「非空間的」なものもある．その例としては，6つの異なった色刺激のおのおのを，6つの異なった手の姿勢（例えば腕は水平にして掌は垂直にするというような）のどれか一つと対応づけることを学習するというようなものがある（6つの手の姿勢自体は十分できるようにあらかじめ訓練しておく）(Petrides, 1985)．

さらに前頭連合野損傷患者はストループ課題（色の名前が，その色名とは異なった色のインクで書かれた刺激の「文字」ではなく「色名」を答えさせる課題）で障害があることも示されている(Perret, 1974)．健常人でも例えば赤という文字が緑色で書かれているときに，その文字の書かれた「色」を答えるようにいわれると，つい文字そのものを読んでしまう傾向にあるが，損傷患者にはその傾向がより強いことが示されている．

以上のように前頭連合野の損傷では，できるだけたくさんのものを思い付いたり，次々に生起する事柄を記憶の中で組織化したり，与えられた環境で適切なプログラミングをし，それに基づいて組織的な反応をしたり，文脈（条件）によって適切な反応にスイッチしたり，不必要な反応を抑制したりするというような種々の知的能力に障害の生じることが示されている．それゆえ前頭連合野は，「定型的反応様式では対応できないような状況において，状況を把握し，それに対して適切な判断を行い，行動を組織化するというような役割を果たしている」と考えることができる．

3-3　前頭連合野の破壊実験

サルの前頭連合野を破壊して，最も顕著な障害がみられるのが「空間的遅延反応」と呼ばれる課題である(Goldman-Rakic, 1987; Fuster, 1997)（図4）．この課題はヒトや動物の表象機能を調べるためによく用いられる．サルでテストする場合，まず被験体の前に左右二つの同じ不透明なカップを置き，その一方に報酬（エサ）を入れるのをみせる．カップを閉じた後にサルの前のスクリーンを降ろしてしばらく待つ（遅延期間）．その後スクリーンを上げてサルに反応を許し，サルが以前に報酬の入れられた側に反応すれば，その報酬を与える．この課題と類似したものに「遅延交替反応」課題と呼ばれるものもある．これは報酬をカップに入れるのをサルにはみせないが，報酬は右―左―右―左，と交互に入れられるので，サルは遅延期間をはさんで左右のカップに交互に反応することが要求される．遅延反応では外的手がかりに頼らず，どちらのカップに報酬が入れられたかを遅延期間中にワーキングメモリとして保持しておく必要がある．遅延交替反応では，やはり外的手がかりに頼らずに前に行った反応が右に対してであったか左に対してであったかをワーキングメモリとして憶えていなければならない．

破壊実験の結果，サルの前頭連合野の中に一定の機能分化がみられることが示されている

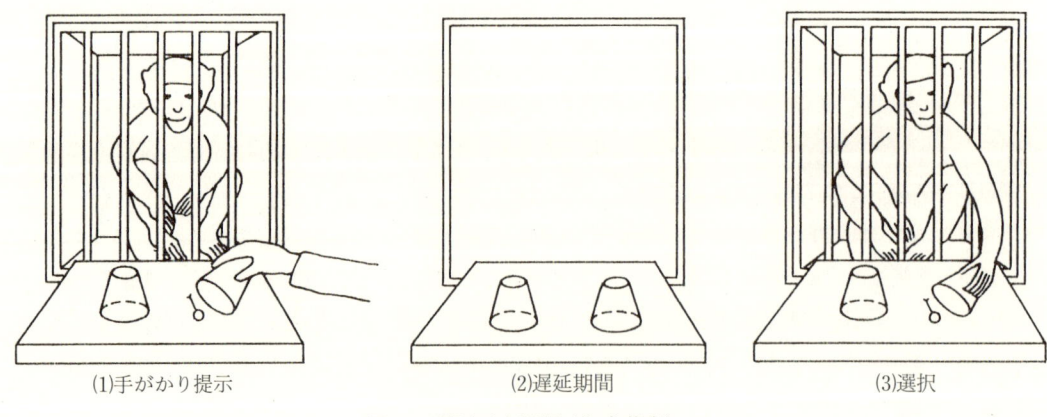

(1)手がかり提示　　　　(2)遅延期間　　　　(3)選択

図4　遅延反応課題（作成著者）．

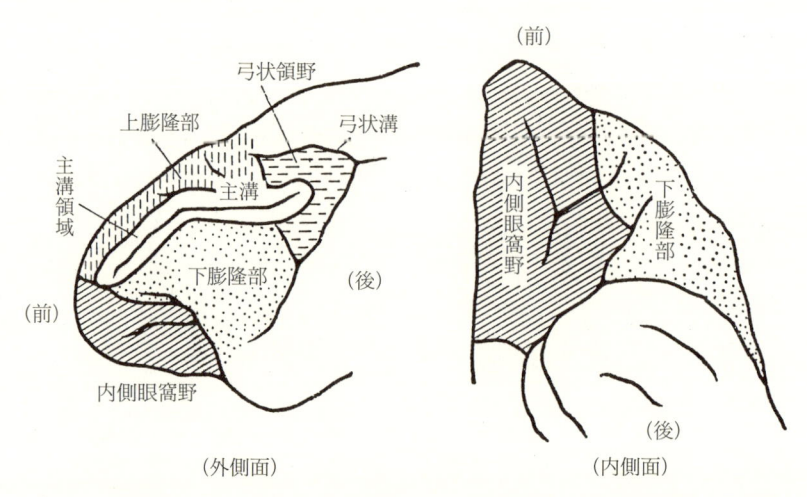

図5　破壊実験で示されるサル前頭連合野内の機能分化：左（外側面）は脳を左側からみたものであり，右（内側面）は下側からみたもの（Rosenkilde，1979の307頁を改変）．

(Rosenkilde, 1979; Fuster, 1997)（図5）．上記二つの遅延課題は前頭連合野の背外側部，特に「主溝」の周辺部の「主溝領域」の破壊によって最も顕著な障害が起こる（Mishkin, 1957; Gross & Weiskranz, 1962）．ヒトの損傷患者でも障害がみられる「自己順序づけ課題」も，サルではこの部位の破壊で最も大きな障害がみられる（Petrides, 1995）．それに対して，腹内側部の「内側眼窩野」の破壊では，情動反応や社会的行動に障害が生じるとともに，オペラント学習の消去がなかなか起こらなくなる（Butter, 1969）．主溝領域と内側眼窩野の間に位置する腹外側部の「下膨隆部」の破壊では，「逆転学習」（Butter, 1969）や「Go/No-Go」タイプの学習（Iversen & Mishkin, 1970）に障害がみられる．「逆転学習」とは，Aという刺激を選ぶと報酬がもらえ，Bという刺激を選ぶと報酬がもらえないという学習をした後に，Bで報酬がもらえ，Aで報酬がもらえない，という刺激の意味の逆転について学習するものである．「Go/No-Go」タイ

プの学習とは，ある弁別刺激に対しては特定の運動反応（Go反応）をすることが，別の弁別刺激に対しては，Go反応をしないという反応（No-Go反応）をすることが要求される課題である．下膨隆部を破壊されたサルは，逆転事態で以前に正であった刺激の方に固執する傾向にあることや，No-Go反応が要求されている時にもGo反応をしてしまう傾向にあることが示されている．さらに「弓状溝」に囲まれた「弓状領野」の破壊では，破壊された側とは反対側の視野にある刺激を無視するという「対側無視」の症状が出るとともに，音が上からしたら左側に，下からしたら右側に反応するというような「条件性弁別学習」の障害が生じることが示されている（Goldman & Rosvold, 1970）．なおヒトの前頭連合野損傷患者にも，先に述べた「条件性弁別学習」，「自己順序づけ課題」の他に，遅延反応や，遅延交替反応，逆転学習やGo/No-Goタイプの学習の障害が報告されており，前頭連合野損傷による障害はサルとヒトでかなりの程度共通している．また，ヒトでも外側部はより知的活動に，腹内側部の内側眼窩野はより情動や社会性に関わっている（Fuster, 1997）．

3-4　前頭連合野の単一ニューロン活動の記録

　前頭連合野の持つ高次な認知機能の脳メカニズムを探るために，上にあげたような認知課題を訓練したサルにおいて前頭連合野の単一ニューロン活動を調べる研究が行われている．最も多くの研究が行われているのが遅延反応，遅延交替反応事態である．こうした遅延課題においては，遅延期間中に「持続的な活動変化」を示す前頭連合野ニューロンが多数見出されている（Kubota & Niki, 1971; Fuster, 1973）．特に興味あるのは，右の試行と左の試行で異なった活動を示すなどの遅延期間中に空間的特異性を示すニューロンである（Niki, 1974; Funahashi, Bruce & Goldman-Rakic, 1989）．こうしたニューロンは空間的なワーキングメモリの保持を担う働きをしていると考えられている．前頭連合野には，その他に，「刺激の意味を捉える」（Watanabe, 1986a, 1990; Sakagami & Niki, 1994），「反応の準備，遂行，フィードバックを担う」あるいは「不必要な反応を抑制する」（Watanabe, 1986 b），「将来を予測，期待する」（Sakagami & Niki, 1994; Watanabe, 1996），「反応結果の評価をする」（Niki & Watanabe, 1979; Watanabe, 1989）というような機能に関係した様々なニューロンが見出される．これらは，上記の破壊実験で障害がみられる機能を支え，ひいては前頭連合野の判断，推測，プログラミングなどの機能の基礎となっていると考えられる．

3-5　非侵襲的脳機能測定法による研究

　前頭連合野機能の研究の中で最近もっとも注目を浴びているのが PET (positron emission tomography), fMRI (functional magnetic resonance imaging), MEG (magneto encephalograph) などの非侵襲的脳機能研究法によるものである．その中でも空間的位置 (Jonides et al, 1993; MaCarthy et al., 1994)，言語 (Paulesu, Frith, Frackowiak, 1993; Petrides, Alivisatos, Meyer, & Evans 1993b)，自己順序づけ (Petrides, Alivisatos, Evans, & Meyer, 1993a)，などに関するワーキングメモリ課題において前頭連合野の活性化を報告したものが多い．一方，「決定」(Frith, Friston, Liddle, Frackowiak, 1991)，「計算，思考」(Sasaki et al, 1994; Burband et al, 1995)，「反応抑制」(Casey et al., 1997) に伴う活性化も報告されている．前頭連合野の損傷患者には，側頭葉内側部の損傷時にみられるような記銘や想起の障害はみられないことはすでに述べたが，興味あることに，非侵襲法による研究では記銘や想起に関係して前頭連合野で大きな活性化がみられる．しかも，意味記憶の想起時とエピソード記憶の記銘時には左半球の前頭連合野で，エピソード記憶の想起時には右半球の前頭連合野で活性化がみられる (Shallice et al, 1994；Kapur et al., 1994; Tulving, Kapur, Craik, Moscovitch & Houle, 1994)（図6）ことが明らかにされている．なお，側頭葉内側部など前頭連合野以外でも想起時に活性化がみられているが，こちらの活性化は「思い出している感じ」(ecphory) を反映しているのに対し，前頭連合野における想起時の活性化は，「思い出そうとする努力」(retrieval attempt) に関係していることが示されている (Kapur et al, 1995; Nyberg, McIntosh, Houle, Nilsson & Tulving, 1996).

3-6　Goldman-Rakic のワーキングメモリ説

　これまで述べてきたように，前頭連合野損傷患者や前頭連合野を破壊した動物は，遅延反応，遅延交替反応や自己順序づけ課題を始めとする「ワーキングメモリ課題」において著しい障害を示す．また，非侵襲的脳機能研究法でも「ワーキングメモリ」に関係して前頭連合野の活性化がみられる．さらに遅延反応や遅延交替反応課題中のサルの前頭連合野には，必要な情報をアクティブに保持することに関係した活動をするニューロンが数多くみられる．こうした事実から，Goldman-Rakic は前頭連合野がワーキングメモリに最も重要な役割を果たしており，前頭連合野機能はこの概念でほとんど説明できるという主張をしている．
　最初にも述べたように，前頭連合野機能に関してはこれまでも多くの説が提示されている．

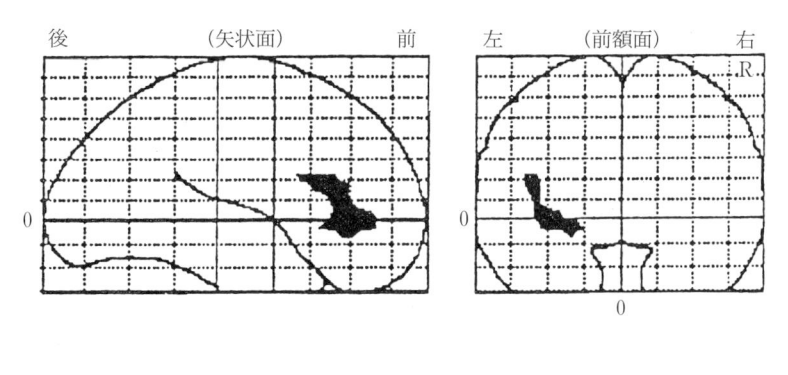

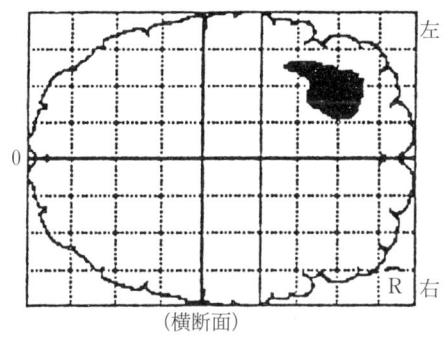

図6 「記銘」に伴う前頭連合野の活性化．矢状面，脳を垂直，前後方向にみたもの；前額面，脳を垂直，左右方向にみたもの；横断面，脳を水平，前後方向にみたもの．黒い部分（左半球の前頭連合野）が有意な活性化のみられた部位（Kapur et al., 1994 の 2010 頁を改変）．

それぞれ機能の一面を捉えているものの，全てを説明するものではなかったのに対し，彼女の説はそれなりに前頭連合野機能を一つの原理で説明しようとする野心的なものであり，この10年ほどの間に研究者の間で広く受け入れられ，最近の前頭連合野研究のほとんどがこのワーキングメモリ説をめぐってのものになっている．

3-7 前頭連合野とワーキングメモリに関する最近のトピック

トピックの第一のものは，前頭連合野内の機能分化に関するものである．Goldman-Rakicの研究室で Wilson ら (Wilson, Ó Scalaidhe, & Goldman-Rakic, 1993) はサルに「空間的手がかりによる遅延反応課題」と，「視覚パターン刺激手がかりによる遅延反応課題」を訓練したうえで，前頭連合野からニューロン活動を記録した．「空間的手がかりによる遅延反応課題」は，典型的な遅延反応課題の変形の一つである．それに対して「視覚パターン刺激手がかりによる遅延反応課題」は，手がかりとして右か左に刺激が出されるかわりに，中央に視覚パ

ターンが提示される．例えば「丸」パターンは右に，「三角」パターンは左にサルが反応することを求める手がかり刺激となる．この両課題下でニューロン活動を記録したところ，「空間的遅延反応課題」で「空間的ワーキングメモリ」を担う（遅延期間中に左右の試行で異なった活動を示す）ニューロンのほとんどが，前頭連合野の「背外側部」の「主溝領域」で記録された．一方，「パターン遅延反応」課題でパターンの違いを反映した「ワーキングメモリ」を担うニューロンのほとんどは，「腹外側部」の「下膨隆部」（図5参照）で記録された．

視覚情報処理の脳メカニズムの研究では，視覚情報のうちの「位置，運動」に関するものは視覚一次野から頭頂連合野に至る「背側ルート」で，「色，形」に関するものは視覚一次野から下側頭連合野に至る「腹側ルート」でというように別々に処理されることが明らかになっている (Ungerleider & Mishkin, 1982)．Wilson et al. (1993) の研究は，この二つの流れが前頭連合野に至り，異なった種類の「ワーキングメモリ」を担うという形で処理が進んでいることを示したもので，この結果は視覚情報処理の視点からも大いに注目を浴びた（図7）．この研究はすぐにヒトにおける非侵襲的方法による研究を生み出し，ヒトでも前頭連合野の「背外側部」は空間的ワーキングメモリに，「腹外側部」は色，形情報のワーキングメモリに関係してより強く活性化するという実験結果が報告された (Couteny, Ungerleider, Keil & Haxby, 1996)．

一方，反証もすぐに現れた．サルの破壊実験では，前頭連合野の腹外側部を破壊してもワーキングメモリ課題の一つであるパターンに関する「遅延見本合わせ課題」で障害はみられないという報告がされた (Rushworth, Nixon, Eacott, & Passingham, 1997)．非侵襲法による研

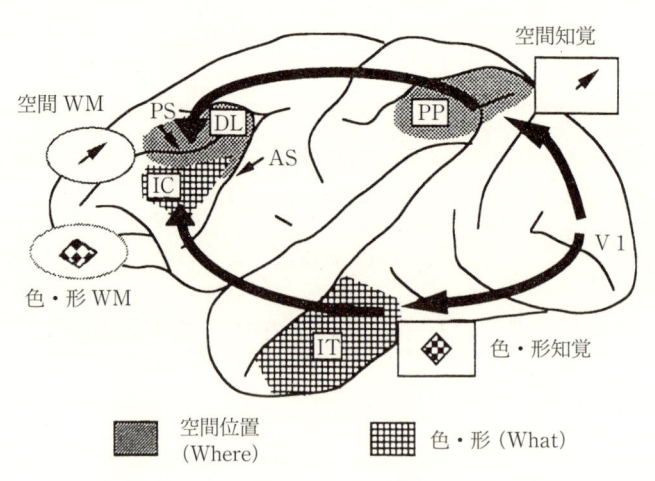

図7　視覚情報処理の二つの流れと，前頭連合野におけるワーキングメモリの機能分化に関するGoldman-Rakicらの説．WM，ワーキングメモリ；V1，視覚一次野；IT，下側頭連合野；PP，頭頂連合野；DL，前頭連合野背外側部；IC，前頭連合野腹外側部（下膨隆部）；PS，主溝；AS，弓状溝 (Wilson, Ó Scalaidhe, & Goldman-Rakic, 1993の1957頁を改変)．

究でも，両タイプのワーキングメモリ課題で活性化する部位が前頭連合野内の背外側部と腹外側部間ではっきり違っているというわけではなく，むしろ空間的ワーキングメモリでは前頭連合野の右半球が，パターンワーキングメモリでは左半球がより活性化するというように左右差が顕著にみられるという報告も多い (Smith et al, 1995; Baker, Frith, Frackowiak & Dolan, 1995). さらに最近のマサチューセッツ工科大学グループのサルにおける研究では,「空間的」ワーキングメモリを担うニューロンも,「色，形」ワーキングメモリを担うニューロンも，前頭連合野の背外側部と腹外側部の間でその分布に差はみられず，その上どちらの部位にも「空間的」と「色，形」の両情報を統合したワーキングメモリに関係するようなニューロンが多数見られる，という決定的ともいえるデータが示されている (Rao, Rainer, & Miller, 1997). 神経科学領域での最新の研究結果が報告される北米 Society for Neuroscience Meeting の1997年秋の大会では，非侵襲的研究によるほとんどの発表において，「空間的」と「色，形」ワーキングメモリが前頭連合野の異なった部位によって担われているという事実はないと報告されている．Wilson et al. (1993) の研究では，31個という少ない数のニューロンの記録で結論を出しているところから，彼らの結果はサンプリング・バイアスによるものではないかと考えられる．

　もう一つのトピックはワーキングメモリ課題におけるドーパミンの働きに関するものである．ドーパミンは神経伝達物質の一つであり，中脳に起始核を持つドーパミンニューロンが皮質各部に線維連絡をしており，前頭連合野は大脳皮質のなかでは最も多くの入力を受ける部位の一つである．前頭連合野のドーパミンを 6-OHDA という物質で破壊すると，典型的なワーキングメモリ課題である遅延交替反応が著しく障害されることが明らかにされている (Brozoski, Brown, Rosvold & Goldman, 1979). ドーパミンの受容体にはD1からD5までの5種類あることが知られているが，前頭連合野で最も多いのがD1受容体であり，かつワーキングメモリに最も関係が深いのはD1受容体であることが明らかにされている (Sawaguchi, Matsumura, & Kubota, 1990). Goldman-Rakic らの最近の研究によると，ワーキングメモリ課題の遂行に必須な前頭連合野のドーパミンも，多すぎると逆に課題遂行を阻害することが明らかにされている (Arnsten, Cai, Murphy, & Goldman-Rakic, 1994; Murphy, Arnsten, Goldman-Rakic, & Roth, 1996). またワーキングメモリを担う活動を示す前頭連合野ニューロンも，ドーパミンD1受容体への刺激が多すぎたり，少なすぎたりすると活動変化が弱まることも示されている (Williams & Goldman-Rakic, 1995). つまり，ワーキングメモリ課題の遂行には，前頭連合野のドーパミンがある適したレベルにあることが必要であると考えられる．しかしこの「レベル」が課題を行っていない状態と比較してどれほど多いのか，あるいは少ないのか，に関しては明らかでなかった．ごく最近，筆者の研究室では，適当なレベルがどの程度のものかを明らかにするデータを得ている．サルにワーキングメモリ課題としての遅延交替反応と，ワーキングメモリを要求しないコントロール課題の二つの課題を訓練し，サルがそれぞれの課題を行っている間に，「マイクロダイアリシス」と呼ばれる方法で前頭連合野背外側部における神経伝達物質のサンプリングを行い，ドーパミンの量を液体クロマト

グラフィーと電気化学検出器を用いて測定した．その結果，課題を何も行っていない状態と比較して，コントロール条件ではドーパミンレベルに変化はみられなかったが，ワーキングメモリ課題中にはドーパミンの量が約２０％増加することを見出した（Watanabe, Kodama, & Hikosaka, 1997）．ドーパミンは精神分裂病の症状にも大いに関係していることが明らかにされているが，前頭連合野のドーパミンのふるまいは高次な精神活動の物質的基礎を考えるうえで重要な意味を持っていると思われる．

3-8　前頭連合野とワーキングメモリの関係

　Baddley のモデルによれば，ワーキングメモリは「中央実行系」と二つの「従属システム」（「音韻ループ」と「視空間的スケッチパッド」）からなるとされる（Baddeley, 1994）．そして，最も高次な認知活動に関わる前頭連合野は中央実行系の機能を持つと一般に考えられている（D'Esposito et al., 1995; Baker et al., 1996）．しかし Baddeley 自身も述べているように，中央実行系のメカニズムについてはほとんど明らかになっていない現状を考えると，前頭連合野のみが中央実行系を担うとする十分な実験的事実はないといえる（Baddeley, 1996）．むしろ現状では，Baddeley の言葉を借りれば，「……もちろん中央実行系が前頭連合野の働きに大きく依存していることに異議を唱えるものではないが，自分としては中央実行系を解剖学的に規定するよりも，そのシステムの機能を分析することを優先し，脳のどこに中央実行系があるのかという問題はその後に考えたい．前頭連合野は脳の中で大きな部分を占め，機能は複雑で，間違いなく中央実行系以外の過程を担っている．同時に実行過程は脳の様々な領域を支配する手段であり，前頭連合野以外の部位の損傷でも障害を受けると思われる……」（Baddeley, 1996）と考えるのが適当と思われる．

　ところで，課題解決に必要な情報をアクティブに保持する，という機能に関係して，遅延課題の遅延期間中に持続的な活動変化を示すニューロンは，前頭連合野だけでなく，運動前野（di Pellegrino & Wise, 1993），下側頭連合野（Fuster & Jervey, 1982; Miyashita & Chang, 1988），頭頂連合野（Gnadt & Andersen, 1988），大脳基底核（Hikosaka & Wurtz, 1983），視床（Fuster & Alexander, 1973），海馬（Watanabe & Niki, 1985）など，脳のいろいろな部位で見出される．もしも前頭連合野と他の脳部位でワーキングメモリとして保持される内容や，保持のされ方に違いがあるとしたら，ワーキングメモリの脳メカニズムを探るうえで重要な意味を持つと考えられる．

　Miller, Erickson, & Desimone（1996）は，見本提示とマッチング時の間にいくつかの妨害刺激の提示がある「遅延見本合わせ課題」をサルに訓練して，前頭連合野と下側頭連合野からニューロン活動を記録した．この課題では，コンピューターディスプレイ上にまず二次元の視覚パターン刺激一つがサンプル刺激として提示される．その後，遅延期間，妨害刺激（や

はり二次元の視覚パターン刺激）の系列が1〜4回繰り返され後にサンプルと同じ刺激（マッチング刺激）が出されると，サルは押しているキーから手を離す反応をすることによって報酬を得ることができる．多くの下側頭連合野のニューロンは，サンプル刺激の提示直後の遅延期間中にサンプル刺激の違いを反映した活動を示したが，第一の妨害刺激が出ると，もはやサンプル刺激の内容を保持する活動を持続させることはできなかった．それに対して，サンプル刺激の内容を第一の遅延期間中に保持する働きをする前頭連合野ニューロンの中には，妨害刺激が何度出されても，マッチング刺激が出るまでの間サンプルの内容を保持することに関係した活動を続けるものが多数見出された．

　空間的遅延反応課題で前頭連合野と頭頂連合野のニューロン活動を比べてみると，やはり頭頂連合野ニューロンは妨害刺激の提示により憶えておくべき内容の保持ができない（Constantinidis & Steinmetz, 1996）のに対し，前頭連合野ニューロンは妨害刺激があっても必要な情報を保持し続けるような活動を示す（di Pellegrino & Wise, 1993）ことが示されている．こうした事実から，下側頭連合野や頭頂連合野のニューロンの遅延期間中の持続的な活動変化が，ワーキングメモリの必要条件である「課題解決に必要な情報をアクティブに，そしてオンラインに保持する」という要請を十分満たすものではないと考えることもできる．前頭連合野を「中央実行系」と考えると，下側頭連合野や頭頂連合野は「視空間的スケッチパッド」のような従属システムを担っていると考え易いが，ニューロン活動の研究データはこの考えと必ずしも一致するものではない．むしろ，最も重要な情報は前頭連合野そのものでアクティブに保持されていると考えた方がよいようにも思われる．しかしごく最近，海馬と前頭連合野の両方に密接に結びついている側頭葉内側部の嗅内皮質と呼ばれる部位にも，前頭連合野より弱いながら妨害刺激に打ち勝って必要な情報をアクティブに保持する働きに関係するニューロンのあることが示されている（Suzuki, Miller, & Desimone, 1997）．「従属システム」は後連合野のどこか，あるいは前頭連合野のどこかに局在しているのではなく，前頭連合野を中心とする脳内のネットワークによって支えられているのではないかと思われる．

　空間的情報に関するワーキングメモリと，色・形に関するワーキングメモリが前頭連合野内の異なった部位で担われているというGoldman-Rakicらの主張は，最近の実験で支持されていないことはすでに述べたが，ヒトで大脳全体の約30％を占めるほど大きな前頭連合野にはなんらかの形で機能分化があるに違いないという点では多くの研究者の意見は一致している．

　Petridesらは，前頭連合野の最も重要な機能はワーキングメモリであるとするGoldman-Rakicらの考えは取り入れながらも，前頭連合野内の機能分化は別の原則に基づくとし，前頭連合野におけるワーキングメモリ処理の「二段階説」を提示している（Petrides, 1996; Owen, Evans & Petrides, 1996）．それによると，前頭連合野の「腹外側部」（彼らの呼び方では，mid-ventrolateral prefrontal area；ブロードマンの領野で47/12野と45野）は，頭頂連合野や側頭連合野にある記憶を呼びおこし，それをワーキングメモリとして保持するという働きをする．前頭連合野の「背外側部」（彼らの呼び方では，mid-dorsolateral prefrontal area；46野と9野）

はそれよりさらに高次な機能を持ち，その保持された情報を課題の要求との関連でチェックするという意味でモニターするとともに，その情報に基づいて判断，推測などの操作を行うと考える．彼らは PET 実験や fMRI 実験において，ワーキングメモリの保持のみが要求され，それに基づくモニターや判断は要求されない課題事態では前頭連合野の腹外側部のみが活性化するが，モニターや判断機能が要求されると，背外側部の活性化が加わる（(Petrides, Alivisatos, & Evans, 1995; Owen et al, 1996) ことを示している．この考えに従えば，前頭連合野の背外側部は「中央実行系」を，腹外側部は主に「視空間的スケッチパッド」を担うということになる．Petrides らの主張は必ずしも広く受け入れられているわけではないが，ワーキングメモリの脳メカニズムを考えるうえで重要な意味を持つと考えられる．

ところで前頭連合野はワーキングメモリに最も重要な役割を果たしていると考える Goldman-Rakic も Petrides も共に，前頭連合野の中でかなりの部分を占め，ヒトでも動物でも損傷により情動障害や社会性の障害が報告されている腹内側部の内側眼窩野（図2参照）に関してはワーキングメモリとの関係について言及していない．少なくともこの脳部位がワーキングメモリに関係していると積極的に主張する研究者はいないようである．なお，ごく最近の彼女の考えによると (Goldman-Rakic, 1994, 1996)，脳内にはそれぞれの処理対象（空間，色・形，あるいは言語）に関係してお互いに独立した処理装置があり，中央実行系はいわばそれぞれの中に個々に存在しているとされる．言い換えれば，脳内には処理対象毎に個別にワーキングメモリを担うユニットが多数あり，その中にそれぞれ中央実行系と従属システムがあるという考えである．この考えは，もはや Baddeley のワーキングメモリ概念からずいぶん離れたものになっているといってよく，彼女のいうワーキングメモリは，現在の認知心理学で広く受け入れられている枠組みに合うものではなくなっていることには注意すべきであろう．Goldman-Rakic の説はもっぱらサルのニューロン活動のデータをもとに出されているが，サルに用いられているワーキングメモリ課題と，認知心理学で用いられているワーキングメモリ課題には質的にかなりの差が認められ，このこともワーキングメモリのシステムの考え方の違いを生んでいる要因の一つと思われる．

3-9 おわりに

これまで，もっぱら前頭連合野との関連でワーキングメモリの脳メカニズムを考えてきたが，前頭連合野に損傷はなくても，後連合野のいろいろな部位の損傷でワーキングメモリの障害は起こる (Stuss et al., 1994; Owen, Morris, Sahakian, Polkey, & Robbins, 1996)．非侵襲的脳機能研究法による研究でも，ワーキングメモリ課題では前頭連合野とともに，頭頂連合野，側頭連合野，大脳基底核，小脳など，いろいろな脳部位の活性化が報告されている (Awh et al., 1995; Baker et al., 1996)．

前頭連合野以外の部位もワーキングメモリに深く関わるという事実がある一方で，前頭連合野はワーキングメモリと直接関わらない多くの重要な機能を持っているとする事実も多い．サルの破壊実験では，逆転学習やGo/No-Go学習の障害がみられる．これらのワーキングメモリとは直接関係しない障害は，前頭連合野の腹外側部の破壊により最も大きく生じる．この部位はGoldman-Rakicによれば色，形に関するワーキングメモリに，Petridesによれば，後連合野の記憶を引きだしてワーキングメモリとして保持する部位とされるが，ワーキングメモリ以外の重要な機能も担っているわけである．さらにGoldman-Rakicによれば空間情報のワーキングメモリを担う部位とされ，Petridesによれば保持された情報をモニターしたり，それに基づいた判断，推測に関係するとされる背外側部のニューロン活動を記録してみると，ワーキングメモリに関係しない重要な活動も見出される（例えばWatanabe, 1986b, 1989）．著者の最近の研究（Watanabe, 1996）でも，背外側部を中心としたサルの前頭連合野において，オペラント反応の結果として「どのような報酬がもらえるのか」という，「特定の報酬の期待」に関係した活動を示すニューロンが見出されている（図8b）．こうした報酬期待は，課題解決に必要なものではなく，サルにそれが要求されているわけでもない．しかし前頭連合野は置かれた状況や文脈をこうした形でモニターし続ける機能を持っていると考えられる．ところでこの実験はワーキングメモリ課題の一つである遅延反応課題で行われ，右の試行か左の試行かに関係して空間的なワーキングメモリを担うニューロンも確かに数多く見出されたが，そうしたニューロンは報酬期待に関係するニューロンとほぼ同じ割合で見出された．また，空間的ワーキングメモリを担うと同時に報酬期待に関係するというように，二重の機能を持つものも多数見出された（図8c）．さらに最近のPETによる研究では，正解に対して単に「OK」の文字が出るだけの条件と，正解に対して数字が出て，しかもそれが正解のたびに加算され，実験終了後に現金でその数字に見合う報酬が貰える条件とを比較してみると，（ワーキングメモリの条件は同じでも）現金の報酬が期待できる条件では「OK」条件に比べて前頭連合野の特に背外側部で，そして内側眼窩野でも活性化のみられることが示されている（図9）（Thut et al, 1997）．こうした結果は，前頭連合野機能を，最も中心的な役割を果たすとされる背外側部についてすらワーキングメモリという概念だけで説明するのが無理であることを示している．

　Baddeleyのモデルでは，判断，推測などの機能は「中央実行系」としてワーキングメモリに含まれている．しかしこうした機能は「課題解決に必要な情報をアクティブに保持する」という働きとは直接関係しない心的活動にも重要であることを考えると，「中央実行系」というものをワーキングメモリの枠組みだけで考えるべきではないと思われる．つまり，ワーキングメモリとして「従属システム」のみを考え，「中央実行系」はワーキングメモリに含めないのがワーキングメモリという概念の明確化のために必要であると思われる．もしワーキングメモリに判断，推測などの機能を含めない立場を取れば，前頭連合野機能の中でワーキングメモリの保持は重要な部分であるものの，多くの重要な機能の中の一つということになる．実際，ヒトの損傷事例，非侵襲的研究，動物の破壊実験，ニューロン活動の記録などの方法

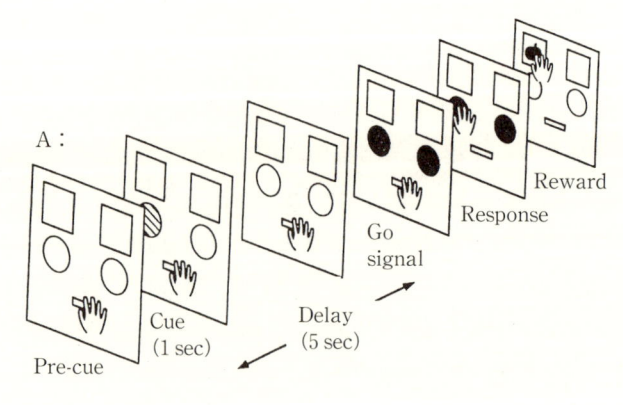

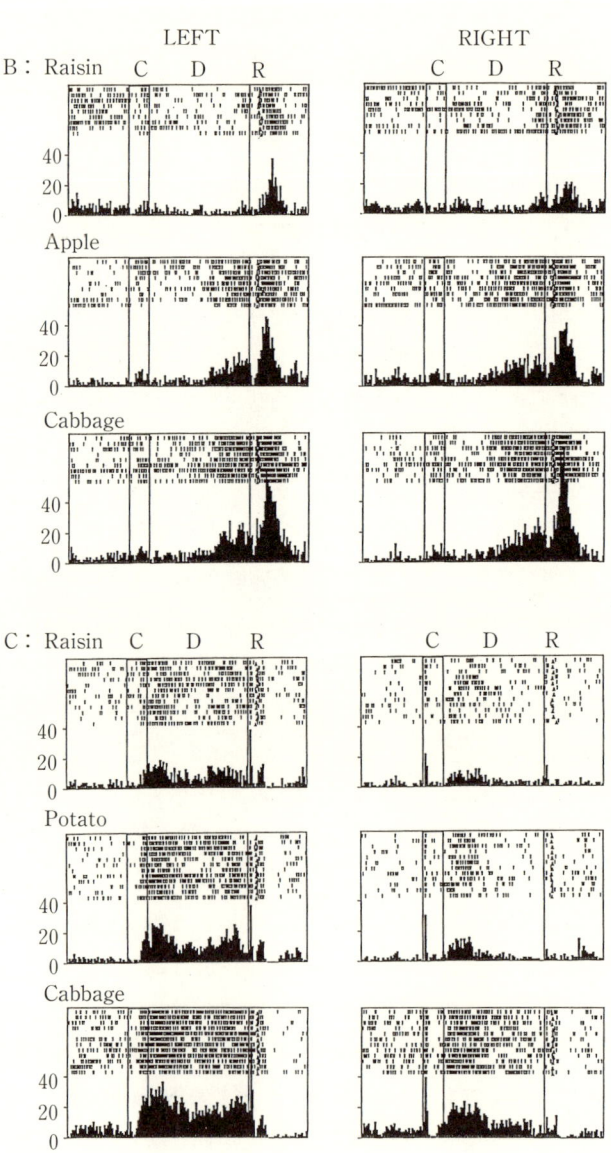

66　第3章　ワーキングメモリと前頭連合野

図8（左頁） 報酬期待に関係する前頭連合野ニューロン活動．(A)遅延反応課題の一試行．サルの前には二つの窓，二つのボタン，一つのホールドレバーからなるパネルがある．サルがホールドレバーを押して6-8秒すると（Pre-cue），右か左のボタンに赤いランプが1秒間点灯する（Cue）．それに続く5秒間の遅延期間（Delay）が終了すると，左右のボタンに白いランプが点灯する（Go signal）．サルがあらかじめ出された Cue が右であったか左であったかを正しく憶えていて，そちらの側のボタンを押すと（Response），窓が開いてそこにある報酬が与えられる（Reward）．報酬としては何種類かのものを用いたが，約50試行を一つのブロックとして同一ブロック内では常に同じ報酬を用いたので，報酬が変わってもそれを数試行経験すれば，サルはそのブロックでどの報酬が用いられているのかを知ることができた．(B)報酬期待に関係する前頭連合野ニューロンの例．上から，レーズン，リンゴ，キャベツが報酬の時の左試行（図の左側）と右試行（図の右側）のニューロン活動を示す．ニューロン活動はラスターとヒストグラムで示す．Cは手がかり（Cue）の出ていた期間（1秒）を，Dは遅延期間を，Rは反応を示す．ラスター表示の各列は各試行を表し，各点はニューロンの発射活動を示す．下のヒストグラムはラスター表示された活動を加算して表示したものである．このニューロンは報酬を得た後に最も大きな発射活動を示しており，しかも報酬がレーズンの時よりリンゴ，リンゴの時よりキャベツで大きくなっている．最も興味あるのは，遅延期間中にみられた活動である．遅延期間中は報酬に関する外的手がかりが全くないにも拘らず，このニューロンは報酬がレーズンよりリンゴ，リンゴよりキャベツでより多くの予期的活動を示している．サルは各報酬ブロック内ではどのような報酬が用いられているのかについて知ることができたことを考えると，この報酬の違いによる遅延期間中の活動の違いは，サルの異なった報酬に対する異なった期待過程を反映しているものと考えられる．(C)「空間的ワーキングメモリの保持」と，「報酬期待」の二つの機能に関係する前頭連合野ニューロンの例．このニューロンは報酬の違いに関係なく，遅延期間中は常に右試行より左試行で大きな発射活動を示した．この活動の差は，空間的ワーキングメモリの保持に関係していると考えられる．一方，このニューロンは報酬がレーズンよりサツマイモ，サツマイモよりキャベツで，遅延期間中はより大きな発射活動を示した．この遅延期間中の活動は異なった報酬に対する期待過程を反映していると考えられる（Watanabe, 1996 の 630 頁を改変）．

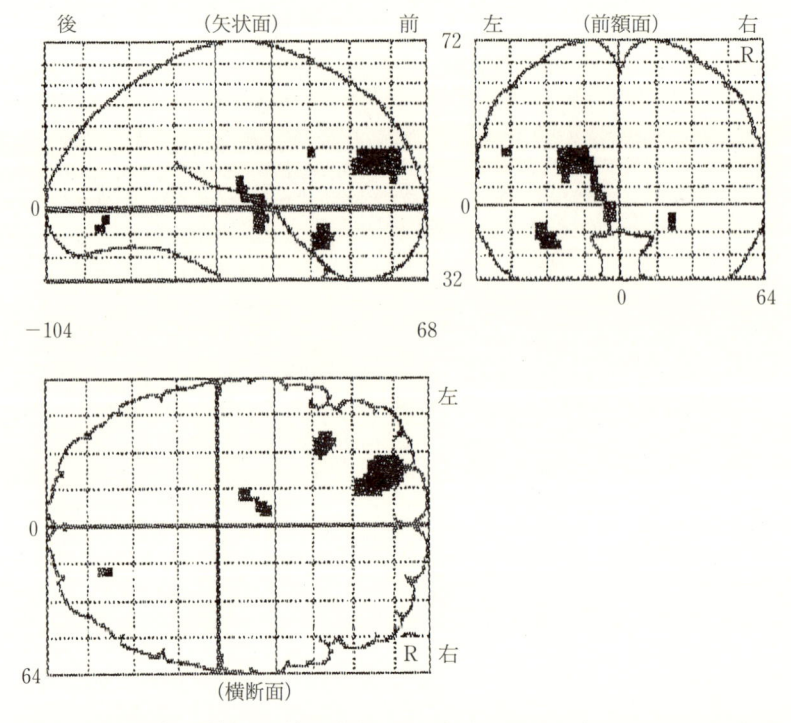

図9　報酬期待に関係した前頭連合野の活性化．図の見方は図6の説明参照（Thut et al., 1997 の 1227 頁を改変）．

で調べると，前頭連合野は，ワーキングメモリの保持とともに，判断，推測，運動反応の準備・遂行・フィードバック，不必要な反応の抑制，反応結果の評価，将来の予測，期待など種々の機能を持っているのである．

参照文献

Awh, E., Smith, E. E., & Jonides, J. (1995). Human rehearsal processes and the frontal lobes: PET evidence. In J. Grafman, K. J. Holyoak & F. Boller (Eds.), *Annals of the New York Academy of Sciences*: *Vol. 769. Structure and function of the human prefrontal cortex* (pp. 97-117). New York: The New York Academy of Sciences.

Arnsten, A. F. T., Cai, J. X., Murphy, B. L., and Goldman-Rakic, P. S. (1994). Dopamine D1 receptor mechanisms in the cognitive performance of young adult and aged monkeys. *Neuropharmacology*, *116*, 143-151.

Baddeley, A. (1994). Working memory. *Science*, *255*, 556-559

Baddeley, A. (1996). The fractionation of working memory. *Proceedings of the National Academy of Science of the USA*, *93*, 13468-13472.

Baker, S. C., Frith, C. D., Frackowiak, R. S. J., & Dolan, R. J. (1996). Active representation of shape and spatial location in man. *Cerebral Cortex*, *6*, 612-619.

Brozoski, T. J., Brown, R. M., Rosvold, H. E., and Goldman, P. S. (1979). Cognitive deficit caused by regional depletion of dopamine in prefrontal cortex of rhesus monkey. *Science, 205*, 929-932.

Burbaud, P., Degreze, P., Lafon, P., Franconi, J., Bouligand, B., Bioulac, B., Caille, J., & Allard, M. (1995). Lateralization of prefrontal activation during internal mental calculation: A functional magnetic resonance imaging study. *Journal of Neurophysiology, 74*, 2194-2200.

Butter, C. M. (1969). Perseveration in extinction and in discrimination reversal tasks following selective frontal ablations in *Macaca Mulatta. Physiology and Behavior, 4*, 163-171.

Casey, B. J., Trainor, R. J., Orendi, J. L., Schubert, A. B., Nystrom, L. E., Giedd, J. N., Castellanos, F. X., Haxby, J. V., Noll, D. C., Cohen, J. D., Forman, S. D., Dahl, R. E., & Rapoport, J. L. (1997). A developmental functional MRI study of prefrontal activation during performance of a Go-No-Go task. *Journal of Cognitive Neuroscience, 9*, 835-847.

Constantinidis, C., & Steinmetz, M. A. (1996). Neuronal activity in poterior parietal area 7a during the delay periods of a spatial memory task. *Journal of Neurophysiology, 76*, 1352-1355.

Courtney S. M., Ungerleider, L. G., Keil K. & Haxby, J. V. (1996). Object and spatial visual working memory activate separte neural systems in human cortex. *Cerebral cortex, 6*, 39-49.

D'Esposito, M., Detre, J. A., Alsop. D. C., Shin, R. K., Atlas, S. & Grossman, M. (1995). The neural basis of the central executive system of working memory. *Nature, 378*, 279-281.

di Pellegrino, G. & Wise, S. P. (1993). Visuospatial vesus visuomotor activity in the premotor and prefrontal cortex of a primate. *Journal of Neuroscience, 13*, 1227-1243.

Frith, C. D., Friston, K., Liddle, P. F., & Frackowiak, R. S. J. (1991). Willed action and the prefrontal cortex in man: a study with PET..*Proceedings of the Royal Society of London B, 244*, 241-246.

Funahashi, S., Bruce, C. J., & Goldman-Rakic, P. S. (1989). Mnemonic coding of visual space in the monkey's dorsolateral prefrontal cortex. *Journal of Neurophysiology, 61*, 331-349.

Fuster, J. M. (1973). Unit activity in prefrontal cortex during delayed-response performance: Neuronal correlates of transient memory. *Journal of Neurophysiology, 36*, 61-78.

Fuster, J. M. (1997). *The prefrontal cortex. anatomy, physiology and neuropsychology of the frontal lobe. 3rd ed*. New York: Lippincott-Raven.

Fuster, J. M., & Alexander, G. E. (1973) Firing changes in cells of the nucleus medialis dorsalis associated with delayed response behavior. *Brain Research, 61*, 79-91.

Fuster, J. M. & Jervey, J. P. (1982). Neuronal firing in the inferotemporal cortex of the monkey in a visual memory task. *Journal of Neuroscience, 2*, 361-375.

Goldman-Rakic, P. S. (1987). Circuitry of primate prefrontal cortex and regulation of behavior by representational memory. In F. Plum (Ed.), *Handbook of physiology. The nervous system. Higher function of the brain: Section 1, Vol. 5*, (pp. 373-417). Bethesda, MD: American Physiological Society.

Goldman-Rakic, P. S. (1994). The issue of memory in the study of prefrontal function. In A. -M. Thierry, J. Glowinski, P. S. Goldman-Rakic, & Y. Christen (Eds.), *Motor and cognitive functions of the prefrontal cortex* (pp. 112-121) Berlin: Springer-Verlag.

Goldaman-Rakic, P. S. (1996). The prefronal landscape: implications of functional architecture for understanding human mentation and the central executive. *Philosophical Transactions of the Royal Society of London. B. 351*, 1445-1453.

Goldman, P. S. & Rosvold, H. E. (1970). Localization of function within the dorsolateral prefrontal cortex of the rhesus monkey. *Experimental Neurology, 27*, 291-304.

Goldstein, K. (1944). The mental changes due to frontal lobe damage. *Journal of Psychology, 17*, 187-208.

Gnadt, J. W., & Andersen, R. A. (1988). Memory related motor planning activity in posterior parietal cortex of macaque. *Experimatal Brain Research, 70*, 216-220.

Gross, C. G., & Weiskranz, L (1962). Evidence for dissociation of impairment on auditory discrimination and delayed response following lateral frontal lesion in monkeys. *Experimental Neurology*, *5*, 453-476.

Hikosaka, O., & Wurtz, R. H. (1983). Visual and oculomotor functions of monkey substantia nigra pars reticulata. III. Memory-contingent visual and saccadic responses. *Journal of Neurophysiology*, *49*: 1268-1284.

Iversen, S. D., & Mishkin, M. (1970), Perseverative interference in monkeys following selective lesions of the inferior prefrontal convexity. *Experimental Brain Research*, *11*, 376-386.

Jonides, J., Smith, E. E., Koeppe, R. A. Awh, E., Minoshima, S., & Mintun, M. A. (1993). Spatial working memory in humans as revealed by PET. *Nature*, *363*, 623-625.

Kapur, S., Craik, F. I. M., Tulving, E., Wilson, A. A., Houle, S., & Brown. G. M. (1994) Neuroanatomical correlates of encoding in episodic memory: Levels of processing effect. *Proceedings of the National Academy of Science of the USA*, *91*, 2008-2011.

Kapur, S., Craik, F. I. M., Jones, C., Brown, G. M., Houle, S., & Tulving, E. (1995). Functional role of the prefrontal cortex in retrieval of memories: a PET study. *NeuroReport*, *6*, 1880-1884.

Kubota K, Niki H (1971). Prefrontal cortical unit activity and delayed alternation performance in monkeys. *Journal of Neurophysiology*, *34*, 337-347.

McCarthy, G., Blamire, A. M., Puce, A., Nobre, A. C., Block, G., Hyder, F., Goldman-Rakic, P. S., & Shulman, R. G. (1994). Functional magnetic resonance imaging of human prefrontal cortex activation during a spatial working memory task *Proceedings of the National Academy of Science of the USA*, *91*, 8690-8694.

Milner, B. (1964). Some effects of frontal lobectomy in man. In J. M. Warren & K. Akert (Eds.) *The frontal granular cortex and behavior*. (pp. 313-334). New York: McGraw Hill.

Milner, B., & Petrides, M. (1984). Behavioral effects of frontal-lobe lesions in man. *Trends in Neurosciences*, *7*, 403-407.

Miller, E. K., Erickson, C. A., & Desimone, R. (1996). Neural Mechanisms of visual working memory in prefrontal cortex of the macaque. *Journal of Neuroscience*, *16*, 5154-5167.

Miyashita, Y., & Chang, H. S. (1988). Neuronal correlate of pictorial short-term memory in the primate temporal cortex. *Nature*, *331*, 68-70.

Mishkin, M. (1957). Effects of small frontal lesions in delayed alternation in monkeys. *Journal of Neurophysiology*, *20*, 615-622.

Moscovitch, M., & Winocur, G. (1995). Frontal lobes, memory, and aging. In J. Grafman, K. J. Holyoak, & F. Boller (Eds.), *Annals of the New York Academy of Sciences: Vo. 769. Structure and functions of the human prefrontal cortex*. (pp. 119-150). New York: The New York Academy of Sciences.

Murphy, B. L., Arnsten, A. F. T., Goldman-Rakic, P. S., & Roth, R. H. (1996). Increased dopamine turnover in the prefrontal cortex impairs spatial working memory performance in rats and monkeys. *Proceedings of the National Academy of Science of the USA*, *93*, 1325-1329.

Niki, H. (1974). Differential activity of prefrontal units during right and left delayed response trials. *Brain Research*, *70*, 346-349.

Niki H. and Watanabe, M. (1979). Prefrontal and cingulate unit activity during timing behavior in the monkey. *Brain Research*, *171*, 213-224.

Nyberg, L., McIntosh, A. R., Houle, S., Nilsson., L. -G., & Tulving, E. (1996) Activation of medial temporal structures during episodic memory retrieval. *Nature*, *380*, 715-717.

Owen, A. M., Evans, A. C., & Petrides, M. (1996). Evidence for a two-stage model of spatial working memory processing within the lateral fronal cortex: A positron emission tomography study. *Cerebral Cortex*, *6*, 31-38.

Owen, A. M., Morris, R. G., Sahakian, B. J., Polkey, C. E., & Robbins, T. W. (1996). Double dissociations of memory and executive functions in working memory tasks following frontal lobe excisions, temporal lobe excisions or amygdalo-hippocampectory in man. *Brain, 119*, 1597-1615.

Paulesu, E., Frith, C. D., & Frackowiak, R. S. J. (1993). The neural correlates of the verbal component of working memory. *Nature, 362*, 342-344.

Perret, E. (1974). The left frontal lobe of man and the suppression of habitual responses in verbal categorical behavior. *Neuropsychologia, 12*, 323-330.

Petrides, M. (1985). Deficits on conditional associative-learning tasks after frontal- and temporal-lobe lesions in man. *Neuropsychologia, 23*, 601-614.

Petrides, M. (1995). Impairments on nonspatial self-ordered and externally ordered working memory tasks after lesions of the mid-dorsal part of the lateral frontal cortex in the monkey. *Journal of Neuroscience, 15*, 359-375.

Petrides, M. (1996). Specialized systems for the processing of mnemonic information within the primate frontal cortex. *Philosophical Transactions of the Royal Society for London. B. 351*, 1455-1462.

Petrides, M., & Milner, B. (1982). Deficits on subject-ordered tasks after frontal- and temporal-lobe lesions in man. *Neuropsychologia, 20*, 249-262.

Petrides, M., Alivisatos, B., Evans, A. C., & Meyer, E. (1993a). Dissociation of human mid-dorsolateral from posterior dorsolateral frontal cortex in memory processing. *Proceedings of the National Academy of Science of the USA, 90*, 873-877.

Petrides, M., Alivisatos, B., Meyer, E. & Evans, A. C. (1993b). Functional activation of the human frontal cortex during the performance of verbal working memory. *Proceedings of the national academy of science of the USA, 90*, 878-882.

Petrides, M., Alivisatos, B., & Evans, A. C. (1995). Functional activation of the human ventrolateral frontal cortex during mnemonic retrieval of verbal information. *Proceedings of the National Academy of Science of the USA, 92*, 5803-5807.

Pribram, K. H. (1971) *Languages of the brain; experimental paradoxes and principles in neuropsychology.* Englewood Cliffs, NJ: Prentice-hall.

Rao, S. C., Rainer, G., & Miller, E. K. (1997) Integration of what and where in the primate prefrontal cortex. *Science, 276*, 821-824.

Rosenkilde C. E. (1979). Functional heterogeneity of the prefrontal cortex in the monkey: A review. *Behavioral and Neural Biology, 25*, 301-345.

Rushworth, M. F. S., Nixon, P. D., Eacott, M. J., & Passingham, R. E. (1997). Ventral prefrontal cortex is not essential for working memory. *Journal of Neuroscience, 17*, 4829-4838.

Sakagami M, Niki H (1994). Encoding of behavioral significance of visual stimuli by primate prefrontal neurons: Relation to relevant task conditions. *Experimental Brain Research, 97*, 423-436.

Sasaki, K., Tsujimoto, T., Nambu, A., Matsuzaki, R., & Kyuhou, S. (1994). Dynamic activities of the frontal association cortex in calculation and thinking. *Neuroscience Research, 19*, 229-233.

Sawaguchi, T., Matsumura, M., & Kubota, K. (1990). Effects of dopamine antagonists on neuronal activity related to a delayed response task in monkey prefrontal cortex. *Journal of Neurophysiology, 63*, 1401-1412.

Shallice, T. (1982). Specific impairments of planning. *Philosophical Transactions of the Royal Society of London. B, 298*, 199-209.

Shallice, T. (1988). *From neuropsychology to mental structure.* Cambridge: Cambridge University Press.

Shallice, T., Fletcher, P., Frith, C. D., Grasby, P. Frackowiak, R. S. J., & Dolan, R. J. (1994) Brain regions associated with acquisition and retrieval of verbal episodic memory. *Nature, 368*, 633-

635.

Shimamura, A. R. (1995). Memory and frontal lobe function. In M. S. Gazzaniga (Ed.) *The cognitive neuroscience* (pp. 803-813) Cambridge: MIT Press.

Smith E. E., Jonides J., Koeppe, R. A., Awh E., Schumacher E. H., & Minoshima S. (1995). Spatial versus object working memory: PET investigations. *Journal of cognitive neuroscience, 7*, 337-356.

Stuss, D. T., Eskes, G. A., & Foster, J. K. (1994) Experimental neuropsychological studies of frontal lobe function. In F. Boller & J. Grafman, *Handbook of neuropsychology, Vol. 9.* (pp. 149-185) Amsterdam: Elsevier.

Suzuki, W. A., Miller, E. K., & Desimone, R. (1997). Object and place memory in the macaque entorhinal cortex. *Journal of Neurophysiology, 78*, 1062-1081.

Teuber, H, -L. (1964). The riddle of frontal lobe function in man. In J. M. Warren, & K. Akert (Eds.), *The frontal granular cortex and behavior*, (pp. 410-444) New York: McGraw-Hill.

Thut, G., Schultz, W., Roelcke, U., Nienhusmeier, M, Missimer, J., Maquire, R. P., & Leenders, K. L. (1997). Activation of the human brain by monetary reward. *NeuroReport, 8*, 1225-1228.

Tulving, E., Kapur, S., Craik, F. I. M., Moscovitch, M., & Houle. S. (1994) Hemispheric encoding/retrieval asymmetry in episodic memory: Positron emission tomography finding. *Proceedings of the National Academy of Science of the USA, 91*, 2016-2020.

Ungerleider, L. G. & Mishkin, M. (1982). Two cortical visual systems. In D. G. Ingle, M. A. Goodale, & R. J. W. Mansfield (Eds.), *Analysis of visual behavior* (pp. 549-586), Cambridge: MIT Press.

Watanabe, M. (1986a). Prefrontal unit activity during delayed conditional Go/No-go discrimination in the monkey. I. Relation to the stimulus. *Brain Research, 382*, 1-14.

Watanabe, M. (1986b). Prefrontal unit activity during delayed conditional Go/No-go discrimination in the monkey. II. Relation to Go and No-go responses. *Brain Research, 382*, 15-27.

Watanabe, M. (1989). The appropriateness of behavioral responses coded in post-trial activity of primate prefrontal units. *Neuroscience Letters, 101*, 113-117.

Watanabe, M. (1990). Prefrontal unit activity during associative learning in the monkey. *Experimental Brain Research, 80*, 296-309.

Watanabe, M. (1996). Reward expectancy in primate prefrontal neurons. *Nature, 382*, 629-632.

Watanabe, M., Kodama, T., & Hikosaka. K. (1997). Increase of extracellular dopamine in primate prefrontal cortex during a working memory task. *Journal of Neurophysiology, 78*, 2795-2798.

Watanabe, T. & Niki, H. (1985). Hippocampal unit activity and delayed response in the monkey. *Brain Research, 325*, 241-254.

Williams, G. V. and Goldman-Rakic, P. S. (1995). Modulation of memory fields by dopamine D1 receptors in prefrontal cortex. *Nature, 376*, 572-575.

Wilson F. A. W., Ó Scalaidhe S. P., Goldman-Rakic, P. S. (1993). Dissociation of object and spatial processing domains in primate prefrontal cortex. *Science,* 260, 1955-1958.

第4章
ラットのワーキングメモリとその脳内情報のコーディング

櫻井芳雄
京都大学

4-1 動物心理学におけるワーキングメモリ

（1）定義と特徴

　ヒトの記憶の分類は多種多様であるが，それは動物の記憶研究においても同様である．なかでも動物のワーキングメモリの研究は，ヒトのワーキングメモリ研究を必ずしも意識しない形で，1970年代以降独自の展開を示してきた (Honig, 1978)．もちろん，従来の短期・長期記憶のように，保持の時間的長さにもとづく分類ではなく，記憶の性質と働きに視点をおいた点は，ヒトのワーキングメモリと同様である．しかし，時間的文脈 (temporal context) を要するか否かという観点から，きわめて明快かつ操作的に定義したことが，動物のワーキングメモリ研究の大きな特徴と言える．つまりある事象を，それがいつ生じたのかという時間的文脈のなかで憶えることがワーキングメモリである．またそれは個別の状況に次々と対処していくため，常にセット・リセットが可能な動的な記憶でもあると考える．実験上の操作的定義としては，ある課題を行っている際，動物が今まさに行っている試行にとってのみ有効な記憶，つまり「いつの」という時間的文脈が重要となる記憶をワーキングメモリとする (Olton, 1986)．

表1　作業記憶と参照記憶の特徴

	作業記憶	参照記憶
記憶情報が有効な試行数	1試行のみ	全試行
時間的混乱に対する感受性	高い	低い
眼前の事態がもつ時間的文脈	重要	無関係
すべての事態への一般化	できない	有用

(Olton, 1986より改変)

　動物のワーキングメモリ研究における第二の特徴は，それと対照的な性質と働きをもつ記憶としてレファレンスメモリ（reference memory 参照記憶）を定義し，この2つを一つのペアとして比較検討することが多いことである（表1）．レファレンスメモリとは，時間的文脈にはかかわらず，多くの状況に有効な一般的規則や手続きに関する記憶である．操作的には，ある課題のすべての試行に等しく有効な記憶，と定義できる．ただしレファレンスメモリとは，あくまでもワーキングメモリと比較するためにのみ用いられる用語である．いうまでもなくそれは，一般的な長期記憶あるいは学習であり，それ単独を研究対象するときに，わざわざレファレンスメモリと呼ぶ必然性はない．なお，動物のワーキングメモリとレファレンスメモリは，ヒトのエピソード記憶（episodic memory）と意味記憶（semantic memory）の分類と全く同じではないが，ほぼ対応するという考えもある（Squire, 1987）．

（2）ラットを用いたワーキングメモリ課題

　記憶実験で最もよく用いられる動物はラットである．ラットに何か一定の規則や反応（白を選べ，右へ行け，レバーを押せ，など）を学習させると，常にレファレンスメモリが作られる．つまりあらゆる学習課題は，まず課題を遂行させるための基本的ルールに関するレファレンスメモリを形成させるわけであるが，さらにワーキングメモリについて検討する場合，あるいはワーキングメモリとレファレンスメモリを比較検討する場合，それらをどのように加えるかが問題となる．たとえば図1Aの迷路は，その様な課題の好例である（Olton, 1986）．スタート後の最初の分岐点で右へ行けばT迷路へ通じる．まず強制試行でT迷路の左右どちらかの入口だけを開け，そのなかで餌をとらせる．次の選択試行では左右両方の入口を開けておき，先の強制試行と逆方向をラットが選ぶと正反応とする．この選択試行で正しく反応するためには，個々の試行にのみ有効な記憶（その直前の強制試行の結果）を常にセット・リセットしながら憶えていくワーキングメモリが必要である．T迷路の手前の分岐点で右を選ぶことは，全試行を通じて一定であるから，これは左右選択に関するレファレンスメモリである（課題の基本的ルールを憶えるレファレンスメモリとは異なる）．

　ラットはこのように移動すべき方向を記憶すること（空間記憶）が得意であり，それが最も現れるのが有名な放射状迷路である（図1B, Olton et al., 1979）．すべての走路の先端に餌があり，効率よく餌をとるためには，一度餌をとってしまった走路に再度入ること（誤反応）を

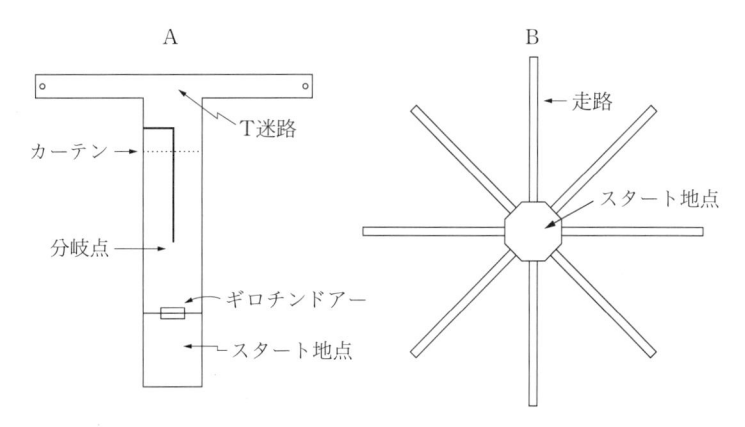

図1 ラットのワーキングメモリ課題の装置例 (A: Olton, 1986. B: Olton et al., 1979)

せずに探索することが必要である．ラットは訓練初期から数パーセントの確率でしか誤反応をしないが，そのためには，すでに入った走路がどこであるかを常に憶えていくワーキングメモリが働かねばならない．ラットが各走路を選択していく際に一定の順序はなく，手がかりとしては視覚が第一に働き，次に運動に伴う自己受容感覚が関係しているらしい．レファレンスメモリと比較検討するためには，走路の数をさらに増やして16本とし，そのうち片側半分の8本には常に餌がなく，もう半分にのみ餌をおくようにする．しばらく訓練すると，ラットは餌のない片側の走路を常に避けるようなるが，これはレファレンスメモリの働きである．一方，もう片側の8本については，本来の放射状迷路と同様に，ワーキングメモリにもとづく選択が必要となる．

　ワーキングメモリを対象とするとき，手がかり提示期（たとえばT迷路での強制試行）と選択期（その選択試行）の間に一定の遅延期間をおくことも多く，その間ワーキングメモリが保持されると考える．これらの課題は一般に遅延反応課題や遅延見本合わせ課題と呼ばれる．迷路内の空間刺激を用いたそれらの課題では，ほぼ30秒以内の遅延期間なら，ラットは高い正反応率を示す．空間以外のワーキングメモリについて調べた研究としては，多種類の物体 (Rothblat & Hayes, 1987)，視覚刺激 (Pontecorvo, 1983)，聴覚刺激 (Sakurai, 1987)，嗅覚刺激 (Staubli et al., 1986)，運動反応 (Sakurai & Sugimoto, 1985)，時間 (Meck, 1988)，などがある．ラットの視覚と聴覚のワーキングメモリを比較した研究 (Cohen et al., 1986) は，ラットが聴覚のワーキングメモリの形成と保持に特に優れていることを示している．

4-2　脳内破壊実験とニューロン活動記録実験

（1）海馬破壊が示唆すること

　ラットの記憶に関わる脳内機構については，海馬との関連を検討した研究が圧倒的に多い．その半数以上は海馬破壊実験であり，それはワーキングメモリについても同様である．本章も海馬とワーキングメモリとの関係を中心に述べる．
　海馬を破壊した実験の結果は大きく2分できる．1番目は，海馬がレファレンスメモリには関与せずワーキングメモリにのみ関わっているとするものである．たとえば先の図1Aの課題では，ワーキングメモリにもとづく正反応だけが，海馬破壊で阻害された（Olton, 1986）．また空間以外のワーキングメモリについては，図1Bをより簡略化した十字形迷路の各走路を別々の材質や色で作り，それらを手がかりとして利用できるようにした場合，やはり海馬破壊によりワーキングメモリのみが阻害された（Olton & Feustle, 1981）．2番目は，海馬はワーキングメモリにのみ関わるのではなく，それも含む空間の記憶全般に関わるというものである．たとえば先に述べたように図1Bの放射状迷路を16本に増やし，半分の8本には常に餌をおかず，もう半分の8本には餌をおくことで，海馬破壊によるワーキングメモリとレファレンスメモリへの影響を直接比較すると，どちらの記憶も等しく阻害されたという（Leis et al., 1984）．また同じ実験で，空間以外の具体的手がかりを迷路内に示し，その記憶にもとづき反応させると，海馬を破壊してもどちらの記憶も阻害されなかったという．
　これら以外にも膨大な数の海馬破壊実験が現在まで行われているが，ワーキングメモリや空間記憶との関係については，互いに矛盾した結果が多く，明確な結論は出ていない（e. g., Rawlins et al., 1993; Yee & Rawlins, 1994）．それでもあえて共通する結果を探してみると，空間のレファレンスメモリの作成，つまり空間記憶課題の学習に関しては，海馬破壊により阻害されることでほぼ一致しているようである（Barnes, 1988）．しかしワーキングメモリとの関係となると，一定の知見は得られていない．海馬破壊方法の不確実さや，ワーキングメモリ課題の微妙な違いなど，さまざまな理由が考えられるが（櫻井, 1995），ワーキングメモリが特定の脳部位に一義的あるいはより強く関わっているという前提そのものが，間違っているのかもしれない．つまりこれまでの海馬破壊の結果は，ワーキングメモリがより広範な脳部位により処理されている可能性も示している．

（2）海馬のニューロン活動が示唆すること

　ワーキングメモリと海馬との関係を明らかにするためには，ワーキングメモリ課題を実際に遂行しているときの海馬のニューロン活動を解析することが不可欠である．特に海馬の錐体細胞層（CA1, CA3）に存在する複雑スパイク細胞（complex spike cell）は，細胞体が大きく，活動時に独特の大きな細胞外電位（スパイク）を生じ，脳表に比較的近いところにあり記録しやすい，などの理由から，最も実験が多い．ラットの海馬ニューロンという場合，この複雑スパイク細胞を意味することがほとんどである．

　まず十字形迷路を用いた記憶課題をラットが遂行しているとき，そのような海馬ニューロンの活動を解析した研究を紹介する（O'Keefe & Speakman, 1987）．そこでは，迷路がおかれた空間を構成している一定の手がかりにもとづきゴールを選ぶ際，迷路内の特定の場所で活動したニューロンは，それら手がかりを除去した後，つまり記憶にもとづき同じゴールを選ばせた際も，同じ場所で活動した（図2）．しかも，ラットが誤った走路をゴールとして選ぶと，そのニューロンが活動する場所も，誤った場所に対応するように変化し，ラットがゴールとして選んだ走路とニューロンが活動する場所とは，常に一定の関係に保たれたという．これらの結果は，空間のレファレンスメモリ（知覚試行時）とワーキングメモリ（記憶試行時）の両者に，海馬が広く関わっていることを示している．しかし，先の図1Aに示したようなT迷路とほぼ同様の2方向迷路を用いた研究は（Wible et al., 1986），異なる結果を示した．そこでは，強制試行時と同じ色（白または黒）の走路が選択試行で正確となるワーキングメモリ課題と，左右や白黒のどちらかの走路が常に正解となるレファレンスメモリ課題それぞれをラットに行わせ，その際の海馬ニューロン活動を解析した．そして，ワーキングメモリ課題に対応して活動するニューロンがより多いことを示したのである．

　空間以外を手がかりとする記憶課題を用いた記録実験は多くないが，嗅覚の記憶課題を遂行中の海馬ニューロン活動を解析した研究は（Eichembaum et al., 1987），ワーキングメモリにも関わるさまざまなタイプのニューロンがあることを示した．また，ラットが最も得意とする音のワーキングメモリ課題（Sakurai, 1987）を遂行しているとき，海馬内のCA1，CA3，歯状回からニューロン活動を記録し解析した研究は（Sakurai, 1990a），ワーキングメモリを構成するいくつかのプロセスに関わるさまざまなニューロンがあることを示した（図3）．そのワーキングメモリ課題では，高低2種類の音のどちらかが3秒間の遅延期間を挟んで次々と提示し（試行期間），ラットが，直前の試行と異なる音を提示した試行（NONMATCH）でパネルを押すと（Go反応）報酬があり，同じ音の試行（MATCH）ではパネルを押さないこと（No-Go反応）を要求した．つまりラットは，直前試行の音のワーキングメモリにもとづき，眼前の試行での反応を制御しなければならない．そしてその時，海馬CA1，CA3，歯状回の半数かそれ以上のニューロンは，Go反応を行う直前に強く活動した．またCA1とCA3には，そのGo反応が正反応であったときのみ（NONMATCH試行）活動するニューロンがより多

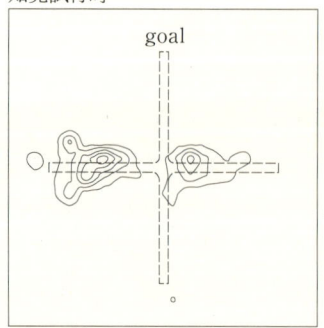

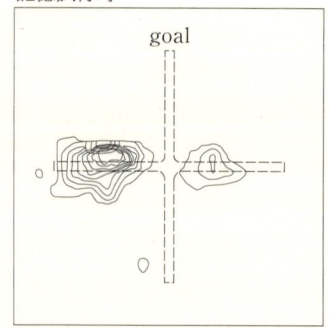

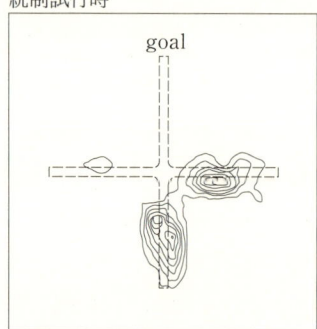

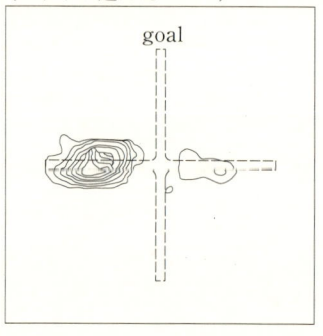

図2 空間の記憶課題遂行中のラット海馬ニューロンの活動（O'Keefe & Speakman, 1987）

知覚試行時：十字型迷路がおかれた室内空間を構成するさまざまな手がかりにもとづき，ゴールを選ばせたとき．記憶試行時：上記の手がかりを一定時間だけ示し，それらを取り除いた後にゴールを選ばせたとき．統制試行時（左下）：手がかりを初めから取り除きゴールを選ばせたとき．当然誤反応が多くなる．統制試行時（右下）：左下図の統制試行時のデータを，正誤にかかわらずラットが選んだ場所を図中のゴールとしてまとめなおしたもの．知覚試行時および記憶試行時と同様の場所でニューロンが発火していることがわかる．図中の等高線はニューロンの活動頻度を表す（1step＝1.5Hz）．

かった．このことは，ワーキングメモリを構成する各プロセスにのうち，保持情報と眼前刺激を比較して反応を制御するというプロセスに海馬が広く関わっており，特にそのなかの「比較」というプロセスに，CA1とCA3が関与していることを示している．また，ワーキングメモリと海馬や他の脳部位との関係は，ワーキングメモリの各プロセスごとに論じられるべきであることも，このことからわかる．たしかに，同じワーキングメモリ課題遂行中に，海馬以外の広範な部位からニューロン活動を記録した研究は（Sakurai, 1990b），関わるワーキングメモリのプロセスが脳の部位ごとに異なることをはっきりと示した（図4）．つまり，ワーキングメモリが複数のプロセスからなる情報処理である以上，それに関わる脳部位もプロセス

図3 音のワーキングメモリ課題遂行中のラット海馬体ニューロンの活動（Sakurai, 1990a）

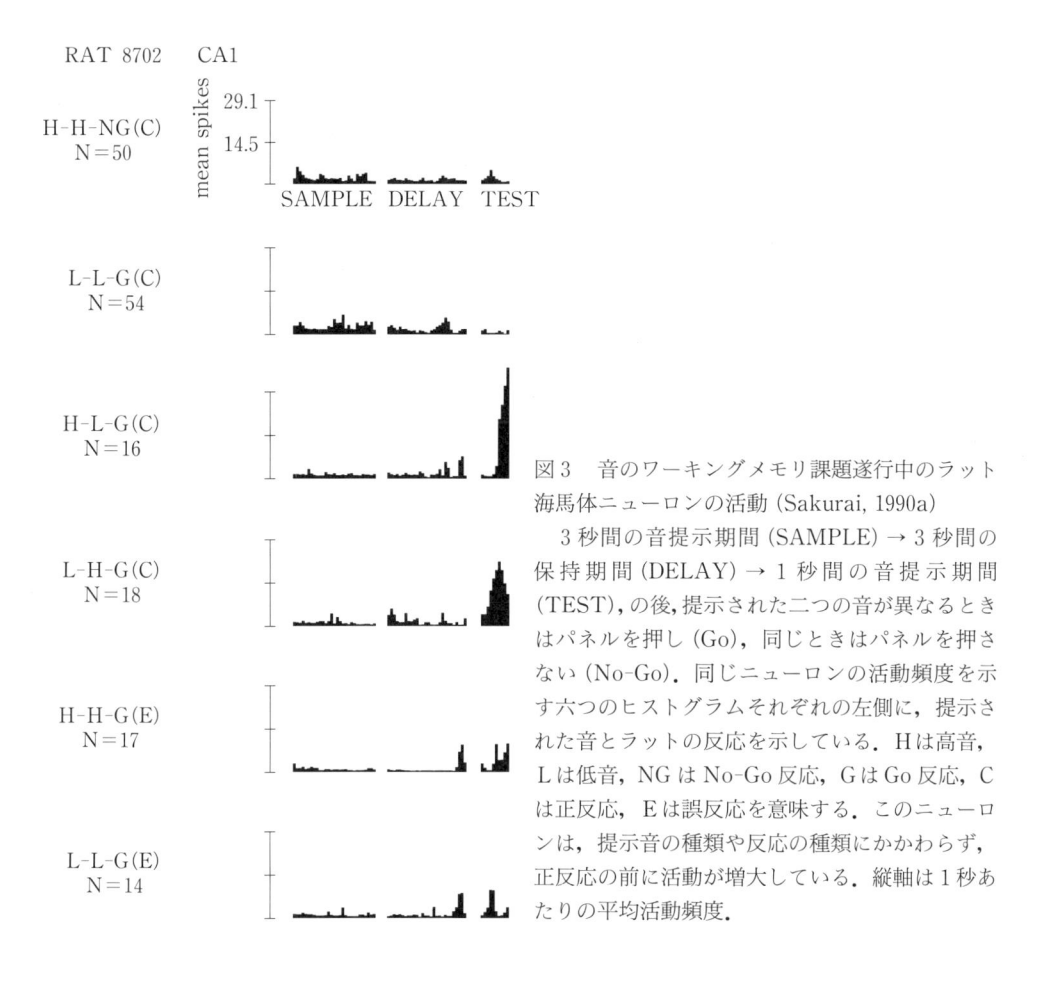

3秒間の音提示期間（SAMPLE）→3秒間の保持期間（DELAY）→1秒間の音提示期間（TEST），の後，提示された二つの音が異なるときはパネルを押し（Go），同じときはパネルを押さない（No-Go）．同じニューロンの活動頻度を示す六つのヒストグラムそれぞれの左側に，提示された音とラットの反応を示している．Hは高音，Lは低音，NGはNo-Go反応，GはGo反応，Cは正反応，Eは誤反応を意味する．このニューロンは，提示音の種類や反応の種類にかかわらず，正反応の前に活動が増大している．縦軸は1秒あたりの平均活動頻度．

ごとに複数あるのであり，「ワーキングメモリに関わる脳部位はどこか？」という単純な問題設定は適切とはいえない．

4-3 脳の情報コーディングの問題

（1）何が脳内情報の基本単位か

上記のようなニューロン活動の解析をさらに進めることにより，ワーキングメモリに関わる脳内機構について，次第に明らかになるはずである．しかしそのようなニューロン活動の解析から，脳はどのようにワーキングメモリを処理しているのかという，その情報処理様式の解明へと進むためには，まず明らかにしておかねばならない大問題がある．単一ニューロ

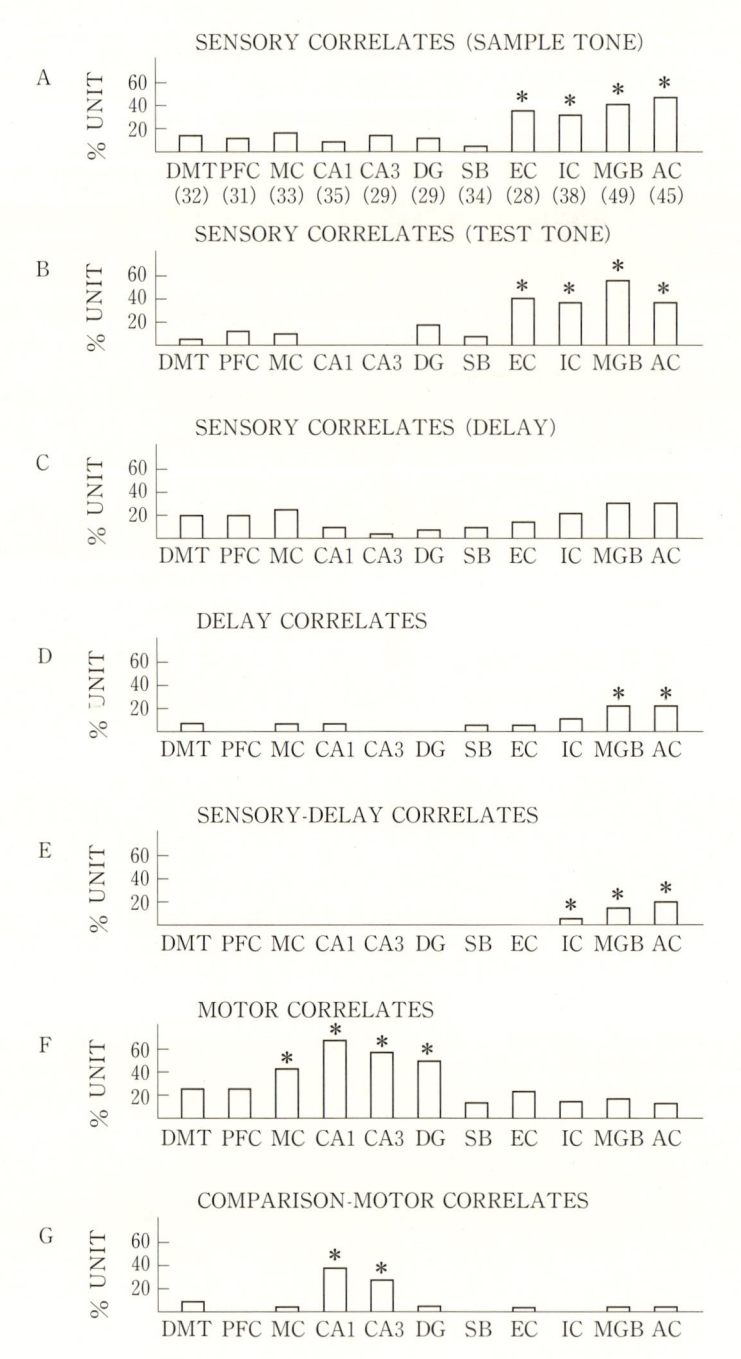

図4 音のワーキングメモリの各プロセスに関わるニューロンの割合 (Sakurai, 1990b)

縦軸は記録したニューロン総数のうち各プロセスに関わったニューロンの比率．上から，A：保持すべき刺激の弁別に関わるもの，B：提示中の刺激の弁別に関わるもの，C：特定の刺激の保持に関わるもの，D：保持一般に関わるもの，E：刺激の弁別と保持に関わるもの，F：反応の制御に関わるもの，G：刺激の比較と反応の制御に関わるもの．横軸は記録した部位．左から，DMT：視床背内側核，PFC：前頭前野，MC：運動野，CA1：海馬CA1領域，CA3：海馬CA3領域，DG：歯状回，SB：海馬台，EC：内嗅皮質，IC：下丘，MGB：内側膝状体，AC：聴覚皮質．カッコ内は各部位で記録したニューロンの総数．

ンの活動と，複数ニューロン集団の活動のどちらが，情報の基本コードかという問題である．すべての情報はそれぞれに対応した特定のニューロンにより脳内で表現されるというのが，単一ニューロン主義 (single neuron doctorine) である (Barlow, 1972)．外界刺激の認識に関しては，認識細胞説やお婆さん細胞説などともいわれる．もちろんこの場合の単一とは，ある情報を表現するニューロンが脳内に一つだけあるという意味ではない．その様なニューロンは多数存在するが，個々の情報を表現する単位は個々のニューロンという意味である．

　たとえば，動物にさまざまな刺激をみせながらニューロン活動を記録したとする．そのとき，刺激Aに対してより発火を増大させたニューロンがあったとしたら，それは脳内でAを表現するニューロンと解釈される．普通このような実験では，同じ刺激を数回から数十回繰り返し提示し，その都度の活動をすべて足しあわせた加算平均ヒストグラムによりニューロン活動を表す (たとえば図2や図3も加算した結果である)．しかしその動物やわれわれがAを認識するには，よほど注意散漫でない限り，繰り返し加算は必要ない．つまり，このような不安定なニューロンが単独でAを表現しきれるとは，とても考えられない．ほとんどのニューロンは常に不規則な自発発火を繰り返しており，発火間隔の変動を表すその標準偏差は，平均値とほぼ同じできわめて大きい．たしかに切片標本を用いた最近の研究は，ニューロン自体には正確なタイミングで発火する能力があることを示している (たとえば Mainen & Sejnowski, 1995)．しかし膨大な数のニューロンが回路網を作る実際の脳では，一つのニューロンが他のニューロンからのシナプスを数千から1万ももっている．となると，個々のシナプス入力が稀で，それによる個々の膜電位変化が小さくとも，これだけ膨大な数のシナプスから入力を受け取っていると，細胞全体の膜電位には常に脳波のようなランダムな変化が生じてしまう．そしてそれが不規則に閾値を超えることで，ランダムな自発発火を繰り返す．それでも，特定の事象に対してのみきわめて高頻度に発火すれば，SN比（信号雑音比）は良くなりうる．しかし，そのような発火を受け取る次のニューロンのシナプス後膜の応答性は鈍く，15ヘルツ以上の発火はそこで歪んでしまい，あまり意味をなさないという．結局，単一のニューロンはどれも SN 比の悪い不安定なしろものであり，情報を十分に表現する単位にはなりえない (Douglas & Martin, 1991; Arieli et al., 1995)．

　さらに単一ニューロン主義については，次の問題点もよく指摘される．1) 単一ニューロンの発火は，次のニューロンの細胞膜にきわめて小さい変化しか起こしえず，単独ではほとんど無力である．2) 実験場面で恣意的に選んだ事象のなかでさえ，一つのニューロンがそれらのうちの複数に応答することが多い．3) ある特定の機能に関わる脳領域が壊れた際，他の部位がその機能を代行することがある（ニューロンの機能変化による代償）．また実験事実にもとづかなくとも，以下の問題点は容易に思いつく．1) 事象の組合せは新たな事象を生み（お婆さん→帽子をかぶったお婆さん→帽子をかぶって自転車に乗っているお婆さん），それは無数に作れるが，有限な個々のニューロンでこのほぼ無限な事象に対応できるか（組み合わせ爆発の問題）．2) 情報間の連合，分離，類似度，構造化等を，個々のニューロンで十分に表現できるか．3) 多数のニューロンが毎日死滅しているにもかかわらず，脳内の情報が次々死滅してい

かないのはなぜか．

　これらのことから，何らかのニューロン集団が協調的に働くことにより情報を表現するという，集団的・協調的コーディング (population ensemble coding) をどうしても考えざるをえない．ただしここでの集団という言葉は，個々のニューロンが無個性で均質であり集団となって初めて意味をもつ，ということではない．ニューロンが個性的であることはすでにわかっている．それら個性の協調が情報を表現するということである．つまり，単一ニューロンの個性を活かしながら，少数の局所集団から膨大な大集団までのどこをも含みうる，連続性のある動的な回路こそ，脳内情報を表現する基本的単位なのであろう．

（2）セル・アセンブリによる情報コーディング

　情報を担いうる連続性のある動的な回路は何かとなると，かつて心理学者 D. O. Hebb が唱えたセル・アセンブリ (cell assembly 細胞集成体：Hebb, 1949) をまず思いつく（図5）．セル・アセンブリとは，協調的ニューロン集団により随時形成される機能的回路である．個々のニューロンが機能の異なる複数の回路に重複して結合し，なおかつ必要な情報処理に応じて回路内や回路間の結合を変化させ，大小の閉回路を随時形成する．複数の情報処理の同時進行が可能なわけで，まさしく脳独特の並列分散処理の実現である．同じ性質のニューロンが単に集まるだけの量作用説 (mass action) とは異なり，回路内の個々のニューロンもある程度の個性をもっている．回路を構成するニューロンを結合するシナプス強度の増減は，Hebb 則，つまりシナプス前ニューロンと後ニューロンの活動相関により制御される．

　セル・アセンブリの主な特徴は二つである．異なる回路間でのニューロンの重複 (neurons overlapping) と，機能的シナプス結合の変化による回路自体の動的な変化 (connection dynamics) である．特に前者のニューロン重複は，セル・アセンブリを検討する上の前提ともいえる．もし互いに重複しないニューロン回路が基本単位であるとしたら，それは上記の単一ニューロン主義の欠点をそのままもちながら，なおかつ表現できる情報量を減少させただけの，いわゆる巨大ニューロン (giant neuron) 仮説となる．たとえば，脳全体でニューロンが N 個あり，セル・アセンブリが n 個のニューロンでそれぞれ作られているとする．いうまでもなく，重複を許さなければ N/n 個のセル・アセンブリしか作れず，それぞれで表現できる情報量はニューロン総数よりも少ない．ところが重複を許せば，ニューロン総数よりも遙かに多い $N!/(n!(N-n)!)$ 個のセル・アセンブリが形成可能である．ここでより多くのセル・アセンブリを作るには，重複部分をより大きくとればよいが，それが大きくなりすぎると，情報の相違度の表現，つまり弁別が困難となる．そこで，弁別性を高く保ちながら，なおかつより多くのセル・アセンブリを作る方式が必要となる．それが部分的かつ適度な重複 (sparse overlapping) によるコーディング，つまりスパース・コーディングである (Palm, 1993; Kanerva, 1988; Meunier et al., 1991; Wickelgren, 1992)．

　簡単な例を示す (Wickelgren, 1992)．もしニューロン総数が 10 であり，情報を表現するセ

ル・アセンブリが重複可能な3個のニューロンで成り立っているとする．すると，最大限作りうるセル・アセンブリの種類は120個となり，ニューロン総数より遙かに多い120の情報を表現できる．しかしこの場合，個々の情報を弁別するにはセル・アセンブリを構成する三つのニューロンが常に必要であり，ただ一つ欠けたり加わったりしても，その情報はいっさい弁別できない．類似度など程度の表現も困難であり，ノイズに弱く，機能代償も難しい．そこでセル・アセンブリ間の重複を一つ以下のニューロンに限定し，残りの二つのニューロンだけでも情報を弁別できるようにすると，これらの欠点はほぼ解消する．10個のニューロンに通し番号を付けてみると，それにより合計12個のセル・アセンブリを作れることがわかる (012, 034, 056, 078, 135, 146, 179, 236, 247, 258, 389, 459)．各セル・アセンブリの一部だけでも弁別可能であり，なおかつニューロン総数よりもやや多い情報を表現できる．もちろんこれは，スパースコーディングを極端に単純化した理論例であり，もしニューロン総数より2割だけ多いセル・アセンブリしか作れないとしたら，あまり意味がない．しかし実際の脳には億のオーダーのニューロン数があり，しかも部位ごとに異なる個性的なニューロンが混在している．そこでは，より多くのセル・アセンブリと高い弁別能の両者をともに満たすような，部分的で適度な重複，つまりスパースコーディングが実現されているはずである．そこでそれを確かめるため，さらにまた，セル・アセンブリの存在と実態について検証するため，実際に情報処理をしている脳を用いて実験的に検討してみなければならない．

（3）実験研究のストラテジー

　それでは，脳にどのような情報処理をさせることが，セル・アセンブリの実態を探る実験として最も相応しいのであろうか．これまで述べてきたように，セル・アセンブリは，多数情報の表現，情報の類似度や相違度の調節，連合・連想や再生・再認の実現，概念の形成，などにとって特に都合がよい．そしてこれらの機能がすべて関係するのが，記憶情報処理である．つまり，記憶情報処理からセル・アセンブリの実態に迫ることが，実験研究のストラテジーとしてより適切である (Palm, 1990)．
　次の問題は，セル・アセンブリという「情報に合わせて結合を動的に変化させる機能的な回路」というものを，どのように測定するかである．いうまでもなく，これを回路網の構造の研究から同定することは不可能である．また，実際に動物が情報処理をしているときにのみ，この機能的回路は働くわけであるが，そのときに回路全体を直接可視化して測定することも，現在の技術では難かしい．しかし部分的であれ，いくつかの状況証拠を得ることができれば，このような回路が働いていることは十分示唆しうる．仮説的な対象を直接測定できないとき，部分的な状況証拠を集めることでその存在を証明する，という方法は，物理学や天文学の例を出すまでもなく，サイエンスの基本である．そこで図5において，ある記憶情報にはセル・アセンブリAが，別の記憶情報においてはセル・アセンブリBが，それぞれ基本コードとして働いていると仮定してみる．まず個々のニューロンの活動についてみてみる

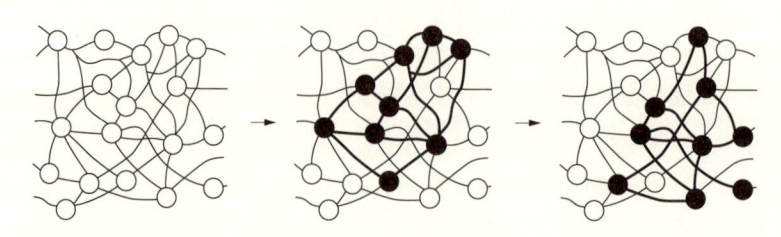

図5　セルアセンブリの概念図
　情報の違いに対応して機能的シナプス結合が変化し，異なるセルアセンブリ（A，B）が作られる．その際，どちらの回路にも重複して関わるニューロンがある．

と，重複部分に属しているニューロンは，どちらの記憶情報処理中にも，それらに関連した特異的活動を示すはずである．また重複部分以外のニューロンは，それぞれどちらかの記憶情報処理中にのみ，特異的な活動を示すはずである．次にニューロン間の機能的シナプス結合についてみてみると，それぞれのセル・アセンブリを構成するため機能的シナプス結合は，どちらかの記憶情報処理でのみ機能する．つまり，記憶情報処理の種類の違いによりシナプス結合の変化が起こるはずである．まとめるならば，複数の記憶情報処理を行なっているにおいて，単一ニューロンの機能重複と機能的シナプス結合の変化の両者を示すことができれば，セル・アセンブリが基本コードとして働いている有力な状況証拠となる．そこで，複数の記憶情報処理として何を取り上げ，それを実験的にどう設定するかが，次の問題となる．ワーキングメモリを対象とするならば，ワーキングメモリ課題と，比較対象としてのレファレンスメモリ課題の設定となる．

4-4　ワーキングメモリとセル・アセンブリ

（1）記憶課題の設定

　ラットが活用する記憶の種類だけを直接比較できるワーキングメモリ課題とレファレンスメモリ課題を設定した（図6）．高音と低音のどちらかを提示する試行を，5秒間隔で次々とラットに提示する．ワーキングメモリ課題では，直前の試行と異なる音が提示されたときにのみパネルを押すことが正解となる．そこでは，直前の音のみを憶えておくことを試行ごとに繰り返さねばならない．それに対しレファレンスメモリ課題では，高い音が提示されたときにパネルを押すことが正解となる．つまり，高音─押す，という全試行に共通な記憶を用

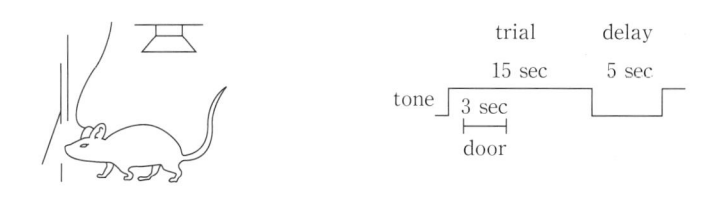

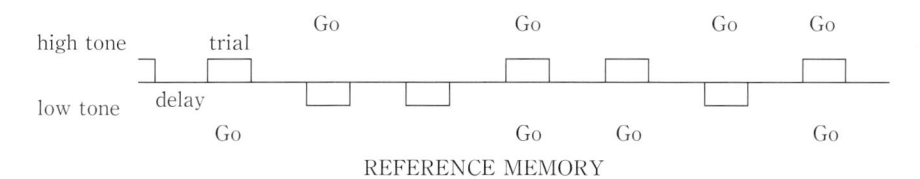

図6 ラット用の音のワーキングメモリ課題とレファレンスメモリ課題（Sakurai, 1994 を改変）

　左上図：装置の概略．右上図：各試行における刺激提示と反応可能期間（door）．下図：一定の遅延期間（delay）をはさんで次々と試行（trial）を繰り返し，各試行では高音（high tone）か低音（low tone）のどちらかを提示する．ワーキングメモリ課題（WORKING MEMORY）では，直前試行と異なる音が鳴ったときのみラットはドアーを押す（Go）．レファレンスメモリ課題（REFERENCE MEMORY）では，高音が鳴ったときのみドアーを押す．

いればよい．この2種類の課題を同一ラットに訓練する．ここで重要なことは，これら二つの記憶課題は，装置，刺激，時間変数などが同一で，正しく反応するための記憶情報処理の種類だけが異なっているということである（Sakurai, 1992）．このようにすることで，同一のニューロン活動とそれによる機能的回路を，ワーキングメモリとレファレンスメモリの間で比較することができる．

（2）複数ニューロン活動の同時記録

　記憶課題の訓練終了後，手術により，複数のニューロン活動を同時記録するための5連電極（各電極の間隔は約200ミクロン）と，それを装着したマイクロドライブ（電極をミクロン単位で脳内に刺入していくための装置）をラットの頭部に取り付ける．回復後，電極を脳内に徐々に刺入しニューロン活動を検出する．刺入部位は，聴覚情報処理において重要である聴覚（側頭）皮質と，記憶との関わりが常に報告されている海馬体（CA1, CA3, 歯状回（DG））である．各電極からそれぞれ一つのニューロン活動を記録することが可能であるが（実際には5本の電極すべてから同時記録できることはきわめて稀である），1本の電極が2個以上のニューロン活動を導出した場合は，異なるニューロンの活動をその波形の違いを検出することで分離する時間振幅式波形弁別器（time-amplitude window discriminator）を用い，個々のニューロン活動に分けて導出する．このようにして，ラットがワーキングメモリ課題とレファレンスメ

モリ課題を行っている際の複数ニューロン活動を同時記録した．なお，複数ニューロン活動の同時記録法については，櫻井 (1998 b, 1999) に詳しい．

（3）単一ニューロンの機能の同定 ── 機能重複について

まず各記憶課題遂行中の個々のニューロン活動について解析した．具体的には，提示刺激の種類，次の反応の種類，次の反応の正誤，等と，ニューロン活動との対応について統計的に解析し，各ニューロンが，刺激弁別，刺激保持，反応制御，刺激比較，等のいずれの機能と関わるかについて，ワーキングメモリ課題とレファレンスメモリ課題に分けて明らかにした．その結果，たとえば刺激弁別に関与するニューロンについては（図7左），海馬体 (CA1, CA3, DG) のニューロンは，ワーキングメモリ，レファレンスメモリのどちらか一方にのみ関わっており，またレファレンスメモリにのみ関わるものがより多かった．しかし聴覚皮質 (AC) では，海馬体と同様の分布もみられるが，2つの記憶に重複して関わるニューロンも多数存在していた．また反応制御に関与するニューロンについてみてみると（図7右），海馬体にはワーキングメモリとレファレンスメモリのどちらかにのみ関わるニューロンがあり，さらにワーキングメモリにのみ関わるものがより多かったが，2つの記憶に重複して関わるニューロンも多数あることがわかった．結果をまとめると，海馬体と聴覚皮質とでは，ニューロンがより関与する機能に違いはあるものの，ワーキングメモリとレファレンスメモリの双方に重複して関わるニューロンもあれば，どちらか一方にのみ関わるニューロンもあった，ということである (Sakurai, 1994)．このことは，図5で示したセル・アセンブリ間の部分的重複を示している．またそれは，スパース・コーディングをも示唆しており，その重複の割

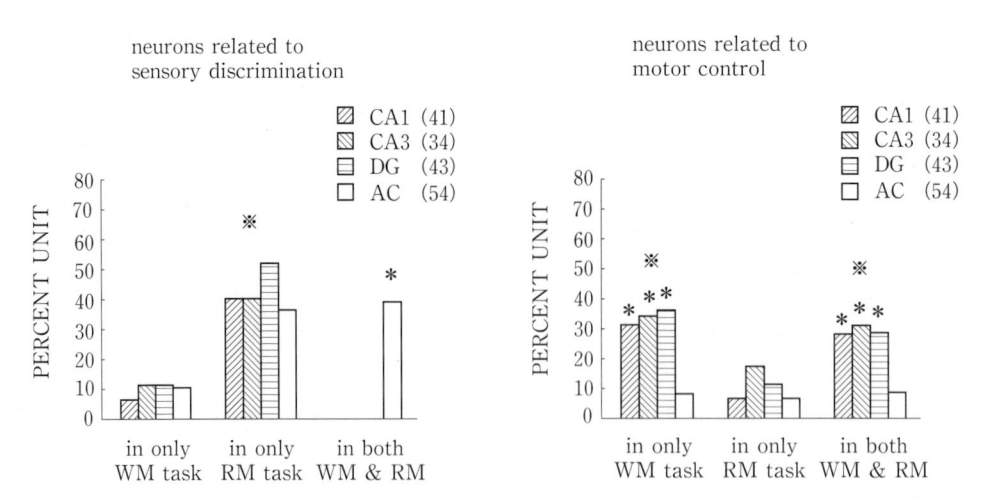

図7 ワーキングメモリとレファレンスメモリ課題における刺激弁別（左図）と反応制御（右図）に関わるニューロンの割合 (Sakurai, 1994 を改変)
　CA1：海馬 CA1 領域，CA3：海馬 CA 3 領域，DG：歯状回，AC：聴覚皮質．カッコ内は記録したニューロン総数．WM task：ワーキングメモリ課題，RM task：レファレンスメモリ課題．

合は，ワーキングメモリとリファレンスメモリそれぞれに関わるニューロンの3分の1程度と言える．

（4）ニューロン間の機能的シナプス結合の解析 —— 動的な結合変化について

実際に記憶課題を遂行している動物からニューロン間の機能的シナプス結合（functional connectivity）を測定することは難しい．しかしそれを可能とする唯一の方法が，ニューロン活動間の相互相関解析（cross-correlation）法である．この方法については外山（1985）と櫻井（1998 c）に詳しい．簡単に述べると，同時記録した複数ニューロンの各ペア（二つ一組）を対象とし，その一方のニューロンが発火した時点を常に中央ゼロ点におき，その時間的前後におけるもう一方のニューロンの発火頻度を，加算ヒストグラムとして表示する方法である．このようなヒストグラムをコリログラム（correlogram）と呼ぶが，オリジナルのコリログラムから，刺激性相関のみを表すシャッフル後のコリログラム（shuffled correlogram）を差し引いた差異コリログラム（differential correlogram）を作ることによって，神経性相関としての機能的シナプス結合を表わすことができる（櫻井，1993）．

この方法により，両記憶課題を遂行している際に同時記録した複数ニューロン間の機能的シナプス結合を解析した．まず明らかになったことは，5連電極のうち隣り合う2本（200ミクロン間隔）より離れた電極間で記録されたニューロンペアの間では，コリログラムのピーク，すなわち機能的シナプス結合がまったくみられなかったことである．そしてワーキングメモリ，レファレンスメモリ課題間での比較，つまり記憶情報処理の種類による変化に関しては，どちらかの記憶情報処理のときにのみ結合を示す機能的シナプスが，たしかに存在した．たとえば図8は，海馬CA1でのニューロン間のコリログラムであるが，ワーキングメモリ課題中により強いピークがみられ，機能的シナプス結合が働いていることがわかる．このピークは中央ゼロ点から右に約1ミリ秒ずれており，一方のニューロンが発火した直後に，もう一方のニューロンが続いて発火していることを示している．つまり，一方からもう一方への興奮性のシナプス結合が，ワーキングメモリを活用しているときに強く働いていることがわかる．その他，逆にレファレンスメモリ中にのみ機能するシナプス結合なども見つかった．このような，記憶課題間で結合を変えるシナプスは，海馬体と聴覚皮質どちらにおいても 10-20 パーセント存在し，その割合は部位間で差がなかった（図9）．つまり，記憶情報処理の種類により結合を変える動的なシナプスが，どの部位にも一定の割合で存在したのである（Sakurai, 1993）．これもやはり，図5が示すようなセル・アセンブリの存在を示唆している．

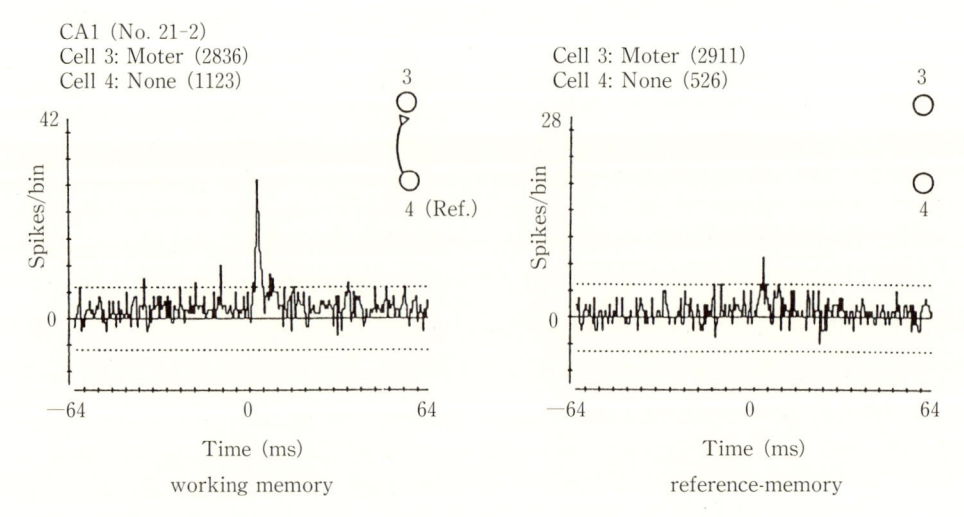

図8 記憶課題の違いで機能的結合を変えるシナプスの例（Sakurai, 1993 より作図）

各コリログラムの横軸は，二つのニューロンの発火の時間間隔，縦軸は各時間間隔で発火したスパイクの数．コリログラムのピークは，これらのニューロンが特定の時間間隔で発火する関係にあること，つまり機能的シナプス結合が機能していることを意味する．点線はピークの統計的有意性を示すための信頼限界値．ここでは，左のワーキングメモリ課題（working memory）において，一方向の機能的（興奮性）シナプス結合が強く働いている（ピークがゼロ点より右にずれている）．

4-5　今後の問題

　上記の実験例は，異なる記憶情報処理（ワーキングメモリとレファレンスメモリ）の双方に重複して関わるニューロンと，それら記憶情報処理の間で変化する機能的シナプス結合が，たしかに存在することを示した．つまりワーキングメモリにおいても，セル・アセンブリが基本コードとして働いている可能性を意味している．しかし，さまざまな記憶情報処理においてセル・アセンブリによるコーディングが広範に行われることが，理論的かつ実験的に示されていることから（Fujii et al., 1996; Sakurai, 1996ab; 1998ab; 1999，櫻井，1998 a），それがワーキングメモリ特有の方式でないことは明らかである．今後は，全ての記憶に共通に関与するセル・アセンブリ・コーディングという方式のうち，特にどのような特性をどのように活かせば，ワーキングメモリのような柔軟な情報処理が可能となるのか，実験的に明らかにする必要がある．

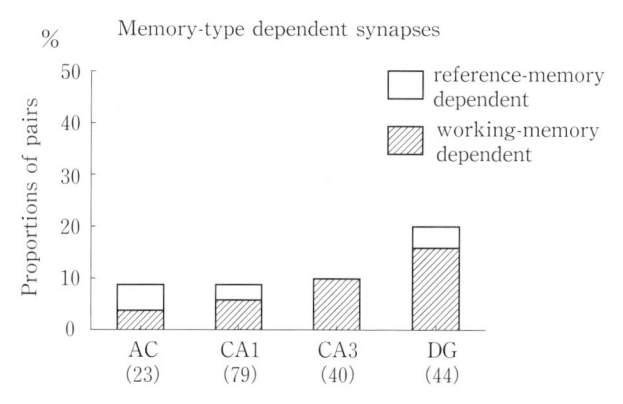

図9 海馬の各領域と聴覚皮質における記憶課題依存性シナプスの割合 (Sakurai, 1993)

CA1：海馬 CA1 領域，CA3：海馬 CA3 領域，DG：歯状回，AC：聴覚皮質．カッコ内は解析したニューロンペアの総数．縦軸はワーキングメモリ課題中（斜線部）とレファレンスメモリ課題中（白抜部）それぞれにおいてのみ強い結合を示したシナプスの割合．

参照文献

Arieli, A., Shoham, D., Hildesheim, R. and Grinvald, A. (1995) Coherent spatiotemporal patterns of ongoing activity revealed by real-time optical imaging coupled with single-unit recording in the cat visual cortex. *Journal of Neurophysiology*, 73, 2072-2093.

Barlow, H. B. (1972) Single units and sensation: a doctrine for perceptual psychology? *Perception*, 1, 371-394.

Barnes, C. A. (1988) Spatial learning and memory processes: the search for their neurobiological mechanisms in the rat. *Trends in Neurosciences*, 11, 163-169.

Cohen, J. S., Galgan, R. and Fuerst, D. (1986) Retrospective and prospective short-term memory in delayed response tasks in rats. *Animal Learning and Behavior*, 14, 38-50.

Douglas, R. J. and Martin, A. C. (1991) Opening the gray box. *Trends in Neurosciences*, 14, 286-293.

Eichenbaum, H., Kuperstein, M., Fagan, A., and Nagode, J. (1987) Cue-sampling and goal-approach correlates of hippocampal unit activity in rats performing an odor-discrimination task. *Journal of Neuroscience*, 7, 716-732.

Fujii, H., Ito, H., Aihara, K. and Tsukada, M. (1996) Dynamical cell assembly hypothesis—theoretical possibility of spatio-temporal coding in the cortex. Neural *Networks*, 9, 1303-1350.

Hebb, D. O. (1949) *The organization of behavior—a neuropsychological theory*. Wiley, New York. (白井常訳，行動の機構．岩波書店，東京，1957)

Honig, W. K. (1978) Studies of working memory in the pigeon. In: *Cognitive Processes in Animal Behavior* (Hulse, S. H., Fowler, H. and Honig, W. K. eds.) pp. 211-248, Lawrence Erlbaum, Hillsdale.

Kanerva, P. (1988) *Sparse distributed memory*, MIT Press, Cambridge, 155pp.

Leis, T., Pallage, V., Toniolo, G. and Will, B. (1984) Working memory theory of hippocampal function needs qualification. *Behavioral and Neural Biology*, 42, 140-157.

Mainen, Z. F. and Sejnowski, T. J. (1995) Reliability of spike timing in neocortical neurons. *Science*, 268, 1503-1506.

Meck, W. H. (1988) Hippocampal function is required for feedback control of all internal clock's criterion. *Behavioral Neuroscience*, 102, 54-60.

Meunier, C., Yanai, H. and Amari, S. (1991) Sparsely coded associative memories: capacity and dynamical properties. *Network*, 2, 469-487.

O'Keefe, J. and Speakman, A. (1987) Single unit activity in the rat hippocampus during a spatial memory task. *Experimental Brain Research*, 68, 1-27.

Olton DS (1986) Hippocampal function and memory for temporal context. In: *The Hippocampus, Vol. 4* (Issacson, R. L. and Pribram, K. H. eds.), pp. 281-298, Plenum, New York.

Olton, D. S. and Feustle, W. A. (1981) Hippocampal function required for nonspatial working memory. *Experimental Brain Research*, 41, 380-389.

Olton, D. S., Becker, J. T. and Handelman, G. E. (1979) Hippocampus, space, and memory. *Behavioral and Brain Sciences*, 2, 313-365.

Palm, G. (1990) Cell assemblies as a guideline for brain research. *Concepts in Neurosciences*, 1, 133-147.

Palm, G. (1993) Cell assemblies, coherence, and corticohippocampal interplay. *Hippocampus*, 3, 219-226.

Pontecorvo, M. J. (1983) Effects of proactive interference on rat's continuous nonmatching-to-sample performance. *Animal Learning and Behavior*, 11, 356-366.

Rawlins, J. N. P., Lyford, G. L., Seferiades, A., Deacon, R. M. J. and Cassaday, H. J. (1993) Critical determinants of nonspatial working memory deficits in rats with conventional lesions of the hippocampus or fornix. *Behavioral Neuroscience*, 107, 420-433.

Rothblat, L. A. and Hayes, L. L. (1987) Short-term object recognition memory in the rat: nonmatching with trial-unique junck stimuli. *Behavioral Neuroscience*, 101, 587-590.

Sakurai, Y. (1987) Rat's auditory working memory tested by continuous nonmatching-to-sample performance. *Psychobiology*, 15, 277-281.

Sakurai, Y. (1990a) Hippocampal cells have behavioral correlates during the performance of an auditory working memory task in the rat. *Behavioral Neuroscience*, 104, 251-261.

Sakurai, Y. (1990b) Cells in the rat auditory system have sensory-delay correlates during the performance of an auditory working memory task. *Behavioral Neuroscience*, 104, 856-868.

Sakurai, Y. (1992) Auditory working and reference memory can be tested in a single situation of stimuli for the rat. *Behavioral Brain Research*, 50, 193-195.

Sakurai, Y. (1993) Dependence of functional synaptic connections of hippocampal and neocortical neurons on types of memory. *Neuroscience Letters*, 158, 181-184.

櫻井芳雄 (1993) 作業・参照に関わる海馬―皮質系内の神経回路. ブレインサイエンス最前線'94, 講談社, pp. 52-68.

Sakurai, Y. (1994) Involvement of auditory cortical and hippocampal neurons in auditory working memory and reference memory in the rat. *Journal of Neuroscience*, 14, 2606-2623.

櫻井芳雄 (1995) ラットを用いた記憶の神経機構の研究―動向と展望. 日本神経精神薬理学雑誌, 15, 13-29.

Sakurai, Y. (1996a) Hippocampal and neocortical cell assemblies encode memory processes for different types of stimuli in the rat. *Journal of Neuroscience*, 16, 2809-2819.

Sakurai, Y. (1996b) Population coding by cell assemblies—what it really is in the brain. *Neuroscience Research*, 26, 1-16.

Sakurai, Y. (1998a) The search for cell assemblies in the working brain. *Behavioural Brain Research*, 91, 1-13.

Sakurai, Y. (1998b) Cell-assembly coding in several memory processes. *Neurobiology of Learning and Memory*, 70, 212-225.

櫻井芳雄 (1998 a) ニューロンから心をさぐる. 岩波書店.

櫻井芳雄 (1998 b) 多数ニューロン活動の同時記録法. 脳の科学, 20：1233-1237.

櫻井芳雄 (1998 c) スパイク相関解析法. 医学のあゆみ, 184, 607-612.

櫻井芳雄 (1999) マルチニューロン活動の記録法. 脳21, 2：77-84.

Sakurai, Y. (1999) How do cell assemblies encode information in the brain? *Neuroscience and Biobehavioral Reviews* 23: 785-796.

Sakurai, Y. and Sugimoto, S. (1985) Effects of lesions of prefrontal cortex and dorsomedial thalamus on delayed go/no-g alternation in rats. *Behavioural Brain Research*, 17, 213-219.

Staubli, U., Fraser, D., Kessler, M. and Lynch, G. (1986) Studies on retrograde and anterograde amnesia of olfactory memory after denervation of the hippocampus by entorhinal cortex lesions. *Behavioral and Neural Biology*, 46, 432-444.

Squire, L. R. (1987) *Memory and brain*. Oxford University Press, New York.

外山敬介 (1985) インパルス―インパルス相関. 生体の科学, 36：422-425.

Wible, C. G., Findling, R. L., Shapiro, M., Lang, E. J., Crane, S. and Olton, D. S. (1986) Mnemonic correlates of unit activity in the hippocampus. *Brain Research*, 399, 97-110.

Wickelgren, W. A. (1992) Webs, cell assemblies, and chunking in neural nets. *Concepts in Neurosciences*, 1, 1-53.

Yee, B. K. and Rawlins, J. N. P. (1994) The effects of hippocampal formation ablation or fimbria-fornix section on performance of a nonspatial radial arm maze task by rats. *Journal of Neuroscience*, 14, 3766-3774.

第5章
ワーキングメモリの神経基盤

藤井俊勝
東北大学

5-1 はじめに

　ワーキングメモリ（working memory）の定義は，研究者によって微妙に異なっているが，実際の患者の症状をみる立場からすると，Baddeley（1995 a，1995 b，1996）のモデルが最も説明仮説として使用しやすい．彼はワーキングメモリを「複雑な認知作業を行うときに，必要な情報を一時的に保持し，その情報に操作を加えるシステム」と定義している．またこのシステムは二つの補助システム（音韻ループ phonological　loop, と視空間的スケッチパッド visuospatial sketch pad）と，一つの中央実行系（central executive）からなると仮定している．

　本章では，このモデルに関連する神経心理学的知見とニューロイメージング（神経機能画像法）による知見を整理する．神経心理学的知見はすべて脳損傷患者を，神経機能画像法による知見はすべて健常人を対象とした研究である．また，特に断らない限り神経機能画像法による知見は PET（positron emission tomography）を用いた研究である．本文中，脳部位の記述の後ろの（　）内の数字はブロードマンの細胞構築学的分類による番号である．

　図1，図2にそれぞれヒトの脳の外側面の脳回，ブロードマン分類を示す．

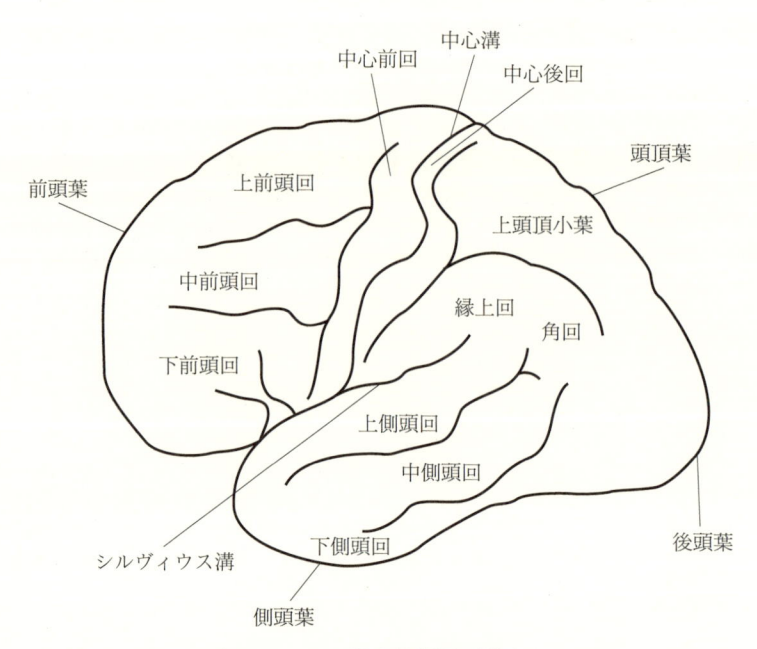

図1　ヒトの脳の外側面の脳回.

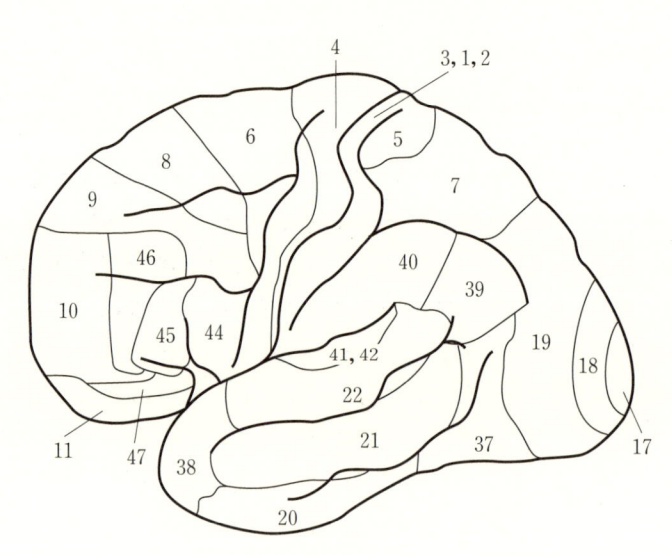

図2　ヒトの脳の外側面のブロードマン分類.

5-2 音韻ループ(phonological loop)

(1) 神経心理学的知見

　神経心理学分野で言語性短期記憶の指標として最もよく用いられるのは，数字（あるいは音節，単語）の即時順唱である．この場合，刺激提示と反応の間には干渉を入れないで，すぐに再生してもらう．以下，本章では，言語性短期記憶障害という場合，言語素材の即時再生能力の低下を意味する．

　言語性短期記憶障害に関する報告は 1960 年代後半からみられる（Luria, Sokolov, & Klimkowski, 1967; Warrington & Shallice, 1969）．Warrington and Shallice (1969) は，言語性短期記憶の選択的障害を呈し，長期記憶（言語素材の対連合学習やリスト学習）は障害されていない症例 K. F. を報告し，健忘症患者（側頭葉内側面損傷では障害された長期記憶と正常な短期記憶が特徴）との二重解離を報告した．この報告は短期記憶と長期記憶が別のシステムであることを示したにとどまらず，従来の二重貯蔵モデル（あるいはモダルモデル Atkinson & Shiffrin, 1968）では説明できない，短期記憶が障害されても長期記憶は障害されないという事実を提出した．それ以降，言語性短期記憶障害患者の症例報告はかなりの数にのぼる（表１）(Baddeley & Wilson, 1988; Basso, Spinnler, Vallar, & Zanobio, 1982; Bisiacchi, Cipolotti, & Denes, 1989; Caramazza, Basili, & Koller, 1981; De Renzi & Nichelli, 1975; Friedrich, Glenn, & Marin, 1984; Kinsbourne, 1972; Luria et al., 1967; McCarthy & Warrington, 1984, 1987; Romani, 1992; Saffran & Marin, 1975; Saffran & Martin, 1990; Strub & Gardner, 1974; Trojano, Stanzione, & Grossi, 1992; Vallar, Basso, & Bottini, 1990; Vallar, Di Betta, & Silveri, 1997; Warrington, Logue, & Pratt, 1971; Warrington & Shallice, 1969)．表中の病巣は１例を除き（O.R.F.は左利きで右半球病巣），すべて左半球病巣である．

　これらの患者にみられる言語性短期記憶障害は，言語受容あるいは言語表出の問題ではない．なぜなら刺激が一つの場合にはほとんど失敗はみられないし，反応に言語表出を用いない場合（たとえば聴覚的に数字を聞いて数字盤に書かれた数字を上肢で指示する）にも障害がみられるからである．反応に言語表出を用いない方法の一つにプローブ法があるが，表中の JO と GC ではこの方法によって成績が改善した．これらの例では言語性短期記憶貯蔵庫そのものの障害ではなく何らかの別の障害（たとえばリハーサルプロセスすなわち，短期記憶貯蔵庫内の情報を反すうする過程の障害）が関係していると考えられる．また，多くの患者では，言語以外の短期記憶（非言語性聴覚刺激：Friedrich et al., 1984; Shallice & Warrington, 1974，視空間性刺激：Basso et al., 1982; Trojano et al., 1992; Vallar et al., 1997）は保たれていることが報告され

ている.

　短期記憶と学習に関して，Baddeley, Papagno, and Vallar (1988) は表1にもある患者P. V. を対象として興味深い研究を行った．この患者は，言語の対連合学習は健常人と変わりなく可能であった．しかし，自国語と患者が知らない他国語の対連合は学習することができなかった．このことは，言語性短期記憶が新しい（未知の）言語の学習に重要な役割を果たしていることを示している．

　表1をみると，すでに Luria et al. (1967) が指摘したように，言語性短期記憶障害患者では，言語を視覚提示（文字言語）した場合の方が聴覚提示した場合よりも成績が良いという報告が多い．この事実は障害が主に入力側にあり，また超感覚様式的な問題ではないことを示す証拠と見なされている (Vallar & Papagno, 1995)．すなわち聴覚言語性短期記憶貯蔵庫と視覚言語性（形態性？）短期記憶貯蔵庫の存在を示唆している．健常人の場合，文字情報は音韻情報に変換されて保持されると考えられるが，聴覚言語性短期記憶貯蔵庫に障害がある場合にはこの変換を行わないのかもしれない．ただ，これらの症例の視覚入力による言語性短期記憶は正常とはいいがたく，また視覚言語性短期記憶の選択的障害例は報告されていないので，今後の検討が必要である．表1をみても入力の感覚様式（モダリティ）で差がみられない

表1　言語性短期記憶障害患者

患者	著者と発表年	病因	病巣	病巣同定	聴 vs 視覚言語 STM
B.	Luria et al. (1967)	外傷	T, P	気脳写, 脳波	聴＜視
K.	Luria et al. (1967)	外傷	T, Sensorimotor	脳波	聴＜視
K.F.	Warrington and Shallice (1969); Warrington et al. (1971)	外傷	P, O	手術所見	聴＜視
J.B.	Warrington et al. (1971)	髄膜腫	T, inf. P	手術所見	聴＜視
W.H.	Warrington et al. (1971)	梗塞	T, inf. P, sub. F	脳スキャン	聴＜視
J.T.	Kinsbourne (1972)	外傷	?	?	聴＜視
J.O.	Kinsbourne (1972)	梗塞?	F, T	脳波, 脳スキャン	聴＜視
L.S.	Strub and Gardner (1974)	外傷	P, O	血管撮影, 手術所見	聴＜視
Case 1	De Renzi and Nichelli (1975)	梗塞?	post. T	脳波, 脳スキャン	聴＜視
Case 2	De Renzi and Nichelli (1975)	梗塞	?	?	聴≒視
I.L.	Saffran and Marin (1975)	?	post. P	?	聴＜視
M.C.	Caramazza et al. (1981)	血管障害	Post. sup. T, inf. P	CTスキャン	聴＜視
P.V.	Basso et al. (1982)	梗塞	F, T, P	CTスキャン	聴＜視
E.A.	Friedrich et al. (1984)	梗塞	post. T, P	CTスキャン	聴＜視
O.R.F.	McCarthy and Warrington (1984)	脳出血	T, P	CTスキャン	?
R.A.N.	McCarthy and Warrington (1984, 1987)	梗塞	P, (T?)	CTスキャン	聴＜視
N.H.A.	McCarthy and Warrington (1987)	クモ膜下出血	?	?	聴＜視
T.B.	Baddeley and Wilson (1988)	?	両側T萎縮	CTスキャン	聴≒視
R.R.	Bisiacchi et al. (1989)	梗塞	T, P	CTスキャン	聴＜視
T.I.	Saffran and Martin (1990)	梗塞	T, P, right inf. F	CTスキャン	聴≒視
E.R.	Vallar et al. (1990)	梗塞	T, P, insula	CTスキャン	聴＜視
S.C.	Trojano et al. (1992)	梗塞	T, P	CTスキャン	聴＜視
G.C.	Romani (1992)	血管奇形手術	?	?	?
L.A.	Vallar et al. (1997)	てんかん手術	T, P	MRIスキャン	聴＜視
T.O.	Vallar et al. (1997)	梗塞	F (皮質下), insula	CTスキャン	聴＜視

病巣部位　F：前頭葉，T：側頭葉，P：頭頂葉，O：後頭葉

例も存在するし，グループスタディにおいて入力モダリティで差がみられないとする報告もある (Heilman, Scholes, & Watson, 1976).

この点に関して，相馬 (1992) は17例の伝導失語[1]患者を対象に聴覚性と視覚性数字順唱を検討している．そのうち視覚性数字順唱が聴覚性よりもよい8例は，病巣が上側頭回に及んでいた．頭頂葉に限局した病巣の場合は，7例で視覚≒聴覚，2例で視覚＜聴覚であった．

表1から明らかなように，これらの患者は主に後部側頭葉と下頭頂小葉に病巣をもつ症例が多い．多数例の研究をみてみると，Risse, Rubens, and Jordan (1984) や Gordon (1983) は左頭頂側頭病変と言語性短期記憶障害の関係を明らかにしているし，Warrington, James, and Maciejewski (1986) の研究でも，言語性短期記憶障害が左頭頂葉損傷に関係することが示されている．上述のように側頭葉内でも健忘症を引き起こす内側面病巣では，言語性学習課題は障害されるけれども，言語性短期記憶は障害されない (Milner, 1971)．

さて，前方病巣をもつ患者では，言語性短期記憶の成績はどうであろうか．Vallar et al. (1997) は言語性短期記憶障害を呈した2例の患者を報告している．1例 (症例L. A.) は左頭頂側頭病巣で，もう1例 (症例T. O.) は前頭葉皮質下病巣 (運動前野皮質下，島皮質) であった．Heilman et al. (1976) はブローカ失語[2]患者 (主に前方病巣で起こる) と伝導失語患者 (主に頭頂側頭葉病巣で起こる) の短期記憶を言語反応と指示反応を用いて研究したが，どちらの群でも障害がみられ，グループ間で差がみられなかったと報告している．De Renzi and Nichelli (1975) も多数例の研究をしている．左半球損傷患者は右半球損傷患者に比べて成績が有意に低下していた．左半球損傷患者を調べてみると，失語症のある患者は失語症のない患者に比べて数字順唱が低下するが，ブローカ失語とウェルニッケ失語[3] (主に側頭葉後方病巣で起こる) のグループで成績に有意な差はなかった．Ween, Verfaellie, and Alexander (1996) も軽症失語患者の記憶能力を検討している．その結果，これらの患者では言語性短期記憶は障害されるが，前方群と後方群で有意な差はないと報告している．

ただし，前述の Risse et al. (1984)，Warrington et al. (1986) の研究では前方損傷群では，数字順唱はそれほど低下しないという．Gordon (1983) は，ブローカ失語患者では言語性短期記憶は低下するが，ブローカ領域そのものと言語性短期記憶は相関しないと述べている．相

---

1) 発語は基本的に流暢で，構音は良好であるが，多量の音節性錯語を含む．そのため，発語はとぎれとぎれで吃音様となる場合がある．伝導失語というと復唱障害が強調されがちだが，これらの異常は，表出面全体 (自発語，復唱，呼称，音読，書字) に及ぶ．言語理解能力はほぼ正常に近い．多くの症例では，病巣は左縁状回 (40野) と皮質下白質にある．
2) 表出面の特徴は非流暢性にある．発語に努力を要し，プロソディー障害がみられる．発語の量が乏しく，構音が悪く，文法構造も悪い．これらの特徴は呼称，復唱，音読にも現れる．発語障害に比べると比較的軽度だが，理解障害も認められる．持続するブローカ失語はブローカ領域 (Brodmann分類の44野，45野) だけでなく，周辺の前頭葉 (6, 8, 9, 10, 46野)，皮質下白質，基底核の損傷を伴うことが多い．
3) 基本特徴は流暢な発語にある．発語量は正常あるいは増加しており，発語時の努力はみられず，構音やプロソデイーの異常はなく，文法構造も問題ない．ただし，発語量は多くても内容語に乏しく意味の取れない発話となる．発語には多くの錯語がみられる．言語理解 (聴覚的理解，文字理解) は極めて悪いことが多い．病巣はウェルニッケ領域 (22野) が中心であり，多くの場合周辺の37, 39, 40野を含む．

馬（1992）の研究でもいろいろな病巣をもつ失語患者の言語性短期記憶が研究された．ブローカ領域に病巣が限局している場合には，障害はみられず，中心前回に病巣が及ぶと障害がみられるという．

（2）音韻ループに関連する神経機能画像法を用いた研究

まず，言語素材の即時再生時に活動する部位に関する研究をみてみよう．

Grasby et al. (1993) は PET を用いて言語素材の即時復唱の神経基盤を調べた．5単語の復唱を繰り返す課題を安静時と比較した結果，両側の後部上側頭回 (41/42/22)，視床，小脳，左前部帯状回 (32)，右海馬傍回の賦活がみられた．

Petrides, Alivisatos, and Evans (1995) は 45 野の機能を調べる研究のなかで，単語復唱課題を用いている．1単語ずつの復唱課題を安静時と比較した結果，両側後部上側頭回 (22/42)，両側下前頭回 (45)，両側小脳とブローカ領域 (44/6) が活動することを報告した．

次に言語素材の短期間の保持に関する研究をみることにする．以下の研究では PET による血流測定中に実際の発声は伴っていない．

Fiez et al. (1996) は，PET による血流測定直前に視覚的に提示された五つの単語を 40 秒間声を出さずに保持する課題を，単純な固視課題と比較した．その結果，左の下前頭回 (44/45 野)，補足運動野 (6)，中前頭回 (9/46)，右中前頭回 (9)，両側小脳に賦活がみられた．この実験では，構音システムの関与を調べるために，声を出さずに数字を暗唱する課題が固視課題と比較された．小脳の賦活は保持課題，暗唱課題ともにみられたが，保持課題でみられた前頭前野の賦活は暗唱課題ではみられなかった．暗唱課題では，左の島皮質の賦活がみられた．

Smith, Jonidis, and Koeppe (1996) は視覚提示による言語性短期記憶の神経基盤を調べた．この実験では，四つの文字を 3 秒間保持する課題が文字同定課題と比較された．反応は言語反応ではなく，ボタン押しである．血流増加は主に左半球，すなわち左頭頂葉 (40/7)，島皮質，ブローカ領域 (44)，運動前野 (6)，補足運動野 (6) に賦活がみられた．

Paulesu, Frith, and Frackowiak (1993) は，仮説的に提出されていた音韻ループの二つの構造（音韻貯蔵庫とリハーサルシステム[4]）を調べる研究を行った（この点については，本書第 14 章を参照のこと）．この実験は，視覚的に提示された文字はリハーサルシステムを介して音韻貯蔵庫にアクセスするという心理学的モデルと実験結果 (Vallar & Papagno, 1995) を利用している．視覚提示された六つの文字を保持する言語性記憶課題が，六つのハングル文字を保持する視覚性記憶課題と比較された．反応はボタン押しが求められた．その結果，両側性に後部上側頭回 (22/42)，縁上回 (40)，島皮質，下前頭回 (44)，補足運動野 (6)，小脳の賦活が

---

4) 音韻貯蔵庫は言語情報保持のための短期記憶貯蔵庫，ここでのリハーサルシステムは音韻貯蔵庫内の言語情報を反すうするシステム

みられた．このうち左半球でより強い賦活を認めた部位は，後部上側頭回，縁上回と下前頭回であった．彼らはこのネットワークが音韻ループの神経基盤であると考えた．次の実験では，音韻同定課題（リハーサルシステムの関与が必要）と形態類似性同定課題が比較された．その結果，下前頭回 (44) は活動するが，縁上回 (40) は活動しないことがわかった．この結果から彼らは，音韻貯蔵庫は縁上回に，リハーサルシステムはブローカ領域に関係していると結論した．

この Paulesu et al. (1993) の音韻ループの構成要素に関する結果は Salmon et al. (1996) によって追認されている．音韻ループにおける音韻貯蔵庫とリハーサルシステムの基盤は別のグループによっても研究された．

Awh et al. (1996) は，視覚提示された文字の短期記憶課題と，文字同定課題・視覚提示された文字を声をださずにリハーサルする課題を比較した．記憶課題は同定課題に比べて，左の縁上回 (40)，ブローカ野 (44)，帯状回 (32)，両側の上頭頂小葉 (7)，運動前野 (6)，補足運動野 (6)，小脳を賦活した．それに対して，記憶課題とリハーサル課題が比較されると，左半球では縁上回 (40)，上頭頂小葉 (7)，補足運動野 (6) のみが活動を示した．この結果から彼らは左縁上回が音韻貯蔵庫に，ブローカ野 (44) と左運動前野 (6) がリハーサルに関与していると結論した．

図3に Grasby et al. (1993)，Petrides et al. (1995)，Fiez et al. (1996)，Smith et al. (1996)，Paulesu et al. (1993)，Salmon et al. (1996)，Awh et al. (1996) らの研究における大脳外側面の賦活部位を Talairach and Tournoux (1988) の図譜に表示した．内側面の賦活は補足運動野のみ示し，その他の部位（島皮質，帯状回など）は省略した．

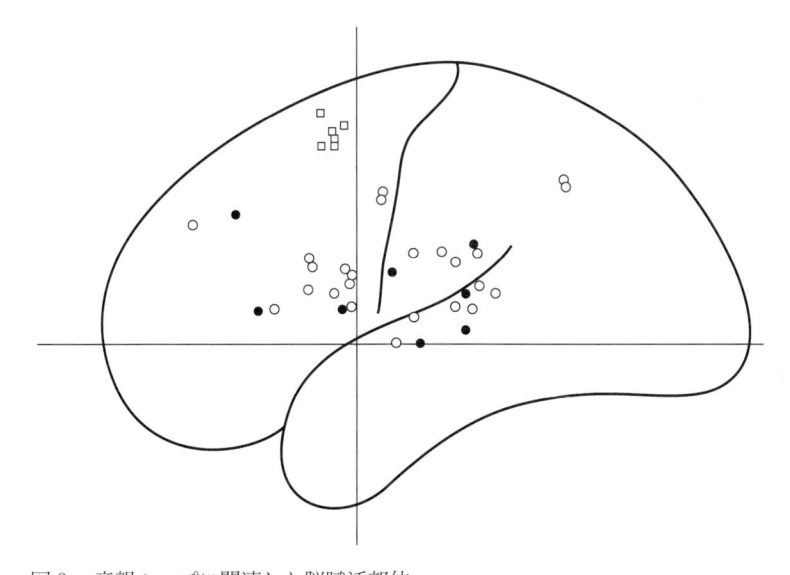

図3　音韻ループに関連した脳賦活部位．
　　　〇は左半球，●は右半球，□は大脳半球内側面．水平線は前交連と後交連を結ぶ基準線を示し，水平線と垂直線の交点が前交連にあたる．

5-3 視空間的スケッチパッド (visuospatial sketch pad)

(1) 神経心理学的知見

　視空間的スケッチパッドに関する神経心理学的知見としては，視空間性短期記憶障害を取り上げるが，視空間性短期記憶障害に関する症例報告は，言語性短期記憶障害患者に比べて，非常に少ない．

　De Renzi and Nichelli (1975) は，多数例の研究のなかで，選択的視空間性短期記憶障害を呈した右半球病巣をもつ2症例を報告した．1例は右後頭葉切除と扁桃体，脳弓の凝固術後，もう1例は脳血管障害であった．これら2症例の神経学的所見は両眼の左視野の対象がみえない状態すなわち左同名半盲（後方損傷を示唆）のみであり，空間無視や空間知覚障害はみられなかった．2症例とも数字順唱（言語性短期記憶）は七つ可能であったが，空間性ポインティング[5]（最もよく用いられる視空間性短期記憶課題：Milner, 1971）では2.5と非常に成績が不良だった．しかし，両症例とも視覚性飛び石迷路の学習が可能であった．

　Hanley ら (Hanley, Pearson, & Young, 1990; Hanley, Young, & Pearson, 1991) は視空間的スケッチパッドの障害をもつ患者（ELD）の症状を詳しく検討した．この患者は右中大脳動脈瘤破裂による脳出血で，CT スキャンでは，前頭側頭領域に広範な梗塞があった．この患者の訴えは発病後に出会った人の顔を再認できないことと，道を憶えられないことであった．実際，新しい顔を憶えられないだけではなく，発病後に有名になった人の顔も再認できなかった．それにもかかわらず，これらの有名人の名前は再認できた．発病前の有名人については，顔も名前も正しく再認できた．さらに，親近性のある顔や物体については，学習後の項目再認のみでなく，どのような位置からみたかという課題でも正常であったが，親近性のない対象については障害を示した．空間性ポインティングは3〜4，知らない顔の提示順序即時ポインティングにも障害がみられた．それに対して言語性短期記憶は聴覚提示でも視覚提示でも正常範囲にあった．さらに音韻類似効果（聴覚，視覚提示とも），覚提示時の構音抑制効果も正常コントロールと変わりがなかった．この視覚提示時の正常な言語性スパンについて Hanley et al. (1991) は視空間的スケッチパッドが使用されず，何らかの形の語彙表象が使用されたのではないか，と述べている．語彙表象が何を指しているのかわからないが，文字情報が音韻情報に変換されて保持されたと考えれば自然である．さらに，この患者は心像回転課題

---

5) 机上の9〜10個の物体（積み木など）を検者がランダムにポインティングし，被検者はそれと同じ順序で物体をポインティングするという課題．

に障害を示したけれども，長期記憶からの視覚情報の回収は正常であった．非常に興味深い症例ではあるが，視空間的スケッチパッドの障害と実際の患者の症状に因果関係があるかどうかはやや疑問が残る．なぜなら顔や道順の記憶障害は右半球損傷で起こるし，空間性ポインティングが3〜4の患者がすべてこのような症状を示すわけではないからである．

多数例の検討から，De Renzi ら（De Renzi, Faglioni, & Previdi, 1977; De Renzi & Nichelli, 1975）は，空間性ポインティングの成績は，半盲がある患者（後方病巣を示唆する所見）あるいは右半球病巣をもつ患者で低下すると報告し，視空間性短期記憶における右半球後方領域の役割を示唆している．

Pigott and Milner (1994) は，左右の前頭葉切除患者と側頭葉前方切除患者を対象に無意味パターンの視覚性短期記憶を調べた．その結果，右前頭葉切除群で，成績の低下をみとめた．これは，側頭葉内側面損傷では視空間性短期記憶は障害されないという従来の報告とも一致する（Milner, 1971）．

Warrington and Rabin (1971) は視覚提示による数字，文字，単純な線刺激スパンを検討した．左半球損傷患者は，右半球損傷，統制群に比べて成績が低下していたが，右半球損傷と統制群では差がなかった．左半球損傷患者のなかでは，特に後方損傷群ですべての刺激に対するスパンが低下していた．Pigott and Milner (1994) と Warrington and Rabin (1971) の結果は一見矛盾しているようだが，対象患者群が異なることと記憶すべき視覚情報の差によるものと考えられる（前者で用いられた刺激ではより空間性情報の記憶が必要であるようにみえる）．

以上の多数例の研究結果は，視空間性短期記憶には右半球が，視覚形態性短期記憶に左半球が重要であることを示しているのかもしれない．

さて，視覚によって知覚できるものは，空間での位置や形態だけではない．Davidoff and Ostergaard (1984) は，左の後頭側頭葉の脳梗塞後に，色彩失名辞と色彩に関する視覚性短期記憶障害を呈した症例を報告している．また，Greenlee, Lang, Mergner, and Seeger (1995) は，大脳後方損傷をもつ患者の検討から，運動速度の短期記憶が，側頭頭頂後頭境界領域に損傷をもつ患者で障害され，上部頭頂葉や下側頭葉に損傷をもつ患者では障害されないと報告している．

（2）視空間的スケッチパッドに関する神経機能画像法を用いた研究

視空間性短期記憶に関する神経基盤について Jonides et al. (1993) は，次のような実験を行った．スクリーン上に三つの点が提示され，それが消えた後3秒間保持する課題（位置記憶課題）と，スクリーン上の3点が円に囲まれているかどうかという簡単な課題（視知覚課題）が比較された．その結果，賦活部位はすべて右半球で，後頭葉 (19)，縁上回 (40)，運動前野 (6)，下部前頭前野 (47) であった．

Owen, Evans, and Petrides (1996) の研究では，神経心理学的知見の項で述べた空間性ポ

インティング課題が，単純な反応課題と比較された．その結果，右の下前頭回 (47), 両側の運動前野 (6), 上頭頂小葉 (7), 後頭葉 (17, 18) が活動を示した．

Sweeney et al. (1996) は，サルの実験で用いられる遅延眼球運動課題と視覚刺激への眼球運動課題を比較している．賦活がみられた部位は，両側の後部頭頂葉，背外側前頭葉，補足運動野，前頭眼球運動野それに左の前部帯状回，前頭眼窩回であった．

さて，Smith et al. (1995) は視覚性短期記憶のうち，空間性記憶と形態性記憶の違いを研究した．方法は Jonides et al. (1993) とほぼ同様で，記憶すべき刺激として位置と形態が用いられ，統制課題は視知覚課題である．その結果，空間性短期記憶で活動する部位は，前述の右半球の四つの部位（後頭葉，縁上回，運動前野，下部前頭前野）であったが，形態性短期記憶で活動を示した部位は，左半球の下側頭葉 (37), 縁上回 (40), ブローカ野 (44) と前部帯状回 (32) であった．この実験 1 では，位置課題と形態課題で異なる刺激が使用されたが，実験 2 では，刺激を同一にして，記憶すべき情報の指示（位置を記憶するのか形態を記憶するのか）だけを変えて行った．空間性短期記憶課題では，実験 1 でみられた右の後頭葉／縁上回 (19/40), 運動前野 (6), 下部前頭前野 (47) に加えて，右の中前頭回 (46), 左縁上回 (40), 前部帯状回 (32) の賦活がみられた．形態性短期記憶課題では左半球下側頭葉 (37), 縁上回 (40) に賦活がみられた．

Courtney, Ungerleider, Keil, and Haxby (1996) は空間位置と顔の短期記憶を調べている．この実験では三つの顔が三つの位置に 1.5 秒ずつ提示され，その 0.5 秒後に提示されるターゲットとの照合が求められた．教示によって位置課題と形態課題になるわけである．顔の記憶課題を位置記憶課題と比較すると，両側後頭葉 (18), 右の舌状回 (37), 右海馬傍回 (20/36), 右視床，右眼窩前頭葉 (11), 右下・中前頭回 (45/46/9), 小脳に賦活がみられ，逆に位置記憶課題を記憶課題と比較すると，両側の上頭頂小葉 (7), 縁上回 (40), 上前頭溝 (6/8) に賦活がみられた．

図 4 に Jonidis et al. (1993), Owen et al. (1996), Sweeney et al. (1996), Smith et al. (1995), Courtney et al. (1996) らの研究における視空間記憶課題時の大脳外側面の賦活部位を Talairach and Tournoux (1988) の図譜に表示した．Smith et al. (1995), Courtney et al. (1996) らの形態，顔の記憶による賦活部位は入っていない．内側面の賦活（補足運動野，後頭葉など）は省略した．

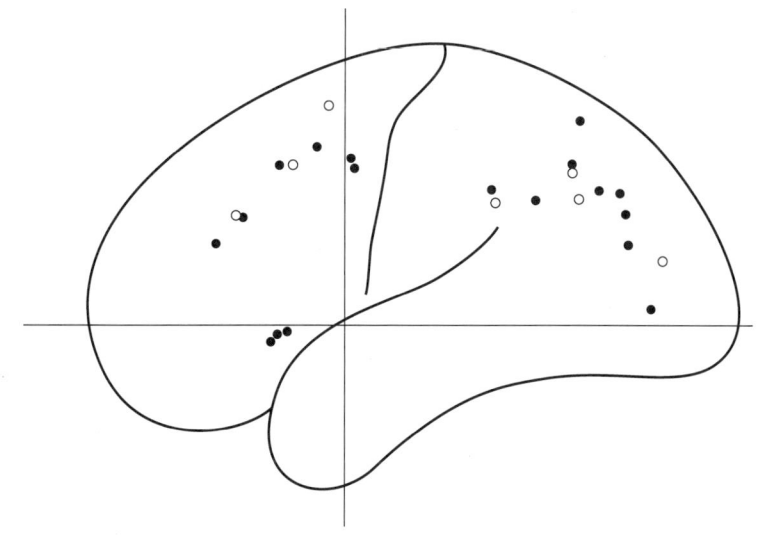

図4 視空間的スケッチパッドに関連した脳賦活部位．
○は左半球，●は右半球．

5-4 中央実行系 (central executive)

（1）神経心理学的知見

　音韻ループあるいは視空間的スケッチパッドに関する神経心理学的知見としては，それぞれ言語性短期記憶障害，視覚性短期記憶障害について述べてきた．しかし，中央実行系に関しては事はそう簡単ではない．中央実行系の機能が何なのかあまりに漠然としていて，その障害でどのような症状が起こるのか，逆にいえば，どのような症状を中央実行系の機能障害といってよいのかはっきりしないからである．また，多数例の研究において，既存のテスト（主に前頭葉機能の検査として使用されていたもの）は中央実行系の機能をみていると仮定し，その障害があれば中央実行系の機能障害と見なしているものもあるが，検査そのものに内在する要素あるいは検査結果の詳細な分析がなければ，仮定自体あやしくなってくる．中央実行系の機能障害を Dysexecutive 症候群と呼ぶといっても問題は解決しない．
　Baddeley (1995 a, 1995 b) は，中央実行系の機能として注意の維持と切り替え，ストラテジーの選択と実施，プランニング，二つの補助システムと長期記憶の連絡，いくつかのシステムからの情報の調整などを挙げ，Norman and Shallice (1986) によって提出された SAS

(supervisory attentional system) の概念[6] が中央実行系の働きの基礎としてうまくあてはまると考えているようである．さらに Baddeley ら (Baddeley, 1996; Baddeley & Della Sala, 1996) は，中央実行系をワーキングメモリの注意制御システムと位置付け，上述の機能に加えて（あるいは言い換えて），二つの補助システムの（同時的）作業の調整，学習の組織化，記憶情報回収のプラン立案，長期記憶内の情報へのアクセスとその情報の操作，外界やエピソード記憶からの利用可能な情報を状況に照らして考慮し，適切な行為の選択に役立てることなどを挙げている（一方で Baddeley 自身，中央実行系にあまりに多くの機能を仮定することは危険であるとも述べている）．

中央実行系がこのように多くの機能を担当すると仮定すれば，注意障害，記憶障害，プランニングの障害，ストラテジーや行為の選択の障害など多くの認知障害がほとんど中央実行系の障害と見なされうる．しかしそれではきりがないので，本章では，中央実行系と二つの補助システムとの関係という観点から，保持情報のモニタリング，更新あるいは変換，同時に二つのことを行う二重課題を取り上げる．

保持情報のモニタリングと順序付けが必要な課題を用いて，Petrides and Milner (1982) は，前頭葉損傷患者と側頭葉損傷患者を比較した．この研究では二つの言語性課題と二つの非言語性課題が用いられた．その結果，左前頭葉損傷患者はすべての課題に障害を示したが，右前頭葉損傷患者は非言語性課題でのみ障害を示した．側頭葉損傷患者は，損傷が左の場合には言語性課題で損傷が右の場合には非言語性課題で障害を示した．側頭葉損傷患者にみられた障害はおそらく記憶すべき項目数がかなり多い課題であったためと考えられる．

Wiegersma, Van Der Scheer, and Hijman (1990) も前頭葉損傷患者では，数字順唱は良好だが，保持情報のモニタリングと順序付けが必要な課題で障害がみられると報告している．

Owen, Downes, Sahakian, Polkey, and Robbins (1990) はさまざまな病因による前頭葉手術後の患者を検査した．単純な空間性ポインティング課題では，前頭葉損傷患者と統制群に差はなかった．しかし，空間性モニタリング課題では前頭葉損傷患者で誤り数が有意に増加していた．さらに Owen, Morris, Sahakian, Polkey, and Robbins (1996) は，空間性モニタリング課題で前頭葉損傷患者は保持情報の量が少なくても成績が不良だが，側頭葉前方切除患者ではモニタリング課題で要求される保持情報が増加した場合だけ成績低下を示すと報告している．

Fujii, Fukatsu, Yamadori, Suzuki, and Odashima, (1997) は二つの補助システム間の情報変換の障害と解釈できる症例を報告した．実際の患者の主訴はプッシュホンをうまく押せ

---

6) 前頭葉機能障害を説明するために Norman and Shallice によって提出された概念．ルーチン行動には必要ないが，ノンルーチン行動の発現に関わる．ルーチン行動はより下位の Schemata/Contention Scheduring システムだけで遂行可能だが，ノンルーチン行動の遂行時には SAS による Schemata/Contention Scheduring システムの調整（ある Schemata の活性化あるいは抑制）が必要となる．（日本語訳としては，［監督的注意システム］と訳されているものがあるが，あまりスマートな訳ではない．［注意管理システム］と表現すべきだろうか）

ないというもので，病巣は両側前頭前野（46, 9, 8, 45, 44）にあった．この患者では数字の順唱，空間性ポインティングはある程度良好であった．しかし，聞いた数字（あるいは継時的にみた数字）を指示する課題は，項目が一つのときには完全にできるが項目が二つ以上になると非常に困難であった．すなわち，音韻ループあるいは視空間的スケッチパッドは機能しているが，情報変換に関わる中央実行系の障害と解釈された．この患者では言語情報と空間情報の変換のみでなく，言語情報と形態情報の変換，保持した情報のその様式内での操作にも障害がみられた（藤井，1997）．

Cowey and Green（1996）は二重課題（言語性と視空間性課題）を用いて，海馬硬化症[7]の患者と前頭葉損傷患者の成績を比較した．その結果，海馬硬化症の患者では二重課題の成績が低下せず，前頭葉損傷患者で成績が低下した．

Baddeley, Della Sala, Papagno, and Spinnler（1997）の研究では前頭葉損傷患者が，患者やその家族へのインタビュー・日常行動の観察などから，二つのグループ（Dysexecutive 群と非 Dysexecutive 群）に分類された．二つの群で二重課題，ウィスコンシンカード分類課題，語産生課題[8]が比較されたが，二重課題でのみ Dysexecutive 群の成績が不良であった．ウィスコンシンカード分類課題，語産生課題ともに前頭葉損傷に鋭敏なテストとされているが，日常行動上の Dysexecutive 症候群に潜む機能障害とは別の機能を測定しているのかもしれない．

（2）中央実行系に関する神経機能画像法を用いた研究

中央実行系に関連する神経機能画像法を用いた研究として，やはり情報のモニタリングが必要な課題，保持情報の更新が必要な課題，同時に二つのことを行う二重課題を取り上げることにする．

Petrides, Alivisatos, Evans, and Meyer（1993）は8枚の抽象的なデザインを用いて実験を行った．実験課題では，毎回提示位置が変わる8枚の刺激のなかから8施行中必ず違うデザインを指示するよう求められた．統制課題では，前もって教えられたある決まったデザインを指示するよう求められた．この二つの課題の比較で，両側の中前頭回（46），前部帯状回（32），頭頂葉の賦活がみられた．Petrides, Alivisatos, Meyer, and Evans（1993）は，言語素材を用いて同じような情報モニタリング実験を行った．この場合にも両側中前頭回（46），運動前野（6），頭頂葉（40/7）の活動がみられた．

視空間的スケッチパッドの項で記載した Owen et al.（1996）は，同じようなモニタリング課題を用いて，外側前頭葉のなかでの中前頭回と下前頭回の機能の違いを検討した．その結

7）低酸素脳症あるいはてんかん発作の繰り返しによりおこる比較的海馬に限局した硬化症．
8）ある音節（例えば"あ"）から始まる言葉をなるべくたくさん言ってもらう，あるいはあるカテゴリー（例えば"動物"）に属する言葉をなるべくたくさん言ってもらう課題．通常は1分間で言えた数が成績となる．

果，単純な視空間性短期記憶では下前頭回 (47) が賦活されるのに対し，モニタリング課題ではそれに加えて中前頭回 (46/9) の賦活がみられると報告した．

保持情報の更新が必要な課題としてよく用いられる課題としては，連続提示される刺激中，何回か前の刺激と同じ場合にだけ正反応するという n-back 課題がある．たとえば，3-back 課題であれば，今提示された刺激が三つ前に提示された刺激と同じ場合に正反応するという課題である．

Smith et al. (1996) は言語性と空間性刺激を用いて，3-back 課題と三つの前もって決められた刺激 (言語性と空間性) に反応する統制課題を比較した．言語性課題では両側中前頭回 (46/9/10)，頭頂葉 (40/7)，と左下前頭回 (44/45) の活動が，空間性課題では両側中前頭回 (46)，運動前野 (6)，頭頂葉 (40/7) の活動がみられた．Schumacher et al. (1996) も同じ課題を用いて言語の刺激提示が聴覚でも視覚でもほぼ同様の部位が活動することを報告している．

D'Esposito et al. (1995) は fMRI (functional magnetic resonance imaging) を用いて言語性と空間性の二重課題遂行時の脳活動を調べた．この実験では，意味を判断する課題 (カテゴリーをいう) とドットの位置を判断する課題が用いられた．これらの課題を同時に遂行する条件と，どちらか一つの課題を遂行する条件が比較された．二重課題ではすべての被験者で両側背外側前頭回 (9/46) の賦活が認められた．

図5に Petrides, Alivisatos, Evans, and Meyer (1993)，Petrides, Alivisatos, Meyer, and Evans (1993)，Owen et al. (1996)，Smith et al. (1996)，Schumacher et al. (1996) らの研究における大脳外側面の賦活部位を Talairach and Tournoux (1988) の図譜に表示した．D'Esposito et al. (1995) による fMRI のデータは入っていない．内側面の賦活は省略した．

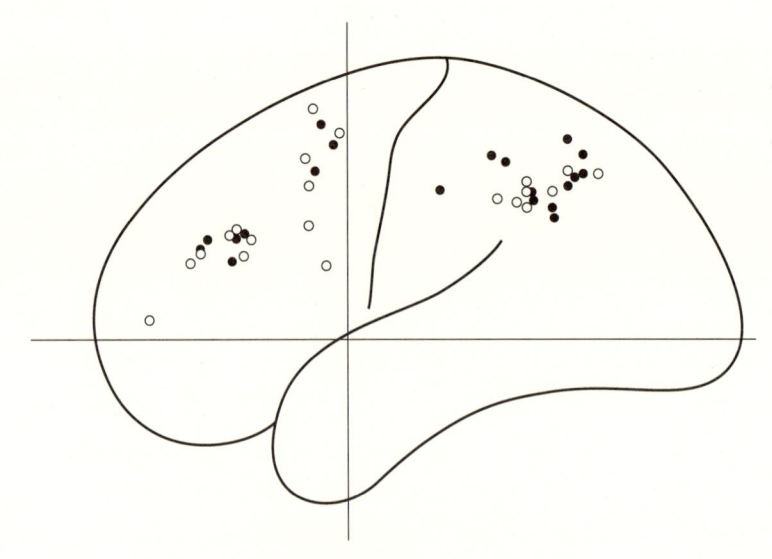

図5 中央実行系に関連した脳賦活部位．
○は左半球，●は右半球．

さて，今まで記載してきた機能画像法は音韻ループ，視空間的スケッチパッド，中央実行系に関してすべてある実験課題と統制課題の比較という形で行われてきたものである．しかし最近ワーキングメモリにかかる負荷とある特定部位の脳血流の関係を検討する研究がみられる．また，fMRIを用いてある特定部位の活動の時間的変化を測定する実験結果が報告された．

　Smith and Jonidis (1997) はPETによる研究で上述のn-back課題を用い，負荷といろいろな部位の血流の関係を検討した．実験課題では，刺激が視覚的に連続提示され，nを0，1，2，3の4種類にした (0-back課題は前もって教えられたある一つの文字に反応する)．統制課題では文字が提示されたら，ボタンを押すという単純なものである．11か所の脳血流を検討した結果，負荷の増大とともに (nが，0から1，2，3と増えるとともに) ほとんどの部位で脳血流の直線的増大がみられた．念のため，第一次視覚，聴覚，体性感覚野での血流を調べると，負荷の増大と血流には関係がみられなかった．11か所の部位のうち，2か所で他の部位とは異なるパターンがみられた．すなわち，背外側前頭葉 (46/9) とブローカ野 (44) である．これら二つの領域では0-backと1-back課題では血流が増加せず，2-back，3-back課題で血流が増加しはじめた．0-backと1-back課題では保持情報の更新が必要ないこと，リハーサルの必要がほとんどないことが原因ではないかと述べている．

　さて，このような脳部位の活動の詳しい時間経過をPETで測定することは，現在のところ不可能であるが，fMRIを用いると可能である (PETでは最低45〜90秒の時間分解能であるが，fMRIでは数秒の時間分解能)．

　Cohen et al. (1997) は上述のn-back課題を用いていろいろな領域の活動の時間的変化と記憶負荷の影響を調べた．この課題では，刺激提示間間隔が10秒に延長され，その間に4回 (2.5秒に1回) のfMRI画像を撮影するということが繰り返され，記憶負荷と10秒間における時間の影響が調べられた．その結果，視覚 (17/18/19)，聴覚 (22)，感覚運動皮質 (4/1/2/3)，島皮質は時間の影響を受けたが，記憶負荷の影響はなかった．記憶負荷に反応した領域は，背外側前頭皮質 (9/46/8)，ブローカ野 (44)，運動前野 (6)，頭頂葉 (40/7)，前部帯状回 (32) であった．注目すべきことに，背外側前頭皮質 (9/46/8) では時間の効果がみられず，2-back，3-back課題中に10秒間の持続的活動を示した．似たパターンは44野や40野でも観察されたが，このような領域では，記憶負荷と時間双方に影響を受ける領域も同時に存在した．以上の結果から，Cohenらは背外側前頭皮質は情報のある一定期間の積極的保持に関与していると考えた．44野や40野も情報の保持に関与しているが，時間の影響も受ける領域は，より一時的処理，たとえば内容の更新や顕在的リハーサルに関与しているのではないかと推察している．

5-5 まとめ

　補助システムの重要な役割は，ワーキングメモリの定義から必要な情報の一時的保持と考えられる．ヒトの脳内にはこのような役割を担う補助システムが，いくつか独立して存在するようである．

　言語性短期記憶障害患者は，言語以外の短期記憶（非言語性聴覚記憶や視空間性記憶）は正常に保たれているし，視空間性短期記憶障害患者は正常な言語性短期記憶能力を示している．健常人では，視覚提示による言語刺激は聴覚提示で利用される言語性短期記憶に登録されるが (Vallar & Papagno, 1995)，言語性短期記憶障害患者のデータは視覚言語性（形態性？）短期記憶貯蔵庫の存在を示唆している．視空間性短期記憶に関しては，視空間情報と視覚形態情報に対応する短期記憶システムが存在するようである．さらに，患者のデータから色彩，動きなどに関する短期記憶システムの存在も示唆された．これらの短期記憶システムはそれぞれ異なる神経基盤をもっているようである．言語性短期記憶障害は言語優位半球の後部上側頭回〜下部頭頂葉（特に縁上回）あるいは前頭葉後下部損傷で起こり，視空間性短期記憶障害は主に右半球損傷あるいは後方病巣で起こる．単純な視覚形態のスパンの低下は主に左半球後方領域損傷で起こる．

　機能画像法による研究結果も神経心理学的所見とかなり一致している部分が多い．すなわち，言語性短期記憶課題では左半球が強く賦活され，賦活部位は主にシルヴィウス溝周辺の上側頭回，頭頂葉（主に縁上回），前頭葉後下部と補足運動野であった（図3）．それに対し，視空間性短期記憶課題では右半球での賦活部位が多く，後頭葉，頭頂葉，前頭葉にみられた（図4）．視覚形態性短期記憶課題では左半球下側頭葉，縁上回，下前頭回に賦活がみられている．

　また，視空間的スケッチパッドの項では触れなかったが，視覚以外の短期記憶に関してKlingberg, Kawashima, and Roland (1996) は視覚，聴覚，体性感覚の短期記憶課題を用いて，それぞれ異なる部位の賦活を示している（ただし，6か所の超感覚様式領域で3種類の素材共通に賦活された部位もあった）．

　上述の結果のなかで興味深いことは，言語性にしろ非言語性にしろ短期記憶には後方領域と前頭葉がともに関与していることである．これらの部位の役割について，言語性短期記憶の研究からは後方領域（特に縁上回）が短期記憶貯蔵庫に，前頭葉後下部（運動前野，ブローカ野）がリハーサルに対応するのではないかという研究者が多い．視空間性短期記憶の研究でも前頭葉内で右運動前野，下前頭回 (47) の賦活がみられるのは興味深い．視空間情報のリハーサルシステムがあるのだろうか．

　以上，ヒトの脳は後方領域と前頭葉が共同して働く多重短期貯蔵システムをもっていることがわかる．おそらく感覚様式ごとに異なる短期貯蔵システムがあるだろうし，ある感覚様

式内でもその内容（たとえば，視覚様式では形態，色など）ごとに異なる短期貯蔵システムがあると考えられる．ワーキングメモリの仮説的補助システムである音韻ループ，視空間的スケッチパッド（空間情報に関して）などは超感覚様式システムとも考えられる．後方領域で情報の短期貯蔵に関わる部位はそれぞれの情報に対応した知覚領域と超様式的領域（特に縁上回？）のようである．いろいろな情報の短期貯蔵システムに関わる領域は，後方皮質内で異なっているだけでなく，前頭葉内の部位もそれぞれ異なっているようにみえる（左右の前頭葉，前頭葉内での部位）．このような独立した並列処理・並列保持システムの存在が外界対象への選択性（外界対象への選択的注意，分散的注意）の前提になっていると考えられる．

中央実行系の役割が何なのかは前述のとおり難しい問題であるが，もう一度 Baddeley ら (Baddeley, 1995a, 1995b, 1996; Baddeley & Della Sala, 1996) のワーキングメモリの定義を思い出してみよう．「複雑な認知作業を行うときに，必要な情報を一時的に保持し，その情報に操作を加えるシステム」という定義であった．この定義に従えば，中央実行系の役割は情報の一時的保持と情報操作を同時に行うことと考えられる．別の見方をすれば，中央実行系の役割は補助システムの活動を維持しながら，操作に関わるシステムを活動させる，あるいは操作に関わるシステムを選択することにあると考えられる．

以上のような観点から本章では，中央実行系に関する研究として，保持情報のモニタリング，更新あるいは変換に関する報告を取り上げた．また若干内容は異なるが，同時に二つのことを行う二重課題を取り上げた．これらいずれの課題でも前頭葉損傷患者で成績の低下を認めた．ただし，本章で取り上げた多数例の研究は前頭葉内での損傷部位がかなりまちまちであり，前頭葉内での部位についてはあまり情報が得られない．前頭葉が大脳半球の三分の一を占める構造であることを考えると (Mesulam, 1986)，今後は個々の症例が示す症状の詳しい分析，あるいは前頭葉内での損傷部位による症状の差異の検討が必要と考えられる．

上述の課題に関しては神経機能画像法による研究結果はかなり一致している．保持する情報が言語情報であろうと空間情報であろうと両側の前頭前野，運動前野上部と頭頂葉に賦活がみられる．前頭前野のなかでは中前頭回 (46, 9) に賦活が多くみられる．この前頭葉の賦活部位は言語性短期記憶課題でみられた前頭葉の賦活部位とは明らかに異なっている．頭頂葉の賦活は言語性短期記憶，空間性短期記憶でもみられたが，前者とは明らかに異なりやや後方上部である．これらの前頭・頭頂ネットワークが補助システムの活動を維持しながら同時に操作に関わるシステムを活動させること，あるいは二つの操作を同時に行うことに関わっているものと考えられる．

本章では中央実行系の機能をかなり限定したが，もしもストラテジーの選択と実施，プランニング，二つの補助システムと長期記憶の連絡，状況に応じた適切な行為・行動の選択などを中央実行系の機能に含めるとすれば，これらの機能障害を引き起こす脳損傷部位，あるいは機能画像法で賦活される部位はそれぞれ前頭葉内でも異なってくるように思われる．

たとえば，Lhermitte ら (Lhermitte, 1986; Lhermitte, Pillon, & Serdaru, 1986) が記載した使用行動あるいは環境依存症候群のメカニズムについて Shallice (Shallice, 1988; Shallice, Burgess, Schon, Baxter, 1989) は SAS の障害としてかなりうまく説明しているが，これらの患者の病巣は本章で述べてきた前頭葉外側面ではなく主に内側下部〜眼窩面である．中央実行系の機能を限定するか拡大するかは，研究者それぞれの立場にまかされるわけだが，いずれの場合も，それらの心理機能に含まれる共通要素と異なる要素を慎重に考慮していかなければ危険である．中央実行系をワーキングメモリの注意制御システムと位置付けるならば (Baddeley and Della Sala, 1996)，中央実行系の機能を短期貯蔵システムあるいは操作・行為システムの選択と活動の維持あたりに限定した方が混乱が少なくて理解しやすい気がする．

参照文献

Atkinson, R. C., & Shiffrin, R. M. (1968) Human memory: A proposed system and its control process. In K. W. Spence (Ed.), *The psychology of learning and motivation: Advances in research and theory: Vol. 2* (pp. 89-195) New York: Academic Press.

Awh, E., Jonides, J., Smith, E. E., Schumacher, E. H., Koeppe, R. A., & Katz, S. (1996) Dissociation of storage and rehearsal in verbal working memory: Evidence from positron emission tomography. *Psychological Science*, 7, 25-31.

Baddeley, A. D. (1995a) The psychology of memory. In A. D. Baddeley, B. A. Wilson, F. N. Watts (Eds.), *Handbook of memory disorders* (pp. 3-25) Chichester, UK: Wiley.

Baddeley, A. (1995b) Working memory. In M. S. Gazzaniga (Ed.), *The cognitive neurosciences* (pp. 755-764) Cambridge, MA: MIT Press.

Baddeley, A. D. (1996) The concept of working memory. In S. E. Gathercole (Ed.), *Models of shortterm memory* (pp. 1-27) Hove, UK: Psychology Press.

Baddeley, A., & Della Sala, S. (1996) *Working memory and executive control*. Philosophical Transactions of the Royal Society of London: B, 351, 1397-1404.

Baddeley, A., Della Sala, S., Papagno, C., & Spinnler, H. (1997) Dual-task performance in dysexecutive and nondysexecutive patients with a frontal lesion. *Neuropsychology*, 11, 187-194.

Baddeley, A., Papagno, C., & Vallar, G. (1988) When long-term learning depends on short-term storage. *Journal of Memory and Language*, 27, 586-595.

Baddeley, A., & Wilson, B. (1988) Comprehension and working memory: A single case neuropsychological study. *Journal of Memory and Language*, 27, 479-498.

Basso, A., Spinnler, H., Vallar, G., & Zanobio, M. E. (1982) Left hemisphere damage and selective impairment of auditory verbal short-term memory. A case study. *Neuropsychologia*, 20, 263-274.

Bisiacchi, P. S., Cipolotti, L., & Denes, G. (1989) Impairment in processing meaningless verbal material in several modalities: The relationship between short-term memory and phonological skills. *The Quarterly Journal of Experimental Psychology*, 41A, 293-319.

Caramazza, A., Basili, A. G., & Koller, J. J. (1981) An investigation of repetition and language processing in a case of conduction aphasia. *Brain and Language*, 14, 235-271.

Cohen, J. D., Peristein, W. M., Braver, T. S., Nystrom, L. E., Noll, D. C., Jonides, J., & Smith, E. E. (1997) Temporal dynamics of brain activation during a working memory task. *Nature*, 386, 604-608.

Courtney, S. M., Ungerleider, L. G., Keil, K., & Haxby, J. V. (1996) Object and spatial working memory activate separate neural systems in human cortex. *Cerebral Cortex*, 6, 39-49.

Cowey, C. M., & Green, S. (1996) The hippocampus: A "working memory" structure? The effect of hippocampal sclerosis on working memory. *Memory*, 4, 19-30.

Davidoff, J. B., & Ostergaard, A. L. (1984) Colour anomia resulting from weakened short-term colour memory. *Brain*, 107, 415-431.

De Renzi, E., Faglioni, P., & Previdi, P. (1977) Spatial memory and hemispheric locus of lesion. *Cortex*, 13, 424-433.

De Renzi, E., & Nichelli, P. (1975) Verbal and non-verbal short-term memory impairment following hemispheric damage. *Cortex*, 11, 341-354.

D'Esposito, M., Detre, J. A., Alsop, D. C., Shin, R. K., Atlas, S., & Grossman, M. (1995) The neural basis of the central executive system of working memory. *Nature*, 378, 279-281.

Fiez, J. A., Raife, E. A., Balota, D. A., Schwarz, J. P., Raichle, M. E., & Petersen, S. E. (1996) A positoron emission tomography study of the short-term maintnance of verbal information. *The Journal of Neuroscience*, 16, 808-822.

Friedrich, F. J., Glenn, C. G., & Marin, O. S. M. (1984) Interruption of phonological coding in conduction aphasia. *Brain and Language*, 22, 266-291.

藤井俊勝 (1997) Central Executive の機能とその障害　失語症研究，17，155-163.

Fujii, T., Fukatsu, R., Yamadori, A., Suzuki, K., & Odashima, K. (1997) Disordered integration of heteromodal short-term cognitive operations: A breakdown of working memory. *Neurocase*, 3, 289-296.

Gordon, W. P. (1983) Memory disorders in aphasia: ・. Auditory immediate recall. Neuropsychogia, 21, 325-339.

Grasby, P. M., Frith, C. D., Friston, K. J., Bench, C., Frackowiak, R. S. J., & Dolan, R. J. (1993) Functional mapping of brain areas implicated in auditory-verbal memory function. *Brain*, 116, 1-20.

Greenlee, M. W., Lang, H-J., Mergner, T., & Seeger, W. (1995) Visual short-term memory of stimulus velocity in patients with unilateral posterior brain damage. *The Journal of Neuroscience*, 15, 2287-2300.

Hanley, J. R., Pearson, N. A., & Young, A. W. (1990) Impaired memory for new visual forms. *Brain*, 113, 1131-1148.

Hanley, J. R., Young, A. W., & Pearson, N. A. (1991) Impairment of the visuo-spatial sketch pad. *The Quarterly Journal of Experimental Psychology*, 43A, 101-125.

Heilman, K. M., Scholes, R., & Watson, R. T. (1976) Defects of immediate memory in Broca's and conduction aphasia. *Brain and Language*, 3, 201-208.

Jonides, J., Smith, E. E., Koeppe, R. A., Awh, E., Minoshima, S., & Mintum, M. A. (1993) Spatial working memory in humans as revealed by PET. *Nature*, 363, 623-625.

Kinsbourne, M. (1972) Behavioral analysis of the repetition deficit in conduction aphasia. *Neurology*, 22, 1126-1132.

Klingberg, T., Kawashima, R., & Roland, P. E. (1996) Activation of multi-modal cortical areas underlies short-term memory. *European Journal of Neuroscience*, 8, 1965-1971.

Lhermitte, F. (1986) Human autonomy and the frontal lobes. Part: ・. Patient behavior in complex and social situations: The "environmental dependency syndrome". *Annals of Neurology*, 19, 335-343.

Lhermitte, F., Pillon, B., & Serdaru, M. (1986) Human autonomy and the frontal lobes: Part ・. Imitation and utilization behavior: A neuropsychological study of 75 patients. *Annals of Neurology*, 19, 326-334.

Luria, A. R., Sokolov, E. N., & Klimkowski, M. (1967) Towards a neurodynamic analysis of memory disturbances with lesions of the left temporal lobe. *Neuropsychologia*, 5, 1-11.

McCarthy, R., & Warrington, E. K. (1984) A two-route model of speech production. *Brain*, 107, 463-485.

McCarthy, R. A., & Warrington, E. K. (1987) The double dissociation of short-term memory for lists and sentences. *Brain*, 110, 1545-1563.

Mesulam, M. M. (1986) Frontal cortex and behavior. Annals of Neurology, 19, 320-325.

Milner, B. (1971) Interhemispheric differences in the localization of psychological processes in man. *British Medical Bulletin*, 27, 272-277.

Norman, D. A., & Shallice, T. (1986) Attention to action: Willed and automatic control of behavior. In R. J. Davidson, G. E. Schwarts, & D. Shapiro (Eds.), *Consciousness and self-regulation: Advances in reaseach and theory* (pp. 1-18) New York: Plenum Press.

Owen, A. M., Downes, J. J., Sahakian, B. J., Polkey, C. E., & Robbins, T. W. (1990) Planning and spatial working memory following frontal lobe lesions in man. *Neuropsychologia*, 28, 1021-1034.

Owen, A. M., Evans, A. C., & Petrides, M. (1996) Evidence for a two-stage model of spatial working memory processing within the lateral frontal cortex: A positron emission tomography study. *Cerebral Cortex*, 6, 31-38.

Owen, A. M., Morris, R. G., Sahakian, B. J., Polkey, C. E., & Robbins, T. W. (1996) Double dissociations of memory and executive functions in working memory tasks following frontal lobe excisions, temporal lobe excisionsor amygdalo-hippocampectomy in man. *Brain*, 119, 1597-1615.

Paulesu, E., Frith, C. D., & Frackowiak, R. S. J. (1993) The neural correlates of the verbal component of working memory. *Nature*, 362, 342-345.

Petrides, M., Alivisatos, B., & Evans, A. C. (1995) Functional activation of the human ventrolateral frontal cortex during mnemonic retrieval of verbal information. *Proceedings of the National Academy of Sciences of the USA*, 92, 5803-5807.

Petrides, M., Alivisatos, B., Evans, A. C., & Meyer, E. (1993) Dissociation of human mid-dorsolateral from posterior dorsolateral frontal cortex in memory processing. *Proceedings of the National Academy of Sciences of the USA*, 90, 873-877.

Petrides, M., Alivisatos, B., Meyer, E., & Evans, A. C. (1993) Functional activation of the human frontal cortex during the performance of verbal working memory tasks. *Proceedings of the National Academy of Sciences of the USA*, 90, 878-882.

Petrides, M., & Milner, B. (1982) Deficit on subject-ordered tasks after frontal-and temporal-lobe lesions in man. *Neuropsychologia*, 20, 249-262.

Pigott, S., & Milner, B. (1994) Capacity of visual short-term memory after unilateral frontal or anterior temporal-lobe resection. *Neuropsychologia*, 32, 969-981.

Risse, G. L., Rubens, A. B., & Jordan, L. S. (1984) Disturbances of long-term memory in aphasic patients. *Brain*, 107, 605-617.

Romani, C. (1992) Are there distinct input and output buffers? Evidence from an aphasic patient with an impaired output buffer. *Language and Cognitive Processes*, 7, 131-162.

Saffran, E. M., & Marin, O. S. M. (1975) Immediate memory for word lists and sentences in a patient with deficient audotory short-term memory. *Brain and Language*, 2, 420-433.

Saffran, E. M., & Martin, N. (1990) Short-term memory impairment and sentence processing: A case study. In G. Vallar & T. Shallice (Eds.), *Neuropsychological impairments of short-term memory* (pp. 428-447) Cambridge: Cambridge University Press.

Salmon, E., Van der Linden, M., Collette, F., Delfiore, G., Maquet, P., Degueldre, C., Luxen, A., & Franck, G. (1996) Regional brain activity during working memory tasks. *Brain*, 119, 1617-1625.

Schumacher, E. H., Lauber, E., Awh, E., Jonides, J., Smith, E. E., & Koeppe, R. A. (1996) PET evidence for an amodal verbal working memory system. *Neuroimage*, 3, 79-88.

Shallice, T. (1988) *From neuropsychology to mental structure*. Cambridge: Cambridge University Press.

Shallice, T., Burgess, P. W., Schon, F., & Baxter, D. M. (1989) The origins of utilization behaviour. *Brain*, 112, 1587-1598.

Shallice, T., & Warrington, E. K. (1974) The dissociation between short term retention of meaningful sounds and verbal matrial. *Neuropsychologia*, 12, 553-555.

Smith, E. E., & Jonidis, J. (1997) Working memory: A view from neuroimaging. *Cognitive Psychology*, 33, 5-42.

Smith, E. E., Jonidis, J., & Koeppe, R. A. (1996) Dissociating verbal and spatial working memory using PET. *Cerebral Cortex*, 6, 11-20.

Smith, E. E., Jonidis, J., Koeppe, R. A., Awh, E., Schumacher, E. H., & Minoshima, S. (1995) Spatial versus object working memory: PET investigations. *Journal of Cognitive Neuroscience*, 7, 337-356.

相馬芳明 (1992) 伝導失語と短期記憶 (STM) 失語症研究, 12, 145-152.

Strub, R. L., & Gardner, H. (1974) The repetition deficit in conduction aphasia: Mnestic or linguistic? *Brain and Language*, 1, 241-255.

Sweeney, J. A., Mintun, M. A., Kwee, S., Wiseman, M. B., Brown, D. L., Rosenberg, D. R., & Carl, J. R. (1996) Positron emission tomography study of voluntary saccadic eye movement and spatial working memory. *Journal of Neurophysiology*, 75, 454-468.

Talairach, J., & Tournoux, P. (1988) *Co-Planar Stereotactic Atlas of the Human Brain*: 3-dimensional Proportional System: An Approach to Cerebral Imaging. Stuttgart: Georg Thieme.

Trojano, L., Stanzione, M., & Grossi, D. (1992) Short-term memory and verbal learning with auditory phnological coding defect: A neuropsychological case study. *Brain and Cognition*, 18, 12-33.

Vallar, G., Basso, A., & Bottini, G. (1990) *Phonological processing and sentence comprehension: A neuropsychological case study*.

Vallar, G., Di Betta, A. M., & Silveri, M. C. (1997) The phonological short-term store-rehearsal system: Patterns of impairment and neural correlates. *Neuropsychologia*, 35, 795-812.

Vallar, G., & Papagno, C. (1995) Neuropsychological impairment of short-term memory. In A. D. Badeley, B. A. Wilson, & F. N. Watts (Eds.), *Handbook of memory disorders* (pp. 135-165) Chichester, UK: Wiley.

Warrington, E. K., James, M., & Maciejewski, C. (1986) The WAIS as a lateralizing and localizing diagnostic instrument: A study of 656 patients with unilateral cerebral lesions. *Neuropsychologia*, 24, 223-239.

Warrington, E. K., Logue, V., & Pratt, R. T. C. (1971) The anatomical localisation of selective impairment of auditory verbal short-term memory. *Neuropsychologia*, 9, 377-387.

Warrington, E. K., & Rabin, P. (1971) Visual span of apprehension in patients with unilateral cerebral lesions. *The Quarterly Journal of Experimental Psychology*, 23, 423-431.

Warrington, E. K., & Shallice, T. (1969) The selective impiarment of auditory verbal short—term memory. *Brain*, 92, 885-896.

Ween, J. E., Verfaellie, M., & Alexander, M. P. (1996) Verbal memory function in mild aphasia. *Neurology*, 47, 795-801.

Wiegersma, S., Van Der Scheer, E., & Hijman, R. (1990) Subjective ordering, short-term memory, and the frontal lobes. *Neuropsychologia*, 28, 95-98.

　　　　　　　　本書初刷刊行後, 本章のテーマに関わって下記の文献 (総説) が発表された. 合わせて御参照いただきたい.

D'Esposito, M., Aguirre, G. K., Zarahn, E., Ballard, D., Shin, R. K., & Lease, J. (1998) Functional MRI studies of spatial and nonspatial working memory. *Cognitive Brain Research*, 7, 1-13.

Smith, E. E., & Jonides, J. (1999) Storage and executive processesin the frontal lobes. *Science*, 283, 1657-1661.

Cabeza, R., & Nyberg, L. (2000) Imaging cognition: an emperical review of 275 PET and fMRI studies. *Journal of Cognitive Neuroscience*, 12, 1-47.

II

視覚とワーキングメモリ

第6章
視覚的ワーキングメモリと
その高次構造

苧阪直行
京都大学

6-1 視覚的アウェアネスを支えるワーキングメモリ

　意識は視覚的アウェアネスを通して理解するのが現時点で最もよい方法だと考えられている (e. g. Crick, 1994; Crick & Koch, 1990)．それは，見るという心のはたらきが認識と行動にとって重要な位置を占めていること，さらに視覚系が心の科学である実験心理学と脳の科学である認知神経科学の両分野ですでに詳細な研究が行われているからである．とくに，視覚系において脳内の30あまりの視覚モジュールが詳細に研究されていることが視覚的アウェアネス研究の理由の一つとなっている．

　視覚的アウェアネス（見ること）のはたらきは構成的かつ復元的な過程を含んでいる．たとえば両眼の網膜に映る外界の像は2次元の画像にすぎないが，われわれが実際に知覚するのは奥行のある3次元の世界である．2次元の手がかりから3次元の知覚世界を構成的に復元する視覚的アウェアネスのはたらきは，競合する情報を選択し，協調する情報を束ねて整合的な視覚的アウェアネスを構成することにある．またこのようなはたらきには部分的な情報から全体を復元する補完や充塡などの過程が含まれている．

　このようなダイナミックな過程にワーキングメモリがかかわっている．意識のはたらきに色，形や運動などを見るはたらき（初期の視覚情報処理）やこれらの情報を視覚的ワーキングメモリ (visual working memory: VWM) の中でのバインディングするはたらき (Hardcastle,

1994)を含めて考えてゆくのが新しい意識やワーキングメモリの研究方略である（ここでの，バインディングとは異なる感覚情報を統合することを意味する）．

最近，PET（positron emission tomography：ポジトロン断層法），fMRI（functional magnetic resonance imaging：機能的磁気共鳴画像法），MEG（magnetoencephalography：脳磁場計測法）などの非侵襲的方法によって脳のはたらきのダイナミックスが画像化できるようになり，視覚情報処理の脳内メカニズムについて多くの事実が明らかになってきた．ヒトやサルの外的表象に対する視覚情報処理には腹側ストリーム（ventral stream）と背側ストリーム（dorsal stream）があり対象の異なる視覚属性がこの二つのストリームに沿った視覚モジュールのネットワークにより分析統合されることがわかってきた（苧阪，1993; Ungerleider & Mishkin, 1982）．前者では主として色，形や顔の処理がなされ，後者では位置，運動や空間の処理が行われる．ここでは，視覚的アウェアネスの脳内形成機構に注目し，とくに前頭前野，頭頂連合野や側頭連合野で視覚的ワーキングメモリがどのようなはたらきをしているのかについて現状を展望してみたい．

6-2 ワーキングメモリ

現在，認知心理学や認知神経科学はワーキングメモリの概念の導入によって，その研究の枠組みがコペルニクス的転回を達成しつつある．ワーキングメモリは初期知覚から高次認知まで目標志向的な課題達成を行うために必要不可欠なものであり，最適化された計算を実行するため複数のネットワークを効率的に容量制約的な環境の中で活性化している．また，そのダイナミックスが認知心理学におけるソフィスティケートされた実験手続きとニューロイメージングの方法の融合によって明らかにされつつある．ワーキングメモリとは情報の処理と保持が同時的にかかわるダイナミックな記憶システムをさす．ワーキングメモリにはある課題を遂行するために当面必要な情報を活性化状態で保持しつつ，一方ではそれを適宜利用しながら課題の処理を行うためのシステムであり，保持と処理のはたらきをあわせもっている．ワーキングメモリは行動やプランのための記憶であり，認知と行動との時間的統合にかかわり（Cohen et al., 1997），その意味では記憶という概念以上のはたらきを含んでいる．口絵3はヒトの脳をBrodmannの脳地図の領域番号に分けて記憶を階層的構造の中で図式化したものである（Fuster, 1977）．赤い領域は運動系の，青い領域は知覚系の記憶を示し，図の(A)には下から上へ階層が上がるにつれて感覚（運動）から高次過程に変わり，色の濃淡が(B)の領域と対応して示されている．前頭前野や頭頂後部など白い部分は高次認知が関与する領域であると解釈でき，この中にはワーキングメモリが含まれる．両系の記憶システムは各階層のレベルで相互作用することが図の水平方向の矢印で示されている．筆者の解釈によればこの両系の相互作用を担うのがワーキングメモリであり，結果としてワーキングメモリは環境

への最適適応化を計るために赤と青の濃淡で表された両系を滑らかにインターフェースし，認知と行動の循環図式を形成するものと考えられる．白い領域の前頭部分はワーキングメモリとの関連が示唆されている部位であるが，これをさらに図式的に表現したのが口絵4である．この図には空間，物体，言語性ワーキングメモリなどが区分されて描かれているが，区分については論争が続いておりあくまで模式的な表現である（Beardsley, 1997）．

ワーキングメモリの研究の流れには，サルの前頭葉を中心とした研究とヒトを対象とした研究がある．サルでは前頭前野のBA 46（BAはBrodmannの脳地図の領域番号．以下BAと略す）を破壊すると長期記憶や知覚に障害は認められないが，遅延課題に対する反応が不安定になり成績が下がる．これは，反応までの遅延期間に情報をオンライン状態で活性化したまま保持する機能（あるいは情報を更新してゆく機能）が損なわれたためであり，BA 46がワーキングメモリのはたらきの一翼を担っている証拠ともなっている．

一方，最近活発になってきた非侵襲的方法によるヒトのワーキングメモリ研究では，より複雑なワーキングメモリのはたらきの様相が次第に明らかになってきている（e. g., Smith & Jonides, 1997）．最近は，両分野の研究交流が盛んになり，遅延課題中心のサルとBaddeley流のスキームにもとづくヒトのワーキングメモリのちがいや共通点があらためて論議されるようになってきた．ヒトのワーキングメモリについてはいくつかの認知モデルが提案されており，モデルの共通点の比較が行われている（Miyake & Shah, 1999：および本書第16章を参照）．

ヒトのワーキングメモリを考える場合，まず言及されるのがBaddeley (1986)の概念モデルである．Baddeley (1986)のワーキングメモリのモデルは一つの中央実行系（central executive: CE）が二つのサブシステムを従える形になっている．サブシステムは音韻ループ（phonological loop: PL）と視空間的スケッチパッド（visuo-spatial sketchpad: VSSP）である．前者は主に言語性のワーキングメモリとかかわり，後者は視覚性のワーキングメモリとかかわるとされている（Logie, 1995）．言語とかかわるワーキングメモリについては音韻ループを中心として多くの実験的研究がなされてきた．一方，視覚性のワーキングメモリについては比較的最近になってから，サルの遅延課題による単一神経細胞の記録法やヒトを被験者としたニューロイメージング（非侵襲的）の方法を用いた研究が精力的に開始された．

視覚性のワーキングメモリを本章では2種類に分かち議論を進めて行きたい．一つはVWMであり（Miller, Erickson, & Desimone, 1996）他の一つはVSSPである．VWMは初期視覚情報処理にかかわるワーキングメモリであり半ば自動的にかつ前注意的なレベルでのバインディング（Treisman, 1996）の基盤となるのに対し，VSSPはVWMを基礎としさらに高次な視覚認知とかかわるワーキングメモリであり意識的かつ注意的なレベルでの心的表象の処理の基盤となると考えたい．前者が環境の認識という主に外的表象の統合にかかわるとすれば，後者は主にその内的表象の構成，統合さらに運動系へのなめらかなインターフェースにかかわると考えたい．機能的階層構造を考えるなら前者は主に初期入力に対し整合性のある処理を，後者は主に高次認知と出力に対し整合性のある処理を担うことになる．前者を知覚系，後者を運動系を含意したワーキングメモリと分ける考えもあるだろう．したがって，

本章で問題にするのはVWMの形成過程とその高次構造であるVSSPの役割に限定している．

6-3 ニューロイメージングによる非侵襲的方法

　PET，fMRIやMEGなどのニューロイメージング装置は非侵襲的方法としてヒトの脳の高次機能を研究する手段としてなくてはならないものになっており，最近これを用いたワーキングメモリの実験が盛んに行われるようになった．

　健常者を被験者にした非侵襲的な研究が明らかにした大きな発見の一つに，ワーキングメモリ課題で活性化する脳内領域は前頭から頭頂，側頭領域，さらには後頭領域，帯状回，島領域，紡錘状回などの比較的広い範囲にまたがるという事実である．そして，サルと異なり課題に即して，あるいは課題の負荷の大きさに応じて活性化領域に変化が見られ，また左右の大脳半球で活性化のちがいが見られることである (D'Esposito et al., 1995)．これは仮に，ワーキングメモリの中央実行系を前頭前野に想定した場合，側頭や頭頂のサブシステム領域が負荷に応じて分散協調的にネットワークベースではたらくことを示唆している．前頭領域には知覚系や運動系のワーキングメモリが混在しており，意思決定，判断，選択や予測などの心的機能もこれらのワーキングメモリを基盤にしてはたらいているものと思われる．ただ，前頭前野の活性化を直ちにワーキングメモリが作動している証拠と断定することはできない (D'Esposito et al., 1998)．

6-4 視覚性ワーキングメモリ

（1）背側ストリームと腹側ストリーム

　視覚的アウェアネスを脳のモジュール理論から考えると，視覚システムは全体として並列的かつ階層的にはたらくモジュールによって営まれていることがわかる．モジュール形式とは，外部情報がもついろいろな属性が脳内に局在した専用の領域特異的な計算機構により並列的かつ準独立的に処理されるとする処理の様式である．たとえば，マカクザルの脳における視覚の機能地図の神経科学的研究によると (Felleman & Van Essen, 1991; Tootell et al., 1998; Van Essen, Drury, Joshi, & Miller, 1998)，脳内の視覚情報処理機構は30程度の多重階層構造を形成する視覚モジュールから構成され，さらにその中に二つの処理の流れがあること

がわかっている（Ungerleider & Mishkin, 1982）．色，形，テクスチャーや顔などの"何が（what）"の情報と，運動や空間の位置情報などの"どこに（where）"の情報は基本的に異なるモジュール系で処理され，前者は第1次視覚皮質 V1 から V2, V4, 側頭葉下部領域の TEO から TE 野（側頭連合野）にいたる腹側ストリームで，後者は V1 から V2, V3, MT 野, MST 野（下部頭頂連合野）にいたる背側ストリームで主に処理されるという（Ungerleider, 1995）．背側ストリームには空間にある物体に視覚的に注意を向けるという重要なはたらきも含まれている．両ストリームの機能分化はニューロイメージングを用いたヒトの研究でも確認されている（Baker, Frith, Frackowiak, & Dolan, 1996）．両ストリームは統合されて外部表象の処理と保持にかかわる視覚的ワーキングメモリを形成する．

　ヒトの場合，腹側ストリームの物体視（object vision）とかかわる領域は下側頭皮質近傍に，背側ストリームの空間視（spatial vision）とかかわる領域は頭頂皮質の近傍に迂回しているが，これは両ストリームがヒトに固有に進化した言語認識にかかわる後部シルヴィウス溝領域を迂回したためであるといわれる（Bavelier et al., 1997; Courtney, Petit, Maisog, Ungerleider, & Haxby., 1998）．この両ストリームのモジュールは順方向に結合するばかりでなく，逆方向に情報を戻す結合もあるので，逆に前頭前野から側頭，頭頂あるいは後頭にフィードバックするネットワーク結合もある点が重要である．また，背側ストリームにはさらに，頭頂後部（空間視）や上側頭溝（運動視）へ向かうサブストリームに分けられるが（Gross, 1998），ここでは両サブストリームを含めて背側ストリームと表現した．

　口絵5にはサルの腹側（what）ストリーム（赤）と背側（where）ストリーム（緑）を示す（Ungerleider, 1995）．数字は BA を示す．口絵5の脳の外側面図には，V1 から下側頭連合野（TE）および下頭頂連合野（PG）を経由してそれぞれ腹側ストリームと背側ストリームが前頭前野に向かう様子を矢印で示してある．腹側ストリームと背側ストリームはそれぞれ前頭前野の腹外側部（ventrolateral prefrontal cortex: VLPFC）と背外側部（dorsolateral prefrontal cortex: DLPFC）に収束する（双方向結合している点にも注意）．VLPFC は BA 45/12 と，DLPFC は BA 46 に対応している．

　まず，V1 では物体の基本特徴が検出される．これらは TE 野にいたる腹側ストリームで次第に統合され形，色，テクスチャー，顔などの物体（対象）認識にいたる．一方，MT（MST）野にいたる背側ストリームでは順次統合によって位置や空間の認識，さらに運動の計算が行われる．ヒトでも両ストリームの存在が PET-rCBF（regional cortical blood flow）を用いた実験で確認されている．口絵6は Ungerleider（1995）が PET 研究に関してまとめた視覚にかかわる領域を総括的に示したものであり，両ストリームの特徴がよく表現されている．

　口絵7は PET を用いて，ヒトの両ストリームを調べた結果で，空間位置（spatial location）と顔のマッチング課題でそれぞれ活性化した脳内部位を示している．腹側ストリームは顔のマッチング課題で血流量が増加（活性化）している（赤の部分）．一方，背側ストリームは空間位置のマッチング課題で血流量が増加している（緑の部分）．いずれもコントロール条件との差をとったものである．両課題で活性化した領域は黄で表示されている．上は左右半球外側

面を，下はA，B，Cの個所で冠状断面を示す．

（2）背側ストリーム

　背側系は位置や運動など空間処理とかかわるとされ「どこに (where のシステム)」とともに「どのように (how のシステム)」の処理ともかかわる．背側ストリームでも運動刺激（グレーティングパタンや拡大運動する刺激パタン）に対してサルの MT 野 (Mikami, Newsome, & Wurtz, 1986) やヒトの MT 野相同部位が選択的に活性化することが確認されている（苧阪ら，1995; Tootell et al., 1995）．

　Tootell et al. (1995) は同心円状に縞パタンが拡大（縮小）運動する順応刺激を見せたあと静止刺激を見せ，運動残効 (MAE) を生じさせたときに活性化する部位を fMRI を用いて調べた．その結果，ヒトの MT 野相同部位が活性化していることを見出している．

　苧阪ら (1995) もほぼ同時期に同じ刺激パタンを用いて脳の磁場測定のデータ (MEG) による脳内ダイポール推定の計算結果から，運動および MAE 事態で活性化する部位がヒトの MT 野相同部位であることを見出した (Osaka, Ashida, Osaka, Koyama, & Kakigi, 1996)．この部位は外側後頭溝と下側頭溝の接合部，つまり頭頂葉，後頭葉と側頭葉の接合領域にあることが判明した．口絵8には MAE 事態で活性化したダイポール位置を MRI 画像に重ねたものを示す．同心円状の順応刺激（2 deg/s で5秒提示）が静止して 182 ミリ秒後の活性化部位が MRI 画像に重ねて点として示されている．この実験ではいくつかの空間周波数をもつグレーティングパタンや (Ashida & Osaka, 1995)，運動方向のコヒーレンシーを変えたランダムドットパタンを用いても同様の結果が見られた．また，仮現運動事態でも同様の部位が活性化されることから (Kanaoke, Bundou, Koyama, Suzuki, & Kakigi, 1997)，運動にかかわる補完や充填などを伴う錯視（高次視覚による構成的計算）がこの領域で生じている可能性が高いと見られる．局所的な運動や速度の計算には距離と時間の比をとる高次処理が必要であり，MT や MST 領域で情報の一時的保持と処理を行うため VWM が介在している可能性がある．Greenlee et al. (1995) はこの領域の損傷が速度の情報の短期記憶の障害をもたらすことを示している．

　背側ストリームで最も重要な頭頂後部領域では視覚的な選択的注意，物体に対する注意などの注意のネットワークが大きな役割を果たすとともに，DLPFC, SMA, FEF など前頭前野から頭頂領域にかけての運動制御（サッケードード制御を含む）とかかわりながら視覚性のワーキングメモリが大きな役割を果たしていることが判明している (Sweeney et al., 1996)．とくに，背側ストリームの頭頂後部が視覚的注意の開放，移動，束縛を制御する後部注意ネットワークや眼球運動とかかわることも忘れてはならない (Corbetta et al., 1998)．

（3）腹側ストリーム

この系路は，色，形や顔などの物体視とかかわるとされる．Haxby et al.（1994）は顔などのパタンの同定課題では腹側ストリームが，四角形などの位置の同定課題では背側ストリームが活性化することを見出した．また，サルの腹側ストリームの物体視とかかわる領域には，顔の同定に関与する固有領域として下膨隆部位（inferior convexity：IC 領域）がかかわることが報告されている（O'Scalaidhe, Wilson, & Goldman-Rakic, 1997）．

PET-rCBF を用いて健常者の顔のワーキングメモリを調べた研究（Haxby, Ungerleider, Horwitz, Rapoport, & Grady, 1995）では見本合わせの遅延課題が顔刺激の同定についてなされた．観察者は最初に提示されたターゲット顔を1から21秒の遅延時間のあいだ保持し，テスト刺激として提示される2枚の顔写真にそれがあるかないかをボタンを押して判断する．その結果，腹側ストリームの活性化が認められると同時に，遅延期間に持続的な活性化が見られたのは前頭領域であった．これには半球差があり，左下および中前頭，前部帯状回や左頭頂や下側頭領域にも活性化が見られた．これに右前頭領域が加わり顔のワーキングメモリが形成されるという．fMRI（event-related 手続き）を用い，同じ熟知性をもつターゲット刺激とディストラクター刺激をくり返し呈示すると前者は前頭領域で後者は後頭，側頭や頭頂領域で相補的な活性化がみられ，注意してターゲットを保持するには前頭領域がかかわることも示されている（Jiang ら，2000）．

（4）背側―腹側両ストリームの相互作用

一方，両ストリームともに活性化されるケースもある．たとえば，Gulyas and Roland（1995）は健常者で PET を用い，正弦波グレーティングパタンの方位や空間周波数の弁別課題を行わせた結果，方位では背側ストリームが，空間周波数では腹側ストリームが活性化されると推測されるが，実際は両ストリームともに複数の領域が活性化したという．このように，用いる刺激が選択的に一方のストリームだけを活性化できないケースもあるが，これは処理が両ストリームにまたがっているためであろう．一方，刺激属性と課題の組み合わせによって，ユニークな両ストリームの選択的活性化が可能である．つまり，両ストリームを認知課題によって選択的に活性化することもできる．Martin et al.（1995）は PET を用いて被験者に物体の線画（たとえば鉛筆の絵）を見せ，それとかかわる色名を生成させると，腹側ストリーム（側頭葉の色彩知覚にかかわる後部領域）が活性化を示したのに対し，線画とかかわる動詞（鉛筆に対しては"書く"）を生成させると，背側ストリームの MT 野近傍が活性化するという興味深い報告をしている（口絵6参照）．高次認知とかかわる刺激変数をどのように実験パラダイムに組み込むかによっては，言語刺激さえもが有効な「脳への切れ味のよいメス」となることがわかる．単語だけではなく短文の理解にもこのことがいえる（e. g., Just et al.,

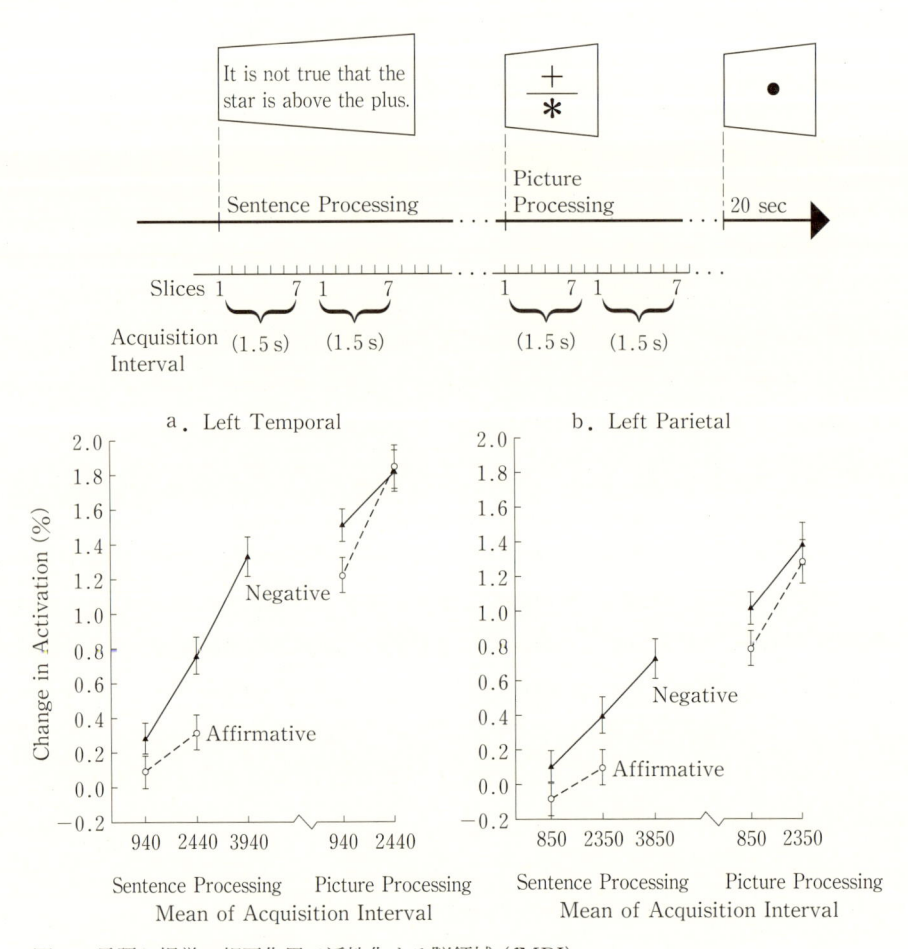

図1　言語と視覚の相互作用で活性化する脳領域 (fMRI).
　"It is not true that the star is above the plus" という空間位置の判断にかかわる否定形式文が提示されそれを読む間 (1.5秒のシークエンス2回) の活性化領域を測定した後,被験者がボタンをおすと,その短文が指示する空間位置関係が上の図のようにディスプレーに表示される.被験者は文と位置がマッチしているかどうかをボタン押しで判断することを求められる.図の下(a)(b)はそれぞれ左の側頭と頭頂で見られた活性化量を短文と図 (絵) の提示シークエンスの関数 (平均測定インターバル) として示す.側頭,頭頂の両領域で文でも絵 (図) でも処理が進むと活性化がリニアに増加している (文条件での affirmative は肯定文, negative は否定文を示す) (Carpenter et al. 1999 より転載).

1996).

a　視覚と言語の相互作用

　言語を用いた例をもう一つあげよう.「X が Y の上にある」などの短文が提示され,その直後 X や Y が実際の空間内や図の中に示され,言語が指示する空間位置が視覚表示とマッチするかどうかを求める課題がある.このような言語と視覚の相互作用についての研究は1970年代に盛んに行われた (e.g., Clark & Chase, 1972; Spoehr & Lehmkuhle, 1982). このような課

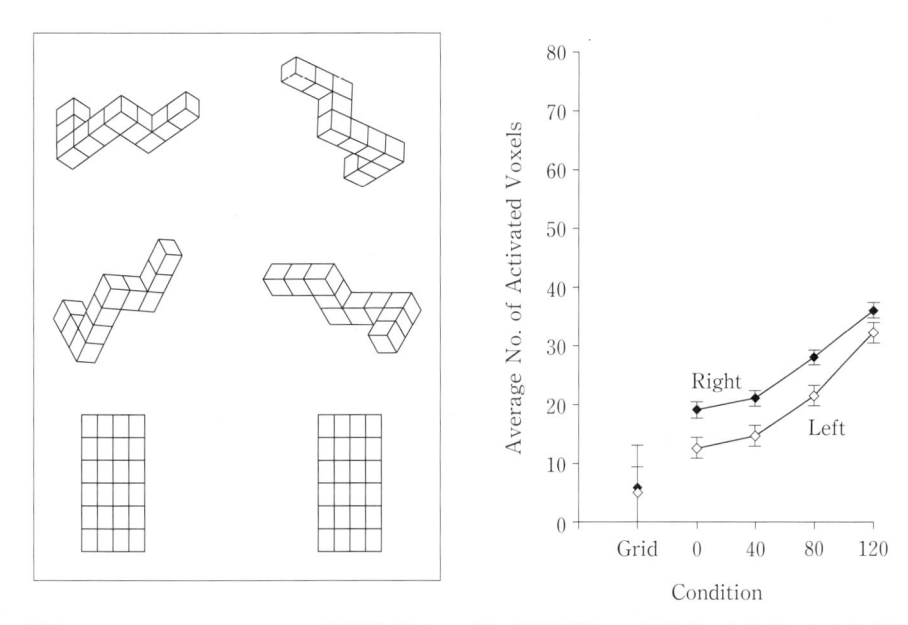

図2 メンタルローテーション課題遂行下での脳の頭頂領域での活性化．左は用いられた図形の一例で，上から80度の角度差をもつ二つの3次元図形（一方の方位が0-120度変わる），鏡像関係の図形と2次元のグリッド図形．被験者は二つの図形が同じかどうかをメンタルローテーションを行って判断しなければならない．角度が増加すると課題の困難度が増加する．グリッド図形はコントロール条件で被験者は対応する部位をスキャンするだけである．右はfMRI（1.5テスラ）で測定された一例．0から120度へ角度が増加すると（横軸），活性化領域（voxel）が増加することがわかる（Carpenter et al., 1999を改変）．

題を用いて，Carpenter et al. (1999)は短文を読ませたときに活性化する脳領域を頭頂と後部側頭に限定しfMRI（event-related手続き）で検討した．たとえば，

It is not true that the star is above the plus.

という空間位置の判断にかかわる否定形式文が提示されそれを読む間（1秒半のシークエンス2回）の活性化領域を測定した後，被験者がボタンをおすと，その短文が指示する空間位置関係（上下）が図1（上）ようにディスプレーに表示される．被験者は文と位置がマッチしているかどうかをボタン押しで判断することを求められる（図は正しい判断のケース）．その結果，読みの時間も正判断の時間も否定形式文では肯定形式文より有意に遅延し，課題の困難度（言語的複雑性）が否定形式文で著しく高いことがわかった．図の表示と同期して活性化領域が同じシークエンスで測定され，BOLD (blood oxygenation level-dependent) contrast 法で測定した結果，左側頭後部領域と左頭頂領域の両方で，否定形式文が文であっても空間位置を示す図であっても提示の時間経過に伴って活性量が増大傾向を示すことが明らかになった．彼らの研究で前頭前野は測定領域に含まれていないので前頭前野領域が活性化しているのかどうか不明である．しかし，この実験は言語処理と空間処理の相互作用において左の側頭後部および頭頂領域の両方がかかわることを示唆している．文の言語的コードの処理が空間位

置という視覚イメージの処理に変換されてゆくとき，腹側ストリームに近い側頭後部の言語諸領野と背側ストリームに近い頭頂領域が関与することが短文の意味処理という高次処理から明らかになったといえる．左側頭後部領域に加えて左頭頂領域の関与が文でも空間位置でも認められるという点が興味深い．言語によって指示された内的空間表象の位置関係と外的表象の位置関係との対応問題を解くためにこの領域における言語性と空間性のワーキングメモリが協調してはたらいている．頭頂後部領域ネットワークが言語性ワーキングメモリの符号化や保持にかかわるという報告もこの可能性を指示するものであろう（Jonides et al., 1998; Paulesu et al., 1993）．

　以上をまとめると，背側―腹側両ストリームの相互作用には外的表象と内的表象の複雑なしかも負荷感受性の高いワーキングメモリ・システムが介在しているように思われる．背側，腹側ストリームの項で述べた VWM が比較的初期に半ば自動的にはたらく外部表象の統合のためのワーキングメモリ・システムであると仮定すると，VSSP は意識的にはたらく言語に指示された空間の内部表象と外部表象の統合のためのワーキングメモリ・システムであると想定することができる．そして，VSSP の役割は背側・腹側両ストリームの外的空間表象と内的表象の統合にあると考えられる．その一例をメンタルローテーション課題に見てみよう．

b　メンタルローテーション

　ワーキングメモリがメンタルローテーションなどの内的表象の保持や処理ともかかわることはすでにいくつかのニューロイメージングや脳波の研究が示唆している（Alivisatos & Petrides, 1997; Carpenter et al., 1999; Cohen et al., 1997; Osaka, 1984; Tagaris et al., 1997）．Carpenter et al (1999 a) は fMRI を用いてメンタルローテーション課題（Shepard & Metzler, 1971）を行っている被験者の脳内活性化部位を検討したところ，2 つの図形間の回転角度差が 0 度から 120 度まで増加するにつれて（つまり課題負荷が増加するにつれて）頭頂内溝領域の活性化量が増加することを見出している（図 2）．同時に測定された反応時間とエラー反応のデータもともに角度差の増加に対して線形に増加していることから，この領域がメンタルローテーションという内的空間座標の表象変換を主として担っていることが示唆された．内的表象の活性化にもとづく高次認知の計算理論である 3 CAPS モデル（Just & Carpenter, 1992[1]）では，心的計算とその保持は心的資源の消費を伴うとされる．つまり，このモデルではメンタルローテーションの遂行には中間的（一時的）な表象の保持と計算処理は容量制約的な心的資源からその駆動のエネルギーを受けるとされる．したがって，メンタルローテーションの負荷の増大は中間表象の保持と方位の計算処理を支える心的資源の活性化を伴う

---

[1] 3 CAPS は Capacity Constrained Concurrent Activation-based ProductionSystem の略で，容量制約のもとでの処理と保持機能のトレードオフを想定したプロダクション・システム・モデルとして Just & Carpenter (1992) が提案したもの

と想定される（40度より120度の回転処理に多くの心的資源が消費される）．心的資源が神経基盤と相関を持つならば，fMRIで測定された対応脳内領域の活性化をもたらすという仮説をたて，さらにそれが時空間的処理とかかわるため背側ストリーム（where stream）と高い相関をもつと推定する．もちろん，メンタルローテーションは物体の同定課題も含むので腹側経路（what stream）も関与し両ストリームは相互作用をもちながら外的表象と内的表象を統合するはたらきをもつと想定される．背側ストリームの頭頂領域が主たる空間座標の変換計算を担っているという示唆があるが (e. g., Cohen et al., 1997)，この実験ではさらに負荷感受性 (task-demand) の観点から3 CAPSモデルを検証している．頭頂後部 (PP)，下側頭部 (IT) と前頭（運動野など）を測定領域（Region of Interest: ROI）とし設定し，実験した結果，3領域はいずれも活性化を示し，視空間座標の変換には大規模なネットワークの相互寄与が必要であることが判明した．活性化量は低負荷（グリッド条件と角度差が小さい条件）の場合は右半球で大きいが，高負荷になるにつれ左半球の寄与が大きくなり，同時に両側の大脳半球における複数の脳内領域が広範に活性化することがわかった．task-demandが大きくなるにつれて両半球が広領域にわたってはたらき始めるのである．同時に物体視とかかわる側頭下面の紡錘状回 (fusiform gyrus) や下側頭 (IT) 領域でも活性化が認められ，ITがviewer-invariantな物体同定のみでなく，ある程度方位の計算にもかかわっている可能性を示唆している．以上の結果は背側と腹側の両経路（whereとwhatのシステム）が協調してメンタルローテーションを担っていることを示している．一方，このメンタルローテーション課題では前頭領域とくにDLPFC領域で高負荷の120度条件でも少しの活性化量しか見られなかった．しかし，この種の課題はVWMの初期過程の心的資源を主に消費しているため，一旦心的な表象変換が開始されれば，その制御にDLPFCの中央実行系が余り関与しなくてよいものと考えられる (Kimberg, D'Esposito & Farah, 1998)．この仮説ではDLPFCは高負荷状態では関与してはいるが，作業自体はPPやITとその近傍領域が相互にリンクしながら自動的処理が優位な形で進行していると推定される．前頭前野のゆるやかな中央実行系の制御のもとで主に背側，腹側両経路のダイナミックな相互作用が担われている可能性が高いように思われる．内的表象における視空間課題の解決は高次な認知課題にはちがいないが，外的表象における視空間課題の内的エミュレーションの側面をもっているため，言語性のワーキングメモリのような外的表象と直接かかわらないものより中央実行系の関与の程度が低くてもうまくはたらくのであろう．一般にはワーキングメモリは主として高次認知における内的表象の構成のダイナミックスを担うとされてきたが，VSSPについていえば，そのルーツは外的表象の統合の担い手であるVWMにあり，保持と処理については内的表象と外的表象で共通の心的資源を共有しているといってよいだろう．

c　ワーキングメモリの負荷感受性

　視覚性ワーキングメモリは言語性ワーキングメモリと同様に，課題の困難度が増すと多数の脳領域がそれに対応して活性化することが知られている．これはワーキングメモリが高い

負荷感受性をもつことを示唆している．サルなどの動物の場合は困難度は主に時間遅延（情報の時間統合の困難度）によって決まるが，ヒトでは時間遅延よりも課題そのものの複雑性によって決まるといえる (e. g., Horwitz, Tagamets & McIntosh, 1999)．課題の負荷量が低い場合，たとえば前頭前野の一部が活性化を見せるにとどまる．しかし，課題の負荷量が高い場合，前頭前野はもちろん側頭，頭頂，後頭領域までが広く活性化することが多くの研究で確認されている．負荷感受性を検討するには課題の複雑度を操作的に変える必要がある．視覚性のワーキングメモリについては高い負荷感受性を示すのは VSSP であるといえよう．Rypma et al. (1999) は fMRI 研究で 1，3 あるいは 6 個の文字を記憶させ遅延時間の後提示された記憶セットにプローブ文字が含まれているかどうかを判断させる課題で，課題の記憶負荷が増加するにつれて下部前頭回を中心として活性化領域が拡大すること示した．課題の困難度が活性化に大きな影響をもつことは前述した言語やメンタルローテーション課題，さらにいわゆる，n-back 再認課題 (Braver et al., 1997) などでも確認されている．高い負荷といってもワーキングメモリの容量制約性のため，その処理の容量限界は比較的小さく，たとえば，視覚ワーキングメモリに同時に保持できる物体はそれが色彩，サイズ，方位およびそれらの接合で定義されている場合，4 個程度にすぎないことも示唆されている (Luck & Vogel, 1997)．

6-5 前頭前野とワーキングメモリ

　遅延反応課題で前頭前野のニューロンが遅延期間中に活性化することから，これがワーキングメモリのニューラルな表現であるとされ，サルの DLPFC のニューロンが遅延課題中に空間位置の符号化を行っていることが確認された (Funahashi, Bruce, & Goldman-Rakic, 1989)．ワーキングメモリは情報を利用可能な状態で活性化したまま比較的短い時間保持する過程とされるが，この短い保持の間に複数情報統合が前頭前野で行われている可能性がある (Ungerleider, Courtney, & Haxby, 1998)．
　前頭前野は五感から入力を受け，それらを統合して活性化を維持しながら高次認知の基盤を形成している．前述したように，腹側ストリームは物体視，背側ストリームは空間視のシステムといわれ，処理の流れは前者では VLPFC の下膨隆部位 (IC)，後者では DLPFC まで展開すると推定されている (Courtney, Ungerleider, & Haxby, 1997; Ungerleider et al., 1998; Wilson, O'Scalaidhe, & Goldman-Rakic, 1993) （図 3 参照）．興味深いのはこの両領域がそれぞれ物体視と空間視と密接にかかわるワーキングメモリ領域と一致することである (Ungerleider et al., 1998)．
　口絵 5 のサルでの両ストリームでも，物体視と空間視の流れが前頭前野領域に収束することが示されているが，ヒトでもほぼ同様であることがわかった．Courtney, Ungerleider, Keil,

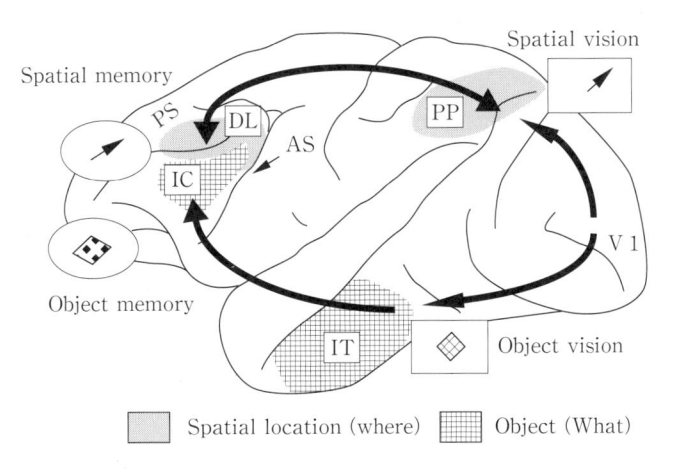

図3 物体視と空間視のワーキングメモリの流れの図
ドメイン・スペシフィック仮説による腹側ストリーム（whatストリーム）・背側ストリーム（whereストリーム）と前頭前野の視覚的ワーキングメモリの関係の説明図である（サルの場合）。V_1から発して物体視にかかわるストリームは下側頭連合野（IT）経由で前頭前野腹外側部位（VLPFC: IC）に，一方空間視（位置）にかかわるストリームは頭頂連合野（PP）を経て前頭前野背外側部位（DLPFC: DL）に収束する。これらの部位は主溝（PS）近傍と弓上溝（AS）にはさまれた部位にある（Wilson et al., (1993)より転載）。

and Haxby (1996) は顔写真の刺激を用いたニューロイメージング（fMRI）実験の結果，両ストリームの存在はヒトでも相同であり，DLPFCには空間的ワーキングメモリ，VLPFCには色，形，顔などの処理とかかわる物体視ワーキングメモリがあることを見出した．二つの視覚的ワーキングメモリのうち空間的ワーキングメモリは頭頂―前頭前野間に顕著なネットワーク結合があり，選択的な空間的注意により維持されるという神経解剖学的証拠があるというが (Awh & Jonides, 1998)，物体視ワーキングメモリの側頭―前頭前野の関係についてはよくわかっていない．

　物体視のワーキングメモリ領域はサルでもヒトでもVLPFC領域にあるが，空間視のワーキングメモリ領域は，サルとちがってヒトでは前頭前野の背側領域のより上部かつ後部に移動するという報告がある (Ungerleider et al., 1998)．このグループのfMRIを用いたヒトのデータでは上前頭溝 (superior frontal sulcus) が空間的ワーキングメモリを担う場所であると述べられている (Courtney et al., 1998)．

　VLPFCとDLPFCにそれぞれ物体視（色，形，顔など）と空間視（空間位置など）のワーキングメモリを措定する考えをドメイン・スペシフィック仮説とよぶなら，このドメイン・スペシフィック仮説は正しく，まちがっていたのは空間的ワーキングメモリの領域の同定であるという理屈になる．Belger et al. (1998) はドメイン・スペシフィック仮説の確認実験の中で，ヒトでは顕著な左右半球差が認められるという．すなわち，空間的ワーキングメモリ課題で

は右の中前頭回 (middle frontal gyrus) や矢状縫合溝 (intraparietal sulcus) が，物体視ワーキングメモリでは両側の中前頭回や左下前頭回 (inferior frontal gyrus) や矢状縫合溝が活性化をみせたと報告している．これは空間的ワーキングメモリが右半球優位であることを示している．右中前頭回が空間位置に対して，両中前頭回が非空間的（形）ワーキングメモリ課題で活性化することはすでに確認されているので，このドメイン仮説は左右半球によるちがいも考慮する必要がある (McCarthy et al., 1996; Smith et al., 1995)．同様に Jonides et al. (1993) は PET-rCBF を用いてヒトの空間的ワーキングメモリ課題で，やはり右半球の前頭前野，後頭，頭頂，運動前野などが活性化することを，また McCarthy et al. (1994) は fMRI を用いて，健常な被験者に提示された刺激が十数個の先行刺激の位置と重なるかどうかを判断させる空間的ワーキングメモリ課題で，やはり左よりも右 DLPFC (BA 46) が活性化することを報告している．一方，暗算課題 (fMRI) などの非空間的ワーキングメモリ課題では左半球 (BA 46) が活性化するといわれる (Burbaud et al., 1995)．

　後頭から視覚前野，さらに側頭を経由して前頭前野にいたる腹側ストリームではパタンのワーキングメモリとして"顔のワーキングメモリ"が想定され，BA 44/45/46/47 (DLPFC 含む)，BA 18/19，BA 37 など複数領域の活性化が認められており (Courtney, Ungerleider, Keil, & Haxby, 1997)，ここにも明らかな左右半球差があるという (Haxby et al., 1995)．図 4 には

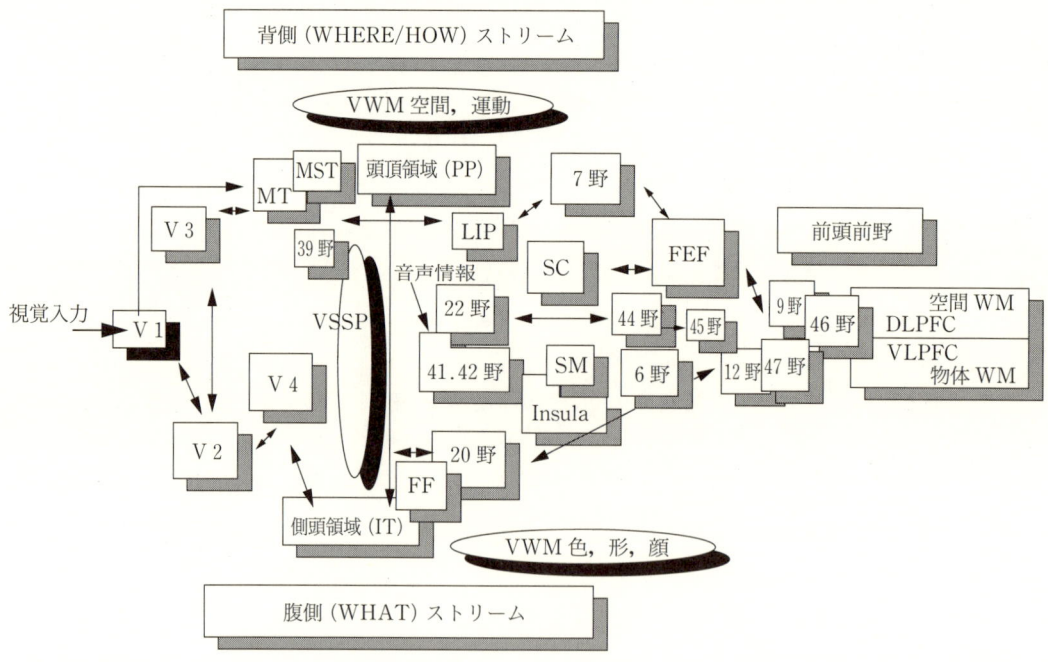

図 4　視覚性のワーキングメモリの模式図

2 経路モデル（視覚ワーキングメモリ: VWM）とそれを基盤に展開する視空間スケッチパッド (VSSP) の脳内領域間での各情報の流れを示す模式図．図の上下左右はそれぞれ，頭頂葉（背側ストリーム），側頭葉（腹側ストリーム），後頭葉と前頭葉を示す．

視覚的ワーキングメモリ (VWM) の2ストリーム・モデルとその展開モデルである VSSP を模式化した図を示す．

さて，腹側ストリームと背側ストリームという分け方は，基本的にドメイン重視であるので VWM におけるドメイン・スペシフィック仮説は2ストリームモデルにとって魅力的ではある．しかし，いずれにしてもこの仮説が正しいかどうかを判断する決定的な証拠はまだ現在のところない．一方，ドメイン・スペシフィックに対する反証の報告がいくつかでている．

Rao, Rainer, and Miller (1997) はサルの前頭前野が what と where の二つのストリームの情報のバインディングを担っているとの仮説のもとに遅延課題実験を行い，側頭 IT (inferior temporal) 領域と頭頂 PP (posterior parietal) 領域がそれぞれ VLPFC (BA 12) と DLPFC (BA 46/9) 領域に入力をもつこと，そして2ストリームからの空間と物体視の情報はここのワーキングメモリでバインディングされることを明らかにした．実験ではサルが凝視点をみているときに見本刺激が提示され (400 ミリ秒)，100 ミリ秒の遅延のあと，同じ物を含むテスト刺激が凝視点から上下左右4度離れた位置に同時提示される (400 ミリ秒)．Where 遅延のあと，凝視点は消え上下左右に4つのスポットが示される．サルはこの時点でテスト刺激の位置を憶えておきその位置に向かってサッケード眼球運動を行う，という手続きである．その結果，調べた全ニューロンの7%は物体に，41%は空間位置にチューニングされた応答を示したが，残りの 52% は物体と位置の両方に応答した．そして，この3種のニューロンは VLPFC と DLPFC の両領域に著しい分布差をみせず同じように見られた．これはドメイン・スペシフィックなワーキングメモリ仮説に合わないが，両領域を含めた前頭前野のワーキングメモリにおいて二つのストリームからの情報がバインディングされていることのあかしにはなるだろう (Rao et al., 1997)．つまり，同一のニューロンが空間的ワーキングメモリと物体視ワーキングメモリの役割の両方を担っているとするなら，後頭葉 V1 に源を発して両ストリームを経てきた情報は，前頭前野の広いワーキングメモリ領域でバインディングされているとも解釈できる．ただし，一つのニューロンが空間的ワーキングメモリと物体視ワーキングメモリの両遅延課題に応答するという事実をどのようにバインディングとむすびつけるかという問題は残る．

他方，前頭前野の VLPFC (IC: BA 47/12) を破壊したサルで，物体視ワーキングメモリとかかわる遅延課題で障害は認められなかったという，これまたドメイン・スペシフィックなワーキングメモリ仮説に合わないデータも報告されている (Rushworth, Nixon, Eacott, & Passingham, 1997)．そこで Rushworth et al. (1997) は VLPFC は物体視ワーキングメモリを担う部位というよりは，刺激選択や注意の処理機能とかかわると考えた．このような考え方，つまりドメインにこだわらず処理を中心に部位を演繹してゆくという考えは2段階仮説 (Petrides, Alivisatos, & Evans, 1995) としてすでに提案されているものに近い〔このアイデアは Fuster (1989) にまで溯ることができる (Cohen & Smith, 1997)〕．

Owen, Evans, and Petrides (1996) はドメイン・スペシフィックな考え方 (e. g. Goldman-Rakic, 1994) に対し，情報の処理モードに注目し，VLPFC (BA 42/12/45) に側頭，頭頂連合

野の視覚性記憶や入力情報に対する選択，保持，想起，検索などの処理を，DLPFC (BA 46/9) に自己モニター，判断，プランニングなどの処理機能（中央実行系的な機能）を想定している (Owen, 1997)．また，処理の水準や抽象度が高くなると DLPFC が重要になるとしている．

　サルと異なり，ヒトでは処理の負荷や抽象度が著しく高い課題も多いことを考えるとこの提案の意味は重要である．しかし筆者は，脳の30%という広い領域を占める前頭前野には下位レベル構造として視覚情報処理の二つのストリームを最終的に束ねるドメイン・スペシフィックなものを考えるのは仮説としては自然なように思われる．Cohen and Smith (1997) も Owen (1997) に対する応答の中でドメイン・スペシフィック仮説を現時点で排除するのは時期尚早であると批判している．その意味で上位階層に，自己モニター機能や中央実行系のような高次な認知機能をもつ DLPFC を措定し，VLPFC にはアクティブな情報の保持を措定すればよい．ヒトに固有のそのような高次処理は下位のドメイン・スペシフィック過程 (e.g. Wilson et al., 1993) を基礎にして，その上位階層のレベルで考えるのである．筆者は二者択一ではなく，初期視覚的アウェアネスレベルで領域固有的な視覚的ワーキングメモリのはたらきが存在し，さらにもう一段上がった階層でのリカーシブな意識のレベルで自己モニターのはたらきを含む2段階仮説の一部があてはまるのではないかと考えている (苧阪, 1998)．DLPFC にはリカーシブな意識とかかわる判断，推測の他，さらに最近"報酬への期待"と見られるニューロン活動 (Watanabe, 1996) さえ見出されており，多様な中央実行系のはたらきがみえてくるのである．

6-6　視野とのトポグラフィー

　次に，両ストリームと視野の関係について考えてみよう．外界のどこで何が起こっているのかをすばやく知るには，"何が"という中心視の情報と，"どこで"という周辺視の情報（さらに"どのように"）が統合される必要がある．この統合機能はバインディングとよばれ，視覚的アウェアネスの形成に重要な役割を担っている (苧阪, 1997)．バインディングが空間的に行われているのか，あるいは時間位相を手がかりに行われているのかについては現在のところまだ未解決の問題であるが (e. g., Gegenfurtner, 1998)，空間的ワーキングメモリと物体視のワーキングメモリが固有の前頭前野領域で分割的にはたらいているという説が正しければ，空間的バインディングが行われていることになる．サルでは両ストリームの情報が前頭前野の主溝の上下領域と弓状溝にはさまれた領域で合流し what と where バインディングが行われているという研究があることはすでに述べたし，ヒトでも大枠でそのような傾向が認められている．

　後頭葉のV1から始まる腹側ストリームと背側ストリームは当初は視野と極めて強いトポグラフィックなかかわりをもちドメイン・スペシフィックであるが (Goldman-Rakic, 1994)，

側頭や頭頂を経て広く前頭(前野)に展開するにつれてトポグラフィーも領域固有性も弱まってくるのであろうか？ しかし，空間的ワーキングメモリと物体視ワーキングメモリを担うニューロンが広義の前頭前野に見られるという知見は (Rao et al., 1997) は，両ワーキングメモリがこの領域で最終的にバインディングを終えていることを示唆しているともいえる．

　視覚的ワーキングメモリが位置や運動にかかわる空間的ワーキングメモリと色，形や顔にかかわる物体視ワーキングメモリにわけられるというアイデアは，ヒトの認識と行動をつなぐワーキングメモリのはたらきを整合的に説明できて魅力的な内容をもっている．Ｖ１に源を発し，腹側ストリームと背側ストリームを経る長旅をした末に空間と物体視の情報が前頭前野に収束しバインディングされるというドメイン・スペシフィックな美しい夢は現在のところ否定も肯定もされていない．今後，さらに工夫された非侵襲的方法によって引き続き詳細な検討を行う必要があろう．

参照文献

Alivisatos, B., & Petrides, M. (1997). Functional activation of the human brain during mental rotation. *Neuropsychologia*, 35, 111-118.

Ashida, H., & Osaka, N. (1995). Motion aftereffect with flickering test stimuli depends on adapting velocity. *Vision Research*, 13, 1825-1833.

Awh, E., & Jonides, J. (1998). Spatial working memory and spatial selective attention. In R. Parasuraman (Ed.), *The attentive brain* (pp. 353-380). Cambridge, MA: MIT Press.

Baddeley, A. (1986). *Working memory*. Oxford: Oxford University Press.

Baker, S. C., Frith, C. D., Frackowiak, R. S. J., & Dolan, R. J. (1996). Active representation of shape and spatial location in man. *Cerebral Cortex*, 6, 612-619.

Bavelier, D., Corina, D., Jezzard, P., Padmanabhan, S., Clark, V. P., Karni, A., Prinster, A., Braun, A., Lalwani, A., Rauschecker, J., Turner, R., & Neville, H. (1997). Sentence reading: A functional MRI study at 4 Tesla. *Journal of Cognitive Neuroscience*, 9, 664-686.

Beardsley, T. (1997). The machinery of thought. *Scientific American*, August 1977. Pp. 58-63.

Braver, T., Cohen, J., Jonides, J., Smith, E., & Noll, D. (1997). A parametric study of prefrontal cortex involvement in human working memory. *NeuroImage*, 5, 49-62.

Belger, A., Puce, A., Krystal, J. K., Gore, J. C., Goldman-Rakic, P., & McCarthy, G. (1998). Dissociation of mnemonic and perceptual processes during spatial and nonspatial working memory using fMRI. *Human Brain Mapping*, 6, 14-32.

Burbaud, P., Degreze, P., Lafon, P., Franconi, J. -M., Bouligand, B., Bioulac, B., Caille, J. -M., & Allard, M. (1995). Lateralization of prefrontal activation during internal mental calculation: A functional magnetic resonance imaging study. *Journal of Neurophysiology*, 74, 2194-2200.

Carpenter, P., Just, M., Keller, T., Eddy, W., & Thulborn, K. (1999a) Graded functional activation in the visuospatial system with the amount of task demand. *Journal of Cognitive Neuroscience*, 11, 9-24.

Carpenter, P., Just, M., Keller, T., Eddy, W., & Thulborn, K. (1999b) Time course of fMRI-activation in language and spatial networks during sentence comprehension. *NeuroImage*, 10, 216-224.

Clark, H., & Chase, W. (1972) On the process of comparing sentence against pictures. *Cognitive*

Psychology. 3, 472-517.

Cohen, J. D., & Smith, E. E. (1997). Response from Cohen and Smith. *Trends in Cognitive Science*, 1, 126-127.

Cohen, J. D., Peristein, W. M., Braver, T. S., Nystrom, L. E., Noll, D. C., Jonides, J., & Smith, E. E. (1997). Temporal dynamics of brain activation during a working memory task. *Nature*, 386, 604-608.

Corbetta, M., Akbudak, E., Conturo, T., Snyder, A., Ollinger, J. M., Drury, H. A., Linenweber, M. R., Petersen, S. E., Raichle, M. E., VanEssen, D. C., & Shulman, G. L. (1998). A common network of functional areas for attention and eye movements. *Neuron*, 21, 761-773.

Courtney, S. M., Petit, L., Maisog, J. M., Ungerleider, L. G., & Haxby, J. V. (1998). An area specialized for spatial working memory in human frontal cortex. *Science*, 279, 1347-1351.

Courtney, S. M., Ungerleider, L. G., & Haxby, J. V. (1997). Response from Courtney, Ungerleider and Haxby. *Trends in Cognitive Science*, 1, 125-126.

Courtney, S. M., Ungerleider, L. G., Keil, K., & Haxby, J. V. (1996). Object and spatial visual working memory activate separate neural systems in human cortex. *Cerebral Cortex*, 6, 39-49.

Courtney, S. M., Ungerleider, L. G., Keil, K., & Haxby, J. V. (1997). Transient and sustained activity in a distributed neural system for human working memory. *Nature*, 386, 608-611.

Crick, F. (1994). *The astonishing hypothesis: The scientific search for the soul*. New York: Charles Scribner's Sons. 中原英臣訳 (1995) ＤＮＡに魂はあるか――驚異の仮説――講談社.

Crick, F., & Koch, C. (1990). Towards a neurobiological theory of consciousness. *Seminars in the Neurosciences*, 2, 263-275.

D'Esposito, M., Detre, J. A., Alsop, D. C., Shin, R. K., Atlas, S., & Grossman, M. (1995). The neural basis of the central executive system of working memory. *Nature*, 378, 279-281.

D'Esposito, M., Ballard, D., Aguirre, G. K., & Zarahn, E. (1998). Human prefrontal cortex is not specific for working memory: A functional MRI study. *NeuroImage*, 8, 274-282.

Felleman, D., & Van Essen, D. C. (1991). Distributed hierarchical processing in the primate cerebral cortex. *Cerebral Cortex*, 1, 1-47.

Funahashi, S., Bruce, C. J., & Goldman-Rakic, P. S. (1989). Mnemonic coding of visual space in the monkey's dorsolateral prefrontal cortex. *Journal of Neurophysiology*, 61, 331-349.

Fuster, J. M. (1989). *The prefrontal cortex: Anatomy, physiology and neuropsychology of the frontal lobe*. New York: Raven Press.

Fuster, J. M. (1997) Network memory. *Trends in Neurosciences*. 20, 451-459.

Gegenfurtner, K. (1998). Visual psychophysics: Synchrony in motion. *Nature Neuroscience*, 1, 96-98.

Goldman-Rakic, P. S. (1994). The issue of memory in the study of prefrontal functions. In A. M. Thierry, J. Glowinski, P. S. Goldman-Rakic, & Y. Christen (Eds.), *Motor and cognitive functions of the prefrontal cortex*. Berlin: Springer-Verlag.

Greenlee, M., Long, H-J., Mergner, T., & Seeger, W. (1995). Visual shovt-term memory of stimulus velocity in patients with unilateral posterior brain damage, *Journal of Neuroscience*, 15, 2287-2300.

Gross, C. G. (1998). *Brain, vision, memory: Tales in the history of neuroscience*. Cambridge, MA: MIT Press.

Gulyas, B., & Roland, P. E. (1995). Cortical fields participating in spatial frequency and orientation discrimination: Functional anatomy by positron emission tomography. *Human Brain Mapping*, 3, 133-152.

Hardcastle, V. G. (1994). Psychology's binding problem and possible neurobiological solutions. *Journal of Consciousness Studies*, 1, 66-90.

Haxby, J. V., Horwitz, B., Ungerleider, L. G., Maisog, J. M., Pietrini, P., & Graby, C. L. (1994). The functional organization of human extrastriate cortex: A PET-rCBF study of selective atten-

tion to faces and locations. *The Journal of Neuroscience*, 14, 6336-6353.
Haxby, J. V., Ungerleider, L. G., Horwitz, B., Rapoport, S. L., & Grady, C. L. (1995). Hemispheric differences in neural systems for face working memory: A PET-rCBF study. *Human Brain Mapping*, 3, 68-82.
Horwitz, B., Tagamets, M. -A., & McIntosh, A. (1999). Neural modeling, functional brain imaging, and cognition. *Trends in Cognitive Science*, 3, 91-98.
Jiang, Y., Xaxby, J. V., Martin, A., Ungerleider, L. G., & Parasuraman, R. (2000). Complementary neural mechanisms for tracking items in human working memory. *Science*, 278, 643-645.
Jonides, J., Smith, E. E., Koeppe, R. A., Awh, E., Minoshima, S. & Mintun, M. A. (1993). Spatial working memory in humans as revealed by PET. *Nature*, 363, 623-625.
Jonides, J., Schumacher, E., Smith, E., Koeppe, R., Awh, E., Reuter-Lorenz, P., Marshuetz, C., & Willis, C. (1998). The role of parietal cortex in verbal working memory. *Journal of Neuroscience*, 18, 5026-5034.
Just, M., & Carpenter, P. (1992). A capacity theory of comprehension: Individual differences in working memory. *Psychological Review*, 99, 122-149.
Just, M., Carpenter, P., Keller, T., Eddy, W., & Thulborn, K. (1996) Brain activation modulated by sentence comprehension. *Science*, 274, 114-116.
Kanaoke, Y., Bundou, M., Koyama, S., Suzuki, H., & Kakigi, R. (1997). Human cortical area responding to stimuli in apparent motion. *NeuroReport*, 8, 677-682.
Kimberg, D. Y., D'Esposito, M., & & Farah, M. (1998). Cognitive functions in the prefrontal cortex: Working memory and executive control. *Current Directions in Psychological Science*, 6, 185-192.
Logie, R. H. (1995). *Visuo-spatial working memory*. Hove: LEA.
Loring-Meier, S., & Halpern, D. F. (1999). Sex difference in visuospatial working memory: Components of cognitive processing. *Psychonomic Bulletin & Review*, 6, 464-471.
Luck, S., & Vogel, E. (1997). The capacity of visual working memory for features and conjunctions. *Nature*, 390, 297-281.
Martin, A., Haxby, J. V., Lalonde, F. M., Wiggs, C. L., Underleider, L. G. (1995). Discrete cortical regions associated with knowledge of color and knowledge of action. *Science*, 270, 102-104.
McCarthy, G., Blamire, A. M., Puce, A., Nobre, A. C., Bloch,,G., Hyder, F., Goldman-Rakic, P. S., & Shulman, R. G. (1994). Functional magnetic resonance imaging of human prefrontal cortex activation during a spatial working memory task. *Proceedings of the National Academy of Sciences USA*, 91, 8690-8694.
McCarthy, G., Puce, A., Constable, R. T., Krystal, J. H., Gore, J. C., & Goldman-Rakic, P. (1996). Activation of human prefrontal cortex during spatial and nonspatial working memory tasks measured by functional MRI. *Cerebral Cortex*, 6, 600-611.
Mikami, A., Newsome, W. T., & Wurtz, R. H. (1986). Motion selectivity in macaque visual cortex. I. Mechanisms of direction and speed selectivity in extrastriate area MT. *Journal of Neurophysiology*, 55, 1308-1327.
Miller, E. K., Erickson, C. A., & Desimone, R. (1996). Neural mechanisms of visual working memory in prefrontal cortex of the macaque. *The Journal of Neuroscience*, 16, 5154-5167.
Miyake, A., & Shah, P. (1999). Toward unified theories of working memory: Emerging general consensus, unsolved theoretical issues, and future research directions. In A. Miyake & P. Shah (Eds.) (1999) *Models of working memory: Mechanisms of active maintenance and executive control* (pp. 442-481). New York: Cambridge University Press.
苧阪直行 (1993) ヒトの上下視野の機能分化と生態学的制約性　三上章充 (編) 視覚の進化と脳 (pp. 168-185) 朝倉書店.
苧阪直行 (1997) 視覚における NCC (Neural correlates of consciousness) 問題　認知科学，4，93-98.

苧阪直行 (1998) リカーシブな意識とワーキングメモリ　心理学評論，41，87-95．

苧阪直行・蘆田宏・苧阪満里子・小山幸子・南部篤・中谷和夫・柿木隆介 (1995) 脳磁場 (MEG) 計測による運動視に関与する脳内部位の推定　日本心理学会第59回大会論文集，461．

Osaka, M. (1984). Peak alpha frequency of EEG during a mental task: Task difficulty and hemispheric differences. *Psychophysiology*, 21, 101-105.

Osaka, N., Ashida, H., Osaka, M., Koyama, S., & Kakigi, R. (1996). Evoked magnetic field elicited by motion and motion aftereffect. *Perception*, 25, S32-33.

OScalaidhe, S. P. Wilson, F. A. W., & Goldman-Rakic, P. S. (1997). Areal segregation of face-processing neurons in prefrontal cortex. *Science*, 278, 1135-137.

Owen, A. M. (1997). Tuning in to the temporal dynamics of brain activation using functional magnetic resonance imaging (fMRI). *Trends in Cognitive Science*, 1, 123-125.

Owen, A. M., Evans, A. C., & Petrides, M. (1996). Evidence for a two-stage model of spatial working memory processing within the lateral frontal cortex: A positron emission tomography study. *Cerebral Cortex*, 6, 31-38.

Paules, E., Frith, C. D., Frackowiak, R. S. (1993). The neural correlates of the verbal component of working memory. *Nature*, 362, 342-344.

Petrides, M., Alivisatos, B., & Evans, A. C. (1995). Functional activation of the human ventrolateral frontal cortex during mnemonic retrieval of verbal information. *Proceedings of the National Academy of Sciences USA*, 92, 5803-5807.

Rao, S. C., Rainer, G., & Miller, E. K. (1997). Integration of what and where in the primate prefrontal cortex. *Science*, 276, 821-824.

Rypma, B., Prabhakaran, V., Desmond, J. E., Glover, G. H., & Gabrieli, J. D. (1999). Load-dependent roles of frontal brain regions in the maintenance of working memory. *Neuro Image*, 9, 216-226.

Rushworth, M. F. S., Nixon, P. D., Eacott, M. J., & Passingham, R. E. (1997). Ventral prefrontal cortex is not essential for working memory. *The Journal of Neuroscience*, 17, 4829-4838.

Shepard, R. N., & Metzler, L. A. (1971) Mental rotation of three-dimensional objects. *Science*, 171, 701-703.

Smith, E. E., Jonides, J., Koeppe, R. A., Awh, E., Schumacher, E. H., & Minoshima, S. (1995). Spatial versus object working memory: PET investigations. *Journal of Cognitive Neuroscience*, 7, 337-356.

Smith, E. E., & Jonides, J. (1997) Working memory: A view from neuroimaging. *Cognitive Psychology*, 33, 5-42.

Spoehr, JK., & Lehmkuhle, S. (1982) *Visual information processing*. W. H. Freeman.（苧阪直行他訳，「視覚の情報処理：見ることのソフトウエア」，サイエンス社，1986）

Sweeney, J. A., Mintun, M. A., Kwee, S., Wiseman, M. B., Brown, D. L., Rosenberg, D. R., & Carl, J. R. (1996). Positron emission tompgraphy study of voluntary saccadic eye movements and spatial working memory. *Journal of Neurophysiology*, 75, 454-468.

Tagaris, G., Kim, S., Strupp, J., Andesrsen, P., Ugurbil, K., & Georgopoulos, A. (1997). Mental rotation studied by functional magnetic resonance imaging at high field (4 Tesla): Performance and cortical activation. *Journal of Cognitive Neuroscience*, 9, 419-432.

Tootell, R. B. H., Hadjikhani, N. K., Vanduffel, W., Liu, A. K., Mendola, J. D., Sereno, M. I., & Dale, A. M. (1998). Functional analysis of primary visual cortex (V1) in humans. *Proceedings of the National Academy of Sciences USA*, 95, 811-817.

Tootell, R. B. H., Reppas, J. B., Dale, A. M., Look, R. B., Malach, R., Jiang, H. -J., Brady, T. J. & Rosen, B. R. (1995). Visual motion aftereffect in human cortical area MT revealed by functional magnetic resonance imaging. *Nature*, 375, 139-141.

Treisma, A. (1996) The binding problem. *Current Opinion in Neurobiology*, 6, 171-178.

Ungerleider, L. (1995). Functional brain imaging studies of cortical mechanisms for memory. *Science*, 270, 769-775.

Ungerleider, L. G., Courtney, S. M., & Haxby, J. V. (1998). A neural system for human visual working memory. *Proceedings of the National Academy of Sciences USA*, 95, 883-890.

Ungerleider, L., & Mishkin, M. (1982). Two cortical visual systems. In D. Ingle, M. Goodale, & R. Mansfield (Eds.), *Analysis of visual behavior* (pp. 549-586). Cambridge, MA: MIT Press.

Van Essen, D. C., Drury, H. A., Joshi, S., & Miller, M. I. (1998). Functional and structural mapping of human cerebral cortex: Solutions are in the surfaces. *Proceedings of the National Academy of Sciences USA*, 95, 788-795.

Watanabe, M. (1996). Reward expectancy in primate prefrontal neurons. *Nature*, 382, 629-632.

Wilson, F. A. W., OScalaidhe, S. P., & Goldman-Rakic, P. S. (1993). Dissociation of object and spatial processing domains in primate prefrontal cortex. *Science*, 260, 1955-1958.

第7章
視覚探索時の事象関連電位とワーキングメモリ

宮谷真人
広島大学

7-1 視覚探索課題と事象関連電位 (ERP)

　視覚探索とは，視野内に存在する多くの事物のなかから，特定の特徴をもつ対象を見つけ出す働きである．視覚探索を支える心理的過程について検討するためにさまざまな課題が工夫されてきた．刺激として文字を用いた視覚探索課題の手続き例を図1に示す．
　被験者に，まずアルファベットを何か憶えてもらう（これを標的という）．被験者はその後呈示されるテスト刺激について，標的の有無を判断し，ボタン押しなどで反応する．標的が含まれるテスト刺激を標的刺激，標的以外の文字（妨害刺激）だけで構成されるテスト刺激を非標的刺激と呼ぶ．標的文字の数（以下，記憶負荷と呼ぶ）が増えたり，テスト刺激に含まれる探索対象の数（以下，視覚負荷）が増えると，判断が難しくなり，反応時間は遅延し，誤反応が多くなる．視覚負荷の操作の仕方には，図1のように妨害刺激の数を変化させるほかに，あらかじめ被験者に標的が出現する可能性のある位置を教え，その数を増減する方法もある．
　視覚探索課題には，用いる刺激や反応の種類，標的とテスト刺激にどのような実験的操作を加えるかなどによって多くのバリエーションがあり，現在までに多くの注意研究で用いられてきた (Shiffrin, 1988)．課題の難易度に伴う課題遂行成績（反応時間や誤答率）の変化を調べることによって，視覚的選択過程における並列的・前注意的処理（注意資源を必要とせず，複数の特徴や対象が，相互に独立に同時的に処理される過程）と系列的・注意的処理（複数の対象を，

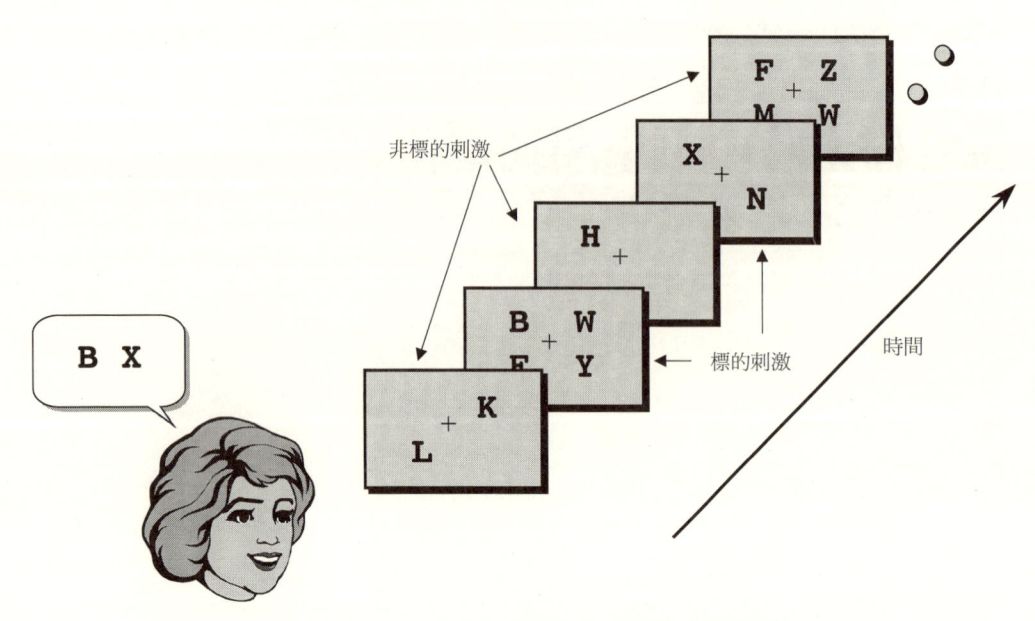

図1　アルファベット文字を刺激とした視覚探索課題の例．

一つ一つ順々に，意図的・意識的に処理する過程）の違い（Hoffman, 1979; Treisman & Gelade, 1980）や，自動的検出（前注意的処理による標的検出）と制御的探索（注意的処理による標的の探索）の区別（Schneider & Shiffrin, 1977; Shiffrin & Schneider, 1977）などが明らかにされてきた．

　視覚探索研究の手段の一つとして，反応時間や誤答率のような行動測度とともに，事象関連電位（event-related potentials; ERP）も用いられてきた．視覚探索に関する初期の ERP 研究では，課題の難易度と P3b 成分（意図的な標的検出に伴って出現する頭頂部優勢な陽性電位）との関連に焦点があてられた．一般的には，課題が困難になると P3b の潜時は延長し（Ford, Roth, Mohs, Hopkins, & Kopell, 1979; Kramer, Schneider, Fisk, & Donchin, 1986; Luck & Hillyard, 1990；宮谷・前堂・赤井，1994；Van Dellen, Brookhuis, Mulder, Okita, & Mulder, 1985），振幅は減衰する（Kramer et al., 1986；宮谷ら，1994；Van Dellen et al., 1985）ことがわかっている．

　視覚探索過程を反映する ERP 成分として，P3b 成分のほかに，探索陰性電位（search negativity）がある．本章では，この探索陰性電位に焦点をあて，その振る舞いから視覚探索時のワーキングメモリの働きについて何がわかるかを考察してみたい．

7-2 ERP 上の記憶負荷効果 ── 記憶探索電位

　Okita, Wijers, Mulder, and Mulder (1985) は，空間選択的注意課題と記憶探索 (Sternberg, 1966，視覚探索課題で，視覚負荷を一定として記憶負荷のみを変化させる場合を，記憶探索課題と呼ぶ) を組み合わせた課題を実行中の被験者から ERP を記録した．彼らは，凝視点を中心とする仮想的な四角形の対角線上にアルファベット文字を呈示した．どちらの対角線上に文字が出現するかは，試行によってランダムに変えた．被験者には，どちらか一方の対角線に注目させ，あらかじめ憶えた標的文字がその位置に呈示された場合にのみ反応させた．その際，標的となる文字の数 (記憶負荷) を，1，2，4 と変化させ，それに伴う ERP の変化を観察した．注目していない場所に呈示された刺激に対する ERP には，標的文字数による違いがなかったが，注目場所の刺激に対する ERP では，刺激後 300～700 ミリ秒の区間に，中心部 (Cz，ERP の記録部位の名称については図 2 を参照) 優勢に分布し，記憶負荷の増加に伴って振幅が増大する明瞭な陰性電位が出現した．Okita et al. (1985) は，この電位が短期記憶内の制御的探索過程を反映する電位であると考え，探索陰性電位と呼んだ (記憶探索課題で得られる探索陰性電位を，後述する視覚負荷の操作による電位変化と区別するために，以下では記憶探索電位と呼ぶ)．

　記憶探索電位は，さまざまな状況の記憶探索課題において，非常に安定して観察される電位変化である．宮谷ら (1994) は，空間選択的要因を含まない単純な文字探索課題で，Okita et al. (1985) と同様の記憶探索電位を報告した (図 3)．また，この電位は，色 (Wijers, Mulder,

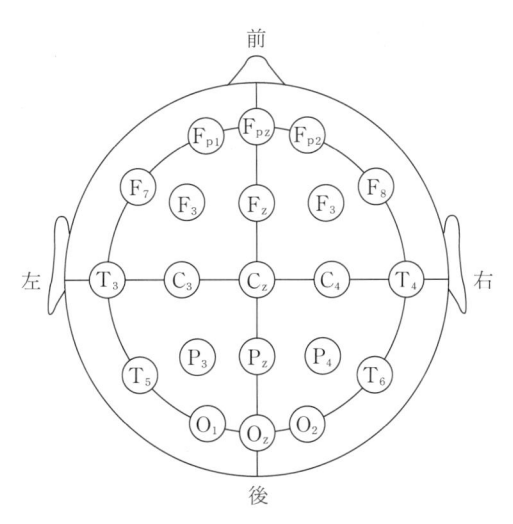

図 2　ERP の記録部位の名称

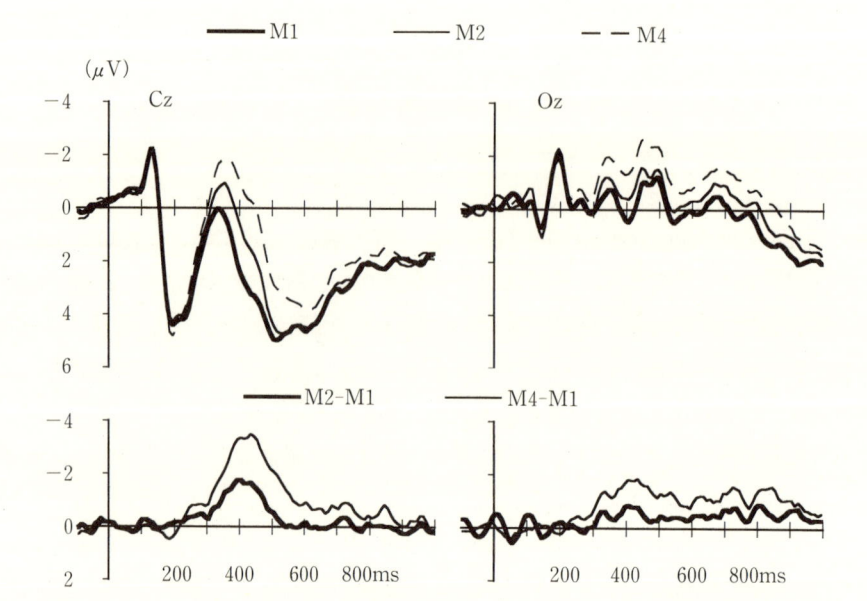

図3 ERP上の記憶負荷効果—記憶探索電位の例．上半分は，文字探索課題遂行中にCzとOzで記録された非標的刺激に対するERP波形．長い縦軸の時点で，テスト刺激が呈示された．標的文字の数が1 (M1)，2 (M2)，および4 (M4) のときの3波形を重ね書きした．下側は，記憶負荷の大きい条件 (M2, M4) のERPから小さい条件 (M1) のERPを引き算して求めた差波形．(宮谷ら，1994のデータにもとづいて作成)

Okita, Mulder, and Scheffers, 1989) や文字の大きさによる選択 (Wijers, Mulder, Okita, & Mulder, 1989)，あるいは心的回転 (Wijers, Otten, Feenstra, Mulder, & Mulder, 1989) と組み合わされた記憶検索課題でも認められる．さらに，刺激として，単なる文字でなく有意味な単語を用いたり (Mecklinger, Kramer, & Strayer, 1992)，母音のような聴覚刺激を用いた課題 (Okita, 1989) でも，類似の陰性電位が報告されている．

7-3　ERP上の視覚負荷効果 —— 視覚探索電位

　視覚探索課題における視覚負荷の増加によっても，記憶探索電位と類似した電位変化を観察できる．Wijers et al. (1987) は，Okita et al. (1985) と同様の刺激配置と課題を用い，被験者にどちらか一方の対角線上の2隅に注目させるか，4隅すべてに注目させるかによって視覚負荷を操作したところ，テスト刺激呈示後300〜500ミリ秒の潜時帯に，視覚負荷に伴って振幅が増大する陰性電位を観察した．また，Ritter, Simson, and Vaughan (1988) は，テスト刺激としてアルファベット5文字を横一列に呈示し，被験者に標的の出現する位置をあらかじめ知らせる（中央の1文字，両端の2文字のどちらか，5文字のどれか）ことによって視覚

負荷を操作した．同時に，標的の検出を行わない単純課題も実施し，標的検出課題で記録されたERPから単純反応課題時のERPを引き算して得られる波形を調べたところ，潜時約320ミリ秒で頂点を示す後頭部・後部側頭部優勢な陰性電位は，視覚負荷が増加するほど頂点潜時が遅延し，振幅も増大することを見出した．さらに宮谷・赤井 (1993) も，Ritter et al. (1988) と同様の課題で，図4に示すような陰性電位を観察している．課題の視覚負荷の操作によって変動するこれらの陰性電位を，便宜上視覚探索電位と呼ぶことにする．ただし記憶探索電位と視覚探索電位の区別は，電位変化の原因となる実験的操作の違いを表すものであり，それぞれの電位が反映する心理的過程の違いを意味するものではない．

　記憶探索電位 (図3) と視覚探索電位 (図4) を比較すると，その頭皮上分布に違いがあることがわかる．記憶負荷の効果に関しては，Czを中心に頭部全体で認められるという点でほとんどの研究が一致しているのに対し，視覚負荷効果は，後頭部や後部側頭部で最大を示す場合が多い．ERP成分の頭皮上分布は，成分同定の手がかりとなるだけでなく，その成分の発生源や，反映される心理学的過程を推測するための重要な情報源である．

　行動測度を用いた研究で，視覚探索課題における視覚負荷効果と記憶負荷効果の違いが指摘されることがある．前者が標的と妨害刺激の区別のしやすさ (Duncan & Humphreys, 1989) や妨害項目の抑制の程度 (Flach, 1986) に影響されるのに対し，後者は，記憶セット（標的の集

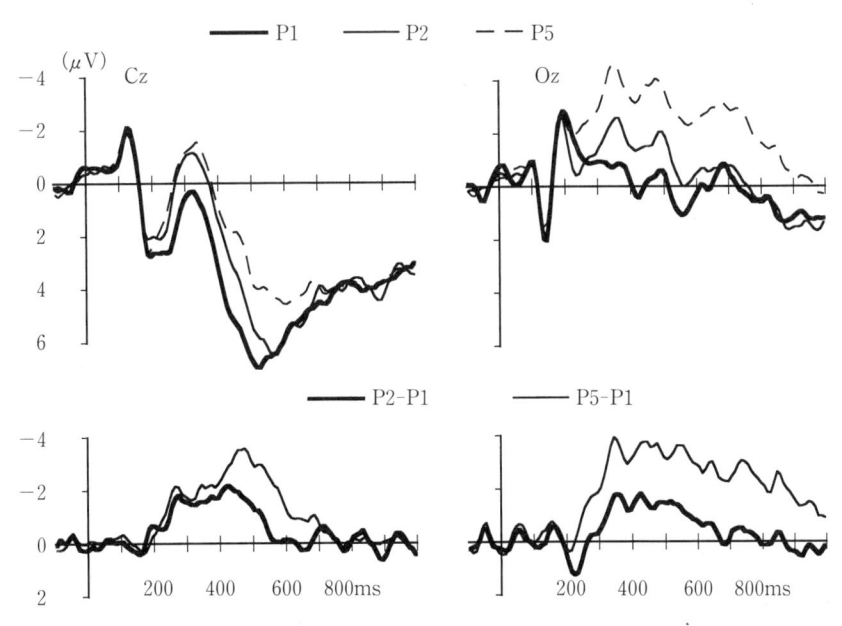

図4　ERP上の視覚負荷効果―視覚探索電位の例．テスト刺激としてアルファベット5文字を横一列に呈示し，中央の位置だけに注目させた場合 (P1)，両端の2か所に注目させた場合 (P2)，および5か所すべてに注目させた場合 (P5) の非標的刺激に対するERPを重ね書きした．下側は，視覚負荷の大きい条件 (P2, P5) のERPから小さい条件 (P1) のERPを引き算して求めた差波形．(宮谷・赤井，1993のデータにもとづいて作成)

合)を構成する複数の刺激が，"標的"という一つのカテゴリーに統合される程度（Flach, 1986; Schneider & Fisk, 1984）に依存する．また，非標的刺激に対する反応時間の分布を調べた Hockley (1984) は，記憶負荷が大きくなるにつれて反応時間分布の歪度が大きくなる，すなわち分布の右裾がのびるのに対し，視覚負荷の増減では分布の形そのものはあまり変化せず，探索対象の数が多くなるにつれて，分布全体が右に移動する（反応時間が長くなる）ことを報告した．さらに，Fisk and Rogers (1991) は，加齢に伴う記憶負荷効果と視覚負荷効果に及ぼす加齢の効果を比較検討し，視覚探索課題における記憶負荷の操作が影響する心理過程と，視覚負荷の操作が影響する過程では，その性質が異なると推測している．これらの相違が，どのような脳内過程によって生じるのかは現在のところわからないが，記憶探索電位と視覚探索電位の頭皮上分布の違いを生じる原因を調べることで，その問題へアプローチできる可能性があると思われる．

ところで，図4をよくみると，視覚探索電位は，いくつかの下位成分で構成されているのではないかと推測できる．まず，Czにおける差波形をみると，刺激後200ミリ秒から300ミリ秒過ぎの区間では，P5-P1波形（P5条件のERPからP1条件のERPを引き算して求めた差波形，以下同様）とP2-P1波形がほとんど重なっているのに対し，それ以降は，P5-P1波形の方がより陰性となっている．このような条件差の現れ方の違いは，Czにおける差波形の前半部と後半部では，反映する心理的過程が異なることを示唆する．一方，後頭部（Oz）の差波形をみると，刺激後200ミリ秒前後から条件差が現れ，300〜400ミリ秒で最大になる．Czと異なり，早い潜時帯からP5-P1波形がP2-P1波形よりも陰性であり，それが刺激後1秒経過してもまだ持続している．視察にもとづくこれらの推測は，次のような実験で支持される．

7-4 色にもとづく初期選択が視覚探索電位に及ぼす影響

単純な文字探索課題ではなく，標的を色と形の組み合わせで定義し，色にもとづく初期選択と組み合わせた複合的探索課題では，ERP上の視覚負荷効果の現れ方が違ってくる．被験者の課題としては，標的がたとえば緑のBであると，テスト刺激として赤い文字が呈示されたときには無視し，緑の文字が呈示されたときにのみ文字探索を行うことになる．図5は，注目色で呈示された非標的刺激に対するERPである．図には示していないが，無視色テスト刺激に対するCzのERPでは，視覚負荷の条件差がほとんど現れない．一方，Oz波形では，振幅は小さいながら，注目色刺激に対する波形と類似の負荷効果が出現した．

図5をみると，図4の視察にもとづく推測が裏付けられる．Czにおける差波形の陰性方向への変動が，刺激後約200ミリ秒から始まり，300ミリ秒過ぎまでP5-P1波形とP2-P1波形が重なっているのは図4と同様である．ところが，二つの差波形が分岐しはじめるのが約400ミリ秒と，図4に比べて遅延しているために，差波形の前半部分と後半部分がはっきりと分

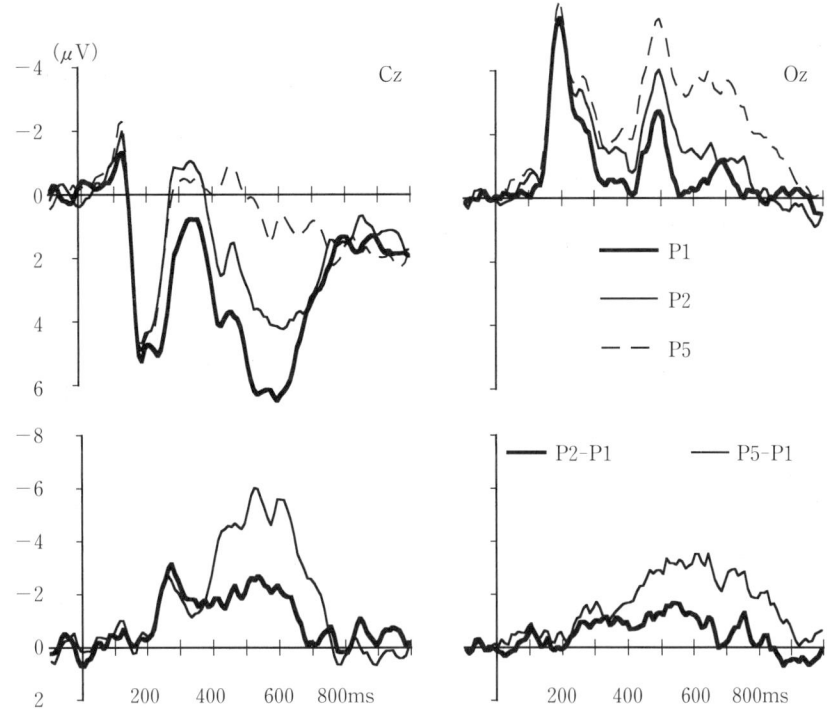

図5　色選択と組み合わせた文字探索課題における視覚探索電位．注目色テスト刺激に対する ERP．P1，P2，P5 の意味と差波形の求め方は図3と同様．

離し，2峰性となっている．さらに，後半部分の振幅が，図4に比べて，非常に大きくなっている．また，Oz における差波形を図4と図5で比較すると，条件差が出現しはじめる潜時には差がないが，差波形の頂点は，図5では遅延し，600〜700ミリ秒で頂点に達している．Cz 差波形の後半部の振幅が図5で大きいのに対し，Oz 差波形の振幅は，図4に比べてやや小さくなっているようである．

　Cz 差波形の前半部分は，おそらく空間的注意の範囲と関連する電位変化であると考えられる．図5の波形を記録した実験では，宮谷・赤井 (1993) や Ritter et al. (1988) と同じ視覚負荷操作の方法（テスト刺激としてアルファベット5文字を横一列に並べて呈示し，被験者には標的が出現する可能性のある位置をあらかじめ予告）を採用している．この方法では，視覚負荷（探索の対象となる文字の数）の操作に伴い，被験者が注意を向ける空間的範囲も同時に変化する．P1 条件（標的は必ず文字列の中央に出現）が文字列の中心に注意を集中しておけばいいのに比べ，P2 条件（標的は文字列の左端または右端に出現）や P5 条件（5文字のどこかにランダムに出現）では，注意を向けなければならない範囲が広い．また，P2 条件と P5 条件を比べると，探索対象の数は P5 条件の方が多いが，空間的注意の範囲はほぼ同じである．したがって，P2 条件と P5 条件に差のない Cz 差波形の前半部分は空間的注意の範囲と関連し，探索過程そのものは後半部分に反映されると考えることができる．

単純な文字探索課題時のERPと，色選択と組み合わせた複合的探索課題時のERPの最も大きな違いは，中心部に出現し，視覚負荷とともに振幅が増大する陰性電位である．図4では空間的注意の範囲を反映する電位と部分的に重複して出現していたのが，図5では，その出現潜時が遅延したためにかなり明確に分離している．P2-P5条件差の出現開始潜時が図4では300ミリ秒，図5では400ミリ秒と，約100ミリ秒の遅延がある．図4の実験と図5の実験でP5条件の反応時間を比較してみると，単純探索（627ミリ秒）と複合的探索（707ミリ秒）では約80ミリ秒の違いがあり，ERPにおける条件差の開始潜時の遅延とほぼ一致している．

潜時の遅延と同時に，図4と図5では，差波形の振幅そのものが大きく違っている．単純探索課題では，CzとOzの差波形振幅を比べるとOzの方がやや大きい．ところが複合探索課題になると，Ozにおける差波形の振幅がやや減衰するのに対し，Czの差波形の振幅は大きく増加する．すなわち，ERP上の視覚負荷効果の頭皮上分布が，後頭部優勢な分布から中心部優勢な分布へと変化する．

課題の性質の違いによる視覚探索電位の頭皮上分布の違いは，頭皮上の多くの部位からERPを記録することによって明瞭に示すことができる．本書巻頭の口絵10は，頭皮上20部位（Fp1, Fp2, F7, F3, Fz, F4, F8, T3, C3, Cz, C4, T4, T5, P3, Pz, P4, T6, O1, Oz, O2，それぞれの位置は図2を参照，基準電極は耳朶）から記録したERPにもとづいて描いた視覚探索電位のトポグラフィである．実験では，テスト刺激としてアルファベット6文字を横一列に呈示し，中央の2文字（C2条件），両端の2文字（P2条件），6文字すべて（P6条件）に注目させた場合のERPを比較した．図は，P6条件の非標的刺激に対するERPからC2条件の非標的ERPを引き算して差波形を求め，その区間平均電位にもとづいて描いている．図の左側が単純な文字探索課題を実施した場合（区間：350〜450ミリ秒），右側が複合的探索を行った場合（区間：500〜600ミリ秒）である．紫色が濃いほど陰性電位の振幅が大きいことを示している．逆に，黄色や赤の部分は，高負荷条件のERPが低負荷条件に比べて陽性であることを示す．単純探索課題では，後頭部から頭頂部・後部側頭部にかけて，高振幅の陰性電位が分布しているのに対し，複合的探索課題では，分布が変化し，中心部で最大の振幅を示していることがわかる．なお，記憶探索電位については，単純探索課題に比べ複合探索課題で振幅が大きくなることは視覚探索電位と同様であるが，このような頭皮上分布の変化は示さない．

7-5 探索陰性電位とワーキングメモリ

本章では，ここまで実験的操作の違いにもとづき，記憶探索電位と視覚探索電位という二つの陰性電位を区別してきた．しかし，たとえば，視覚探索電位の頭皮上分布が課題の性質によって変動するという現象を説明するためには，別の観点からの区別が必要であると考え

られる．視覚探索に関わる心理的過程との対応付けを考慮し，図3～5，および口絵10に示したERPの振る舞いをみると，文字探索課題遂行時に記録される探索陰性電位には，少なくとも2種類あることが推測できる．一つは，単純な文字探索課題であれば刺激後300ミリ秒あたりから中心部優勢に出現する陰性電位である（これを，中心部探索電位と呼ぶことにする）．この電位は，記憶負荷の操作に対しては非常に安定して反応し，負荷が大きいほど電位が増大する．色選択と組み合わされた探索課題では，注目色刺激に対するERPで大きく現れ，出現潜時は，単純探索時に比べ，約100ミリ秒遅延する．無視色刺激に対するERPではほとんど出現しない．また，単純探索課題では，視覚負荷の操作に対してはあまり大きな変動を示さないが，複合的探索課題では，記憶負荷操作に対するのと同様，視覚負荷の操作によって大きく変化する．なお，中心部探索電位には，P3bあるいは非標的刺激に対するP3振幅の条件差も反映されうる．しかし，特に，図3～5に示したような非標的ERPについては，非標的P3振幅が非常に小さいFzでも，Czと同程度の条件差が得られる場合があること，また図4と図5を比較すると，P1条件のCz波形にみられる陽性変動の振幅はほぼ同じであるにもかかわらず，差波形の振幅には大きな違いがあることを考えると，負荷条件による中心部ERP波形の違いがすべてP3振幅の差に起因するとはいえず，高負荷条件における陰性電位の発達を想定するのが妥当であろう．

もう一つは，後頭部から頭頂部・側頭後部にかけて優勢に出現する陰性電位である（以後，後部探索電位と呼ぶ）．後部探索電位は，刺激後約200ミリ秒から発達する．中心部探索電位に比べて持続時間が長く，刺激後1秒程度持続する．色選択との複合的探索課題では，単純探索課題に比べて開始潜時は変化しないが，頂点は100ミリ秒以上遅延する．また，注目色刺激に対するERPで大きく出現し，無視色刺激ERPにおいても低振幅ながら出現する場合がある．

これら二つの探索電位が反映する心理的過程については，以下のように考えられる．本章で扱った文字探索課題には，次のような過程が関与しているであろう．被験者があらかじめ憶えた標的は，何らかの形で記憶内に蓄えられる．テスト刺激が呈示され，それがコーディング（符号化）されると，作成された一時的表象と記憶内の表象との比較照合が行われ，その結果にもとづいて反応するかしないかが決定される．探索陰性電位は，視覚刺激のコーディング過程を反映するとされる後頭部N1のような初期成分に比べて遅れて出現していることから，刺激のコーディングよりも後の処理過程を反映していると考えられる．また，視覚負荷や記憶負荷の操作は，P3b成分の潜時にも反応時間と同様の変化をもたらし，P3b潜時は，反応の準備や実行過程とは比較的独立に，刺激の評価時間を反映すると考えられている（Duncan-Johnson, 1981; Magliero, Bashore, Coles, & Donchin, 1984）ことから，P3bよりも短潜時で出現する探索陰性電位は，反応選択以前の段階で機能する処理系の活動を反映するものと思われる．このように考えると，2種類の探索陰性電位は，記憶表象と，テスト刺激に関する一時的表象との比較照合過程を反映すると推測できる．これは，記憶探索課題における記憶負荷の操作は，短期記憶内の比較照合過程に影響すると考えたSternberg (1969)と一

致する．

　ところで，短期記憶の概念 (Atkinson & Shiffrin, 1968) について，長期記憶との構造的区分への疑問，処理的観点の欠如，言語理解や推論などの日常的認知活動における役割の不明確さなどの問題点が指摘され，その欠点を補う形でワーキングメモリ (Baddeley & Hitch, 1974; Baddeley, 1986, 1992) という概念が提唱された．短期記憶が，主に言語的情報の音声的符号による一時的貯蔵庫という，受動的な捉え方であったのに対し，ワーキングメモリ概念では，情報の保持機能と同時に，それに対する積極的処理機能が強調されている．また，ワーキングメモリでは，言語的，音声的な情報だけではなく，視覚イメージを含む視覚的符号，意味的・概念的符号など多様な情報が扱われるとされている（三宅，1995）．たとえば，Baddeley (1986; Baddeley & Hitch, 1974) は，ワーキングメモリは，単一のシステムではなく，音韻ループ (phonological loop)，視空間的スケッチパッド (visuo-spatial sketchpad)，中央実行系 (central executive) という三つの構成要素からなるシステムであるとしている．音韻ループは，音韻的符号にもとづいた言語的情報の一時的保持を行うシステム，視空間的スケッチパッドは，視空間的材料を何らかの画像的符号によって維持するシステムである．また，これら二つのシステムの働きを調整し，協調的に機能させるのが中央実行系で，中央実行系は，意識的処理においてどのような情報が利用されるのかを決定すると考えられている．

　探索陰性電位を構成する中心部探索電位と後部探索電位は，それぞれワーキングメモリの音韻ループと視空間的スケッチパッドの活動を反映しているのではなかろうか．そのように推測するには，次のような根拠がある．まず，後部探索電位は，後頭部から頭頂部・後部側頭部にかけて優勢に分布する．人間の視覚系のうち，網膜から脳へいたる経路は，外側膝状体を経由して大脳の一次視覚野にいたる膝状体視覚系路と，上丘・視床枕を経て一次視覚野以外の視覚野に向かう膝状体外視覚系路に大別される（藤田，1994）．膝状体視覚系路によって大脳後頭部の一次視覚野に伝達された情報は，そこでさらに二つの経路に分かれる (Mishkin, Ungerleider, & Macko, 1983)．一つは側頭後部から側頭葉下部皮質に向かう腹側経路，もう一つが頭頂葉に向かう背側経路である．藤田 (1994) によれば，サルにおける脳の局所破壊実験の結果やヒトの臨床例から，腹側経路は"見ているものは何か"を知るための情報処理に関連し，背側経路では"見ているものの位置や動き"を知るのに重要な情報が処理されていると考えられている．後部探索電位の分布は，これらの視覚系の脳内経路とよく一致しており，視覚的情報処理に関わる処理系の活動，あるいはそれに配分される処理資源の量を反映している可能性が高い．

　さらに，視覚探索以外の課題で，頭頂部・後頭部優勢な分布を示す ERP 変化が報告されている．Wijers, Otten et al. (1989) は，記憶探索と心的回転を組み合わせた課題を遂行中の被験者から ERP を記録した．テスト刺激として，文字をさまざまな角度で傾けて呈示したところ，文字の傾きが大きくなるほど振幅が増大する陰性波が記録された．その電位変化は記憶負荷の操作とは独立に生じており，頭皮上分布は頭頂から後頭にかけて優勢であった（彼らは，正中線上の Fz, Cz, Pz, Oz の 4 部位からしか記録していない）．このほかにも，課題や用いた

刺激は少しずつ異なるが，心的回転作業と後頭部優勢な陰性電位の関係を示す結果が報告されている (Peronnet & Farah, 1989; Ruchkin, Johnson, Canoue, & Ritter, 1991; Stuss, Sarazin, Leech, & Picton, 1983)。心的回転という作業は，外的な刺激ではなく，内的な視覚表象を用いて行われる作業である。後部探索電位が心的回転時に出現する電位変化と同様の頭皮上分布を示すとすると，これらの陰性電位は，視覚的符号を用いた何らかの活動を反映すると考えられよう。しかも，それが視覚系の脳内経路と一致するということは，人間の視覚系が，外的視覚刺激の処理だけでなく，内的視覚表象の操作にも何らかの形で関与している可能性を示唆している。

中心部探索電位とワーキングメモリの音韻ループとを関連付ける根拠として，まず，聴覚刺激を用いた記憶探索課題 (Okita, 1989) でも，視覚刺激を用いた場合と同様の分布を示す探索陰性電位が報告されている。また，直後系列再生時における誤答には，視覚的類似性よりも，音韻的類似性にもとづくものが多いことなどから，短期記憶内では，刺激の呈示モダリティに依存せず，主として話し言葉のような音韻的符号によって情報が保持されていると考えられてきた。本研究で用いた記憶負荷の操作方法は，もともと短期記憶内の探索の性質を調べようとして考案されたものであること (Sternberg, 1966, 1969) や，音韻ループは，従来の二重貯蔵モデルにおける短期記憶の概念にほぼ相当するという指摘がある (三宅, 1995) ことを考えると，中心部探索電位が音韻的符号の保持・操作に関わる音韻ループの活動を反映すると仮定することができよう。

中心部探索電位と後部探索電位をワーキングメモリの下位システムと関連付けることによって，視覚探索電位の頭皮上分布が探索課題の性質によって変化することを，以下のように説明できる。まず，単純な文字探索の場合，被験者が標的を憶えると，その形と音がそれぞれの符号で記憶される。その後，テスト刺激が呈示されると，やはりその形と音の一時的表象が作成される。記憶表象と一時的表象の比較が行われるとき，記憶表象内の探索は主として音韻的符号にもとづいて行われる。したがって，憶えておく標的の数が増えると，記憶表象内で活性化する音韻的符号が多くなり，それが中心部探索電位の振幅増大に反映される。一方，一時的表象内の探索は，主として視覚的符号にもとづいて行われる。したがって，テスト刺激内の探索対象数が増えると，一時的表象内で活性化する視覚的符号が多くなり，それが後部探索電位の振幅増大に反映される。

色選択と組み合わせた探索課題では，その過程がやや複雑になる。まず，記憶表象内に，視覚的符号，音韻的符号の他に，色表象が加わる。一時的表象内も同様である。複合的探索課題の場合には，視覚的符号や音韻的符号による比較よりも先に，色表象にもとづく選択が行われる。二つの色表象が異なれば，そこで探索は打ち切られる。一時的表象内と記憶表象内の色が一致した場合には，それに続いて視覚的あるいは音韻的符号による比較照合が行われる。比較過程の開始が単純探索課題に比べて約 100 ミリ秒遅れることで，一時的表象内の探索に視覚的符号を利用することが困難になり（図5のデータを得た実験では，外的刺激は 300 ミリ秒で消える），代わって音韻的符号が用いられるようになる。これが，単純探索課題と複合

探索課題とで，視覚探索電位の分布が変化した理由である．記憶表象内の探索はもともと音韻的符号にもとづいて行われるので，記憶探索電位の分布は変化しない．

7-6 今後の研究課題

　探索陰性電位と，視覚探索を支えるワーキングメモリの下位過程の働き，あるいはそれに分配される処理資源との対応付けは，非常に大雑把なものであり，現段階では他の実験データによる裏付けはない．今後，以下のような観点から，その妥当性を検討できると思われる．
　第一に，探索陰性電位とワーキングメモリの下位過程との関係を，二重解離によって示すことができるかもしれない．ワーキングメモリに視空間的スケッチパッドと音韻ループという二つの下位過程が存在することを示す証拠の一つに，二重課題法を用いた実験結果 (たとえば，Baddeley, Logie, Bressi, Della Sala, & Spinnler, 1986; Logie, Zucco, & Baddeley, 1990) がある．これは本課題を遂行中に別の副課題を課すことによって，ある特定のシステムの処理能力を減少させる手続きである．たとえば，構音抑制課題は音韻ループには妨害的に影響するが，視空間的スケッチパッドには影響せず，円盤追跡やタッピング課題は，視空間的スケッチパッドの働きを妨害するが，音韻ループには影響しない．これらを利用して，視空間的スケッチパッドを妨害する課題の同時遂行が後部探索電位のみに影響し，音韻ループを妨害する課題は中心部探索電位のみに影響することを示すことができれば，探索陰性電位とワーキングメモリの関連を支持する有力な証拠となる．現在のところ，被験者に，文字探索課題と同時に，テスト刺激の間に呈示される数字を加算していくという副課題を実行させると，ERP 上の記憶負荷効果 (記憶探索電位) を増大させる一方，視覚負荷効果 (視覚探索電位) には影響しないという結果を得ている (国生明希氏との共同研究，未発表) が，結果の再現性等に関しては未検討である．
　第二は，個人差の問題である．ワーキングメモリに関して，処理容量の制約や個人差に注目した研究 (Daneman & Carpenter, 1980; Just & Carpenter, 1992) が行われている (本書第 13 章等でも触れられている)．探索陰性電位にも個人差が認められる．視覚探索電位の頭皮上分布が，単純探索課題と複合的探索課題で異なることはすでに述べた．しかし，これを各被験者ごとに調べてみると，課題の影響の現れ方は，被験者によって異なっていた．実験に参加した 8 名の被験者のうち 5 名は，先の口絵 10 と同様，単純探索課題時では後頭・頭頂・後部側頭部優勢な分布，複合的探索課題時には中心部優勢な分布を示した (本書巻頭の口絵 11 の上半分)．ところが 2 名は課題間ではっきりとした変化を示さず (本書巻頭の口絵 11 の下半分)，残りの 1 名はどちらのタイプであるかの判断が困難であった．記憶探索電位に関しては，課題や被験者によって振幅には違いがあるが，その分布については一貫しており，はっきりとした個人差は認められなかった．

頭皮上分布の変化の原因について，単純探索課題ではテスト刺激の一時的表象内の探索に視覚的符号が用いられるのに対し，複合的課題では，探索開始潜時の遅延のために視覚的符号の利用が困難になり，代わって音韻的符号が用いられるようになるためではないかと推測した．しかし，複合的課題において探索にどのような符号を用いるかは，被験者の方略や特性（たとえば，視覚的情報処理と音声的情報処理のどちらが得意か）によって異なる可能性がある．口絵11で示した二つの被験者群を比べると，反応時間や誤答率に関しては差がない．また，視覚探索電位の振る舞いに関して被験者を2群に分類できることは別の実験でも繰り返し観察されているが，それらの実験は個人差に着目して実施したものではなく，また被験者数もまだ少ないことから，2群がどのような特性に関して異なっているかを示唆するデータは，現在のところ得られていない．しかし，探索陰性電位の個人差の原因を調べることによって，この電位に反映される心理的過程の性質が明確になる可能性はある．

　第三に，前頭部・前頭前部でのERP変化について検討することである．神経心理学的研究や，サルを対象とする神経生理学的研究の結果から，大脳の前頭連合野とワーキングメモリの関連が指摘されているが（たとえば，船橋，1993．本書第2章，第3章でも触れられている），本章で報告した探索陰性電位は，前頭前部ではあまり大きな変化を示さない．逆に，先の口絵

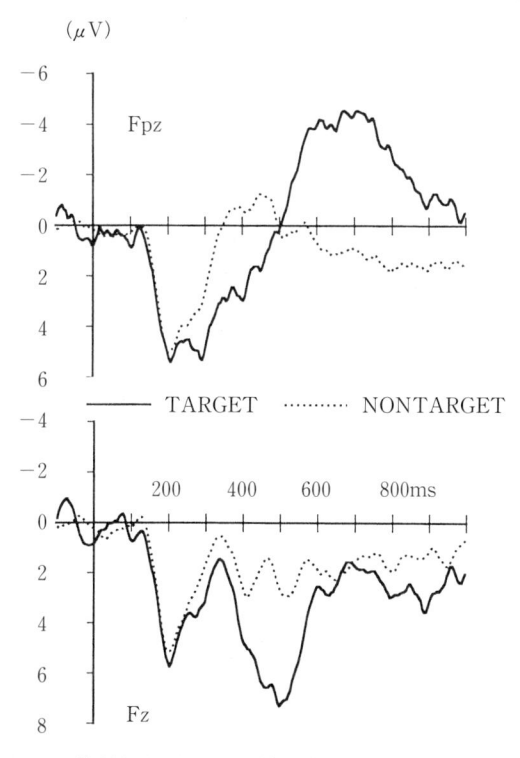

図6　前頭部（Fz）および前頭前部（Fpz）で記録されたERP．実線が標的刺激に対する波形，点線が非標的刺激に対する波形を表す．

10, 11からわかるように, 前頭部のERP波形は, 課題が簡単な条件の波形に比べて, 困難な条件で陽性方向にシフトしている. 課題の難易度の変化に伴うこの陽性シフトは, 文字探索課題に限らず, 無意味図形の再認記憶課題でも観察できるが, 刺激の位置の再認課題では出現しない（入澤満穂氏との共同研究, 未発表）. また, 図6に示すように, 前頭前部における標的刺激に対するERPには, 他部位（図6ではFzの波形を示した）の波形で出現するP3b成分より少し遅れて, 陰性方向へのシフトが観察できる. この陰性変動は, 課題の負荷が増すと低振幅になる. 前頭前部に限定して出現するこれらの電位変化を生じさせる要因を明らかにし, それに反映される心理的過程（たとえば, 標的検出後の文脈更新などが考えられる）を同定すること, それらと探索陰性電位に反映される心理的過程との関連を検討することによって, 視覚探索を支えるワーキングメモリの働きについて, 新たな知見が期待できよう.

参照文献

Atkinson, M. H., & Shiffrin, R. M. (1968) Human memory: A proposed system and its control processes. In K. W. Spence & J. T. Spence (Eds.), *The psychology of learning and motivation: Advances in research and theory* (Vol. 2, pp. 89-195) Academic Press.

Baddeley, A. (1986) *Working memory*. Oxford: Oxford Press.

Baddeley, A. (1992) Working memory. *Science*, 255, 556-559.

Baddeley, A., & Hitch, G. J. (1974) Working memory. In G. H. Bower (Ed.), *The psychology of learning and motivation: Advances in research and theory* (Vol. 8, pp. 47-90) New York: Academic Press.

Baddeley, A., Logie, R., Bressi, S., Della Sala, S., & Spinnler, H. (1986) Senile dementia and working memory. *Quarterly Journal of Experimental Psychology*, 38A, 603-618.

Daneman, M., & Carpenter, P. A. (1980) Individual differences in working memory and reading. *Journal of Verbal Learning and Verbal Behavior*, 19, 450-466.

Duncan, J., & Humphreys, G. W. (1989) Visual search and stimulus similarity. *Psychological Review*, 96, 433-458.

Duncan-Johnson, C. C. (1981) P300 latency: A new metric of information processing. *Psychophysiology*, 18, 207-215.

Fisk, A. D., & Rogers, W. A. (1991) Toward an understanding of age-related memory and visual search effects. *Journal of Experimental Psychology: General*, 120, 131-149.

Flach, J. M. (1986) Within-set discriminations in a consistent mapping search task. *Perception & Psychophysics*, 39, 397-406.

Ford, J. M., Roth, W. T., Mohs, R. C., Hopkins, W. F. III., & Kopell, B. S. (1979) Event-related potentials recorded from young and old adults during a memory retrieval task. *Electroencephalography and Clinical Neurophysiology*, 47, 450-459.

藤田一郎 (1994) 大脳視覚野の生理学　岩波講座　認知科学3　視覚と聴覚 (pp. 41-88) 岩波書店.

船橋新太郎 (1993) ワーキング・メモリー　神経研究の進歩, 37, 44-55.

Hockley, W. E. (1984) Analysis of response time distribution in the study of cognitive processes. *Journal of Experimental Psychology: Learning, Memory, and Cognition*, 10, 598-615.

Hoffman, J. E. (1979) A two-stage model of visual search. *Perception & Psychophysics*, 25, 319-327.

Just, M. A., & Carpenter, P. A. (1992) A capacity theory of comprehension: Individual differences in working memory. *Psychological Review*, 99, 122-149.

Kahneman, D. (1973) *Attention and efforts*. Englewood Cliffs, NJ: Prentice-Hall.

Kramer, A., Schneider, W., Fisk, A., & Donchin, E. (1986) The effects of practice and task structure on components of the event-related brain potential. *Psychophysiology*, 23, 33-47.

Logie, R. H., Zucco, G., & Baddeley, A. (1990) Interference with visual short-term memory. *Acta Psychologica*, 75, 55-74.

Luck, S. J., & Hillyard, S. A. (1990) Electrophysiological evidence for parallel and serial processing during visual search. *Perception & Psychophysics*, 48, 603-617.

Magliero, A., Bashore, T. R., Coles, M. G. H., & Donchin, E. (1984) On the dependence of P300 latency on stimulus evaluation processes. *Psychophysiology*, 21, 171-186.

Mecklinger, A., Kramer, A. F., & Strayer, D. L. (1992) Event related potentials and EEG components in a semantic memory search task. *Psychophysiology*, 29, 104-119.

Mishkin, M., Ungerleider, L. G., & Macko, K. A. (1983) Object vision and spatial vision: Two cortical pathways. *Trends in Neuroscience*, 6, 414-417.

三宅晶 (1995) 短期記憶と作動記憶　高野陽太郎 (編) 認知心理学2　記憶 (pp. 71-99) 東京大学出版会.

Miyatani, M. (1996) Topographic changes of search-related negativities in different visual search tasks. In C. Ogura, Y. Koga, & M. Shimokochi (Eds.), *Recent advances in event-related brain potential research* (pp. 122-125) Elsevier.

宮谷真人・赤井俊幸 (1993) マッピング条件が異なる視覚的探索課題における事象関連電位　広島大学教育学部紀要第一部 (心理学), 42, 1-10.

宮谷真人・前堂志乃・赤井俊幸 (1994) 視覚的探索課題における空間負荷と記憶負荷が事象関連電位に及ぼす影響　心理学研究, 65, 303-311.

Okita, T. (1989) Within-channel selection and event-related potentials during selective auditory attention. *Psychophysiology*, 26, 127-139.

Okita, T., Wijers, A. A., Mulder, G., & Mulder, L. J. M. (1985) Memory search and visual spatial attention: An event-related brain potential analysis. *Acta Psychologica*, 60, 263-292.

Peronnet, F., & Farah, M. J. (1989) Mental rotation: An event-related potential study with validated mental rotation task. *Brain and Cognition*, 9, 279-288.

Ritter, W., Simson, R., & Vaughan, H. G., Jr. (1988) Effects of the amount of stimulus information processed on negative event-related potentials. *Electroencephalography and Clinical Neurophysiology*, 69, 244-258.

Ruchkin, D. S., Canoune, H. L., Johnson, R., Jr., & Ritter, W. (1995) Working memory and preparation elicit different patterns of slow wave event-related brain potentials. *Psychophysiology*, 32, 399-410.

Schneider, W., & Fisk, A. D. (1984) Automatic category search and its transfer. *Journal of Experimental Psychology: Learning, Memory, and Cognition*, 10, 1-15.

Schneider, W., & Shiffrin, R. M. (1977) Controlled and automatic human information processing: I. Detection, search, and attention. *Psychological Review*, 84, 1-66.

Shiffrin, R. M. (1988) Attention. In R. C. Atkinson, R. J. Herrnstein, G. Lindzey, & R. D. Luce (Eds.), *Stevens' handbook of experimental psychology* (2nd ed., pp. 739-781) New York: Wiley.

Shiffrin, R. M., & Schneider, W. (1977) Controlled and automatic human information processing: II. Perceptual learning, automatic attending, and a general theory. *Psychological Review*, 84, 127-190.

Sternberg, S. (1966) High-speed scanning in human memory. *Science*, 153, 652-654.

Sternberg, S. (1969) The discovery of processing stages: Extensions of Donders' methods. In W. G. Koster (Ed.), *Attention and performance II*. (*Acta Psychologica*, 30, pp. 173-188) Amsterdam: North-Holland.

Stuss, D. T., Sarazin, F. F., Leech, E. E., & Picton, T. W. (1983) Event-related potentials during

naming and mental rotation. *Electroencephalography and Clinical Neurophysiology*, 56, 133-146.
Treisman, A. M., & Gelade, G. (1980) A feature-integration theory of attention. *Cognitive Psychology*, 12, 97-136.
Van Dellen, H. J., Brookhuis, K. A., Mulder, G., Okita, T., & Mulder, L. J. M. (1985) Evoked potential correlates of practice in a visual search task. In D. Papakostopoulos, S. Butler, & I. Martin (Eds.), *Clinical and experimental neuropsychophysiology* (pp. 132-155) Beckenham: Croom Helm.
Wijers, A. A., Mulder, G., Okita, T., & Mulder, L. J. M. (1989) Event-related potentials during memory search and selective attention to letter size and conjunctions of letter size and color. *Psychophysiology*, 26, 529-547.
Wijers, A. A., Mulder, G., Okita, T., Mulder, L. J. M., & Scheffers, M. K. (1989) Attention to color: an analysis of selection, controlled search and motor activation, using event-related potentials. *Psychophysiology*, 26, 89-109.
Wijers, A. A., Okita, T., Mulder, G., Mulder, L. J. M., Lorist, M. M., Poiesz, R., & Scheffers, M. K. (1987) Visual search and spatial attention: ERPs in focused and divided attention conditions. *Biological Psychology*, 25, 33-60.
Wijers, A. A., Otten, L. J., Feenstra, S., Mulder, G., & Mulder, L. J. M. (1989) Brain potentials during selective attention, memory search, and mental rotation. *Psychophysiology*, 26, 452-467.

III

言語と
ワーキングメモリ

第8章
ワーキングメモリと言語理解の脳内機構

苧阪満里子
大阪外国語大学

　ワーキングメモリは，一時的な情報の保持機構であり同時に保持内容を統合する過程でもある．また，ワーキングメモリは，言語，思考の基礎を成し，対象と空間の統合，さらには意識や注意などを基盤として，認識と行動を束ね"脳とこころ"を統合する働きを担うものと考えられる．ここでは，ワーキングメモリを情報の処理と保持の並列処理の視点から捉え，特に言語の情報処理過程でのワーキングメモリの働きを中心に考えてみたい．

　私達は日常のさまざまな場面で，情報を処理しつつその処理した内容をほんのわずかの間だけ憶えておかなければならないことがある．たとえば，繰り上がりのある計算問題を解く場合などがそうであり，繰り上がった数字を保持しながら次の計算処理を進めなければならないのである．このような，あたかも「こころの黒板」にしばらくの間書きとめながら、そこで進められる処理と保持の過程は，ワーキングメモリによって支えられていると考えられる (Carpenter & Just, 1989)．

　ワーキングメモリの働きを考える上で忘れてはならないのは，「こころの黒板」は、あまり大きくなくて，他のことに「こころ」を奪われているととたんに書きこむところが無くなってしまうということである。また、「こころの黒板」は、すぐに消えてしまい、教室にある黒板のように消さない限りいつまでも残っているわけではない。つまり、このような保持と処理を支えるワーキングメモリには，容量制限があるということである．たとえば，有名な落語の「時そば」では，1文，2文と代金を支払ってもらっているそば屋は，突然「今，何時だい」と尋ねられたとたんに，何文払ってもらっていたかを忘れてしまう．これは，保持機能が時間を報告するという処理機能に容量資源をとられて機能しなくなった例である．支払った代金の保持と時間を答えるという処理があたかも二重課題 (dual task) のようにワー

キングメモリ資源を競合したといえよう．

　一方，保持と処理とは，必ずしもワーキングメモリ資源を競合するだけではなく，相互に促進する場合もある．たとえば読みの過程では，保持と処理は競合とともに促進が絶えず行われているのである．というのは，文を読むときには，言葉の意味を追いながら，少しの時間ではあるが，すでに読んだ内容を心のなかに保持しておく必要があるからである．

　もちろん読みの過程では，多段階に及ぶ情報処理も瞬時に行われる必要がある．たとえば，線分の知覚，文字の同定，単語認知などといった下位から上位へとボトムアップ的に進行する処理がそうである．この場合，保持された情報は，いつでも検索が可能な活性化状態で保持され，それにもとづいて読みが進められる．そして，逐次統合（バインディング）されていく．統合された情報は多段階の文脈効果として，上位から下位へとトップダウン的に働き文の理解を促進するのである．このように読みの過程では情報の保持と処理が相互作用するため，文のなかに多義語が出現した場合などでも，私達はその意味の判断に困るようなことがないのである．

　先にワーキングメモリを主に言語情報処理過程について考えると述べたが，筆者が特に言語情報処理に関わるワーキングメモリの働きを重要であると考えるのは，言語が人間の高次認知処理の典型であると思われるからである．また，言語の情報処理は人間のみが操作しうる最も進化した脳における情報処理過程であり，人間のワーキングメモリの働きは言語の情報処理を抜きにしては考えることができないと考えるためである．

　以下本章では，ワーキングメモリの成立の背景，言語情報処理との関わり，さらに，その脳内メカニズムについて報告したい．

8-1　短期記憶からワーキングメモリへ

　人間の記憶がどのような構造をもっているのかについては，古くから興味がもたれてきた．通常私達が記憶という用語を用いる場合にまず思い浮かぶのは，過去の出来事や知識の記憶であろう．しかし，そのような出来事や知識のほかにも，一時的な保持の機構も重要である．たとえば，電話をかける前には番号を確認して電話する．相手に繋がった後は，用件を話しているうちに先ほど憶えたはずの番号をすでに忘れてしまっている．このような，わずかの間だけ，目的が実行されるまでの間だけ保持される記憶も重要なのである．

　人間にこのような一時的な記憶システムのあることは，前世紀末から言及されていたのである（James, 1890）．James (1890) は，人間の記憶を一次記憶と二次記憶の二つの種類に区別できるとした．そして，過去の経験やエピソードが保持されている記憶システムを二次記憶（secondary memory）としたうえで，これとは異なるごく短期間の記憶を一次記憶と定義した（primary memory）．この二つの記憶システムについては，半世紀を経た後に注目を浴びるこ

ととなる．すなわち1950年代から60年代の神経心理学的な症例を契機として，この短期間の記憶システムの存在が確認されることとなる．その一つの契機となった症例は，カナダのモントリオール大学病院のMilnerら（Milner, Corkin, & Teuber, 1968）により報告された．そこで紹介されたのは，難治性のてんかん発作に悩まされていて両側の側頭葉内側領域を切除された患者H. M.の症例である．彼は，過去の思い出や知識に関わる記憶にさほど欠損が認められないだけでなく，ごく短期間の記憶を測定する数字スパンなどにも障害は認められなかった．しかし，H. M.は新しく学習した内容を憶えることができず，その症状は，短期記憶から長期記憶への転送がうまく機能していないことが指摘された[1]．

また，英国のWarrington and Shallice（1969）による症例報告もまた二つの短期記憶システムの存在を示唆するものであった．彼女たちが報告した頭部外傷患者K. F.は，短期記憶には障害が認められたにもかかわらず，過去の記憶には障害が認められなかった．

さらに，短期記憶の存在を示唆する報告が，実験的な記憶研究からも指摘されることになる．これは，系列学習という一連の単語や無意味綴りを聴いた後で，被験者に憶えている単語を自由に再生させる実験結果から得られたのである．被験者が再生した単語の正答率は，系列の初めと終わりでいずれも成績が良い結果となり，初頭効果（primacy effect）と新近性効果（recency effect）が認められた．初頭効果が生起するのは，最初のいくつかの単語は短期間の記憶貯蔵庫が空白のときに入力されるため，それだけリハーサルされる回数も多くなり，そのため長期貯蔵庫に容易に転送されるためと考えられた．また，新近性効果の解釈は，最後の数単語はまだ短期貯蔵庫に入ったままのときに再生が求められるため，そこからの読み出しが容易であるためと解釈された．このような，系列位置による再生率の違いもまた，二つの記憶貯蔵庫の存在を示唆している．これを支持するように，系列学習後に数字の逆唱などをさせて再生を遅延させると，再生率は初頭効果には影響しないが，新近性効果が消失する結果も得られている（Glanzer & Cunitz, 1966）．これは，数字の逆唱をすることにより，短期記憶の内容は忘却されるが，長期記憶に転送された内容は影響を受けなかったことによるものと考えられる．

このような症例および実験データから，人間の記憶システムは，短期記憶と長期記憶の二つの記憶システムから成立するという考え方が強調されるようになった．そして，限られた量の情報を一時期だけ保持する記憶システムの存在が認められるようになり，短期記憶と長期記憶という二つの記憶システムが理論的に想定されたのである（二重貯蔵モデル：Atkinson & Shiffrin, 1971 図1参照）．このモデルでは，短期記憶は約7桁のチャンク（chunk: Miller, 1956）に対応したスロットの数に制限される容量をもち，リハーサルバッファー（rehearsal buffer）として長期記憶への転送にも関わるものと想定されている．

しかし，二重貯蔵モデルでは解釈できない症例も報告された．頭部外傷症例K. F.は，長

---

[1] 最近，切除されたと考えられていた海馬後部の3分の1以上が残っていたことが，MRIの撮影からわかった．

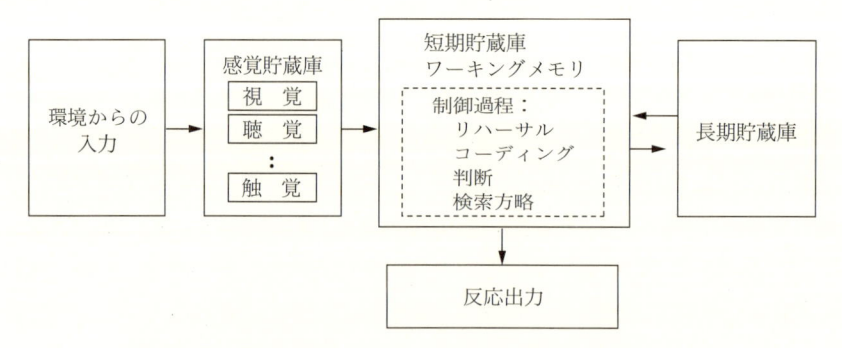

図1 二重貯蔵庫記憶システム (Atkinson & Shiffrin, 1971)

期記憶には障害を示さないものの短期記憶に強い障害を示した (Warringron & Shallice, 1969)．このような短期記憶の選択的障害を有する症例は，短期記憶が長期記憶への情報伝達経路として位置づけられているモデルに疑問を投げかけるものであった．

　一方，短期記憶，長期記憶という記憶の構造的側面よりも処理の側面を重視する考え方 (処理水準，levels of processing: Craik & Lockhart, 1972) も生まれてきた。そこでは，短期記憶は長期記憶が一時活性化された状態だとして，短期記憶と長期記憶の連続性が強調されている．さらに，単純な繰り返しによる維持リハーサルのほかにも精緻化リハーサルにより，意味やイメージを想起するなどの処理が記憶の定着に促進的に作用することも指摘された．そこで，より高次な認知活動と結び付いた記憶システムを想定する必要が強調されるにいたったのである．

　このような背景のなかで，すでに本書の中で紹介されているように，英国の Baddeley たち (Baddeley & Hitch, 1974) は，言語理解や推論などの人間の高次な認知活動と関連する記憶のモデルの必要性を強調して，ワーキングメモリの概念を提唱した．Baddeley (1986) のモデルは，構造的には二重貯蔵モデルの枠組みを継承していると考えられる．そこでは，中心的な役割を担う中央実行系 (central executive) を想定し，その下に二重貯蔵モデルのリハーサルバッファーの機能をもつような音韻ループ (phonological loop)，さらに，音韻的リハーサルとは比較的独立して，視覚的な情報の保持に機能すると考えられている視空間的スケッチパッド (visuo-spatial sketchpad) の2種類の従属システムからなる機構を想定している (モデルの図は2章参照)．

8-2　Just and Carpenter のワーキングメモリのモデル

　Baddeley (1986) によるモデルのほかにも，ワーキングメモリを活性化 (activation) を重視する立場から捉えるモデルも提案されている．その代表的な一つに，カーネギメロン大学の

Just and Carpenter (1992) のモデルがある．そこでは，短期記憶は長期記憶が一時活性化された状態だとして，情報をある目標の遂行までの間だけ保持するには，その情報を活性化しておく必要があると考えられている．そして，彼らは特に処理の側面を強調し認知機能との関わりを重視している．Baddeley (1986) のモデルが二重貯蔵モデルの構造的特色を示しているのに対して，Just and Carpenter (1992) のモデルは処理水準の考え方を含み，その意味では対立的なものではなく相補的といえるようである (三宅，1995)．

Just and Carpenter (1992) のモデルでは，3 CAPS システム (capacity-constrained, concurrent, activation-based production system) が基本をなしている．このシステムは，活性化にもとづくプロダクションシステムが情報の処理と保持の両方を支える処理資源として働くと想定されている (第 6 章，第 13 章も参照)．そこでは，ワーキングメモリは処理資源の貯蔵庫 (pool) として位置付けられている．ある情報を保持させておくためには，その情報を活性化された状態に保っておくことが必要と考えられている．さらに，情報を処理するにも活性化が必要であり，このモデルの枠組みでは，情報の処理と保持がともに活性化に依存していることになる．加えて，この活性化のエネルギーには容量制限 (Kahneman, 1973) があると仮定されている．処理資源が限界に近づいたとき，限界ある資源を情報の処理に向けるか保持に向けるかによるトレードオフ (trade off) の関係が生まれてくると想定される．たとえば，資源が限界に近づくと，情報の処理速度の低下や誤りの増加など認知活動にさまざまな障害がでてくる．また，資源が残存しないため保持が困難になり，忘却が生起するなどがその例である．このように，Just and Carpenter (1992) のモデルでは，処理と保持を支える活性化の量としてワーキングメモリ容量を定義している．

彼らのモデルは文の読みにもうまく適合する．読みの情報処理のプロセスでは，一時的に処理した内容を活性化状態のまま並存的に保持しつつ，次の情報処理に対処するということが絶えず行われている (Daneman & Carpenter, 1980；Kintsch & van Dijk, 1978)．ここで，読みの情報処理に関わるワーキングメモリにも容量制限を適用すると，容量に余裕がなくて資源が限界に近づいたときや，また，難解な文章を読んでいて資源を多く消費してしまうようなときには，保持のために費やす資源が十分に残っていない状態になる．その結果，情報の処理と保持の間にトレードオフが生じることとなる．

また，処理と保持のトレードオフには，ワーキングメモリ容量の個人差が影響することも指摘されている (Just & Carpenter, 1992)．次節では，Just と Carpenter 達の研究グループにより開発されたワーキングメモリ容量の個人差にかかわるテストについて紹介したい．

8-3 リーディングスパンテスト

リーディングスパンテスト (reading span test：以下 RST と略す) は，読みの過程での処理

と保持のトレードオフの関係を想定した，ワーキングメモリの個人差を測定するテストである（Daneman & Carpenter, 1980）．

前述のように，読みの過程では，一時的に処理した内容を活性化状態のまま並列的に保持しつつ，次の情報処理に対処するということが絶えず行われている．ここで，読みの情報処理に関連したワーキングメモリに，処理資源の限界を想定すると，読みの処理にあたってワーキングメモリの適切な容量配分が必要となる．すなわち限界のある資源をどの程度処理に用いるか，あるいは保持にあてるのかという資源の調整が必要となる．

RSTは具体的には，次々と提示される短文を被験者自身に"口頭"で読ませながら，短文の文末の単語を保持させてゆくという内容のものである．

通常の読み処理過程においては，読み手は限界ある資源を処理に用いるか，あるいは保持にあてるのかという資源の配分を，そこで要求される目標に従って適切に調整している．しかし，RSTでは，視覚的に入力された情報を口頭で強制産出させるという運動プログラムを遂行させることにより，まずワーキングメモリ資源のかなりの部分を消費させてしまう．このような資源削減下状態においた上で，いくつまで単語を保持することができるかを測定するのである．読ませる短文の数は，2文から5文まで次第に増していくため，文の数が増えるとそれだけ保持しておかなければならない単語の数も多くなる．このような読みと単語の保持がどの程度できるかにより，読みと関連したワーキングメモリの個人差を測定しようとするものである．

表1に苧阪・苧阪（1994）で作成された日本語版のRSTの例を示す．Daneman and Carpenter (1980)では，文を読みながら保持する単語はすべて文末単語である．しかし，日本語版のRSTでは，日本語の構文構造を考慮してターゲット語が文中の下線部の単語となっている．詳細は苧阪（1998）を参照されたい．本書では，成人を対象としたRSTを用いた研究例が本章の他にも9章，10章，12章に報告されている．また，成人用RSTに比較して平易な文章を用いて作成された高齢者を対象としたRSTを用いた研究が11章に報告されている．さらに，児童を対象としたRSTを用いた研究は15章に報告されている．いずれも参照されたい．

前述のように，ワーキングメモリのモデル，特にBaddeley (1986)のモデルにおける音韻ループは，二重貯蔵モデルの考え方から構築された特色をもつが，RSTにより測定されるス

表1　日本語版リーディングスパンテスト
（苧阪満里子・苧阪直行，1994より）

4文条件
ドライアイスは<u>氷菓子</u>を冷やすのにちょうどよい．
弟の健二が<u>まぶしそうに</u>目を動かしながら尋ねました．
老人はわたしを隣に座らせ，<u>風変わりな</u>話を聞かせてくれた．
母親は封筒の名前を初めて見たとき，ひどく<u>驚いた</u>．
ターゲット語：氷菓子　まぶしそうに　風変わりな　驚いた

パンは，従来から行われてきたような数字や無意味綴りなどを，主に聴覚的に呈示した直後にそれを再生させることにより測定されてきた，いわゆる記憶範囲とは異なるものと考えられている．というのは，RST では，単語を保持することのみにワーキングメモリを費やすのではなく，単語の保持と同時に"音読"という認知処理が，同時に並列的に進行されなければならないためである．もちろん，音読は，文理解を半ば自動的に随伴させることを意味する．したがって，RST の測定は，読みの理解と並列的に行いうる保持の範囲の測定といえよう．

このことを裏付けるように，Daneman and Carpenter (1980) の報告では，RST の成績が，読みの内容の理解と強く関連していることが報告されている．これに対して，多くの既存の記憶範囲のテストやその評価値は，おおむね読みの理解との相関が認められないか，またはごく弱い相関しかもちえなかった．この点については，苧阪・苧阪 (1994) でも，記憶範囲と読解力の成績との間には相関が認められなかった．このような結果は，従来から測定されてきた記憶範囲が読みの理解とは相関が認められないとする研究結果 (Perfetti & Goldman, 1976) や，神経心理学的な症例から，数字の記憶範囲に強い障害が認められつつも文の理解が比較的良好である患者の報告 (Shallice, 1988) 等がこれを裏付けるようである．

また，苧阪・苧阪 (1994) では，RST が，読みの能力の個人差，特に読解力と比較的よく関連する結果を得た．しかしながら，知能検査の言語性下位検査とはあまり相関のないことが判明した．この点については，神経心理学的なデータとして，前頭葉に損傷のある患者では，日常生活のなかで，知識の利用の様式に障害が現れるが，知能検査の成績に変化はなかったという報告があるがこれとも符合するようである．RST の測定内容には，知能検査の言語性下位検査の測定内容に加えて，言語情報処理を行いながらも，残されたワーキングメモリを別の課題に振り分けるという並列的な処理の調整過程が反映されているのであろう．

このような並列処理は，絶えず取り込まれる情報を処理しながら，その内容をすばやく保持して調整する過程に大きく影響を受けるものと考えられる．この過程がいかに効率的に行われるかは，ワーキングメモリの残存資源により決定されるものと推測される．

また，RST は口頭の読み (oral reading) によるテストであるが，このテストは異なる様式，たとえば黙読 (silent reading) および聴取 (listening) の場合についても適用できることが報告されている (Daneman & Carpenter, 1980)．

8-4 RST と認知処理との関わり

Daneman and Carpenter (1980) では，RST が読みの理解と関連することが指摘されているが，さらに，読みの過程における単語の保持の個人差についても検討している．そこでは，RST 得点の高い被験者 (RST スパンが 4.0 以上の被験者を high span subjects とした．本書では

高得点者とする）と低い被験者（RSTスパンが2.5以下の被験者をlow span subjectsとした。本書では低得点者とする）の保持の差を比較した．具体的には，文章を読んだ後で，最後の文の中に出現した代名詞が指す対象を報告する課題である．その結果，高得点者は2者の間の距離（代名詞とその対象単語との間に文がいくつあるか）が長くても影響を受けないことが報告されている（図2参照）．この結果は，読み終えた単語をどのくらい長く保持できるかを知る指標となり，高得点者では，読み終えた情報をより長い間保持して理解に役立たせることができると推察できる．これは，ワーキングメモリが読みの理解を支える重要な側面を担うことを示唆するものであろう．

　また，Just and Carpenter (1992) は，ワーキングメモリを効率良く用いることの可否が，一般的な言語情報処理過程での個人差を生み出しているものと予測して，高得点者と低得点者との間で言語処理の比較を行っている．そして，両者の間には，さまざまな言語処理に違

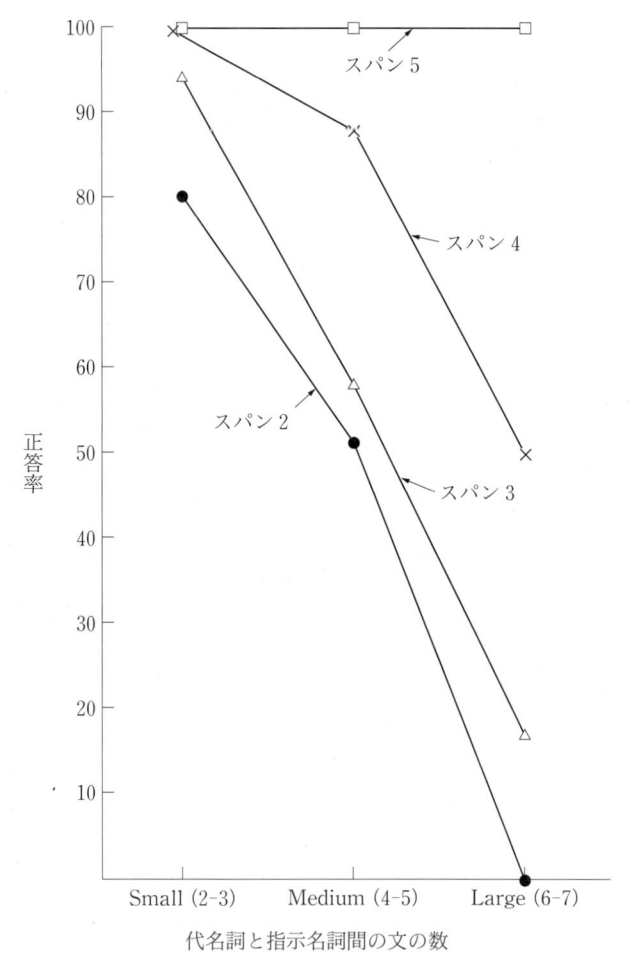

図2　代名詞の指示名詞の正答率．
　　　図中のスパンはRSTのスパン得点を得た被験者を示す（Daneman & Carpenter, 1980より）．

いがあることを指摘している．これを支持する研究報告も多い (Daneman & Merikle, 1996)．King and Just (1991) は，統語的に容易な文と複雑な文の読みを高得点者，低得点者で比較したところ，両群間の差異は複雑な文の読みで認められた．容易な課題では，ワーキングメモリ容量の差は認められないものの，課題負荷が増大したときに容量の個人差が明瞭になることがわかる．このようなワーキングメモリ容量の差は，読みの速度や理解とも密接に関わることも指摘されている．Miyake, Just, and Carpenter (1994) は，語彙的なあいまい文の読みの速度と理解度が，RST 高得点の被験者では一段と優っていることを報告している．

RST と言語理解との相関は，苧阪・苧阪 (1994) の日本語版を用いて行われた研究でも検証されている．西崎 (1998) では，文章の聴き取りテストを用いてワーキングメモリの個人差が言語理解に及ぼす影響を検討したところ，聴き取り課題でも文章理解とワーキングメモリ容量の個人差との間に有意な相関が認められた．

また，このテストを用いてワーキングメモリの容量の個人差と問題解決方法との関連を検討した大塚・奥田 (1997) の研究でも，ワーキングメモリの容量の異なる 2 群において，問題解決方法に差異が認められている．ワーキングメモリ容量に余裕のある被験者では，課題解決に用いる方略を負荷の少ないものへと変更するなど，絶えず柔軟に課題に対処していることがわかる．他方，容量に余裕のない被験者では，解決方略そのものの有効性や認知的処理要求の適切な判断ができなかったものと推察された（詳細は 13 章参照）．

さらに，RST のターゲット語の保持に単語の意味的処理が深く関わっていることを示唆する内省報告が，特に RST の高得点群の被験者から得られている．彼らの内省によると，文の数が増えて保持しておかなければならない単語の数が多くなったときには，保持する単語の意味をイメージに置き換えたり，単語間に意味的関連性をもたせるなどの方略を行うことが，単語の再生に有効に働いたと述べられている（苧阪, 1992）．このような方略が，高得点の被験者に多く報告されたのは，彼らは読みにそれほど容量を使い切ってしまわないため，その容量を他の処理に振り分けることができ，保持すべき単語をイメージ化したり，意味的な繋がりを考えることができたためと考えられる．被験者が RST の遂行に用いた方略を調べた結果から，高得点の被験者では，ターゲット語の意味的繋がりを作るなどして記憶することやイメージを重ねるなどの方略が多くみられたが，低得点の被験者では，音韻ループに依存した記憶方略を用いることが多く，さらに積極的な方略の作成ができないなどの特徴がみられた（10 章参照）．

また，被験者がターゲット報告の際に冒す誤りの種類を分類した例では，高得点の被験者では，意味的な誤りや，文中のキーワードとなる単語を誤って報告する場合などが多い．それに対して，低得点の被験者では，音韻の類似した単語を報告する場合が圧倒的に多い（西崎・苧阪，投稿中）．さらに，すでに終了した試行からの侵入反応が多いことなども特徴的である．これは，低得点の被験者では RST の遂行にあたり，単語の保持を主に音韻ループに頼っていること，さらに，すでに終了して不要となった情報をうまく抑制，消去できないことを示している（10 章参照）．

一方，ワーキングメモリが自己モニターシステムと関わることが指摘されている（Petrides & Milner, 1982）が，RSTの結果からも，このテストが課題に対処する場面での自己モニターを反映していることが窺える．たとえば，小学生にリスニングスパンテストを実施したところ，文の数が増えてワーキングメモリ負荷が増大すると単語の保持だけでなく，文の正誤判断も誤りが増加する結果を得た．これは，ワーキングメモリ負荷が増大すると，自分にとってその課題に対処できるかどうかをすばやく判断して，容量の一部を保持に確保するため，文の理解のレベルを調整したものと推察される．同様の結果は，読みの速度と理解の調整にも認められた．そこでは，理解のレベルの調整は，RSTで測定されたワーキングメモリ容量の大きい被験者により有効に操作されていることもわかった（10章参照）．
　このほかにもRSTを用いて，ワーキングメモリの発達過程を探索する試み（五十嵐他, 1997, 15章参照）や，高齢化によるワーキングメモリの変化（芦名・山鳥・苧阪・藤井・月浦, 1997, 11章を参照）も検討されている．また，読みの学習途中にある子供にリスニングスパンテスト（後述）を施行したところ，6歳児でリスニングスパンの平均値が2.0以上であった．この結果から，6歳の年令段階ですでにワーキングメモリの機能が形成されていると考えられる（石王・苧阪, 1994）．一方，神経心理学の領域でRSTを用いてワーキングメモリの障害を検証する研究も行われている（Kato, Mimura, Kashima, & Osaka, 1997）．記憶障害を示すコルサコフ症候群にRSTを実施した例では，側頭葉性健忘を示す症例およびアルコール依存性の患者とコルサコフ症候群の患者とを比較したところ，数字スパンなどの記憶範囲テストでは3群に差は認められなかったが，RSTでは他の2群に比較してコルサコフ症候群に成績の低下が認められた．この結果から両者の差は，メモリスパンで測定され得るような短期記憶に依存したものではなく，保持機構に処理が重なった場合に遂行できなくなるなどのワーキングメモリに依存したものであることが示唆される．また，コルサコフ症候群の患者の脳血流量の所見から，RSTの遂行には前頭連合野が関わっている可能性が高いと考えられる．

8-5　ワーキングメモリの脳内機構

　ここではワーキングメモリの脳内機構を，言語処理と関わる音韻ループと中央実行系について考えてみたい．

（1）音韻ループの脳内機構

　ワーキングメモリの脳内機構については，実験的アプローチとともに脳損傷患者などの神経心理学の症例研究によりその機構解明が行われてきた（Baddley, 1990; Valler, & Shallice, 1990. 本書第2, 3, 5章等でも取り上げられている）．前述の頭部外傷症例K. F. のような短期

記憶の選択的障害を有する症例はその後も数多く報告された．Warringtonらは報告した症例K. F. の病因を，神経心理学の領域における伝導失語，すなわち，聴覚性の短期記憶障害としたことから，神経心理学の領域においてワーキングメモリへの関心が急速に高まった．しかし，伝導失語では通常短期記憶の復唱以外にも障害を示すことが多いため，聴覚性短期記憶が選択的に障害された症例は伝導失語とは区別して，短期記憶症候群 (STM syndrome) として扱われている (Valler & Shallice, 1990)．

短期記憶症候群は，短期記憶には障害を示すものの，言語特に発話には障害を示さない例も報告されている (Shallice & Valler, 1990; Valler & Shallice, 1990)．また，この短期記憶症候群の障害は，Baddeley (1986) のモデルによれば，主に音韻ループに起因するものと考えられている．短期記憶症候群の脳の病巣部位は症例研究から，左頭頂葉の下部，特に縁上回周辺にあると報告されている (Shallice & Valler, 1990; Valler & Papagno, 1995)．

このような症例研究にもとづくワーキングメモリの脳内機構はPET (positron emission tomography) やfMRI (functional magnetic resonance imaging) などを用いた非侵襲的測定により，その脳内局在が探索されている．

Paulesu, Frith, and Frackowiak (1993) は，健常者が言語課題をしているときにPETを測定して活性化部位を探索した．すると音韻ループに相当すると考えられる音韻の貯蔵庫は，縁上回周辺 (ブロードマンの40野) に限局して活性化が認められた．また，発話しないときのSRS (subvocal rehearsal system) ではブローカ (Broca) 領域 (ブロードマンの42, 22野) が活性化している結果が報告されている．この結果は，上記のShallice and Valler (1990) やValler and Papagno (1995) の研究結果と一致している．すなわち，ブローカ領域がリハーサルに寄与していることを，さらに，音韻貯蔵は縁上回に関係していることを示唆している．しかし，PETにより活性化している部位は，上記以外に上側頭回や中心前回 (傍シルヴィウス溝) にも認められることから，縁上回周辺やブローカ領域のみが音韻ループの局在であるとは断定できないという指摘もある (相馬, 1997)．同様の指摘は他の研究でも報告されている．Smith, Jonides, and Koeppe (1996) は視覚提示された4文字を3秒間保持する課題を文字同定課題と比較した．活性化が認められた領域は，左半球，左頭頂葉，島皮質，ブローカ領，運動前野，補足運動野というように広い範囲に及ぶものであった．

さらに，単語認知に関してニューロイメージを用いた研究では，単語認知過程において単語のコーディング (符号化) の初期に傍シルヴィウス溝の活性化が強いことを指摘している (Koyama et al., 1998; Salmelin, Service, Kiesila, Uutela, & Salonen, 1996)．Salmelinたちは，この結果から傍シルヴィウス溝が音韻的なコーディングに関連している可能性を示唆している．

（2）中央実行系の脳内機構

ワーキングメモリの脳内機構に関してBaddeley (1986) は，特に中央実行系のモデルに近

いものとしては，Norman and Shallice (1980) の注意監視システム (supervisory attentional system : SAS) を挙げ，さらに前頭葉損傷患者の障害を中央実行系の障害に起因する可能性を示唆している．このことから，中央実行系の働きと前頭葉の機能とを結び付けようとする研究の動きが生じてきた．

一般的に前頭前野に損傷がある患者は，情緒面での問題を生じることはあっても知能指数の低下が認められないとされている．ここで指摘されている知能指数は，一般的な集中的思考を測定する知能テストを指すことが多い．しかし，創造性テストで測定されるような拡散的思考を測定すると，前頭前野に損傷をもつ患者は成績の低下が認められるという報告もある (Milner & Petrides, 1984)．また，刺激を系列呈示した後で刺激の系列内の順序を問うような課題でも，前頭前野損傷患者では障害を示すことが報告されている (Milner & Petrides, 1984)．

さらに，前頭前野損傷患者では，連続して提示された刺激の同異判断がうまくできないことが知られている (Milner & Petrides, 1984)．これは，すでに終了した試行の刺激が，現在問題となっている試行に侵入してくるために起こると考えられている．侵入反応は記憶の更新がうまく機能していないことを示唆するものである．これは RST を用いた研究でも認められることから，RST とワーキングメモリの中央実行系の機能との関連が推察される (10 章参照)．

一方，動物実験でもワーキングメモリの脳内局在の研究が進められてきている．サルの遅延反応には，前頭前野が強く関与していることは従来より指摘されてきた (Goldman-Rakic, 1992)．ここで，Goldman-Rakic (1995) は，遅延反応に伴う眼球運動を測定することによって，サルの前頭葉部位 (46 野) が目標遂行に対応して活動することを見出した．彼女たちの研究グループはこの結果から，前頭葉部位がワーキングメモリの役割を果たしていると主張している．さらに Goldman-Rakic たちは，前頭前野のなかに，形や色といった対象 (object) の特徴と，空間的位置 (spatial location) とのそれぞれの情報について対応して活動するニューロンが存在することを報告した (Wilson, O'Scalaidhe, & Goldman-Rakic, 1993)．すなわち，空間的ワーキングメモリに関与するニューロンは，前頭前野の背外側部の主溝領域に，また，対象のワーキングメモリに関与するものは，腹外側部の下膨隆部に密集していることがわかった．この結果から，ワーキングメモリはそれぞれの領域で主として保持され処理されるという考え方 (domain specific working memory) を主張したのである．

この結果は，視覚的情報の経路に関する指摘と一致している．すなわち，視覚的情報は位置および運動といった空間的情報処理と，色や形といった対象の情報処理が，一次視覚野から頭頂連合野にいたる背側系と，一次視覚野から下側頭連合野にいたる腹側系でそれぞれ処理されていると考えられている (Ungerleider & Mishkin, 1982)．Goldman-Rakic たちの結果は，この視覚経路がさらにワーキングメモリの機能についても適用されると考えるものである．さらに，この結果を支持する研究が，人間の脳にニューロイメージを用いた研究から検証された．それによると，人間についてもサルとほぼ同様の部位がそれぞれの情報処理を担っ

ていることが報告されている (Courteny, Ungerleider, Keil, & Haxby, 1997). この結果はサルでも人間でも，ワーキングメモリの視覚的および空間的な保持機能が前頭連合野に領域を占有 (domain specific) していることを示唆するものである．

しかし一方では，ニューロンの活動は視覚的および空間的情報に対応しないデータも得られている．Rao, Rainer, and Miller (1997) は，サルが空間的位置と対象の情報との両方を記憶する課題を用いて前頭前野のニューロンの活性化を調べた．その結果，おのおのに対応して発火するニューロンがある一方で，両方の刺激に対して反応を示すニューロンも存在することがわかった．この結果は，Goldman-Rakic たち (Wilson et al., 1993) の主張する対象と空間的位置のワーキングメモリに対応するニューロンが前頭前野に存在することに疑問を投げかけ，少なくとも，前頭連合野のある領域では，2種類の情報に対して反応するニューロンが存在していることを示唆している．

他方，前頭前野の機能は刺激の種類により領域が塗り分けられるのではなく，処理の過程により分割されるという報告もある (Petrides, Alivisatos, Meyer, & Evans, 1993). Petrides et al. (1993) は，前頭連合野の背外側の経路は，保持とともに脳が処理している内容をモニターする機能があると考えている．たとえば，彼らの実験では，被験者は1から10までの数字をランダムに口で報告するのであるが，すでに報告した数字を保持しつつさらにランダムに順序を決めていかなければならない．このような課題の遂行中に，PET 測定を行ったところ，前頭前野の背外側部 (ブロードマンの 46, 9 野) が一段と活性化することが見い出された．そこで彼らは，対象と空間といった情報の差異ではなく，情報をどのように処理するかのプロセスが問題なのである (process specific working memory) と主張している．この結果は，前頭葉障害患者が，複数個の刺激をある一定の順序で指示していく課題にも困難を示すこととよく合致するようである．このような課題は，すでに指示したものを保持しつつ次のものを指示するという保持と処理の並列遂行が要求されていて，ワーキングメモリで課題の調整を要求するものと考えられる (Petrides & Milner, 1982).

中央実行系の脳内機構は，D'Esposito et al. (1995) からも検証されている．D'Esposito たちはそれまでのワーキングメモリをニューロイメージで検討した課題では，単一の課題遂行時に限定したものがほとんどであることを指摘して，言語的課題と図形の課題の二重課題時に，前頭部位の活性化を fMRI を用いて検討した．その結果，両方の課題を同時に遂行しているときに，前頭前野の背外側および腹側部，両側背外側前頭回で主として活性化が認められた．背外側前頭回の活性化は PET を用いた Smith and Jonides (1997) の報告でも，記憶負荷の増加とともに認められている．さらに，Cohen et al. (1997) は，文字配列中でみた文字を憶えているときに前頭前野の中央部が活性化することを示した．さらに，この部位は記憶するべき文字が増加するといっそう活性化が顕著になった．しかし，記憶負荷による活性化は，前頭前野のみでなく背外側前頭皮質，ブローカ野，運動前野，頭頂葉，前部帯状回というように，多領域に及ぶものであった．

以上の結果から，ワーキングメモリの中央実行系の働きの一部は，前頭前野が担っている

ことが推察できよう．

8-6　脳波からワーキングメモリの脳内機構を探る

　前節のようにワーキングメモリの脳内機構に関する研究は，PETやfMRIなどを用いた非侵襲的測定により，Baddeley (1986) のモデルを規範として音韻ループや，視空間的スケッチパッドに対応して活性化する部位の推定が行われている (Jonides et al., 1993; Paulesu et al., 1993)．

　しかし，これらの研究のほとんどが情報の保持を問題とすることが多い．そこでは二重貯蔵モデルのリハーサルバッファーとしてワーキングメモリを捉え，その脳内局在を検証する性質が強い．これは，ワーキングメモリのサブシステムのごく一部を探索しているにすぎない感が否めない．そして，ワーキングメモリの処理と保持の並列処理については十分には検討されていない．サブシステムを探索する一連の研究は，ワーキングメモリの脳内機構のなかでも下位レベルの機能について領域を探索しているといえる．したがって，このようなアプローチは下位レベルの機能局在には役立つとしても，ワーキングメモリの全体的，統合的な機能を説明するには無理があると考えざるをえない．

　脳の情報処理には，限局的にある特定の種類の刺激に対応して活動する部位とともに，特定の部位の活動を協同させつつ統合へ向かう働きが必要であると考えられる．実際，私達の情報処理を見直してみると，特定の機能の実行とともに他の機能との調整を同時にうまく行っているのである．中央実行系を検討したPetrides et al. (1993) やD'Esposito et al. (1995) の研究は，その意味で保持機能にとどまらず処理の側面を重視した研究といえよう．しかし，D'Esposito et al. (1995) の研究では，言語課題と空間課題があたかも二重課題のように負荷されてはいるが，両者はあくまで独立して課題処理されていて，相互干渉や促進の有無やそのレベルについてはわからない．このような理由から，上位レベルの機能を探るには特定の部位にスポットをあてることから離れて，もう少し脳の全体的な機構を探索するアプローチが必要であろうと考えられる．

　筆者は以上の視点から，人間のワーキングメモリの機能，特に，上位の実行系機能を探索するには，脳の局所的変化を探索することのほかに，脳の全体的変化を捉える必要があると考える．そこで，筆者がワーキングメモリの脳内機構を探索する一つとして行った脳波とMEG (magnetoencephalography：脳磁場計測) の研究を紹介したい．というのは，脳の自発性電位変動は，人間の覚醒，意識のレベルからさらに高次認知過程との関わりが指摘され，人間の情報処理の脳内機構を探る重要な鍵を握っていると考えるためである．

　ここでは，先に紹介したRSTを課題として検討を行った．ただし，実験方法の制約上聴き取り方式が有効であることから，RSTの聴き取り版であるリスニングスパンテスト (listening span test：以下 LST と略す）を用いて，ワーキングメモリの脳内機構の探索を行った．なお，LST についても，RST と同様に読みの内容の理解と関連することが認められている（Daneman & Carpenter, 1980）．

　LST は表2に例を示すように，それぞれの文を聴きながら，その意味処理と同時に文中の特定の単語を保持していく課題である．刺激文はすべて聴覚呈示され，1文の聴き取り時間は約7秒であった．被験者が文の意味を理解しているかどうかのチェックのために，刺激文のなかには意味的に正しい文とそうでない文が含まれていた．そこで，被験者は1文を聴き終えるごとにその文の正誤判断を口頭で報告することを要求された．さらに，試行内の文について，文頭単語を記憶しなければならなかった（英語では，文末単語であるが，日本語の語順を考慮して，文頭単語とした）．試行内の文の数は2文から5文まで増加した．文の数が多くなるほど保持しなければならない単語の数は増加してワーキングメモリの負荷は増加することとなる．2文から5文までそれぞれ5試行ずつ行われた．また，LST 条件のほかに統制条件として，単語の記憶負荷のない文の聴き取り（正誤判断を含む）条件も行われた．

　脳波データは頭皮上の13部位から導出した．約4秒の分析区間にもとづいて解析されたパワースペクトルから，周波数帯域ごとのトポグラフィが求められた（詳細は苧阪 (1994) を参照）．分析は，条件ごとに被験者が文を聴き取っている区間を対象とした．

　分析に先立って，LST 4.0 以上の被験者を高得点者とし，LST 2.5 以下の被験者を低得点者とした．口絵12に高得点者の被験者1名のトポグラフィを示す．図は統制条件の θ 波のトポグラフィであり，統制条件のものである．

　口絵13は同じ被験者の，2文の LST 条件の θ 波のトポグラフィを示す．また口絵14，口絵15 はそれぞれ同じ被験者の4文の LST 条件，5文の LST 条件の θ 波トポグラフィを示す．

　トポグラフィの結果から，ワーキングメモリの負荷が大きい場合には，前頭部位を中心とした θ 波が限局して出現している．前頭中心部位の θ 波は，注意集中時に前頭の中心部位に限局して出現する θ 波である fmθ (frontal midline θ wave) (Ishihara & Yoshii, 1972) であると考えられ，前頭中心部位を中心としたワーキングメモリの機能が推察できる．結果から，LST の文の数が増えてワーキングメモリの負荷が大きくなると，それだけ θ 波が前頭中心

表2　日本語版リスニングスパンテスト　（苧阪，1997より）

文1	頭が痛かったので，わたしは救急箱からとりだした胃薬を飲んだ．
報告	NO
文2	フランス語を勉強するには，アメリカについて知ることが大切だ．
報告	NO
文3	満員電車の中で，中学生らしい男の子が老人に席を譲っているのを，みかけた．
報告	YES
解答	頭，フランス語，満員電車

部位に限局して出現することがわかった．しかし，このような θ 波の出現には個人差があり，高得点者では，図に示したように文の増加に従って限局した θ 波の出現が確認されたが，低得点者では，限局した θ 波の出現が認められないことが多かった．

　θ 波とワーキングメモリに関しては，Sasaki, et al (1994) が計算問題の遂行中に MEG を測定して θ 波が生起する結果を指摘している．さらに，苧阪 (1996) では，ワーキングメモリの負荷が必要とされる同時通訳課題においても，前頭中心部位に限局して θ 波が出現することが確認されている．

　一般的には，脳波の徐波化は睡眠に代表されるように大脳の活動レベルの低下を反映するものである．このような徐波が最もワーキングメモリの負荷が大きい場面で出現するのは一見不思議に思われるが，ワーキングメモリの機能の一部を反映していると考えられる．また，徐波の出現に関して，発達的に乳児期から児童期にかけて後頭から頭頂，中心へと移動して前頭部位に出現する移動は，脳の成熟過程におけるワーキングメモリ機能の形成と関連している可能性もある（苧阪，1994）．

　脳波は Berger (1929) がはじめて人間の頭皮上からの導出に成功して以来，人間の覚醒と意識，認知機能との関わりが探索されてきたが，そのリズムの成因と機能についてはまだよくわかっていないことも多い．たとえば，睡眠中にはリズムが変化して徐波が出現したり，覚醒レベルや認知処理などによるリズムの変化が脳の情報処理にどのような役割をもつのかは十分には解明されていない．しかし，脳波のリズムの成分が高次認知過程に必要なワーキングメモリと何らかの関わりをもつことは十分に考えられる．

8-7　脳磁場計測によるワーキングメモリの脳内機構の探索

　苧阪 (1994) では，ワーキングメモリの脳内機構を人間の高次認知過程との関連が指摘されている α 波の変化をもとに探索している．α 波は，脳波のなかでも成人に代表的な波であり，特にその周波数の成立については，視床，大脳辺縁系，基底核，脳幹網様体を中継した皮質とのネットワークを基礎としている．そのため，脳内機構の全体的機構の調整や，人間の高次情報処理の特徴を探るのに有効であることが，近年再認識されている (Hari & Salmelin, 1996)．また，ワーキングメモリと関連することも指摘されている (Michel, Kaufman & Williamson, 1996 Bazar, 1998)．

　ここでは，脳の電位活動をより精密に測定できて，しかも空間分解能が高いため高次認知処理の脳内機構の探索をするのに優れていると考えられる脳磁場計測 (MEG) を用いて，α 波からワーキングメモリの脳内機構を考えたい．

　実験は，LST を用いて，言語処理過程の処理と保持過程に注目して，ワーキングメモリ負荷に伴う α 波の変化を測定した．MEG の測定は，BTi 社の 37 チャンネル MEG 測定の

SQUIDを用いて，2台を左右の側頭から前頭，頭頂部位にかけて，左右対称の位置に設定した．SQUIDにはそれぞれ37個の測定点があり，左右で74点からのMEGの測定を行った．ピーク周波数は，条件ごとに加算されたパワースペクトルから，α波帯域 (8-13 Hz) 内のピーク周波数値を測定することにより得られた．詳細は苧阪ら (1995)，苧阪 (1997)，Osaka (1998)，Osaka et al (1999) を参照．

実験は，前述のθ波測定実験と同様にLST条件と記憶負荷のない統制条件で行われた．MEGのパワースペクトルを統制条件，およびLST条件で測定したところ，統制条件，LST条件ともに，MEGのパワースペクトルにα波のピークが出現しているのが確認された．さらに，ピーク周波数はLST条件では統制条件よりも高い周波数の方向へ移行する傾向が認められた．そこで，両条件のピーク周波数の値を求め，統制条件とLST条件の差を求めた（これをシフト値と呼ぶ）．

被験者はLSTの評価をもとに，LST得点が4.0-5.0の高得点者とLST得点が2.0-2.5の低得点者に分けられた．

図3に高得点者の典型例についてシフト値の結果を示す．この場合のシフト値は，統制条件と5文条件の差である．図は左半球から導出した記録である．図の左側は，前頭方向，右側は頭頂，上側は前頭中心方向，下側は左耳近傍の前側頭部位にあたる．図のゼロ点以下のドットの棒グラフは，ピーク周波数が5文条件でより高い周波数の方向にシフトしていることを示している．また，図から，シフトは前頭中心領域に最も顕著であることがわかる．

図4に低得点者の典型例についての結果を示す．この場合のシフト値は，統制条件と3文条件の差である．図から，低得点者では3文条件でも高得点者に認められたようなシフトが認められない．

このように，文の数が増えてワーキングメモリの負荷が強くなると，α波ピークが高い周波数の帯域に出現する傾向がみられた．しかし，このような変化傾向は，ワーキングメモリ容量の個人差により影響を受けた．たとえば，高得点者では図のように5文条件で脳磁場の変化が顕著となった．しかし，低得点者では2文あるいは3文条件でのみ脳磁場の変化が認められた．この結果は，被験者のワーキングメモリ容量に対応して課題が困難になるとピーク周波数の変化が生じたものと考えられる．

さらに，脳磁場のα波ピークの変化には，部位による差が認められた．α波の局在に関しては，一次視覚野 (Chapman, Ilmoniemi, Barbanera, & Romani, 1984) や一次聴覚野 (Tiihonen et al., 1991) を示唆する研究が報告されている．本研究では，α波ピークのシフトは主として側頭から前頭部位に認められた．しかも，負荷の大きい条件でこの傾向は顕著であった．これは，一つには，実験の刺激が聴覚呈示であったことによると考えられる．しかし，α波ピークの移行は課題負荷が増大した場合に特に認められた．さらに，この傾向は主として左半球に認められた．したがって，ワーキングメモリの負荷，特にここでは言語の情報処理と関連した場合に，左半球の側頭部から前頭部位にかけて，負荷に伴う脳内処理の変化が生起したことが推察できる．

Left side
High-span subject
Upper

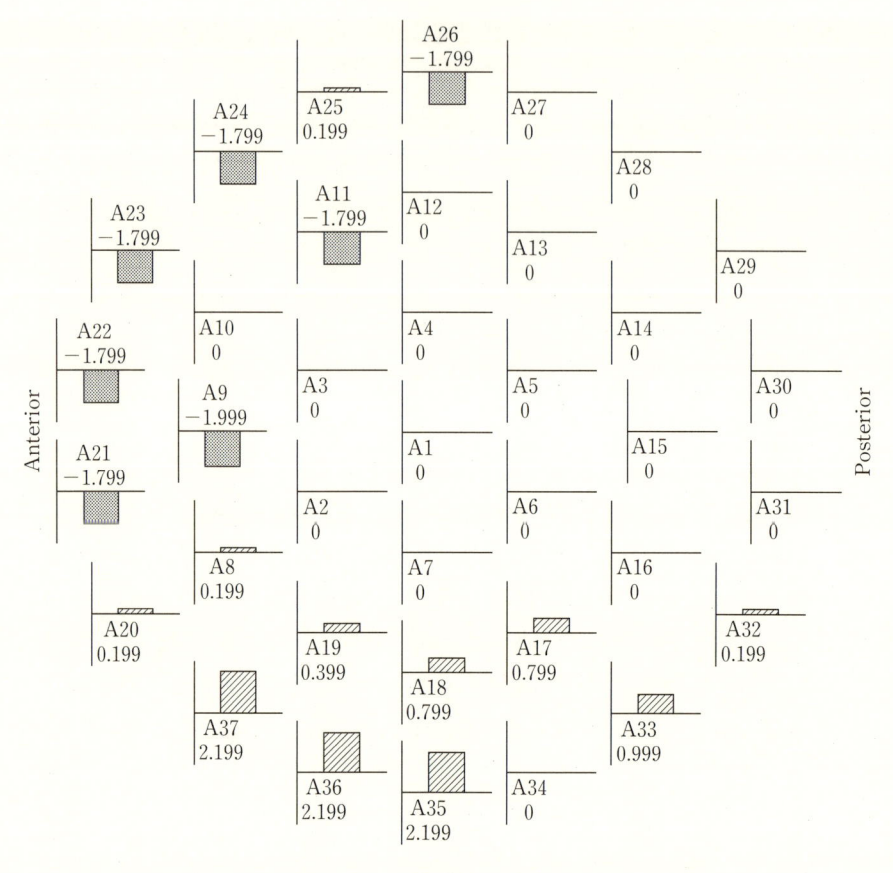

			A26 −1.799			
A24 −1.799	A25 0.199		A27 0			
A23 −1.799	A11 −1.799	A12 0	A13 0	A28 0		
A22 −1.799	A10 0	A4 0	A14 0	A29 0		
A21 −1.799	A9 −1.999	A3 0	A5 0	A15 0	A30 0	
	A8 0.199	A2 0	A1 0	A6 0	A31 0	
A20 0.199	A19 0.399	A7 0	A17 0.799	A16 0	A32 0.199	
	A37 2.199	A18 0.799	A34 0	A33 0.999		
	A36 2.199	A35 2.199				

Anterior / Posterior

Lower

[Control] - [5-Sentence LST]

図3　α波ピーク周波数の shift value. 5文条件と統制条件の差. 高得点者の MEG による.

　口絵 16 は，高得点者の 5 文条件の α 波について，部位の推定を行い（推定方法については Sasaki et al., 1994; Tiihonen et al., 1991 を参照）MRI 画像上に重ねたものである．ここでは，部位は一次聴覚野の後方，ウェルニッケ野の近傍と推定できる．この結果は，言語処理の負荷に伴いウェルニッケ野の活性化が顕著であると報告している Just ら (Just, Carpenter, & Keller, 1996; Just, Carpenter, Keller, Eddy, & Thulborn, 1996) の結果と一致する．したがって言語のワーキングメモリの脳内処理にウェルニッケ野の近傍が関わる可能性を示唆するものと考える．

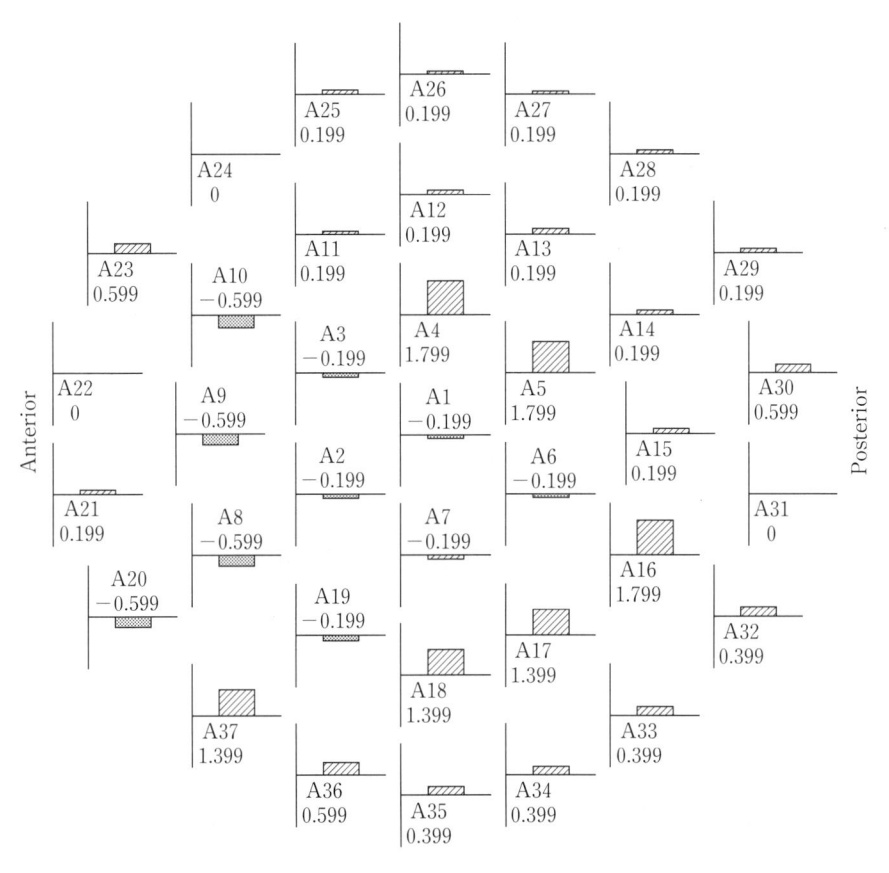

図4 α波ピーク周波数のshift value. 3文条件と統制条件の差. 低得点者のMEGによる.

8-8 まとめ

以上のように本章のなかで述べてきた結果を踏まえて,次に筆者のワーキングメモリの構造をモデルとして図示した(図5).

そこでは,ワーキングメモリは,上位の実行系から下位のサブシステムへの相互作用のある階層構造をなす.サブシステムはBaddeley (1986)のモデルに出現する音韻ループと視空

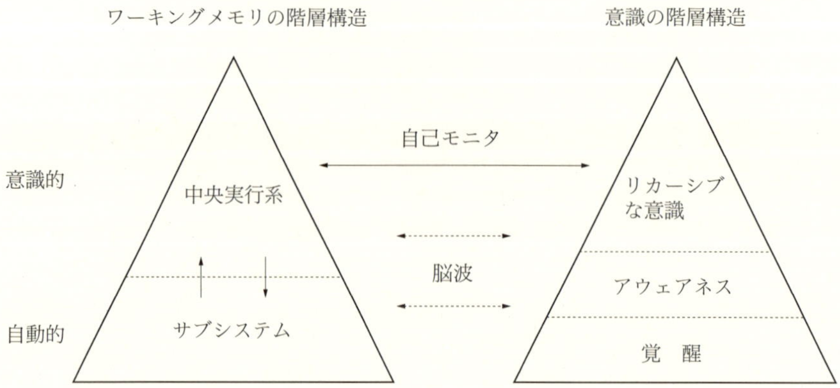

図5 ワーキングメモリのモデル．

間的スケッチパッドのほかにも存在すると推察される．たとえば，歩行のような運動系も含まれると筆者は考える．ニューロイメージの結果からも，たとえば，音韻ループの実行に伴い活性化が認められた領域のなかに，運動前野や補足運動野，小脳も含まれるのはこのためであろう．

　さらに，サブシステムは資源を取り合うのみでなく，相互に干渉，促進することにより，資源消費の削減に協力することもある．このことは，言語情報処理についてもあてはまり，特に日本語では，漢字とかなという二つの文字システムを用いることにより，音韻ループと視空間的スケッチパッドの両サブシステムを利用している可能性がある．この点については，読みの情報処理に関わるワーキングメモリに，漢字とかなの処理の微妙な差が認められる結果が出ていて（近藤・苧阪，1998；Osaka, Osaka & Tsujii, 1995），今後日本語の言語情報処理にかかわるワーキングメモリを考える上での課題といえよう．

　また，下位のサブシステムの制御は，かなり自動的に行われていて意識の関与が比較的少ない．これに対して，上位のシステムは，視覚的，聴覚的なモダリティの差や，対象や空間的布置など差にかかわらず機能していて，そこは意識的制御が関わるものと考えられる．

　このモデルの脳内機構を考えてみると，下位のレベルではかなり局在しているのに対して，上位の機能は局在している部分と上位と下位のレベルとの協調のなかに機能が存在するものがあると考えられる．すなわち，下位では領域局在であるのに対して，上位では処理機能の局在および分散化が特徴的であるといえる．このように，ワーキングメモリにおいては，2段階の脳のモデルが推定できる．事実，ニューロイメージを用いた研究でもワーキングメモリ課題のときに，前頭前野以外の領域でも活性化が生じることが指摘されている（Awh, Smith & Jonides, 1995; Baker, Frith, Frackowiak & Dolan, 1996）．

　さらに，ワーキングメモリのモデルは，意識を背景として成立していると考えられる．意識は苧阪（1996）によれば，覚醒，アウェアネス，リカーシブな意識の階層構造をなす．そこで，意識のなかでも最上位にあるリカーシブな意識，すなわち自己意識が自己モニターとして，ワーキングメモリの実行系を制御していると推定されるのである．また，意識のモデル

は，上位レベルの自己モニターは逐次直列処理系，すなわち最も容量制限のコントロールを受けるところであると考えられる．一方，下位のレベルは並列処理が可能であり，容量制限のコントロールも比較的緩和されている．そのため，私達は友達と歩きながら話をすることも可能なのである．加えて，図に示したように，脳波の変化は脳の意識レベルを背景としてワーキングメモリの機能調整にかかわるものと考えられる．

最後に，ワーキングメモリ容量には個人差があり，同一の課題を与えたとしても，ワーキングメモリに負荷のかかる程度は個人により異なるものである．そこで，ワーキングメモリの脳内機構を探索するには，個人差の視点を含めた検討が重要であろう．個人差を視野のなかに入れた上で，言語と関わるワーキングメモリ脳内機構を探索することは，人間の高次認知過程の解明に重要であると筆者は考えるのである．

本章の脳磁場計測を用いた脳内機構に関する実験は，岡崎共同研究機構生理学研究所の柿木隆介教授と小山幸子助手，大草知裕氏との共同研究の一部である．
本章の実験の一部は日産科学振興財団の援助を受けて行われた．
また，本章は，1997年度文部省科学研究費基盤研究C（企画調査）「ワーキングメモリの脳内機構（代表・苧阪満里子）」での数回にわたる会合での議論を参考とした．

参照文献

芦名裕子・山鳥重・苧阪満里子・藤井俊勝・月浦崇 (1997) リーディングスパンにおける加齢の影響 日本神経心理学会21回大会予行集, 56.

Awh, E., Smith, E. E., & Jonides, J. (1995) Human rehearsal processes and the frontal lobes: PET evidence. In J. Grafman, K. J. Holyoak, & F. Boller (Eds), *Annals of the New York Academy of Science*, 769, 97-117.

Atkinson, R. C., & Shiffrin, R. M. (1971) The control of short-term memory. *Scientific American*, 225, 82-90

Baddeley, A. (1986) *Working memory*. New York: Oxford University Press.

Baddeley, A. (1990). *Human memory: Theory and practice*. Hove, UK: Erlbaum.

Baddeley, A., & Hitch, G. (1974) Working memory. In G. H. Bower (Ed.), *The psychology of learning and motivation* (pp. 47-89) New York: Academic Press.

Baker, S. C., Frith, C. D., Frackowiak, R. S. J., & Dolan, R. J. (1996) Active representation of shape and spatial location in man. *Cerebral cortex*, 6, 612-619.

Bazar, E. (1998) Brain function and oscillations II: Integrative brain function. *Neurophysiology and cognitive processes*. Springer.

Berger, H. I. (1929) Uber das Elektrenkephalogram des Menschen. *Archiev fur Psychiatrie und Nervenkrankheiten*, 87, 527-570.

Carpenter, P. A., & Just, M. A. (1989) The role of working memory in language comprehension. In D. Klahr & K. Kotovsky (Eds.), *Complex information processing: The impact of Herbert Simon*. Hillsdale: LEA.

Chapman, R. M., Ilmoniemi, R. J., Barbanera, S., & Romani, G. I. (1984) Selective localization of alpha brain activity with neuromagnetic measurements. *Electroencephalography and Clinical Neurophsiology*, 58, 569-572.

Cohen, J. D., Perlstein, W. M., Braver, T. S., Nystrom, J. E., Noll, D. C., Jonides, J., & Smith, E. E.

(1997). Temporal dynamics of brain activation during a working memory task. *Nature*, 386, 604-608.

Courtney, S. M., Ungerleider, L. G., Keil, K., & Haxby, J. V. (1997) Transient and susutained activity in adistributed neural system for human working memory. *Nature*, 386, 608-611.

Craik, F. I. M., & Lockhart, R. S. (1972) Levels of processing: A framework for memory research. *Journal of Verbal Learning and Verbal Behavior*, 11, 671-784.

Daneman, M., & Carpenter, P. A. (1980) Individual differences in working memory and reading. *Journal of Verbal Learning and Verbal Behavior*, 19, 450-466.

Daneman, M., & Merikle, P. M. (1996) Working memory and language comprehension: A meta-analysis. *Psychonomic Bulletin & Review*, 3, 422-433.

D'Esposito, M., Detre, J. A., Alsop, D. C., Shin, R. K., Atlas, S., & Grossman, M. (1995) The neural basis of the central exective system of working memory. *Nature*, 378, 279-281.

Glanzer, M. & Cunitz, A. R. (1966) Two storage mechanisms in free recall. *Journal of Verbal Learning and Verbal Behavior*, 5, 351-360.

Goldman-Rakic, P. S. (1992) Working memory and the mind. *Scientific American*, 262, 72-79.

Goldman-Rakic, P. S. (1995) Cellular basis of working memory. *Neuron*, 14, 477-485.

Hari, R., & Salmelin, R. (1997) Human cortical oscillations: A neuromagnetic view through th skull. *Trends of Neuroscience*, 20, 44-49.

五十嵐一枝・大澤真木子・加藤元一郎・三村将・苧阪満里子・大川原浩・森山泰・田渕肇・鹿島晴雄 (1997) 言語性作動記憶の発達過程に関する研究　日本神経心理学会 21 回大会予行集，52．

Ishihara, T., & Yoshii, N. (1972) Multivariate analytic study of EEG and mental activity in juvenile delinquents. *Electroencephalography and Clinical Neurophysiology*, 19, 305-308.

石王敦子・苧阪満里子 (1994) 幼児におけるリスニングスパン測定の試み．教育心理学研究，42，50-56．

James, W. (1890) *The principles of psychology*. New york: Holt.

Jonides, J., Smith, E. E., Koeppe, R. A., Awh, E., Minoshima, S., & Mintun, M. A. (1993) Spatial working memory in humans as revealed by PET. *Nature*, 363, 623-625.

Just, M. A. (1996) Personal communication.

Just, M. A., & Carpenter, P. A. (1992) A capacity theory of comprehension: Individual differences in working memory. *Psychological Review*, 99, 122-149.

Just, M. A., Carpenter, P. A., & Keller, T. A. (1996) The capacity theory of comprefhension: New frontiers of evidence and arguments. *Psychological Review*, 103, 773-780.

Just, M. A., Carpenter, P. A., Keller, T. A., Eddy, W. F., & Thulborn, K. R. (1996) Brain activation modulated by sentence comprehention. *Science*, 274, 114-116.

Kahneman, D. (1973) *Attention and effort*. Englewood Cliffs, NJ: Prentice-Hall.

Kato, M., Mimura, M., Kashima, H., & Osaka, M. (1997) Disproportionate reduction of verbal working memory capacity in Korsakoff patients. *Neurology*, 48, s303.

King, J., & Just, M. A. (1991) Individual differences in syntactic processing: The role of working memory. *Journal of Memory and Language*, 30, 580-602.

Kintsch, W., & vanDijk, T. A. (1978). Toward a model of text comprehension and production. *Psychological Review*, 85, 363-394.

近藤洋史・苧阪直行 (2000) リーディングスパンテストにおける単語のイメージ価の効果，心理学研究（印刷中）

Koyama, S., Kakigi, R., Hoshiyama, M., Naka, D., Watanabe, S., Nakagawa, K., Takeshima, Y., & Nagata, O. (1998) The cortices in Japanese Character (Kanji and Kana) recognition: A magnetoencephalographic study. In Y. Koga, K. Nagata, & K. Hirata (Eds.), *Brain topography today* (pp. 197-201) Amsterdam: Elsevier.

Michel, C. M., Kaufman, L., & Williamson, S. J. (1994) Duration of EEG and MEG alpha suppression increases with angle in a mental rotation task. *Journal of Cognitive Neuroscience*, 6, 139-

150.

Miller, G. A. (1956) The magical number seven, plus or minus two: Some limits on our capacity for processing information. *Psychological Review*, 63, 81-97.

Milner, B., Corkin, S., & Teuber, H. L. (1968) Further analysis of hippocampal amnesia syndrome: 14-year follow-up H. M. *Neuropsychologia*, 6, 215-234.

Milner, B., & Petrides, M. (1984) Behavioral effects of frontal-lobe lesions in man. *Trends in Neurosciences*, 7, 403-407.

三宅晶 (1995) 短期記憶と作動記憶　高野陽太郎 (編) 認知心理学 2　記憶 (pp. 71-99) 東京大学出版会.

Miyake, A., Just, M. A., & Carpenter, P. A. (1994) Working memory constraints on the resolution of lexical ambiguity: Maintaining multiple interpretations in normal contexts. *Journal of Memory and Language*, 33, 175-202.

Norman, D. A., & Shallice, T. (1980) *Attention to action: Willed and automatic control of behavior*. San Diego, CA: University of California Press.

西崎友規子 (1998) ワーキングメモリ容量におよぼす二重課題の効果，基礎心理学研究 17，49-50.

西崎友規子・苧阪満里子 (1998) ワーキングメモリ容量の個人差が二重課題へ及ぼす効果—日本語版リーディングスパンテストを用いた検討 (投稿中).

苧阪満里子 (1992) 日本語，英語版リーディングスパンテストとワーキングメモリ，大阪外国語大学コミュニケーション研究，II，41-56.

苧阪満里子 (1994) ワーキングメモリの認知神経心理学的研究，風間書房.

苧阪満里子 (1996) 同時通訳とワーキングメモリ　日本生理心理学会第14回大会抄録，16.

苧阪満里子 (1997) 言語とワーキングメモリ　失語症研究，17，134-139.

苧阪満里子 (1998) 読みとワーキングメモリ　苧阪直行 (編) 読みの視覚情報処理 (pp. 239-262)，朝倉書店.

Osaka, M. (1998) Effect of working memory load on the peak alpha frequency shift measured with magnetoencephalography. In Y. Koga, K. Nagata, & K. Hirata (Eds.), *Brain topography today* (pp. 167-172) Amsterdam: Elsevier.

Osaka, M., Osaka, N., Koyama, S., Okusa, T., & Kakigi, R. (1999) Individual differences in working memory and the peak alpha frequency shift on magnetoencephalography. *Cognitive Brain Research*, 8, 365-368.

苧阪満里子・苧阪直行 (1994) 読みとワーキングメモリ容量：リーディングスパンテストによる検討，心理学研究，65，339-345.

苧阪満里子・苧阪直行・小山幸子・南部篤・中谷和夫・柿木隆介 (1995) 脳磁場計測 (MEG) によるワーキングメモリの脳内機構に関する研究，日本心理学会第59回大会発表論文集，782.

苧阪直行 (1996) 意識とはなにか，岩波書店.

Osaka, N., Osaka, M., & Tsuji, H. (1995) Effective visual field size necessary for proof-reading during Japanese text editing. In J. M. Findley, R. Walker, & R. W. Kentridge (Eds.), *Eye movements research: Mechanisms, processes and applications* (pp. 453-463) Amsterdam: Elsevier.

大塚一徳・奥田富蔵 (1997) 問題解決における言語的作動記憶容量と解決方略，東海大学短期大学紀要，31，37-42.

Paulesu, E., Frith, C. D., & Frackowiak, R. S. (1993) The neural correlates of the verbal component of working memory. *Nature*, 362, 342-345.

Perfetti, C. A., & Goldman, S. R. (1976) Discourse memory and reading compregention skill. *Journal of Verbal Learning and Verbal Behavior*, 14, 33-42.

Petrides, M., Alivisatos, B., Meyer, E., & Evans, A. C. (1993) Functional activation of the human frontal cortex during the performance of verbal working memory tasks. *Proceedings of the National Academy of Sciences of the* USA: 90, 878-882.

Petrides, M., & Milner, B., 1982 Deficit on subject-ordered tasks after frontal-and temporal-lobe lesions in man. *Neuropsychologia*, 20, 249-262.

Rao, S. C., Rainer, G., & Miller, E. K. (1997) Integration of what and where in the primate prefrontal cortex. *Science*, 267, 821-824.

Salmerin, R., Service, E., Kiesila, P., Uutela, K., & Salonen, O. (1996). Impaired visual word processing in dyslexia revealed with magnetoencephalography. *Annals of Neurology*, 40, 157-162.

Sasaki, K., Tsujimoto, T., Nambu, A., Matsuzaki, R., & Kyuhou, S. (1994) Dynamic activities of the frontal association cortex in calculation and thinking. *Neuroscience Research*, 19, 229-233.

Shallice, T. (1988) *From neuropsychology to mental structure.* Cambridge, UK: Cambridge University Press.

Shallice, T., & Vallar, G. (1990) The impairment of auditory-verbal short-term storage. In G. Vallar & T. Shallice (Eds.), *Neuropsychological impairments of short-term memory* (pp. 11-53) Cambridge, UK: Cambridge University Press.

Smith, E. E., Jonidis, J., & Koeppe, R. A. (1996) Dissociating verbal and spatial working memory using PET. *Cerebral Cortex*, 6, 11-20.

Smith, E. E., & Jonidis, J. (1997) Working memory: A view from neuroimaging. *Cognitive Psychology*, 33, 5-42.

相馬芳明 (1997) 音韻性 (構音性) ループの神経基盤，失語症研究，17，149-154．

Tiihonen, J., Hari, R., Kajola, M., Karhu, J., Ahlfors, S., & Tissari, S. (1991) Magnetoencephalographic 10-Hz rhythm from the human auditory cortex. *Neuroscience Letters*, 129, 303-305.

Ungerleider, L. G., & Mishkin, M. (1982) Two cortical visual systems. In D. G. Ingle, M. A. Goodale, & R. J. W. Mansfield (Eds.), *Analysis of visual behavior* (pp. 549-586) Cambridge, MA: MIT Press.

Vallar, G., & Papagno, C. (1995) Neuropsychological impairments of short-term memory. In A. D. Baddeley, B. A. Wilson, & F. N. Watts (Eds.), *Handbook of memory disorders* (pp. 135-165) Chichester, UK: Wiley.

Valler, G., & Shallice, T. (1990) *Neuropsychological impairments of short-term memory.* Cambridge, UK: Cambridge University Press.

Warrington, E. K., & Shallice, T. (1969) The selective impairment of auditory verbal short-term memory. *Brain*, 92, 885-896.

Wilson, F. A. W., O'Scalaidhe, S. P., & Goldman-Rakic, P. S. (1993). Dissociation of object and spatial processing domains in primate prefrontal cortex. *Science*, 260, 1955-1958.

第9章
リーディングスパンテストにおける処理と保持

森下正修
近藤洋史
苧阪直行
京都大学

9-1 ワーキングメモリスパンの測定

　Baddeley and Hitch (1974) の提唱以来，ワーキングメモリは読解や推論といったヒトのより高次な認知活動を支える記憶システムとして本格的に研究されてきた．その研究テーマの一つは，こうした認知活動に存在する個人差をワーキングメモリの個人差として説明することが可能であるかということにあった．こうした研究は，個人のワーキングメモリスパン (working memory span) を測定するようなテストを開発・利用することによって行われてきた．たとえば，リーディングスパンテスト (reading span test: Daneman & Carpenter, 1980)，カウンティングスパンテスト (counting span test: Case, Kurland, & Goldberg, 1982)，オペレーションスパンテスト (operation span test: Turner & Engle, 1989)，空間スパンテスト (spatial span test: Shah & Miyake, 1996) などが代表的なテストとして挙げられる．これらのテストは，複雑な認知活動において必要とされるような心的作業を単純化し，主に二つの心的作業を被験者に同時に課すことを意図した手続きをとっている．この二つの心的作業とは，課題を遂行するために必要な情報の処理と保持の作業である．また，分析の指標としては主に記憶成績が用いられる．すなわち，被験者が処理作業を行いながらどの程度保持作業を遂行しえたかについて測定するのである．

　これに対し，ワーキングメモリ以前の短期記憶研究で用いられた課題は，被験者は数字や

文字，単語といった情報の保持作業のみを集中的に行なうようなものであった．しかし，高次認知活動においては複数の心的作業が同時並列的に進行すると考えられるため，そこで働く記憶システムを測定するには，このような短期記憶課題では不十分であった．実際に，短期記憶研究では高次な認知活動と短期的な情報の保持作業の関わりはほとんど論じられてこなかったといえる（Baddeley & Hitch, 1974）．ワーキングメモリスパンテストでは，複数の心的作業を被験者に課しているために，高次認知活動において働く記憶システム，すなわちワーキングメモリが顕在化すると考えられる．

　さて，ワーキングメモリスパンテストをさまざまな被験者に対して実施すると，その成績には個人差が生じる．こうした差は，ワーキングメモリ容量の個人差によって生じると考えられている．その説明は，以下のとおりである．情報の処理や保持の作業は，心内で一定の処理資源（processing resource）を消費することで遂行される．そうした処理資源には限りがあり，その限界を決定するのが個人のワーキングメモリ容量である．また，同時並列的に複数の心的作業が遂行される場合は，この処理資源を消費することにおいて互いに競合する（Baddeley, 1986; Just & Carpenter, 1992）．いわゆるトレードオフ（trade-off）の関係である．ワーキングメモリスパンテストは，こうしたトレードオフの関係が生じて被験者のワーキングメモリ容量の限界が顕在化する状況下で，その個人差を測定していると考えられているのである．

9-2　リーディングスパンテスト

　ワーキングメモリスパンを測定するテストのうち，言語性ワーキングメモリ（verbal working memory）を測定するものとして広く用いられているのが，リーディングスパンテスト（以下，RSTと略す）である．RSTの手法は，単語数が13から16の短文を次々と音読しながら文末の単語（ターゲット語）を一つずつ記銘し，規定数の文を音読した後にその単語を系列再生するというものである．これは，視覚的に提示された文を適切に読み上げるという情報処理に関わる作業と，単語の記銘という情報保持に関わる作業を同時に被験者に課すものである．したがって，複数の作業を同時並列的に遂行するというワーキングメモリの概念を適切に反映していると考えられる．また，RST成績は他のさまざまな認知課題における成績と高い関連を有することが知られている．特にDaneman and Carpenter (1980)以来，RSTの成績と読解力テストの成績との関連については数多くの報告がある（例えば，Masson & Miller, 1983, Baddeley, Logie, Nimmo-Smith, & Brereton, 1985）．Daneman and Merikle (1996)は1995年4月までに発表された77の研究結果にもとづいてメタ分析を行い，RSTと読解力テストの成績間に高い相関が認められることを報告している．しかし，一般にこうした高い相関は短期記憶課題と読解力テストの成績間には認められない（Perfetti & Goldman, 1976）．

このように，ワーキングメモリの概念に適合するデザインを備えており，読解力テストと高い相関を有することを理由に，RSTは言語性ワーキングメモリを測定するテストとして広く普及している．本邦においても，Daneman and Carpenter (1980) に準拠した日本語版RSTが作成されており，その成績と読解力テストの成績との間には有意な相関が認められている（苧阪・苧阪，1994）．日本語版RSTの実施要領や具体的な刺激例は苧阪 (1998) 及び本書8章を参考にされたい．

このように，現在RSTはワーキングメモリ研究において一般的に用いられるテストとなっている．しかし，RSTの具体的な測定内容に関しては，現時点では必ずしも統一的な結論が得られているわけではない．たとえば，RST成績が読解力テストや他の認知課題の成績と高い相関を有する理由や，RST成績に反映される心的作業の具体的性質，そうした心的作業がワーキングメモリにおいて果たす役割などついて，さらに検討すべき問題が残されている．

本章では，RSTに影響を与えうる要因について考察すると同時に，RSTを使用する際に配慮すべきいくつかの問題点を指摘したい．RSTに影響を与える要因とは何かを考察することよって，RSTの基本的な性質について捉えなおすことができるのではないかと考える．

9-3 　RSTにおける保持作業の諸要因

（1）ワーキングメモリと短期記憶

RSTと短期記憶課題はともに記憶成績を指標としている．また，ワーキングメモリと短期記憶のモデルを比較すると，ワーキングメモリのなかに短期記憶の概念を取り込んでモデル化する立場もみられる（たとえば，Cowan, 1988; Engle, Kane & Tuholski, 1999）．それでは，RSTと従来の短期記憶課題との具体的な共通点，相違点は何であろうか．

RST成績と短期記憶課題の成績との関係については実験的研究のなかで検討されてきた．相関分析による研究では，RSTと短期記憶課題の成績間に有意な相関が認められるという報告がある（Daneman & Carpenter, 1980; Dixon, LeFevre & Twilley, 1988; Waters & Caplan, 1996）．こうした知見は，RSTと短期記憶課題にある共通した要素が含まれることを表すと考えられる．Engle et al. (1999) は，この共通する要素を，RSTで課される作業のうちのターゲット語の保持作業であると見なしている．

以下では，こうした見解を踏まえつつ，RSTにおける情報の保持作業に絞って，その特性についての検討を続ける．

(2) RSTにおける保持作業

　Turner and Engle (1989) は，RST成績が測定している心的作業のうち処理作業は主要なものではなく，保持作業についての個人差が主要な測定内容であるという研究結果を報告している．彼らは，文の音読処理を必要とするRSTと対比させるため，演算処理と単語記憶課題を組み合わせたオペレーションスパンテストという課題を作成した（表1を参照）．このテストにおいては，被験者は四則演算を含む数式の正誤を判断しつつ，同時に提示された単語を記憶することが要求される．すなわち，RSTとオペレーションスパンテストは，処理作業を行う対象（文あるいは数式）のみが異なっている．これらのワーキングメモリスパンテストと読解力テストの成績間の相関関係について調べたところ，RSTと比較した場合と同様にオペレーションスパンテストと読解力テストの成績間に有意な相関が認められたのである．また，記銘材料を単語から数字に替えると，読解力テストとの相関は有意と認められなくなった．彼らはこれらの結果から，RSTのようなワーキングメモリスパンを測定するテストにおいて重要な要素とは，処理作業の個人差ではなく，特定の記銘材料に対する保持作業の個人差であると結論づけている．すなわち，処理される材料の性質にかかわらず，記銘材料として言語材料を使用することによって，読解の際に必要とされる保持作業についての個人差を抽出できると説明したのである．

　彼らの結果は，RST遂行中の保持作業の重要性について指摘したものといえる．処理作業がRSTの主要な測定内容ではないという主張についてはさらに検討が必要と思われるので，RSTにおける処理作業の影響については，第4節で別途詳細に検討する．以下では，保持作業の個人差を生む要因について具体的に検討を行う．

表1　オペレーションスパンテストの刺激例
（Turner & Engle, 1989より引用）

$(2 \times 3) - 2 = 4$	（正）	tree
$(9 \div 3) - 2 = 6$	（誤）	door

ターゲット語：tree, door

(3) 保持作業における個人差の要因

l　方略の利用

　情報を記銘する際に効果的な方略（strategy）を使用することによって記憶成績が高まるということは，短期記憶研究で明らかにされてきた．この現象はワーキングメモリにおいても同様と考えられる．Daneman and Carpenter (1980) は，RST遂行中に被験者がターゲット語を保持するために，チャンキング（chunking）やリハーサル（rehearsal）といった方略を使

用すると推測している．チャンキングとは，記憶すべき複数の情報をひとつのまとまり (chunk) として関連づけることによって記憶負荷を低減させる方略である．またリハーサルとは，記憶すべき情報を復唱することによって保持作業を助ける方略であり，実際に声に出したり心の中での内言語 (internal word) を使って行なうものである．苧阪・苧阪 (1994) は，内省報告にもとづいて，RST 成績の高い被験者群はターゲット語のイメージ化やチャンキングなどの方略を有効に使用していることを示唆している．

こうした方略を RST 遂行中にどの程度使用しているかについては，個人差があると考えられる．たとえば，RST において被験者は間断なく文を読み上げることで構音抑制の状態にあるともいえる．したがって，ターゲット語のリハーサルを行うことは困難となる．ところが，La Pointe and Engle (1990) は，RST において語長効果 (word length effect) が認められることを示している．これは長音節の単語は短音節の単語よりも再生成績が低いという現象であり，一般に長音節の単語のリハーサルにはより時間がかかることがその要因であると解釈されている (Baddeley, Thomson, & Buchanan, 1975)．したがって，RST において語長効果がみられることは，RST 中に被験者がリハーサルを行っていることの有力な証拠といえよう．

このように，方略の使用に関する個人差は，RST 成績に何らかの影響を与えているといえる．しかし，RST を実施するうえで，こうした方略の個人差が成績に偏った影響を与える場合も考えられる．被験者がある程度方略を使用していることを前提に，その影響を RST 成績に適切に反映させるためには，RST のどのような点に配慮しなければならないのであろうか．

2 単語の属性

ターゲット語の保持に際して特定の方略が用いられることを想定した場合，ターゲット語のもつ属性が RST 成績に影響することが予想される．上に挙げたリハーサルに関わる音節の長さも（日本語の場合はモーラをそろえることが重要と考えられる）その一例である．

このほかにも，ターゲット語のイメージ化と関連して，単語の具体性価 (具象性価, concreteness) が影響することが考えられる．具体性とは，ある概念についてその内容を感覚的に経験することがどのくらい可能であるかという程度を表わす．例えば，「教科書」と「発揮」という 2 単語を比較すると，前者の方がおそらく感覚的経験が可能と考えられるために具体性価は高くなる (小川, 稲村, 1974)．近藤・苧阪 (1999) は，ターゲット語の具体性価によって再生率がどのように変化するのかを検討した．この実験では，ターゲット語を名詞 (固有名詞は除く) に限定し，具体性価の高低によりターゲット語を分類して RST を実施した．その結果，高具体性価のターゲット語の再生成績は，低具体性価のターゲット語に比べて有意に高くなった．この効果について，ターゲット語の表記形態 (漢字あるいは平仮名表記) による変化は認められなかった (図 1 を参照)．このことから，RST においても単語の具体性という意味情報を活用していることが示唆された．この結果は，上述の苧阪・苧阪 (1994) の報告と一致す

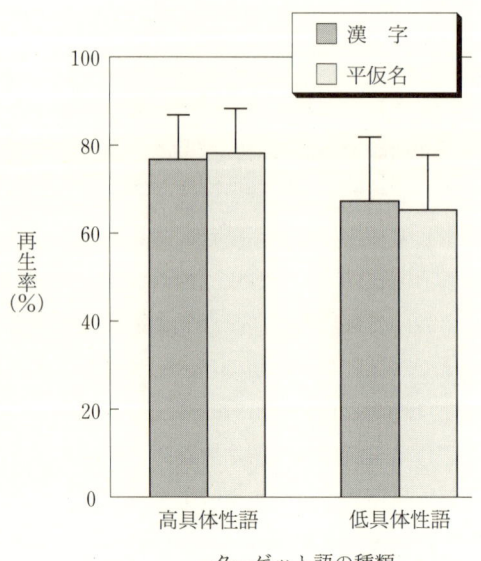

図1 ターゲット語の具体性価および表記形態による再生率と標準偏差（N＝32）

る．

　また，オペレーションスパンテストを使用したものであるが，ターゲット語の出現頻度（frequency）について調べた研究がある（Engle, Nations, & Cantor, 1990）．彼らは，ターゲット語の出現頻度を変化させて，オペレーションスパンテストと読解力テストの成績の相関係数がどのように変化するかを検討した．その結果，ターゲット語として高頻度語を用いた条件よりも低頻度語を用いた条件の相関係数のほうがやや高かった．このことから，RSTにおいてもターゲット語の出現頻度によって成績が変化する可能性があると考えられる．

　以上のことから，ターゲット語の具体性価や出現頻度，音節の長さを一定に揃えておかなければ，RSTの測定内容に偏りが生じて，ワーキングメモリスパンの測定という本来の目的を逸脱してしまう可能性がある．したがって，ワーキングメモリスパンの個人差を適切に測定するには，こうした単語の属性を一定に統制する必要があるだろう．

9-4　RSTにおける処理作業の諸要因

（1）RSTにおける処理作業の内容

　RSTはターゲット語の記憶成績を分析の指標とする．そして，その記憶成績はワーキング

メモリの保持作業によって支えられるといえる．しかし，ワーキングメモリの概念においては，処理作業と保持作業はトレードオフの関係にあると考えられている．したがって，次のような仮説を想定することができる．仮に同じワーキングメモリ容量をもつ被験者が2名いた場合，情報処理作業を効率的に遂行できる被験者は，他方の被験者よりも保持作業のために多くの容量を残しておくことができるため，成績が良くなる場合が多いと考えられる．

それでは，RSTにおける具体的な処理作業とはどのようなものだろうか．まず，視覚呈示された文を適切に音読するという処理作業が考えられる．すなわち，刺激文の「読み」作業である．「読み」作業とは視覚的に入力された情報を口頭で強制的に産出してゆくという運動プログラムの遂行であり，大きな負荷を生む処理作業であると予想される．

また，他に考えられる処理作業としては，視覚的な言語処理に限定されない性質のものがある．たとえば，構文を把握して文意を抽出したり，複数の意味に解釈できるような文から正しく意味を抽出したりする作業である．van Dijk and Kintsch (1983) によれば，言語理解過程においては，単語や文の意味あるいは構造についてのネットワークを形成し，文章全体の表象のモデルを構成するために，さまざまな処理作業が介在するとされる．こうした処理作業は，文が視覚的に提示された場合でも，聴覚的に提示された場合でも共通する作業と考えられる．したがって，こうした処理作業は，「読み」に限定されない，より一般的な言語処理作業といえるだろう．

以上のことから，RSTにおいては二種類の処理作業が介在していると考えられる．すなわち，視覚呈示された文の「読み」作業と，「読み」に限定されない言語処理作業である．ここで思い出していただきたいのは，第3節(2)において述べたTurner and Engle (1989) の主張である．彼らは，RSTにおける文の処理作業について，その処理能力の個人差はRSTの主要な測定内容ではないと述べている．以下では，上記の二種類の処理作業がRST成績に影響する大きな要因となるかについて検討するが，これによって，彼らの主張の妥当性を併せて検討することにもなるだろう．

（2）視覚呈示された文の「読み」作業

RSTにおいて，視覚呈示された新奇な文を音読することはワーキングメモリ容量に大きな負荷をかける処理作業である．ただ，こうした「読み」作業の要因がRSTの測定内容にどの程度影響を与えているかについては検討が必要である．

Daneman and Carpenter (1980) は，刺激文を視覚呈示ではなく聴覚呈示に置き換えたリスニングスパンテスト（listening span test；以下LSTと略す）を作成して，RSTや読解力テストとの関係を検討している．その結果，LSTと読解力テストの成績間にも，RSTと読解力テストの成績間と同様の有意な相関が認められた．また，LSTとRSTとの間にも有意な相関が認められた．したがって，刺激呈示のモダリティ（視覚または聴覚）にかかわらず，RSTとLSTのテストの成績には共通した要素が含まれており，その要素は読解にも関連があるので

はないかと推測された．このことから，彼女らは視覚的に言語情報を取り込んで処理する作業は，読解の個人差を生じさせるような要因とはならないと結論付けている．

これを支持する見解は他の証拠からも裏付けられている．Rankin (1993) は，RST 成績と聴覚呈示された言語を理解する能力との間には有意な相関が認められることを示した．このことから，読解に影響を与える大きな要因とは，言語処理一般に共通するような性質をもつものであり，「読み」に限定される性質のものではないとする見解がある (Carpenter, Miyake, & Just, 1995)．

以上のことから「読み」作業は，RST の主要な測定内容ではなく，読解力テストとの高い相関を生む要因ともいえないと考えられる．したがってこの限りにおいては，Turner and Engle (1989) の主張のとおり，処理作業は RST 成績の大きな要因とはならないといえそうである．

（3）「読み」に限定されない言語処理作業

1 オンラインでの言語処理

1990 年代になると，RST 成績の異なる被験者では他の言語処理作業においてさまざまな違いが認められるという報告がなされるようになった．こうした研究でとられた手法は，RST 成績の高い被験者群（高得点群）と低い被験者群（低得点群）に分けて，他の言語処理課題における成績を群ごとに比較するというものであった（この得点化の方法については，本書第 8 章を参照のこと）．また，使用された言語処理課題での主要な分析指標は読み時間 (reading time) であり，オンラインの言語処理作業を反映していると考えられる．以下では具体的な知見を紹介し，言語処理作業の個人差と RST との関連について考察を行う．

2 複雑な構文の処理

King and Just (1991) は，統語的に複雑な文における処理速度および正確さを高得点群と低得点群の間で比較している．英語の関係節については，認知言語学の研究から，関係代名詞が主語である節 (subject relative) よりも関係代名詞が目的語である節 (object relative) のほうが統語的に難しいとされている（表 2 を参照）．彼らは，関係節の直後に主文の動詞がおか

表 2　Object relative および subject relative を含んだ刺激文の例
(King & Just, 1991 より引用)

Object relative :
　　The reporter that the senator attacked admitted the error publicly after hearing.

Subject relative :
　　The reporter that attacked the senator admitted the error publicly after hearing.

れている文を作り，この動詞についての読み時間に注目した．なぜなら，subject relative の場合，主文の動詞（刺激例では "admitted"）と関係節中の動詞（"attacked"）は行為者が同じ（"the reporter"）であるため処理が容易である．一方，object relative の場合，主文の動詞と関係節中の動詞とでは行為者が異なる（それぞれ "the reporter" と "the senator"）ため処理は難しくなる．したがって，主文の動詞において構文の複雑さの効果が明確に表れると考えられたのである．その結果，object relative を含む主文の動詞の読み時間について，低得点群は高得点群よりも有意に長かった．また，同時に実施された文意判断課題でも低得点群は高得点群と比較して再認率が有意に低かった．この実験に用いられた文については，たとえば構文上の手がかり（関係詞の直後に名詞がある場合は object relative となる）をオンラインで活用できれば，読み時間はそれほど長くならないはずである．したがって King and Just (1991) は，こうした構文上の手がかりの活用の点で，低得点群と高得点群との間には言語処理作業に差があるのではないかと推測している．

3 一時構造曖昧文の処理

　Just and Carpenter (1992) はガーデンパス文（garden path sentence）を用いて，高得点群と低得点群の文の処理作業についての比較を行っている．ガーデンパス文とは，全体としては一義的であるが部分的に複数の解釈が可能となり，読者が誤った解釈に導かれる（その結果，読み時間の増大などが起きる）ような構造をもつ文である（井上，1998）．彼らは，刺激材料として Ferreia and Clifton (1986) にならい，関係詞が省略されたガーデンパス文を用いている（表3を参照）．この文は，先行詞のもつ意味情報（有生名詞あるいは無生名詞）を活用できれば，その直後にある動詞についての解釈の難易度が変化するように作成されている．すなわち，先行詞が有生名詞の場合には，続く動詞がその名詞を行為者とする能動形過去動詞であるか，それともその名詞を被行為者とする受動形過去分詞であるかの二つの解釈がありうる．一方，先行詞が無生名詞の場合には，前者の解釈である可能性はかなり低い．したがって，もし先行詞が無生名詞の場合に，読者がこの意味情報の手がかりを使用できれば，動詞の解釈を誤ることはないものと考えられる．すなわち，ガーデンパス現象が低減されて読み時間は増大しないということになる．実験の結果，先行詞が無生名詞の条件で高得点群の読み時間だけが短縮した．すなわち，高得点群のみが意味情報の手がかりを使用したと推測される．このことから Just and Carpenter (1992) は，言語処理作業を行う際にこのような意味情報を

表3　ガーデンパス文の刺激例
（Just & Carpenter, 1992より引用）

文頭が無生名詞の場合：
　　The evidence examined by the lawyer shocked the jury.

文頭が有生名詞の場合：
　　The defendant examined by the lawyer shocked the jury.

オンラインで活用するという点について，高得点群と低得点群との間には差があると結論付けている．

4 曖昧語の処理

Miyake, Just, and Carpenter (1994) は，文中の曖昧語 (ambiguous word) の語義選択における高得点群と低得点群間の処理の違いについて検討している (表4を参照). 刺激に用いた文は，前半部に含まれる両義性の曖昧語 (刺激例では，"boxer") の意味が，後半部の文脈情報 ("sports arena" や "pet store") を活用することで確定するようになっていた. 前半部の曖昧語と後半部の意味確定部分の間には数単語の中間部分 ("he took a bus to the nearest" の部分) が存在した. また，曖昧語には2つの意味が想定され，その単語がそれぞれの意味で用いられる頻度についての事前調査が行われた. その調査結果から，2つの意味がほぼ同じ頻度で用いられる単語と，一方の意味が他方よりも高い頻度で用いられる単語とが分類された．

実験の結果，高得点群と低得点群とで差が認められたのは，一つの条件においてだけであった. すなわち，2つの意味の頻度に差がある条件で，その文に適合する意味が低頻度のものである場合に限り，低得点群における後半部の意味確定部分の読み速度が有意に低下した. しかし，高得点群ではそのような読み速度の低下がみられなかった. Miyake et al. (1994) はこの結果を以下のように解釈している. 高得点群は，曖昧語の複数の意味を頻度にかかわらず同時に活性化しておきながら後続する部分を処理することができるため，読み速度は低下しない. しかし低得点群の場合，低頻度の意味を活性化して保ちつづけることができず，中間部分を読むうちに高頻度の意味のみが利用可能な状態で残ることになる. したがって，その後の意味確定部分において低頻度の意味を利用するために再解釈を行う必要があるので，低得点群の読み速度は低下する. 高得点群と低得点群との間には，このような曖昧語を

表4 曖昧語および非曖昧語を含んだ刺激文の例
(Miyake, Just & Carpenter, 1994より引用)

高い頻度の意味
曖昧語：
　Since Ken really liked the *boxer,* he took a bus to the nearest sports arena to see the match.
非曖昧語
　Since Ken really liked the *wrestler,* he took a bus to the nearest sports arena to see the match.

低い頻度の意味
曖昧語：
　Since Ken really liked the *boxer,* he took a bus to the nearest pet store to buy the animal.
非曖昧語
　Since Ken really liked the *collie,* he took a bus to the nearest pet store to buy the animal.

含む文を処理する作業にも差が認められるのである．

5　処理作業における個人差の影響

以上の結果をまとめると，いずれもRST成績の異なる群によって文の処理作業自体にも差が認められるという結果であったといえる．付け加えると，これらの実験で確かめられたのは，文の戻り読みが許されない条件下でのオンラインの言語処理作業についての差であった．

逆に考えると，RSTについても，言語処理作業における個人差が反映されている可能性があるといえる．なぜなら，RSTにおける文の処理作業もまた，戻り読みの許されないオンラインの言語処理作業だからである．上述したように，構文上の手がかりを利用しうるか，先行する単語や文脈の情報を利用しうるかといったことによって，RSTの刺激文を処理する作業に個人差が生じると考えられる．すると，こうしたオンラインの言語処理作業の差が，処理作業と保持作業のトレードオフの関係にもとづいて，RST成績に影響することはありうるといえるだろう．

また，こうした処理作業に関わる個人差は，言語情報の入力が視覚的であるか聴覚的であるかにかかわらず共通するものと推測される．したがって，「読み」に限定されないオンラインの言語処理作業の個人差がRST成績に影響すると考えることは，第4節（2）で述べたCarpenter et al. (1995) の見解に合致する．

ただし，こうした考えは第3節（2）で述べたTurner and Engle (1989) の主張に反する．彼らはRST成績の測定内容に処理作業の個人差は含まれないと考えるので，処理作業を行う対象が言語であることの意義について否定的である．しかし以下では，実際に言語処理作業がRST成績に影響を与えるような例をいくつか挙げる．これらの例が彼らの主張に対する反証となるのではないかと筆者らは考えている．

（4）刺激文の処理作業

処理作業の個人差を考慮する見解と，Turner and Engle (1989) の見解との相違が端的に表れる一つのポイントは，文脈的手がかり（統語的な手がかりや意味的な手がかり）の使用に関してであろう．Turner and Engle (1989) の見解では，RSTにおいて文を処理するという要素は重要ではないと考えるため，文脈的手がかりが保持作業に与える影響については考慮しない．一方，処理作業の個人差を考慮する見解に従えば，刺激文に含まれる文脈的な手がかりはRST成績に何らかの影響を与えるということになる．

近藤 (1996) は，被験者が文脈情報を活用してターゲット語を保持しているか否かを検討している．RSTにおいて，読み作業は構音抑制として働くが，同時に半ば自動的な文の意味理解を生起すると考えられている（Daneman & Carpenter, 1980；苧阪・苧阪, 1994）．構音抑制とは，数字や言葉などを繰り返し呟く（構音する）ことによって，情報の保持作業に寄与する

表5　統制条件およびランダム条件の刺激文の例
(近藤, 1996より引用)

統 制 条 件：	現代生活は，<u>大衆</u>の生活とは無縁のところにある。
ターゲット語：	大衆
ランダム条件：	生活とは現代生活は、<u>大衆</u>のところにある。無縁の
ターゲット語：	大衆

　リハーサルなどの発話運動的成分が干渉をうけ，記憶成績が低下することをいう．実験では，通常の刺激文を用いた条件（統制条件）と文節単位で順序をランダムに入れ替えた刺激文を用いた条件（ランダム条件）のRSTを実施した（表5参照）．両条件で音韻的な難易度は変わらないが，ランダム条件では文として意味を理解することはほぼ不可能となる．被験者16名による結果は，統制条件の再生率が70.0パーセント（$SD=19.3$），ランダム条件では65.3パーセント（$SD=16.8$）となり，両者の間に有意な差が認められた（$p<.05$）．したがって，RSTにおいて音読という読み作業は単なる構音抑制ではなく文の意味理解を生起させており，被験者はそうして得られた文脈情報を利用してターゲット語を保持している可能性が示唆された．

　また，近藤（1996）は上記の実験のなかで，被験者が読みによって他の文脈情報も記憶しているか否かを補足的に確認している．具体的には，日本語版RST終了後にターゲット語とは異なる単語が正答となるような質問を被験者に求めたのである．手続きのうえでは，被験者に対してそのような質問をするという教示はなされておらず，いわば偶発記憶課題であった．また，質問は上記の統制条件からランダムに選択した10文の内容に関するものであった．その結果，質問に対する被験者16名の平均再生率は46.7パーセント（$SD=12.5$）であった．当然，ターゲット語の再生率よりも低かったが，被験者はターゲット語以外の文脈情報を無意識的に記憶していることの傍証であると考えられる．

　Osaka and Osaka (1999) と苧阪・西崎・小森（1999）は，刺激文における焦点（focus）の効果がRST成績に及ぼす影響を検討している．ここでの焦点とは，文の中心的な意味内容をもつ単語であり，文を理解する上でのキーワードである．実験では，ターゲット語が文の焦点となる条件（焦点条件）と焦点とならない条件（非焦点条件）を設定して，成績の違いを検証したのである．被験者30名による結果では，焦点条件の成績は非焦点条件よりも有意に高くなった．このことから，文中の焦点がターゲット語と一致する場合には，文を適切に読むという処理作業がターゲット語を保持する作業と適合するため，RST成績が高まるものと考えられる．すなわち，読み作業にともなって文の意味理解が進行していると推測されよう (Osaka & Osaka, 2000)．

　さらに森下（1999）は，被験者が文脈情報を利用している可能性について詳細に検討している．具体的には，ターゲット語と文脈が意味的に適合している合致条件と意味的に適合しない非合致条件を設けてRSTを実施した（表6を参照）．被験者51名による結果は，合致条件の

表6　合致条件および非合致条件の刺激文の例

(森下，1999 より引用)

合　致　条　件：	今日は大切な会議があるから出かけねばなるまい。
ターゲット語：	会議
非合致条件：	しかたなく私は適当な昼間を他に探すことにした。
ターゲット語：	昼間

再生率が 75.0 パーセント ($SD=9.6$)，非合致条件では 73.2 パーセント ($SD=10.5$) となり，両者の間に有意な差が認められた ($p<.05$)．次に，RST 成績の高得点群 (12 名) と低得点群 (13 名) にグループを分けて成績を比較した．その結果，高得点群の合致条件の再生率が 85.3 パーセント ($SD=6.1$)，非合致条件では 81.8 パーセント ($SD=10.3$) となり，両者の間に有意な差が認められた ($p<.05$)．しかし，低得点群の合致条件の再生率は 66.9 パーセント ($SD=5.2$)，非合致条件では 67.7 パーセント ($SD=7.3$) となり，両者の間に有意な差は認められなかった．この結果から，文脈情報の利用に関しては個人差があり，高得点群は文脈情報をより有効に利用しているという可能性が示唆された．

　これらの実験結果をまとめると以下のようになる．RST の手法においては，被験者が記銘するのはターゲット語のみであり，刺激文は処理作業の対象となるのみである．しかし，刺激文のもつ文脈情報などは，処理作業を介してターゲット語の保持作業に影響を及ぼす．被験者が自動的に文脈情報を利用していることは，ターゲット語以外の文脈情報を意図せずに記銘していることにも表れている．しかも，こうした文脈情報の利用は高得点群と低得点群とで異なることが示された．

　厳密には，上記の 3 つの実験結果は，読解力テストの成績と照らして検討されるべきだろう．しかし少なくとも，言語処理作業における個人差を明確に表わすために RST において文を処理させることの意義は示唆されたものと思われる．なぜなら，RST に含まれるような言語処理作業は文の読解過程にも含まれており，この作業の個人差を明確にすることは読解における個人差を測定するという RST の目的に合致すると考えられるからである．

　逆に，このことから，RST の刺激文を作成する際に，処理作業の手がかりとなるような文脈的手がかり（統語的あるいは意味的な手がかり）について配慮する必要性が導かれる．たとえば，刺激文が統語的に自然な構造であることや，ターゲット語に対する焦点が刺激間で統制されていることなどに注意することなどが必要だろう．こうした統制がなされていないと，言語処理作業の個人差が適切に反映されずに，得られた成績が被験者本来の RST 得点に比べて大きくずれてしまう可能性があるものと考えられる．

9-5 注意の制御

(1) 各作業への容量配分

　以上のように，情報の処理と保持の作業はともにRST成績に影響を及ぼしうる心的作業であると考えられる．各作業における個人差は，トレードオフの関係をもとにして，RST成績にそれぞれ反映されるといえよう．すなわち，処理作業を効率よく遂行できる被験者は，相対的に多くのワーキングメモリ容量を保持作業に割り当てることができる．また，何らかの方略の使用によって効率よく保持作業を遂行できる被験者は，処理作業に割り当てられた分を除いた残りのワーキングメモリ容量のなかで，よりRST成績を高めることができる．
　それでは，入力される情報の処理作業と，すでに心内にある情報の保持作業にそれぞれどの程度のワーキングメモリ容量を割り当てるかという問題は，どのように解決されているのであろうか．これが，ワーキングメモリにおける容量配分の問題である．ワーキングメモリの概念においては，こうした容量配分は無秩序に行われるのでなく，ある程度の制御を受けているものと考えられている．その制御を行う心内機構の代表的な例が，Baddeley (1986) のモデルにおいて想定されている中央実行系 (central executive) である（詳細は本書5章等を参照）．この中央実行系の働きによって，方略の使用，注意の転換，心内での表象の操作などの作業が制御を受けていると考えられている (Baddeley, 1999)．同様に，ワーキングメモリの容量配分にも中央実行系による制御が関わっていると考えられている．ただし，中央実行系の具体的な機能については実験的研究が不足しているため，容量配分の問題についてもまだ十分に解明されているとはいえない．

(2) 注意の概念による説明

　こうした状況のなかで，容量配分の問題を注意 (attention) の概念によって説明する見解がみられるようになった．これは，もともとワーキングメモリの容量の概念が注意の容量モデル (Kahneman, 1973) を採り入れていることによる．注意の容量モデルでは，心的作業を遂行するための注意資源 (attentional resource) には限界があり，その資源は各人の傾向や意図によってさまざまな処理作業に分配されるものとする．したがって，その人が複数の作業を同時に遂行しうるかどうかは各作業に十分に注意が分配されるかによって決まると考えられている．
　Baddeley and Logie (1999) は，注意の制御は中央実行系の役割の一つであるとしている．

彼は，中央実行系において行われる注意の制御のモデルとして，Norman and Shallice (1986)
のSAS (Supervisory Attentional System) や Posner (1995) のモデルを挙げている．

　Posner (1995) のモデルでは，選択的注意の機能を3つに分類し，それぞれの機能を担う脳内のネットワークを想定している．それぞれ，感覚刺激に対する方向定位のネットワーク (orienting network)，ターゲットとなるイベントの検出を行うネットワーク (executive network)，一定の水準で警告状態を維持するネットワーク (alerting network) である．これらのうち，executive network は心内の情報に対し，特定の目標や意図に沿って注意を割り当てるネットワークであるとされている．一度に注意を向けることのできる情報量は限られているため，複数の課題を遂行する際などには適切に注意の割り当てを行わなければならず，このネットワークがその割り当てを行うのである．こうした注意の割り当てのモデルは，ワーキングメモリにおける容量配分の概念と非常に類似している．Baddeley (1999) はこうした類似性にもとづいて，注意の概念を取り込んだ中央実行系のモデルを想定しているようである．

　注意の概念を導入するワーキングメモリのモデルはほかにもみられる．Engle et al. (1999) のモデルでは，ワーキングメモリは短期記憶と中央実行系による注意の制御という二つの成分に大別される．彼らのモデルは，Turner and Engle (1989) の見解（第3節 (2) を参照のこと）を発展させたものである．また，Cowan (1999) のモデルにおいても，中央実行系が心内の情報のうち必要なものに向けて注意の焦点が絞ることで，より精緻な処理が可能になるとされている．

　以上に挙げたモデルは共通して注意の概念をワーキングメモリに取り入れている．中央実行系が複数の情報や作業に対して注意を割り当てることが，ワーキングメモリの容量配分の問題に繋がると考えるのである．要約すると，同時に注意を向けることのできる情報量や作業量は限られているためにトレードオフの関係が生じることになり，中央実行系はその調整という役割を担っていると想定するのである．

（3）課題転換モデル

　さて，本章では複数の心的作業がワーキングメモリ容量を競合して消費するという考え方を前提にこれまで記述してきた．こうした考え方は資源共有モデル (resource sharing model) と呼ばれ，限界のある心的資源（ワーキングメモリ容量）を複数の作業が共有することを想定している．すなわち，複数の心的作業が要求される課題の場合，課題遂行中のある一時点を取り出してみれば，そこでは複数の作業が競合しながら並列的に進行していると想定するのである．第5節 (2) にて挙げたワーキングメモリのモデルもやはり資源共有モデルを踏まえたものである．

　その一方で，課題転換モデル (task switching model) という考え方も存在する (Pashler, 1994)．このモデルは，並列的な心的作業の進行は不可能であると仮定し，一つの作業が終了

しなければ他の作業は開始できないとする考え方である．したがって，複数の心的作業が要求される課題の場合，課題遂行中のある一時点を取り出してみると，常に一つの作業のみが進行していると想定するのである．

　RSTについても，この課題転換モデルにもとづいた研究が最近行われている（図2を参照）．このモデルによってRSTを説明すると以下のようになる．刺激文の処理作業中にターゲット語の保持作業は行われない．そのため，保持されているターゲット語は時間とともに減衰する．逆に，ターゲット語を保持していることは処理作業に対して直接影響しない．そのため，保持するターゲット語の数が増えても刺激文の処理効率は変化しない．

　Towse, Hitch, and Hutton (1998) の実験では，資源共有モデルではなく課題転換モデルに適合する結果が提出されている．彼らは，RSTの1セット全体の長さは変化させずに，セット内の最初の刺激文が長く最後の文が短い条件（短期保持条件）と，逆に最初の刺激文が短く最後の刺激文が長い条件（長期保持条件）を設けた（図3を参照）．すなわち，セット全体で処理しなければならない文の量は二つの条件間で等しいが，最初の文を読み終えてからセットが

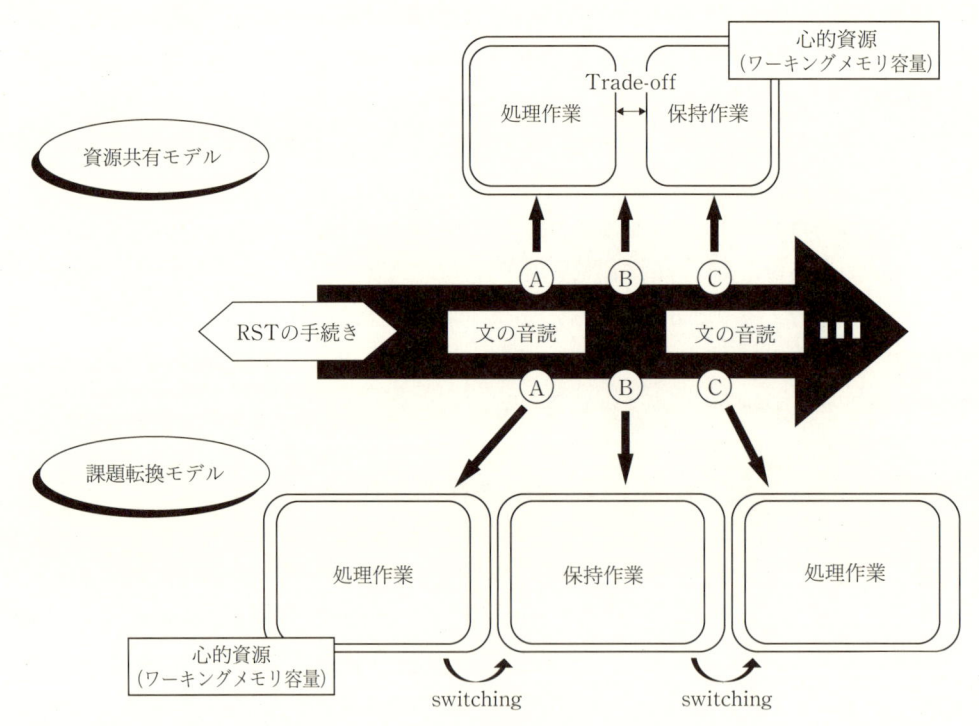

図2　資源共有モデルと課題転換モデルによる，RST遂行中の心的作業の模式図．A, Cの時点では刺激文の音読が行なわれ，Bは音読終了から次の音読開始までの時点を表わす．資源共有モデルの場合，A〜Cの各時点においては，処理と保持の作業が互いに競合しながら一つの心的資源を消費すると考える（それぞれの作業についての消費量は各時点ごとに調整される）．一方，課題転換モデルにおいては，A, Cの時点では文の音読に関わる処理作業のみが行なわれ，Bの時点でのみ保持作業が行なわれるものとする．

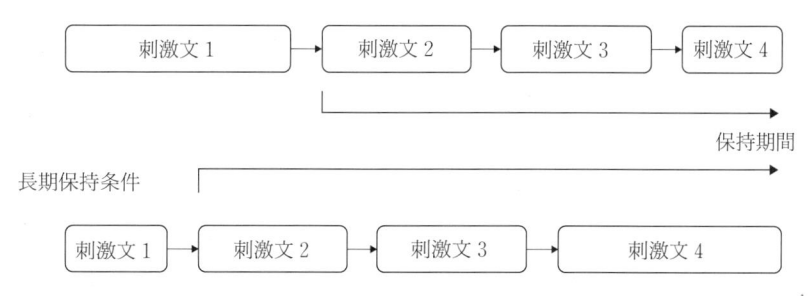

```
短期保持条件

[刺激文1] → [刺激文2] → [刺激文3] → [刺激文4]
                    └─────────────────────────→
                                          保持期間
長期保持条件
         ┌────────────────────────────────→
[刺激文1]→[刺激文2]→[刺激文3]→[ 刺激文4 ]
```

図3　Towse et al (1998) によるRSTの短期保持条件と長期保持条件．短期保持条件は，セット内の最初の刺激文が長く，最後の刺激文が短い．そのため，最初のターゲット語を記銘してからの保持期間が相対的に短い．逆に長期保持条件は，セット内の最初の刺激文が短く，最後の刺激文が長い．そのため，最初のターゲット語を記銘してからの保持期間が相対的に長い．なお，2番目，3番目の刺激文は中庸な長さであり，両条件での差はない (Towse et al., 1998 より一部改変)．

終了するまでの時間について条件間で差が生じることになる．彼らは，RST成績と文の読み時間を分析指標とし，その結果について以下のように予測している．まずRST成績については，資源共有モデルが正しいとすれば，全体の処理作業の量に変化がないので条件間で差はみられない．逆に課題転換モデルが正しいとすれば，セット内の最初の刺激文について処理作業を終了してからターゲット語の保持作業を開始することになり，かつその後の処理作業中に保持作業は行われないから，長期保持条件は短期保持条件よりも成績が低下するはずである．一方，文の読み時間については，資源共有モデルが正しいとすれば，セット内の最初の刺激文と最後の刺激文について，後者すなわちターゲット語を多く保持している最後の刺激文では読み時間が長くなる．逆に課題転換モデルが正しいとすれば，最初の刺激文と最後の刺激文について読み時間に差は認められないはずである．

　彼らの結果は，どちらの指標においても課題転換モデルを支持するものであった．すなわち，RST成績について長期保持条件では有意な低下が認められ，読み時間について最初の刺激文と最後の刺激文とでは差が認められなかった．

　しかし，この結果によって資源共有モデルを完全に否定しうるかどうかについては，さらに検証が必要だろう．まずRST成績については，彼らは長期保持条件の成績の低下を，最初の刺激文の処理を終了してからの時間の増加によって説明する．しかし，長期保持条件においてはターゲット語を保持しながら処理しなければならない文の量も同時に増加しており，そうした処理量の増加によって，保持作業にワーキングメモリ容量を十分に配分できなかったという説明も可能である．特に，英語版RSTではターゲット語が文末に配置されているため，資源共有モデルであってもターゲット語の保持作業を開始する時点はほとんど同じであると考えられる．したがって，彼らの実験パラダイムにおける時間の増加とは，処理作業の量の増加とほぼ同義であるといえる．そのため，この手続きによって資源共有モデルと課題

転換モデルを峻別しうるかは疑問といえる．第二に読み時間については，ターゲット語が正しく回答された刺激文の読み時間のみを指標としているわけではなく，誤答の場合も含めて分析している．そのため，分析対象である最後の刺激文の処理中に，ある程度の情報が保持されていることが保証されていない．厳密に資源共有モデルを否定するためには，そうした保証のある条件下で読み時間が増大しないことを証明しなければならないであろう．

とはいえ，課題転換モデルは，複数の心的作業遂行のダイナミクスを考える上での新たな発想をもたらしたといえる．今後，2つのモデル間の異同を詳細に検討することによって，より精密で具体的なワーキングメモリのモデルが確立されることを期待したい．

また，以下は補足であるが，視点を変えればTowse et al. (1998) の実験はRSTを実施する際に配慮すべき点について一つの示唆を与えているといえる．彼らの実験においては，短期保持条件と比較して長期保持条件で有意なRST成績の低下が認められた．このことから，処理と保持の作業に要する時間を刺激間で統制する必要があるといえるだろう．特に音読に要する時間に関して，各刺激文に大きな差が生じないよう配慮しなければならないと考えられる．これは，資源共有モデルに基づくにしても，処理作業中に同時に遂行できる保持作業には限界があるので，処理作業に要する時間が長くなると成績は低下すると考えられるからである．資源共有モデルにもとづく多くのワーキングメモリモデルが，記憶痕跡の減衰によってこのことを説明している (Baddeley, 1986; Cowan, 1999; Engle et al., 1999)．したがって，音読に要する時間の個人差は多少存在するものの，刺激文の長さについてはあらかじめ一定に統制する必要がある．

9-6　結　語

本章では，RSTにおける処理作業，保持作業とそれらの調整に関して，それぞれ影響を与えうるような諸要因について記述してきた．また，それらの心的作業とワーキングメモリの関わりについても併せて記述してきた．

また，本章はRSTを作成・実施する際に配慮すべき点についても指摘を行っている．ターゲット語の属性（第3節（3）の2），刺激文の文脈的手がかり（第4節（4）），刺激文の音読に要する時間（第5節（3））などについて統制を行うことで，RSTはより適切にワーキングメモリスパンを測定できると考えられる．今後，RSTを研究に応用する際の参考となれば幸いである．

最後に，本章で引用した知見は，英語版RSTと日本語版RSTで得られたものを区別しなかった．二つのRSTには若干の手続き上の差異があり，英語と日本語という言語としての性質の違いも存在することから，これらの知見を同じ範疇で論じることについては批判もあることと思われる．しかし，英語版RSTによる研究は数多いが，日本語版RSTによる研究は

まだ少ないというのが現状である。先行する欧米の研究を参考とすることは，日本語版 RST について配慮すべき問題点を明らかにするのに役立つものと思われる。今後は，欧米の研究を踏まえた上で，日本語の性質を考慮した独自の研究が必要であるだろう。

参照文献

Baddeley, A. D. (1986). *Working Memory*. New York: Oxford University Press.
Baddeley, A. D., & Hitch, G. (1974). Working memory. In G. H. Bower (Ed.), *The Psychology of Learning and Motivation* (Vol. 8, pp. 47-89). New York: Academic Press.
Baddeley, A., Logie, R., Nimmo-Smith, I., & Brereton, N. (1985). Components of fluent reading. *Journal of Memory and Language, 24*, 119-131.
Baddeley, A. D., & Logie, R. H. (1999). The multiple-component model. In A. Miyake & P. Shah (Eds), *Models of working Memory: Mechanisms of active maintenance and executive control* (pp. 28-61). New York: Cambridge University Press.
Baddeley, A. D., Thomson, N., & Buchanan, M. (1975). Word length and the structure of short-term memory. *Journal of verbal learning and verbal behavior, 14*, 575-589.
Caplan, D., & Waters, G. S. (1999). Verbal working memory and sentence comprehension. *Behavioral and Brain Science, 22*, 77-126.
Carpenter, P. A., Miyake, A., & Just, M. A. (1995). Language comprehension: Sentence and discourse processing. *Annual Review of Psychology, 46*, 91-100.
Case, R., Kurland, M., & Goldberg, J. (1982). Operational efficiency and the growth of short term memory span. *Journal of Experimental Child Psychology, 33*, 386-404.
Cowan, N. (1988). Evolving conceptions of memory storage, selective attention, and their mutual constraints within the human information-processing system. *Psychological Bulletin, 104*, 163-191.
Daneman, M., & Carpenter, P. A. (1980). Individual differences in working memory and reading. *Journal of Verbal Learning and Verbal Behavior, 19*, 450-466.
Daneman, M., & Merikle, P. M. (1996). Working memory and language comprehension: A meta-analysis. *Psychonomic Bulletin and Review, 3*, 422-433.
Dixon, P., LeFevre, J. A., & Twilley, L. C. (1988). Word knowledge and working memory as predictors of reading skill. *Journal of Educational Psychology, 80*, 465-472.
Engle, R. W., Nations, J. K., & Cantor, J. (1990). Is "working memory capacity" just another name for word knowledge? *Journal of Educational Psychology, 82*, 799-804.
Engle, R. W., Kane, M. J., & Tuholski, S. W. (1999). Individual differences in working memory capacity and what they tell us about controlled attention, general fluid intelligence, and functions of the prefrontal cortex. In A. Miyake & P. Shah (Eds.), *Models of working memory: Mechanisms of active maintenance and executive control* (pp. 102-134). New York: Cambridge University Press.
Ferreira, F., & Clifton, C. (1986). The independence of syntactic processing. *Journal of Memory and Language, 25*, 348-368.
井上雅勝 (1998) ガーデンパス文の読みと文の理解　苧阪直行（編）読み：脳と心の情報処理 (pp. 72-89)，朝倉書店．
Just, M. A., & Carpenter, P. A. (1992). A capacity theory of comprehension: Individual differences in working memory. *Psychological Review, 99*, 122-149.
Kahneman, D. (1973). *Attention and effort*. Englewood Clifts, NJ: Prentice Hall.
King, J., & Just, M. A. (1991). Individual differences in syntactic processing: The role of working

memory. *Journal of Memory and Language, 30*, 580-602.

近藤洋史 (1996) 単語特性が及ぼすワーキングメモリ容量配分への効果　卒業論文（未発表）．

近藤洋史・苧阪直行 (1999) 読みのワーキングメモリに及ぼす単語の具体性の効果・日本語版リーディングスパンテストによる検討，心理学研究．

La Poite, L. B., & Engle. R. W. (1990). Simple and complex word spans as measures of working memory capacity. *Journal of Experimental Psychology: Learning, Memory, and Cognition, 16*, 1118-1133.

Masson, M. E., & Miller, J. A. (1983). Working memory and individual differences in comprehension and memory of text. *Journal of Educational Psychology, 75*, 314-318.

Miyake, A., Just, M. A., & Carpenter, P. A. (1994). Working memory constraints on the resolution of lexical ambiguity: Maintaining multiple interpretations in neutral contexts. *Journal of Memory and Language, 33*, 175-202.

森下正修 (1999) リーディングスパンテストによる読みのワーキングメモリの検討・単語の保持に及ぼす処理の効果　修士論文（未発表）．

Norman, D., & Shallice, T. (1986). Attention to action: Willed and automatic control of behavior. In R. J. Davidson, G. E. Schwartz, & D. E. Shapiro (Eds.), *Consciousness and self-regulation: Advances in research and theory* (Vol. 4, pp. 1-18). New York: Plenum.

小川嗣夫・稲村義貞 (1974) 言語材料の諸属性の検討―名詞の心像性，具象性，有意味度および学習容易性―　心理学研究，*44*, 317-327．

苧阪満里子 (1998) 読みとワーキングメモリ　苧阪直行（編）読み：脳と心の情報処理 (pp. 239-262)，朝倉書店．

苧阪満里子・苧阪直行 (1994) 読みとワーキングメモリ容量・日本語版リーディングスパンテストによる測定　心理学研究，**65**, 339-345．

苧阪満里子・西崎友規子・小森三恵 (1999) ワーキングメモリと日本語の読み・リーディングスパンテストと文の focus について　日本心理学会第63回大会発表論文集，588．

Osaka, N., & Oska, M. (1999) Effect of focusing on working memory during reading. *Abstracts of the International Conference on the Basic Mechanisms of Language and Language Disorder*, 24-25, Leipzig University Press.

Osaka, M., & Oska, M. (2000) Effect of focusing on a sentence in Japanese reading span test. In Witruk, E., & Lachmann, T. (Eds.) *Basic Functions of Language and Language Disorder*, Kluwer Academic Publisher. (In Press)

Pashler, H. (1994) Dual-task interference in simple tasks: Data and theory. *Psychological Bulletin, 116*, 220-244.

Posner, M. (1995) Attention in cognitive neuroscience: An overview. In M. Gazzaniga (Ed.), *The cognitive neuroscience* (pp. 615-624). Cambridge, MA: MIT Press.

Perfetti, C. A., & Goldman, S. R. (1976). Discourse memory and reading comprehension skill. *Journal of Verbal Learning and Verbal Behavior, 15*, 33-42.

Rankin, J. L. (1993). Information-processing differences of college-age readers differing in reading comprehension and speed. *Journal of Reading Behavior, 25*, 261-278.

Shah, P., & Miyake, A. (1996). The separability of working memory resources for spatial thinking and language processing: An individual differences approach. *Journal of Experimental Psychology: General, 125*, 4-27.

Towse, J. N., Hitch, G. J., & Hutton, U. (1998). A reevaluation of working memory capacity in children. *Journal of Memory and Language, 39*, 195-217

Turner, M. L., & Engle, R. W. (1989). Is working memory capacity task dependent? *Journal of Memory and Language, 28*, 127-154.

van Dijk, T. A., & Kintsch, W. (1983). *Strategies of discourse comprehension*. New York: Academic Press.

Waters, G. S., & Caplan, D. (1996). The measurement of verbal working memory capacity and its relation to reading comprehension. *Quarterly Journal of Experimental Psychology: Human Experimental Psychology, 49A*, 51-79.

第10章
ワーキングメモリの中央実行系での処理の特性
——RST遂行における統合と理解

苧阪満里子
西崎友規子
大阪外国語大学

10-1　RSTと文の理解

　この章では，ワーキングメモリの中央実行系における情報の保持と処理が容量限界状態でどのように行われるのかということを，リーディングスパンテスト（reading spom test RST）を例にとって考えてみたい．これは，RSTが中央実行系のはたらきに依存したものと考えられるためである（Just & Carpenter, 1992; Baddeley, 1996, Osaka, 1999）．

　第8章で紹介したように，Just and Carpenter (1992) のモデルの枠組みでは，情報の処理と保持が活性化に依存していて，処理と保持を支える活性化の量としてワーキングメモリ容量を定義している．さらに，処理資源 (processing resource) には限界があるため，処理資源が限界に近づいたとき，課題遂行はたちまち支障をきたすことになる．そのとき，処理資源がどの程度まで課題の遂行に使用できるかということにより，課題遂行における遂行量の違いや，速度，エラーの頻度やその種類に差異があらわれてくる．処理資源の限界は情報の保持にも影響して，処理内容の忘却が生じ，その結果さまざまなエラーが生起することとなる．そこで，一時的に情報を保持しつつ，課題遂行に向かってその情報を統合するため，限界ある資源をいかに効率よく，しかも適切に使用できるかが重要な問題となるのである．

　第8章で言及したように，苧阪と苧阪 (1994) では言語の情報処理と関わるワーキングメモリの個人差を測定するリーディングスパンテスト (Daneman & Carpenter, 1980) の日本語版

の作成を行った．そこでは，ターゲット語の保持に単語の意味的処理が関わることを推定させる報告が得られている．たとえば，被験者の内省報告によると，文の数が増えて保持しなければならない単語の数が多くなったときには，文の内容を理解すると同時に保持する単語の意味をイメージに置き換えたり，単語間に意味的関連性をもたせるなどの方略を行うことが，単語の再生に有効であることが指摘されている（苧阪と苧阪, 1994）．ターゲット語の意味的つながりを作るなどして記憶することやイメージに置き換えるなどの方略は特に RST の高得点群（RST 得点 4.0 以上，以下高得点群と略する）の被験者から得られることが多かった．しかし，低得点群（RST 得点 2.5 以下，以下低得点群と略する）の被験者では，音韻ループに依存したものが多く，また積極的な方略の作成ができないなどの特徴がみられた．RST の単語保持のエラーの種類からも，それぞれの被験者の方略の特徴が推定される結果となった．

したがって，資源限界状態で出現する遂行量やエラーの頻度やその種類を比較することは，ワーキングメモリの中央実行系のはたらきと制御過程，さらに適切な容量配分について探索する糸口となり，ワーキングメモリシステムの解明につながるものと考えられる．

そこで，この節では，RST 測定の場面で被験者が冒すエラーについての詳細を報告したい．

（1）母国語と外国語の RST 比較

まず，RST の測定している内容を具体的に知るための手がかりとして，RST の単語再生に出現するエラーについて，その種類と頻度が資源限界においてどのように変化するのかをみてみたい．

ここでは，資源限界のレベルを変化させるため日本人の大学生に日本語版 RST と外国語版 RST とを実施して，両者の RST で出現したエラーについて比較を試みた．外国語版には，被験者が大学生になってから学習を開始した言語であるハンガリー語版を用いた．

ハンガリー語を選択した理由は，英語やその他のインドヨーロッパ語族の言語とは異なり，語順などが日本語と類似しているためである．ハンガリー語はウラル・アルタイ語族に属する言語であるが，ハンガリー語の文法は日本語のそれと類似点がいくつかある．というのは，ハンガリー語では，日本語の助詞のような役割をする接尾辞が頻繁に用いられる．英語やその他のインドヨーロッパ語族の言語では通常前置詞を用いて表現されるところを，ハンガリー語では名詞の語尾変化すなわち格変化により表現される．たとえば，目的語を表す対格接尾辞や場所を表す場所接尾辞などである．また，単語に付随してその対象の位置や空間的布置，移動，動きなどの特徴を単語のなかに含有するということもその特性の一つである．

また，ハンガリー語では，語順は比較的自由ということも日本語と類似している特徴の一つである．ただし，ウラル・アルタイ語族に特有の母音調和の法則，動詞の先頭に付加されて完了を意味する動詞接頭辞や，疑問，否定などを動詞の直前に置くという規則はあるが，それ以外はさまざまな語順が成立する．さらにつけ加えると，ハンガリー人の姓名は姓名の順に表記されることも日本人と同様である．

表1　RSTでのエラーの種類

同試行：同じ試行内のターゲット語以外の単語を報告した．
他試行：異なる試行に出現した単語を報告した．
音韻的：音韻的に類似した単語を報告した．
意味的：意味的に類似した単語を報告した．

ハンガリー語版RSTは，10単語前後の文をハンガリー語テキストから抜粋して作成した[1]．文はいずれも日本人の大学生にも読解が可能な内容とした．記憶するターゲット語は，文末の単語とした．先に述べた語順の特徴からハンガリー語の文末単語は，名詞，動詞，形容詞，副詞となった．

被験者36名のRST得点は，日本語版では平均2.58（$SD=0.63$），ハンガリー語版では2.29（$SD=0.70$）であり，日本語版に比較して，ハンガリー語版では得点が有意に低くなった（$p<.05$）．日本語版RST得点とハンガリー語版RST得点との相関は認められなかった．この点については，バイリンガルや習得が進んだ言語では，第一言語と第二言語間ではRST得点に相関が認められるが，習得が進んでいない言語でのRST得点は，第一言語のRST得点と相関しない結果が得られている（苧阪，1992）．したがって，被験者の大学生はハンガリー語の習得にあたり，その学習途上であるものと考えられた．

次に，日本人大学生の日本語版RSTとハンガリー語版RSTの結果から，被験者がターゲット語を報告するに際しての主なエラーの種類について分類を試みた．表1に分類したエラーの種類を示す．

（2）意味的エラーと音韻的エラー

日本語版RSTとハンガリー語版RSTでのエラーを，その特徴について比較した．まず目立った特徴としては，被験者がターゲット語を再生する場合のエラーには，ターゲット語と意味的に類似した単語を報告することが多いということである．

たとえば，次の文の例である．

　　　　子供はみやげの紙袋の口を開けてみてびっくりした．

この文では，ターゲット語は「紙袋」であるが，被験者はこれを「みやげ袋」と報告する場合である．

同様のエラーは，次の文にも出現した．

　　　　老人はわたしを隣に座らせ，風変わりな話を聞かせてくれた．

この文では「風変わりな」がターゲット語であるが，これを「異様な」と報告した場合で

1）　ハンガリー語版RSTの作成と実施は，大阪外国語大学1997年卒業の今村文俊によりおこなわれた．

ある．
　日本語だけでなく，ハンガリー語でもこのような意味的なエラーが認められている．たとえば，次のような場合である．ここでは，文は省略して単語のみを示してみる．

　　　　　idősek → （年輩の人々）　　→ öregek （老人）
　　　　　színésznővel → （舞台女優と）→ rendezővel （舞台監督と）

　このような意味的に類似したエラーが出現することから，RST の実施には，文の意味理解が随伴していることを，さらに，次々と処理された語が逐次統合されていることをうかがい知ることができる．たとえば，上記に例示した「子供はみやげの紙袋の口を開けてみてびっくりした．」のなかで，「紙袋」を「みやげ袋」と報告した場合などがそうであり，「土産」と「紙袋」はすでに読み手の理解のなかで統合して，「みやげの袋」という理解に達していることがわかる．
　一方，音韻的に似通った単語を誤って報告することも高い頻度で認められた．たとえば，次の文で「警告」を「警官」と報告するような場合である．

　　　　　その男は会議で弁舌をふるって警告を発した．

また，下記の文のように，「威勢」と報告するべきところを，「一斉」と報告したエラーも出現した．

　　　　　葉書には紙いっぱいはみ出すほどの，威勢の良いマルが書かれていた．

この例などは，エラー単語はターゲット語とは意味的にも異なり，もっぱらターゲット語を音韻的にリハーサルを繰り返して記憶していたことがうかがわれる．
　ハンガリー語でも音韻的に類似した単語を誤って報告する誤りが多数みられた．たとえば，meleg（暖かい）を mellett（横に）に間違えるように，意味的には何ら類似していない単語を報告する場合があった．また，készül（用意する）を kereszul（非単語）に，zsebéből（ポケットから）を zseméből（非単語）のように，ハンガリー語の単語や活用に不慣れなところから，ターゲット語を音韻的には類似しているが誤って報告する例も多出した．
　これは，文の読みと単語の保持という二つの作業によりワーキングメモリの負荷が増大したとき，単語の保持にも容量の一部を割り当てようとするため，通常は可能な文の意味処理が十分にできなくなった結果であると考えられる．そのため，本来は自動的におこなわれる統合過程が機能できなくなる一方，単語の保持も文の意味処理とは独立に，音韻ループに依存する傾向が強くなったものと思われる．
　次に，意味的なエラーと音韻的なエラーを，日本語とハンガリー語で比較してみる．
　図 1 は，日本語版 RST とハンガリー語版 RST でみられた意味的なエラーと音韻的なエラーの出現率を表している．ここでは出現頻度は被験者 36 名中のエラー数の割合で表わした。図から，日本語については音韻的なエラーに比較して意味的なエラーの頻度が高いが，

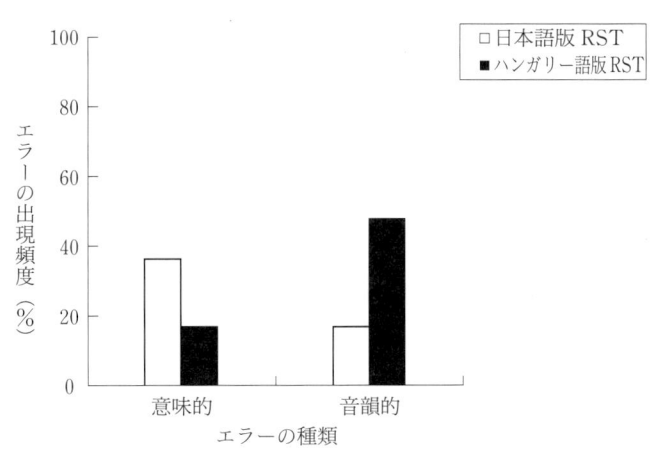

図1 日本語版RSTとハンガリー語版RSTでの意味的なエラーと音韻的なエラーの出現率

ハンガリー語では逆に音韻的なエラーが多いのがわかる．日本語とハンガリー語で両種類のエラーの頻度が異なることは統計的にも交互作用が認められた（$p<.001$）．この結果から，習得の進んだ言語，特に母国語に関しては，RSTの実施に文の意味理解が随伴しているのに対して，習得の未完成な言語では，文の読みにおいてワーキングメモリの資源が意味の理解に十分に配分されず，単語の保持が文の理解とはほぼ独立した形で進行していることが推察される．そこでは，残された資源を何とか使用しようと試みるため，最も安定してしかも安全な保持の手段である音韻ループ（Baddeley, 1986）に依存していることがわかる．

被験者のなかには，文を読みながらその内容と場面をイメージで画像化したという報告が多かった．このような方略が，母国語のRST遂行において出現したのは，母国語では読みにそれほどワーキングメモリ容量を占有されることがないため，その容量を他の処理に振り分けることができ，保持すべき単語をイメージ化したり，意味的なつながりを考えることができたためと考えられる．

また，この傾向は，第8章で述べたように，高得点群に特に多かった．有効な方略を用いることができるかどうかは，被験者が課題遂行に対応できるワーキングメモリ容量に依存した結果であろう．このような被験者の個人差，特に容量の個人差については，次節に触れたい．

（3）試行内と試行間のエラー

RSTが読み手の文の理解を随伴させていることは，被験者が試行内外のターゲット語以外の単語を誤って報告した例からも検証される．

被験者の冒すエラーには，RSTの同試行内の単語を報告する場合と試行外の単語を報告する場合があった．同試行内のエラーとはたとえば，次のような場合である．

　　　　母親は封筒を初めて見たとき，ひどくびっくりした．

　この文例でターゲット語は「びっくりした」であるところを，誤って「封筒」と答える例である．この文については，文のなかで特に印象に残る単語は，封筒であると考えられる．そのため，被験者が「封筒」と誤まって答える可能性は高い．これに対して，試行外のエラーには以前に記憶したターゲット語が侵入する場合や，ターゲット語として誤って記憶した単語が出現する場合がみられた．

　このような試行内外のエラー単語の頻度を，日本語とハンガリー語で比較した．図2にその結果を示す．図2から，日本語では，同試行内のエラーが多いこと，逆に他試行でのエラーは少なくハンガリー語で多いことがわかる．日本語とハンガリー語で試行内外のエラーの頻度が異なることは統計的にも交互作用が認められた（$p<.001$）．

　試行内の誤り，すなわち同文内のターゲット語以外の単語を報告する例についてその原因を考えてみよう．被験者は文を理解するとともに文中の情景を心的表象として画像化しているものと考えられる．そのため，情景に出現した内容のなかで心的表象の中心となった単語がターゲット語以外に出現した場合には，その単語をターゲット語として間違って報告することがあったものと思われる．これについては，文の理解に重要である焦点の役割が関係するものと考えられる．文の焦点とRSTとの関わりについては，苧阪ら（1999，9章でもふれられている）を参照されたい．

　一方，試行外の単語の侵入反応は，記憶の更新がうまくできていないことを示唆するものである．すなわち，すでに終了した不要となった情報をうまく抑制，消去できないことを示している．また，記憶更新のエラーが第二言語で顕著であることから，このような情報の消去や抑制は容量削減状況において特に頻繁に生起することがわかる．したがって記憶更新は容量に依存していると考えられよう．

　記憶更新のメカニズムに関しては，症列研究からもワーキングメモリとのかかわりが指摘

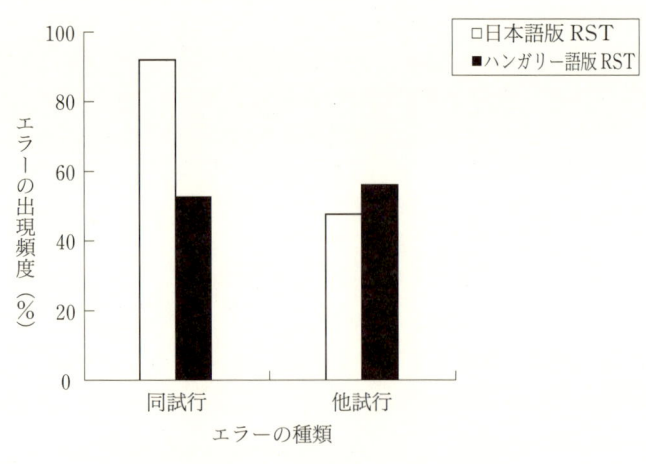

図2　試行内，試行間のエラーの頻度

されている．たとえば，前頭前野の損傷患者では，終了した試行の刺激の消去がうまくできなくて直面している試行の遂行が妨げられることが報告されている．記憶の更新は，ワーキングメモリの機能のなかでも前頭前野と関連が深い中央実行系（Baddeley, 1986）の機能を反映しているものと考えられている．

したがって，ここでのハンガリー語で容量が削減された状況下での適切な消去と抑制が低下した例は，ワーキングメモリがうまく機能しなくなった症例と類似し，記憶の更新を適切に制御する中央実行系が充分に機能しなかったことに起因しているものと考えられる．

（4）ハンガリー語の文法構造によるエラー

次にハンガリー語の文法構造の特徴に関するエラーについて分析を試みる．まず，接尾辞に関するエラーを中心にみてみたい．前述のようにハンガリー語では，英語では前置詞を用いて表現されるところを名詞の語尾変化すなわち格変化により表現される．大きく分類して，表2のような接尾辞に分類される．

ここではワーキングメモリ資源消費が大きい日本人大学生のハンガリー語版RSTのエラーの種類と出現頻度の特徴を明確にするため，ハンガリー語を母国語とする被験者についてもRSTを実施して，両者のエラーを比較した．なお，ハンガリー人の被験者には，ハンガリー語版RSTが実施された．ハンガリー人を対象とするRST版は日本人の大学生を対象としたRST版に比較して，文章表現等を複雑なものに変えた．ただし，ターゲット語の品詞の種類などは，両者のRST版で同様とした．記憶するターゲット語は，文末の単語であった．ハンガリー人を対象とした実験は，ハンガリーのブダペストで行われた．被験者は33名であった．

ハンガリー人のRST得点の平均値は3.03（SD＝0.86）で，日本人の得点（2.29）よりも高

表2　ハンガリー語の文法構造の特徴と接尾辞

与　格：	対象を表す与格接尾辞　"nak"等を付けて「―に」と訳す
	(Udvarias gyerekek átadják a helyüket az időseknek. 礼儀正しい子供はお年寄りに席を譲る.)
対　格：	目的語を表す対格接尾辞　"t"を付けて「―を」などと訳す
	(Azon gondolkozik, hogy férjhez adja a lányát. 娘を婿にやろうと考えている.)
具　格：	手段を表す具格接尾辞　"val"等を付けて「―で」「―と一緒に」と訳す
	(Paul utazott Pécsre egy színésznővel. ポールはある女優と一緒にペーチへ旅行に出掛けた.)
場　所：	場所を表す場所接尾辞　"ban""re"等を付けて「―の中で」「―の上に」と訳す
	(A családjával lakik egy szép házban. 彼は家族と美しいうちに住んでいる.)
所　有：	所有関係を表す所有接尾辞
	(Nincs elég pénzem. 十分な自分のお金がない.)
活用形：	動詞の活用形．現在・過去・命令・仮定など
	(Otthon a háziasszonyok főznek. 家では主婦が料理をする.)
接　頭：	「完了」等の意味を付け加える動詞接頭辞　動詞の前に"meg"などを付ける
	文の内容により動詞から離れることがある
	(Az ismerősömmel Olaszországban ismerkedtem meg. その知人とはイタリアで知り合った.)

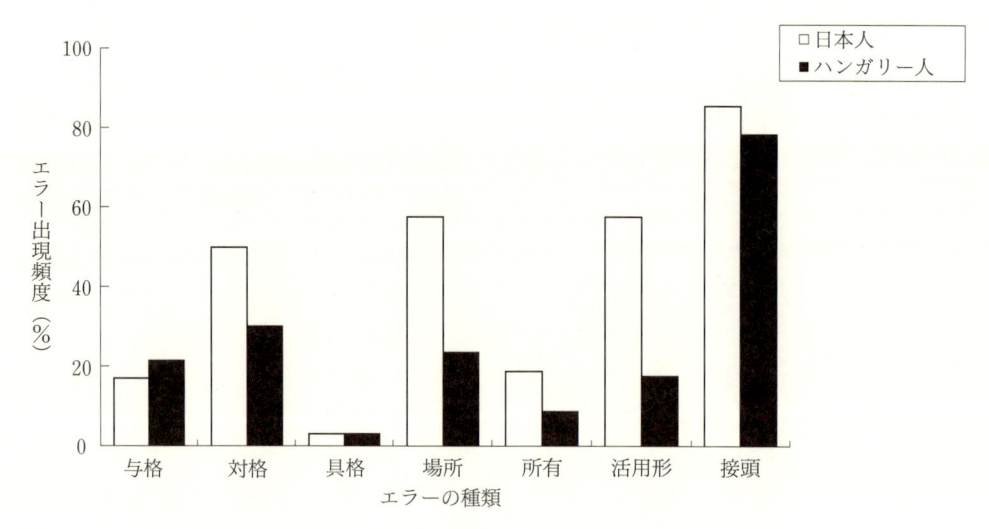

図3 日本人とハンガリー人のエラーの出現頻度

いことがわかる（$p<.01$）．ここでは，文法構造の特徴でのエラーについて注目して両者の比較を行う．図3には，両者のエラーの出現頻度を示す．

図3から，接尾辞のエラーは日本人に多く出現しているのがわかる．日本人に特に顕著なエラーには，対格と場所に関する接尾辞がある．前者では，目的語を表すtが抜ける場合などが多かった．後者では異なる種類の場所接尾辞と混同して用いられた場合がほとんどであった．ただし，接尾辞が抜け落ちることはほとんど無かった．

このようなエラーが多かったのは，日本人の被験者が単語の記憶に集中してしまい，接尾辞にまで考慮する余裕が無かったためと考えられる．しかしながら，接尾辞でも手段を表す具格，対象を表す予格などについてのエラーの頻度は，日本人とハンガリー人では差がほとんど無いのがわかる．

（5）場所の接尾辞のエラー

場所の接尾辞のエラーは特に日本人に顕著であった．場所の接尾辞は対象を表す単語の意味に加えて，その対象の空間的な布置の情報をもたらすものである．対象の認知と空間の認知にかかわるワーキングメモリに関しては，Goldman-Rakicらの研究を中心として，前頭前野におけるそれぞれの脳の局在が指摘されている（Goldman-Rakic, 1996）．その視点に立てばハンガリー語における場所の接尾辞には，単語の意味とその空間的布置という両方の情報の活性化を必要とし対象を認知することの他に空間的認知にかかわるワーキングメモリのサブシステムの処理を必要とするものと考えられる．そのため，ワーキングメモリの負荷は一層大きくなったものと考えられる．したがって，習得の進んでいないハンガリー語で，文の意味的処理に資源の多くを消費する日本人にとっては，残された資源で空間的布置の情報まで

理解しきれなかったものと推察できる．

　この結果は，単語の意味的処理においても，対象と空間処理の両過程が作用することを示唆するものであり，人間の言語および空間の情報処理の特徴を探索するうえで重要と考えられる．また，このような視点にたてば，音韻ループとは独立したサブシステムとして視空間的スケッチパッド（Baddeley, 1986）が仮定されているが，言語処理過程では両者のサブシステムの協調が必要であることも留意すべきであろう．特に RST では，文の意味処理が必然的に生起し，それが空間的布置も含めた視覚的イメージを随伴している可能性が高いものと思われる．

　動詞の活用についても，日本人ではエラーが多かった．動詞の活用についての日本人のエラー例としては，以下ようなものがあった．

　　　találkoztunk　私達は出会った　　→ találkozunk　私達は出会う
　　　gyújtanak　彼らは火をつける　　→ gyújtok　私は火をつける
　　　Főznek　料理をする　　　　　　→ főznak（母音調和の間違い）

　ハンガリー語の動詞の活用は現在形，過去形，未来形，命令形，仮定形を基本として，しかも使役，反復，可能などの活用がなされ，一つの単語で数十個の変化がある．このため，日本人の被験者では活用を正しく記憶しきれなかったものと思われる．

　一方，文の内容や構造により，動詞と分離して単独文末などに出現する動詞の接頭辞については，日本人およびハンガリー人ともにエラーの頻度が高かった．接頭辞はたとえば meg というような短い単語であり，その単語だけでは意味をなさないものが多い．したがって，文の意味処理やイメージの駆使といった内容とは合致しなかったのであろう．特に，この動詞接頭辞については，多くのハンガリー人の被験者から，記憶するのが困難であったという内省報告が得られている．それに対して，日本人の内省報告では，この接頭辞は困難を感じず，むしろ容易であるとの印象が強かったと述べられている．というのは，外国語の RST により多くのワーキングメモリ資源をとられるためターゲット語の記憶に音韻ループの活用をしている日本人の被験者にとっては，単語の長さが短くそれだけワーキングメモリの負荷も小さく感じられたようである．しかしながら，エラー頻度が高かったのは，単語が短いが，分離して用いられる接尾辞が，「le」，「be」，「el」というように音韻的に類似しているため，音韻類似性（Baddeley, 1986）の効果を受けたものと推察される．

　一方，ハンガリー人では他の多くの単語保持には意味的処理が貢献しているのに対して，分離動詞ではその単語自体では意味をなさないため，意味処理からの促進効果を受けることができなかったものと考えられる．そのため，分離動詞の保持には単純な音韻ループに頼らざるを得なかったものと推察される．

（6）習得レベルとエラーの種類

　日本人の大学生を対象としてハンガリー語版のRSTを行ったが，彼らのハンガリー語の習得レベルには差があるものと思われる．そこで，習得レベルにより，エラーがどのように影響を受けるのかを検討した．ここでは，習得レベルを測定する一つの指標としてストループテストを実施した．このテストで測定されるストループ効果というのは，色名を表す単語がそれとは異なるインクの色で書かれている場合に，インクの色を読む場合に単語の色名が干渉して反応が遅れる現象をいう．このテストを母国語でなく外国語で施行した場合には，その言語の習得が進むとともにその干渉効果も増大することから，言語の習得レベルを測定することができるものと考えられている（苧阪，1990）．

　ここでは，赤，青，黄，緑，茶の5色のインクを用いて，ハンガリー語の5つの色名（piros, kék, sárga, zöld, barna）をそれぞれの色とは異なるインクの色で記述した．単語は，B4大の白紙に10行10列にわたり100単語がランダムに記述されていた（図4参照）．その例を口絵17（D）に示す．

　被験者34名は，5色の色パッチ（色インクで小さい四角が10行10列にわたり100個描かれている）のインクの色を，ハンガリー語で左上から横方向に，さらに行を変えて読み上げた．こうして，100個の色名を報告するのにかかった時間が測定された．次に，上記のハンガリー語の図版を単語に関わりなくインクの色をハンガリー語で読み上げた．いずれの場合も色名の読み上げにかかった時間が測定された．被験者ごとに，ハンガリー語版に要した時間から色パッチに要した時間を差し引いて，干渉効果の値を測定した．

　ここでのストループ干渉値に基づいて，被験者を二つのグループに分類した．一つのグループは，干渉値が30秒以上のグループ（高習得グループ）とし，他は干渉値が10秒以下のグループ（低習得グループ）とした．その結果，前者の被験者は10名，後者は9名となった．それぞれのグループの被験者について，ハンガリー語RSTの意味的，音韻的エラーを比較した．結果を図4に示す．

　図4にみられるように，習得レベルの低いグループでは，音韻的エラーが顕著である．これに対して，習得レベルの高いグループでは，音韻的エラーが減少している．逆に，習得レベルの高いグループでは，低いグループより意味的エラーが多くなっている．

　このように習得レベルから分析したところ，言語習得の低いレベルでは文の読みに際して意味的処理が十分でないこと，そしてRSTの単語を保持するに際しても音韻ループに依存していることがわかる．これに対して，言語習得の進んだレベルでは文の読みと同時に意味的な統合が随伴すること，単語を記憶するのに音韻ループに依存する傾向が減り，文の意味処理と並列した保持過程が進行しているものと考えられる．

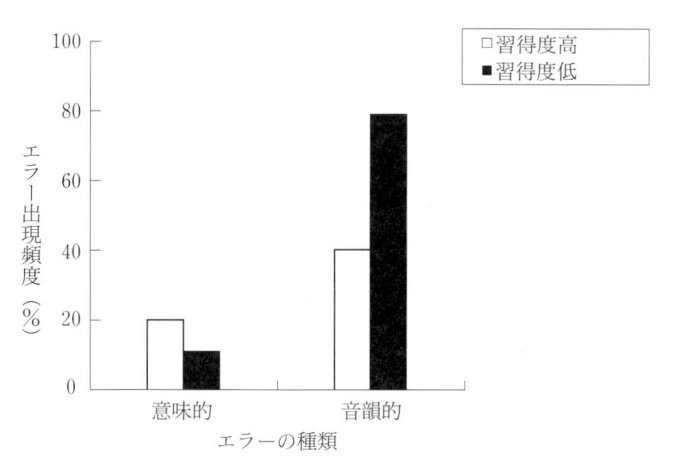

図4　高習得グループと低習得グループのハンガリー語RSTでの意味的，音韻的エラー

（7）本節のまとめ

　今回の実験結果から，外国語のRST遂行に際しては母国語では通常生起することが少ないエラーが出現した．これは，母国語では課題の遂行にワーキングメモリ資源が十分であるのに対して，外国語のRSTでは習得途中の言語の読みという資源を大きく消費する負荷のために，いっそう資源が削減された結果であるといえよう．また，日本人がハンガリー語版のRSTで頻繁に生起したエラーには，品詞や活用，接頭語のエラーが多く認められることから，被験者の多くが意味的な処理をまず優先していて，母国語と異なる文法や統語の性質には残った資源を充当していたことが推察できる．

　以上のようにRSTでは文の意味的処理が優先される傾向が明確となった．読み手は文の文字や単語を結びつけ，長期記憶と参照しながら，その意味を探索しようとすることがわかった．また，このような文の意味処理はなかば自動的に行われるものと考えられる．

　単語の保持の仕方については，ワーキングメモリ容量に余裕がある場合には，意味的処理とうまく並行するような保持の仕方，たとえば，心的表象の画像化などの方法を選択していることがわかる．しかし，資源が十分でない場合には，意味処理を利用できず，音韻ループに頼った保持に依存する傾向が強いようである．

　処理と並列して保持を行う場合に，どのような方略を利用すれば最も効率がよいのか，また，自己の限界ある容量ではどのような方略を用いることができるのか，読み手はたえず残存する容量をモニターしながらこころのなかで問いかけているのである．このように課題目標に向かって，自己モニター（Petrides & Milner, 1982）を繰り返しつつ最善の方向へ導く過程が，ワーキングメモリの中央実行系の重要なはたらきであると考えられる．

　以上のように，中央実行系は文の理解と保持という一見独立しているようにみえる過程を

維持するために，単に容量を配分するだけでなく，できるだけ文脈に合致した方向へと修正するはたらきをも含めて機能するものと考えられる．

次節では，ワーキングメモリ容量の個人差が意味的理解にどのように影響するのか，また，容量の個人差により方略はどのように用いられているのかという点について報告する．

10-2 RSTの個人差

西崎友規子
苧阪満里子

　RST課題は，文を音読しながら，指定された語を記憶していくという課題であり，処理と保持を同時に行う高次の認知活動におけるワーキングメモリのはたらきを考える上で，非常に有効な課題である．RST得点は，保持できたターゲット語の個数によって決定する．その得点は，同じ大学に通う学生を被験者とした場合など，同一の母集団内においても，大きな個人差が認められることが，先行研究より検証されている．たとえば，Daneman & Carpenter (1980)では，大学生20名を被験者としてRSTを行った結果，最大値は5.0，最小値は2.0，平均値は3.15 (SD=0.93)となった．また，日本語版RST (苧阪・苧阪, 1994)の結果もほぼ同様で，大学生30名の結果は，最大値が5.0，最小値が2.0，平均値が3.45 (SD=0.97)であった．

　前節では，RSTで生じるエラーの内容について検討し，さらに言語習得の度合いが高い人と低い人では，RSTで冒すエラーの内容が異なることを示した．

　ここでは，RST課題遂行時に生じる個人差を調べることにより，その個人差の源となるワーキングメモリの機能を考えてみたい．まず，RST課題を遂行するとき，各被験者がどのような方略を用いているのかを探ってみよう．文の音読という活動は，先に読んだ語を保持しながら，並行して今書かれているものを視覚的に捕らえ，文を理解しながら発声する，という複雑な認知活動である．そのような活動の中，語の保持を可能にするのは，ワーキングメモリ容量の個人差と相互に関連して，処理と保持の処理様式が影響しているのではないだろうか．RST得点の高い人と低い人では，どのような差異がみられるのか検討する．また，RST課題の個人差を考える上で，保持の側面を切り離し，音読処理における特徴を探ることは重要である．音読処理の個人差が，RSTの個人差とどのように関連するのか，音読時間と読みの理解度，さらに音読中に生じるエラーの内容，の3つの測度より検討する．

　以下に二つの実験を順に紹介する．

(1) RST 課題でのターゲット語の保持方略

　RST 終了後，被験者にターゲット語を保持する際に用いた方略に関して，自由に内省報告するよう求めた．対象にした被験者は，大学生・大学院生 101 名であった．被験者には，「ターゲット語を覚えるために，何か工夫した点があれば教えてください．」と教示し，被験者の報告をもとに，実験者が次の 6 種類の方略に分類した．すなわち，(1) 物語を作って，試行内のターゲット語を相互に関連づける，(2) イメージを思い浮かべる，(3) ターゲット語を他のものと関連づけて覚える，(4) リハーサルする，(5) 頭文字を音韻的につなげる，(6) 文字の形態を記憶する，の 6 種類であった．そして，それぞれの方略を用いた者の人数を数えた．一人の被験者が，数通りの方略を用いたと報告する例もみられたが，その場合は，一つの方略につき人数もそれぞれ一つずつ加算した．

１　ターゲット語の保持方略の結果

　結果は表 3 に示すとおりである．

　被験者全体の結果をみると，使用した人数が最も多かったのは，物語作成方略（方略 1）(39.6%) であった．次に人数が多かったのは，イメージ使用方略（方略 2）(26.7%) であった．また，全体の 14.9% の者は，全く方略を使用していなかった．

　次に，RST 得点の個人差と方略内容の関係について考えてみる．RST 得点が 3.5 以上の者を高得点群とし（通常，RST 得点が 4.0 以上の者を高得点群とするが，4.0 以上の被験者が少な

表3　RST 課題遂行の方略

	高得点群 $N=21$	低得点群 $N=22$	その他 $N=58$	全体 $N=101$
(1) 物語をつくる	15 (71.4)	6 (26.1)	19 (33.3)	40 (39.6)
(2) イメージの使用	11 (52.4)	2 (8.7)	14 (24.6)	27 (26.7)
(3) 他のものと関連づける	2 (9.5)	1 (4.3)	8 (14.0)	11 (10.9)
(4) リハーサル	7 (33.3)	6 (26.1)	13 (22.8)	26 (25.7)
(5) 頭文字をつなげる	5 (23.8)	0	5 (8.8)	10 (9.9)
(6) 文字の形態の記憶	0	0	2 (3.5)	2 (2.0)
(7) その他	0	2 (8.7)	1 (1.8)	3 (3.0)
(8) 方略の使用なし	0	5 (22.7)	10 (17.5)	15 (14.9)

かったため 3.5 以上の者とした），2.0 以下の者を低得点群とした．両被験者群の差異として目立った点は，高得点群の中には方略を全く使用しなかった者は一人もいなかったのに対し，低得点群では 5 名（22.7％）の者が方略を全く使用しなかったと報告した点である．

高得点群の中で最も多かった報告は，イメージ使用方略（方略 2）であり，全体の 71.4％の者が使用していた．次に多い報告は，物語作成方略（方略 1）であり，52.4％の者が使用していた．また，低得点群で報告された方略の中で人数が最も多かったのは，物語作成方略（方略 1）とリハーサル方略（方略 4）であり，ともに 26.1％の者が使用していた．低得点群では，高得点群の中で 2 番目に多かったイメージ使用方略（方略 2）を使用した者は，8.7％にとどまった．高得点群と低得点群の間で，使用人数に統計的に有意な差が認められたのは，イメージ使用方略（方略 2）のみであった（$\chi 2$ 検定，$p<.01$）．高得点群は低得点群に比べ，ターゲット語を保持するためにイメージという手がかりを使用し，保持を確実なものとした可能性がうかがえる．

2　高得点群と低得点群の相違点

高得点群と低得点群の差異として特徴的なのは，高得点群は一人の被験者が複数の方略を活用しているのに対し，低得点群は 0 回，あるいは一回しか使用していないことであった．一人の被験者が方略を使用した回数をまとめたものを表 4 に示す．

高得点群は，RST 遂行のために何らかの方略を少なくとも一回以上必ず使用し，自分がどのような方略を使用したかという自己モニターができている．反対に，低得点群は，方略を全く使用していない者がおり，何らかの方略を使用したとしても一つの方略にとどまっている．これらは全て被験者の自由な内省報告に依っており，外部から反応を正確に記録した結果ではない．そのため，低得点群は自分が使用した方略を自己モニターできていないために，課題終了後に報告することができなかった可能性も考えられる．言い換えれば，そういった差も RST が測定する個人差の特徴といえるだろう．

また，方略の内容に関して両被験者群の差をみると，高得点群は物語作成による語の関連づけ，イメージの使用が多かったのに対し，低得点群は音韻的なリハーサルが，方略使用の上位にあがっていることがわかる．高得点群の使用方略は，文とターゲット語の意味理解を強固にするものと考えられるが，低得点群は単純な音韻リハーサル方略に留まっている．これは，高得点群は低得点群に比べて，高次レベルでの文理解が進められている可能性を示唆しているのではないだろうか．

表 4　各被験者の方略使用回数

	0 回	1 回	2 回	3 回
高得点群	0	5	13	3
低得点群	5	17	0	0

（人）

高得点群と低得点群では，方略使用の有無だけでなく，使用する方略の内容にも差異が生じている．このような結果は，利用できるワーキングメモリ領域の容量に依存すると考えられる．すなわち，ワーキングメモリ容量の大きな人たちは，ターゲット語をよりよく保持するために何らかの工夫を凝らす余裕があった．言い換えれば，保持方略として有効な方法を工夫する能力を備えていた．反対に，容量の小さい人たちは，容量不足のため，ターゲット語保持のために工夫を凝らす余裕がなく，また，そういった方略をみつける能力も十分ではなかった．このような個人差が，RST得点として現れている．

　RST得点と関連するのは，自分はこのような方略を使用したと後で自己モニターできる能力，また，課題に有効な方略を使用する能力であり，それは課題処理の効率性とも考えられる．RSTは，ワーキングメモリ「容量」の個人差だけでなく，処理効率と相互関係にあるワーキングメモリの個人差を測る課題であるといえるだろう．

（2）音読課題からみた RST の個人差

　RSTは，読みの活動に並行して必要とされる記憶の成分を測定する課題である．読み過程は，文字（パターン）の知覚，認知といった基礎レベルの処理から，語の認識，記憶，文の理解へと連続的に続く認知活動である．

　ここでは，読みという活動，特に音読が，RSTの個人差とどのように関連しているのか考えてみよう．RSTの個人差が，音読時間，読みの理解度，さらに音読中に生じるエラー（読み誤り）の種類についてどのような差異をみせるのか検討し，読みとRSTが示す個人差との関係について考える．

I　実験方法

　日本語版RSTを大学生に行い，高得点群（RST得点3.5以上）と低得点群（RST得点2.0以下）をそれぞれ15名ずつ選び，600文字からなる文章を音読するよう求めた（なお，この実験では，先に報告したRST方略の調査に協力した被験者は含まれていなかった）．その際，できるだけ速く読むようにと教示する条件（速度重視条件）と，理解することに重点をおきながら読むようにと教示する条件（理解重視条件）の二通りの条件を設けた．そして，以下の三つの指標から，RSTの個人差による差異を検討した．用いた指標は，音読時間，理解度，エラーの三つの測度であった．音読時間は，被験者が文章を読み始めてから読み終わるまでの時間を実験者がストップウォッチで測定した．また，理解度は，文章を読み終わった後に文章の内容に関する質問紙を課し，理解の度合いを測定した．さらに，被験者の音読を録音した上で，エラーの箇所とその内容を調べた．

2 結果——高得点群と低得点群の相違点

A 音読時間

被験者群別に，各条件ごとにグラフに表した（図5参照）．

高得点群，低得点群ともに，速度重視条件の方が理解重視条件よりも，音読時間が有意に小さくなった．また，被験者群間で音読時間を比較したところ，理解重視条件では，高得点群が低得点群よりも，音読時間が有意に速くなった（$p<.01$）のに対し，速度重視条件では，両群間に有意な差はみられなかった．両群とも，教示によって，読みの速さをコントロールすることは可能であった．しかし，RSTの個人差は理解重視条件でのみ反映された．

B 読みの理解度

被験者群別に，各条件ごとにグラフに表した（図6参照）．

まず，それぞれの被験者群について，条件間の差異を比較したところ，高得点群は，速度重視条件に比べ理解重視条件が有意に理解度が高くなった（$p<.01$）．しかし，低得点群においては，条件間の有意な差は認められなかった．次に，条件別に被験者間の差異を調べた．その結果，理解重視条件では，高得点群が低得点群に比べ，有意に理解度が高かった（$p<.01$）のに対し，速度重視条件では，両群間に有意な差異は認められなかった．音読時間の場合と同様，理解を伴った読みについてのみ，RSTとの関連が認められた．これは，読書活動が，単なる文字の視覚的入力にとどまらず，理解を伴う活動であることを意味づけている．また，この結果は，RSTと文章理解などの他の言語課題との間に高い相関が認められる，という多くの先行研究の結果（Daneman & Merikle, 1996 など）を支持している．

C 音読中に生じるエラー

被験者群別に，一文章中に生起したエラーの平均数を調べたところ，速度重視条件では，

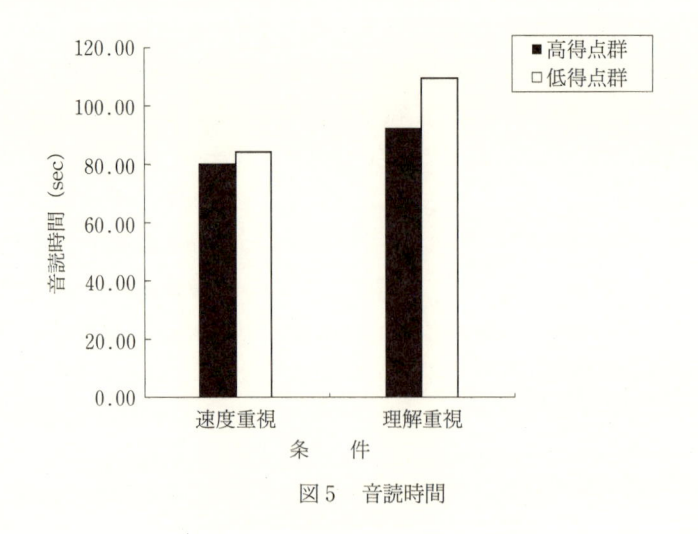

図5 音読時間

図6　理解の得点

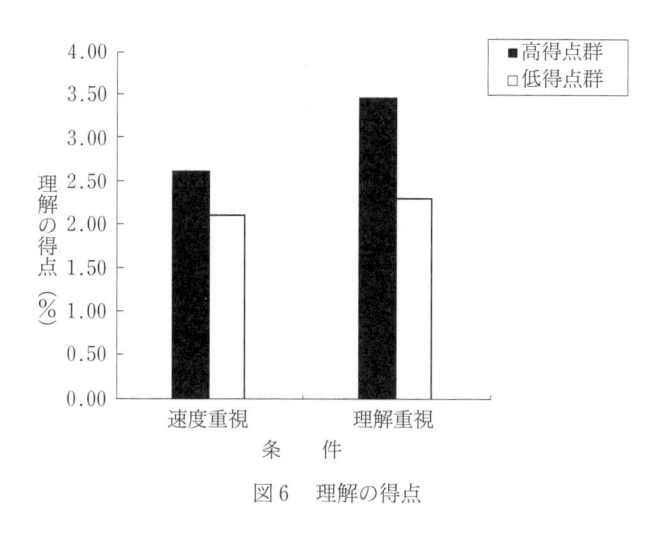

表5　エラーの種類と例

(1) 繰り返し（何回か同じ言葉を繰り返し読む）
　例）季節を食することを好む日本人にとって，日本人にとって，秋はいちだんと心弾む季節でもある．
(2) 読み誤り（漢字の読み間違えを含め，言葉を読み誤る）
　例）季節を食することを好む日本人にとって，秋はいちだんと心（しん…こころ）弾む季節でもある．
(3) 付加（実際にはない言葉を付け加える）
　例）季節を食することを好む日本人にとって，秋はいちだんと心弾む季節でもあると思う．
(4) 省略（書かれている言葉を省略する）
　例）季節を食することを好む日本人にとって，秋はいちだんと心弾む……．
(5) 代替（書かれている言葉を他の言葉に置き換えて読む）
　例）季節を食することを好む日本人にとって，秋はいちばんと心弾む季節でもある．
(6) 突っかかり（突っかかったり，つまったりする）
　例）季節を食することを好む日本人にとって，あ，あ，秋はいちだんと心弾む季節でもある．

高得点群は4.8個，低得点群は7.9個，理解重視条件では，高得点群は3.6個，低得点群は9.2個であった．

　読みの際に生じるエラーの内容を詳細にみるために，以下の6通りに分類した．そして，被験者群間で生じるエラーに差異が認められるのか，あるいは，条件内に特徴的なエラーが生起するのか検討した．エラーの分類は，Daneman (1991) を参考にした．各エラーの内容は，(1) 繰り返し，(2) 読み誤り，(3) 付加，(4) 省略，(5) 代替，(6) 突っかかりの6種類である．各エラーの内容と例を表5に示す．

　条件ごとに，各エラーの生起率を被験者群別にまとめたものを図7と図8に示す．ここでの出現頻度はエラー全体の中でのそれぞれの割合とした．

　各条件について，被験者群間の生起率の差を調べた．その結果，速度重視条件では，高得点群は低得点群に比べ，代替エラーの生起率が高かった（$p<.05$）．また，理解重視条件では，高得点群の代替エラーの生起率が有意に高く（$p<.05$），また，低得点群の突っかかりエラーが有意に高くなった（$p<.01$）．

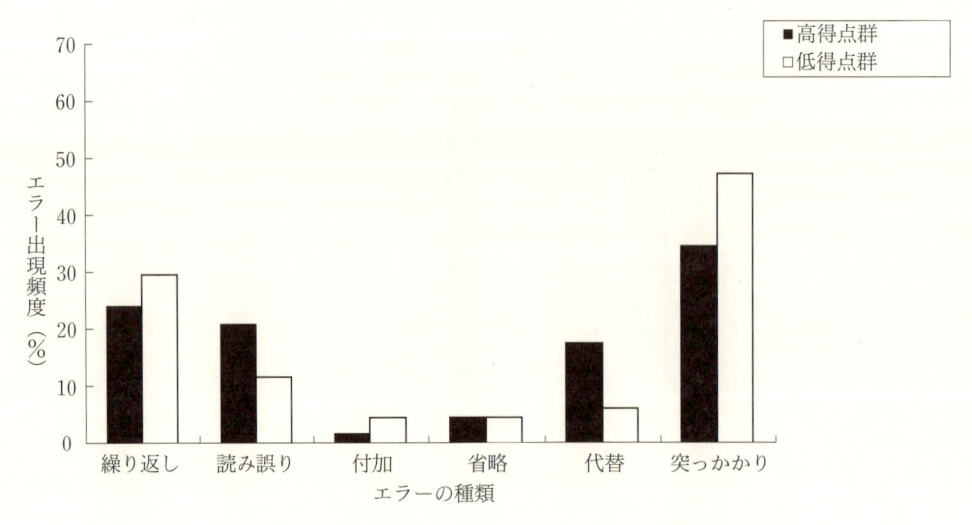

図7　速度重視条件における各エラーの出現頻度

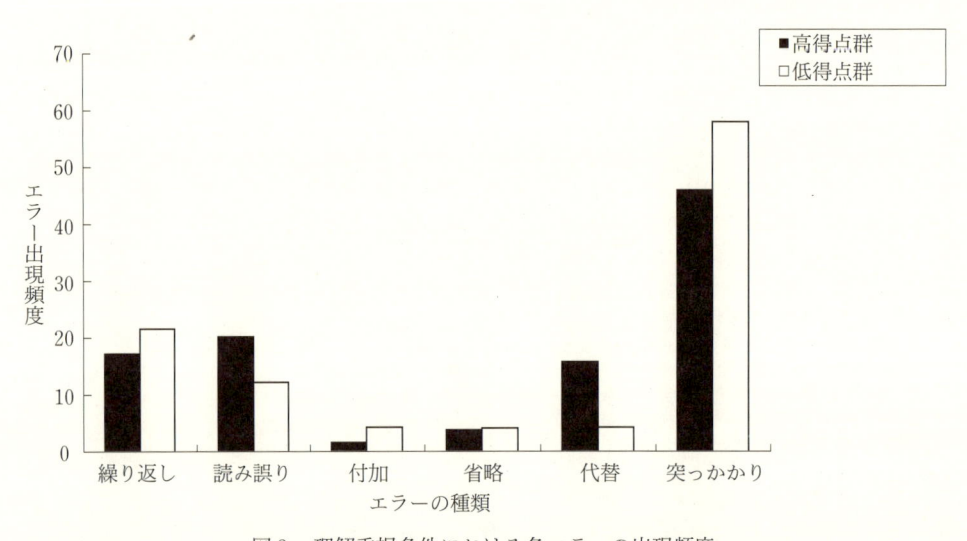

図8　理解重視条件における各エラーの出現頻度

　理解重視条件でも速度重視条件でも，代替エラーの生起率に有意差が生じたので，代替エラーの内容について，さらに分析を加えた．代替エラーとは，書かれている語を読まず，その語の代わりに他の語を置き換えて読んだエラーである．そこで，置き換えられた語が，元の語と，意味的に類似しているか，それとも音韻的に類似しているかについて区分した．それぞれ，意味的エラー，音韻的エラーと呼ぶことにする．たとえば，意味的エラーの場合は，「住人」を「人々」，「食事」を「料理」と報告する例などがある．また，音韻的エラーの場合は，「一般に」を「一日に」，「いちだん」を「いちばん」と報告する例などがある．条件別に，各エラーの平均数を表し，被験者間群で比較した（表6参照）．
　高得点群では，速度重視条件と理解重視条件の双方において，意味的エラーと音韻的エラー

表6　代替エラーの種類と数

	速度重視条件		理解重視条件	
	音韻的	意味的	音韻的	意味的
高得点群	2	19	2	16
低得点群	2	5	8	4

との間に有意差が認められた，（ともに $p<.05$）．しかし，L群では，どちらの条件でも，エラーの生起率に有意差はみられなかった．また，理解重視条件では，エラーの種類（音韻的/意味的）と被験者群（高得点群/低得点群）の交互作用が有意であった（$p<.05$）．すなわち，理解重視条件では，高得点群は低得点群に比べ，意味的エラーが多く生起した．

3　まとめ

以上の結果をまとめると，音読時間・理解度ともに，理解重視条件についてのみ，高得点群と低得点群の間に有意差が認められた．これより，RSTは「理解を伴った読み」におけるワーキングメモリの個人差を測定している課題であるといえよう．

高得点群は理解度が高いこと，また意味的な代替エラーを多く生じている結果より，両群の差は，文理解における処理様式の差と考えることが可能である．また，エラーの結果から，高得点群と低得点群の差は，低得点群の単純な読み誤り（突っかかりエラー）の多さが影響している可能性が示唆された．さらに，低得点群は，速度重視，理解重視という教示の違いによる理解の度合いに差がなく，読みのコントロールの不完全さが示された．これらの結果より，RSTにおける個人差は，処理効率および自己モニターの個人差と関連していると思われる．

（3）本節のまとめ

RST課題における個人差について，二つの実験より考えてきた．まず，RST遂行における方略を調べた結果より，高得点群は低得点群よりも多くの方略を使用していること，高得点群は文や語の意味的な理解を促す方略を用いているのに対し，低得点群は音韻的なリハーサル方略に留っていることが示された．次に，音読課題実験では，高得点群と低得点群の音読時間，理解度の差は，理解重視条件においてのみ認められ，さらに高得点群ではより高次と考えられる意味的エラーが多く生じることがわかった．また，低得点群の読み時間の遅さや読みの下手さといった，言語処理課程の基礎レベルでの処理の差が要因となって，項目を保持しておくことが困難となり，RST得点に影響を及ぼしている可能性も示唆された．

本節は，複雑な認知活動のひとつである読み活動を基にした，RSTの個人差について考えてきた．方略使用を調査した結果は，ワーキングメモリ機能における「保持」の側面を反映しており，音読課題実験の結果は，保持の側面を切り離し，音読「処理」の側面を反映して

いる．二つの実験から，それぞれ RST 得点の個人差による差異が認められている．

　これは，RST が短期記憶の個人差を測定する従来の記憶範囲課題などと異なり，処理と保持の機能を同時に備える記憶システムとしてのワーキングメモリ（Baddeley, 1986 など）の個人差を測定する課題であることを明示している．また，読み活動は，文字の知覚的入力といった基礎的レベルから理解までの高次レベルまで，様々な変数が重なり，ひとつの活動と成っている．RST 課題からワーキングメモリ機能を考えれば，ワーキングメモリとは，そういった様々な変数をつなぎ合わせ認知活動をスムーズに行わせるはたらきを持つシステムであるといえる．それは，自己モニターやメタ認知などの高次認知処理と関連したシステムである可能性を含むものである．神経心理学的研究から，自己モニターとワーキングメモリとの関連が言及されており（Petrides & Milner, 1982），今後 RST のようなワーキングメモリ課題の中でも，自己モニターの問題は重視されるできであろう．さらに，本節で示した高得点群と低得点群の差異は，ワーキングメモリと一般的な知能との関連（Engle, Kane, & Taholski, 1999）への追究に，さらなる問題を提示してくれたといえよう．

参照文献

Baddeley, A. (1986) Working memory. Oxford University Press: New York.

Baddeley, A. (1992) Working memory, *Science*, 255, 556-559

Daneman, M., & Carpenter, P. A (1980) Individual differences in working memory and reading. *Journal of Verbal Learning and Verbal Behavior*, 19, 450-466.

Daneman, M. (1991) Working memory as a predictor of verbal fluency. *Journal of Psycholinguistic Research*, 20 (6), 445-464.

Daneman, M., & Merikle, P. M. (1996) Working memory and language comprehension: A meta-analysis. *Psychonomic Bulletin & Review*, 3, 422-433.

Engle, R. W., Kane, M. J., & Taholski, S. W. (1999) Individual differences in working memory capacity and what they tell us about controlled attention, general fluid intelligence, and functions of the prefrontal cortex. In A. Miyake & P. Shah (Eds). *Models of Working Memory: Mechanisms of active maintenance and execuitive control* (pp. 102-134). New York: Cambridge University Press.

Goldman-Rakic, P. S. (1996) The prefrontal landscape: implications of functional architecture for understanding human mentation and the central executive. Phil. Trans. R. Soc. Lon. B., 351, 1445-1453.

Just, M. A., & Carpenter, P. A. (1992) A capacity theory of comprehension: Individual differences in working memory. *Psychological Review*, 99, 122-149.

苧阪満里子 (1990)　バイリンガルとストループ効果　大阪外国語大学論集　4, 77-87.

苧阪満里子 (1998)　読みとワーキングメモリ　(苧阪直行編)『読みの視覚情報処理』，pp. 239-262，朝倉書店．

Osaka, M., Osaka, N., Koyama, S., Okusa, T., & Kakigi, R. (1999). Individual differences in working memory and the peak alpha frequency shift on magnetoencephalography. *Cognitive brain research*, 8, 365-368.

苧阪満里子，苧阪直行 (1992)　リーディングスパンの研究 (2)．リーディングスパンの言語非依存性．日本心理学会第 56 回大会発表論文集　879.

苧阪満里子，苧阪直行 (1994) 読みとワーキングメモリ容量：リーディングスパンテストによる検討　心理学研究　65, 339-345.

苧阪満里子，西崎友規子，小森三恵 (1999) ワーキングメモリと日本語の読み・リーディングスパンテストと文の focus について　日本心理学会第63回大会発表論文集　p. 588

Petrides, M. & Milner, B. (1982) Deficit on subject-ordered tasks after frontal and temporal-lobe lesions in man. *Neuropsychologia* 20, 249-262.

第11章
リーディングスパンと加齢

目黒祐子
藤井俊勝
山鳥　重
東北大学

11-1 ｜ はじめに

　第8章および第9章で苧阪らが述べているように，リーディングスパンテスト（以下RST）は認知活動の一つである「読み」における情報の処理と保持のトレードオフ関係を想定し，個人の読解能力とワーキングメモリ容量の関係を測定する目的でDaneman and Carpenter (1980)によって考案された検査である．

　言語理解においては，言葉の意味を把握しながら，話題や先に読んだ内容をある程度保持していないと会話や文章全体の内容理解は困難となる．また，文中に現れた多義語の意味選択や代名詞の対象の同定が即座に可能なのは，保持された情報と逐次照らし合わせながら理解が進められていくからである．

　読みにおける処理効率の個人差といった場合，たとえば，読みの滑らかな読み手は音読に要する容量は少なくてすむので，それだけ他の処理（RSTでは単語の保持）に容量を利用することができる．反対に，読みの滑らかでない読み手はその読み処理効率の悪さから，読みにかなりの容量を費やしてしまうために，単語の保持への容量の振り分けが困難となる．読解能力の個人差は，こうしたワーキングメモリシステムの容量とその配分能力が大きく影響していると考えられる．

　言語に関わるワーキングメモリ容量については，個人差のみならず加齢の影響についても

研究が蓄積されてきている．Light and Anderson (1985) は，従来のメモリースパンやリーディングスパンのいずれにおいても，加齢による成績の差がみられたと報告している．一方，Hartley (1986) は，若年群も高齢群もリーディングスパンテストの成績に差がみられなかったことから，このようなテストで測定できるような認知能力には，必ずしも加齢の影響がみられるとは限らないと報告している．

しかし，これまでの報告では加齢による影響があるといった見解で概ね一致しており，加齢によって情報の保持容量が影響を受けるのか，あるいは処理能力が影響を受けるのか，で議論が分かれている．Babcock and Salthouse (1990)，Hasher and Zacks (1988) およびMorrow, Leirer, and Altieri (1991) の報告は，ワーキングメモリの保持容量に加齢の影響がみられる，と加齢に伴う保持障害を支持するものである．一方，Stine and Wingfield (1987)，Gick ら (1988)，Morris ら (1988)，そして Holland and Rabbitt (1990) は処理に対する加齢の影響を述べている．Carpenter, Miyake, and Just (1994) は処理にかかる負荷が小さい場合には，言語処理に要する操作は加齢に伴って変化することはないが，処理負荷が大きい場合には，若年成人に比べて高齢者で，明らかに課題の成績の低下を示したと報告している．

Baddeley (1986) はワーキングメモリにおける加齢の影響を，処理の方略（ストラテジー）を選択し，異なる資源から情報を統合する，という処理の問題に求めている．

このように，加齢の影響については多くの研究者が認めているところであるが，何が加齢の影響を受けやすいのか，その過程については未だ統一した見解が得られていないのが現状である．

11-2 日本語版高齢者用 RST 改訂版

ここでは，苧阪・苧阪 (1994) が日本語版 RST に基づき，さらに加齢による影響を調べるために作成した日本語版高齢者用 RST（未発表，以下高齢者用 RST）を，将来的には脳損傷患者を対象に検査を実施していくことを考慮してさらに改訂した，高齢者用 RST（改訂版）について簡単に説明する．

文章は苧阪らのものをそのまま使用し，ターゲット語も同じものとした．刺激は，4～6文節の文章である．使用されたターゲット語はすべて名詞で，仮名表記6語，漢字表記51語，漢字仮名交じり表記13語である．ターゲット語は該当する文字の右側に赤線でしるした．高齢者用 RST（改訂版）も日本語版 RST と同様に2文条件から5文条件までそれぞれ5試行ずつで，全文で70文よりなる（2文条件10文，3文条件15文，4文条件20文，5文条件25文）．各セットの短文および報告するターゲット語は互いに意味的関連性を持たないように配慮されている．苧阪らの作成した高齢者用 RST と今回われわれが用いた高齢者用 RST（改訂版）の違いは，横書きであった RST の文章カードを，A5版のケント紙の中央に縦書きで各文1

行に収まるように印字したこと,文字サイズを拡大したこと(フォント:リュウミンライト サイズ:19),さらに,文中の漢字にはすべてふり仮名をふり,ターゲット語の漢字が読めないという事態を回避したことである.

ここで,高齢者用 RST(改訂版)の 3 文条件の例を示す.

公園で子供たちが遊んでいた.
私は,ぶどうよりなしの方が好きだ.
どんなに探しても鍵が見当たらない.

(下線部はターゲット語.実際の文は縦書きで印字されている.)

11-3 RST の構造

高齢者用 RST(改訂版)の加齢の影響について検討する前に,RST の構造について少し考えてみたい.RST は,いわゆる読みに関するワーキングメモリの指標として開発されたテストである.RST 以外にも言語性ワーキングメモリの指標として採用されていたり,考案されたテストがいくつかある.たとえば本章でも後に詳しく述べるが,数字の逆唱や聴覚的に提示された数系列から各々 1 ずつ減じた数系列を答える Lag 1 digit span(Dobbs & Rule, 1989),あるいは臨床で頻繁に用いられている認知機能のスクリーニング検査である MMSE (Mini-Mental State Examination)(Folstein, Folstein, & McHugh, 1975)の一部を構成する 100 から順に 7 ずつ暗算で引き算をする Serial 7's などもワーキングメモリ課題と考えられる.これらの課題はいずれも保持した情報に操作を加えるという点で Baddeley の提唱するワーキングメモリの概念に合致する.

われわれの研究でも RST と通常の即時記憶課題以外に,逆唱や Lag 1 digit span との相関(ピアソンの積率相関係数)は高く(逆唱:$r=.668$, $p<.0001$;Lag 1:$r=.698$, $p<.0001$),ワーキングメモリの指標としての類似点が示唆された(表1).

しかし,課題の負荷を考えると,RST は単に一時的に保持した情報に操作を加える,とい

表1 RST と各種スパンテストの相関(実験②より)

		1	2	3	4	5
1.	年 齢					
2.	日本語版高齢者用 RST(改定版)	−.726**				
3.	聴覚性順唱	−.742**	.693**			
4.	視覚性順唱	−.690**	.691**	.729**		
5.	逆 唱	−.671**	.668**	.790**	.728**	
6.	Lag 1 digit span	−.582**	.698**	.777**	.714**	.723**

**:$p<.0001$

３文条件の場合

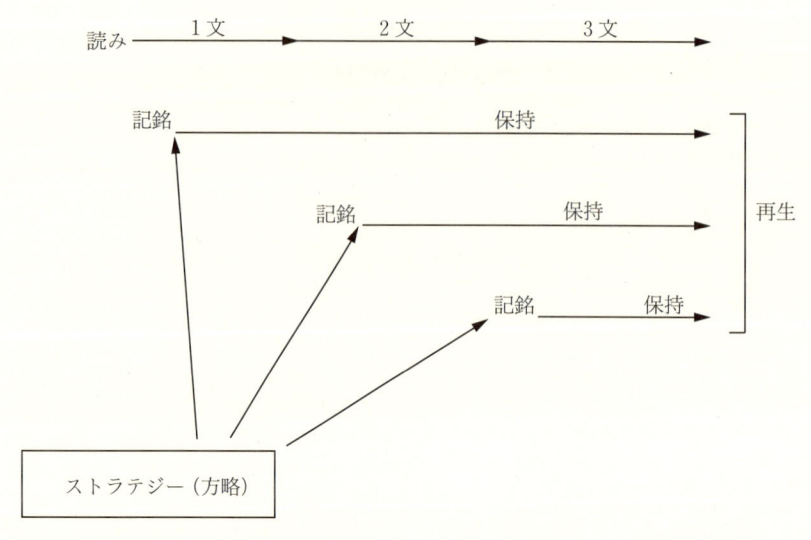

図1　RSTの構造 ―3文条件の例
2文目でターゲット語を記銘する場合，被験者は文の音読と1文目で記銘したターゲット語の保持と2文目に含まれるターゲット語の保持を同時に行っている．さらに3文目では，1文目，2文目で記銘した二つのターゲット語の保持と3文目のターゲット語の記銘が同時に行われる．（著者作成）

う課題とは少し異なる心理過程が含まれていることがわかる．

　図1は，RSTの3文条件の構造を示しているが，2文目でターゲット語を記銘するという事態を考えると，文の音読と1文目で記銘したターゲット語の保持と2文目に含まれるターゲット語の保持を同時に行っていることになる．さらに3文目では，1文目，2文目で記銘した二つのターゲット語の保持と3文目のターゲット語の記銘が同時に行われる．つまり，1文目，2文目で覚えたターゲット語の保持期間中に，音読という干渉が入っているので，課題は非常に複雑である．すなわち，RSTは音読しながらターゲット語を記銘し，保持する課題であるが，この音読という処理が負荷的に作用し，スムーズな記銘と保持を妨害する仕組みになっているのである．RSTでは，どれだけターゲット語を再生できたかという結果が成績として現れ，それがすなわちワーキングメモリの容量を表していると考えられている．

11-4　リーディングスパンと加齢
――日本人におけるRSTの成績の年代間の差

　本章の目的は，①リーディングスパンが加齢の影響を受けるのか，②加齢の影響を受けるとすれば，どのような過程が最も影響を受けているのか，を調べることにある．先にも述べ

たように，RSTは非常に複雑な心理過程を含んでいる．再生できたターゲット語の数だけを分析していたのでは，ターゲット語の記銘・保持・再生のいずれの過程が加齢によって影響を受けているのか，とうてい知りえない．そこで本章ではまずはじめにリーディングスパンそのものの数値だけではなく，誤反応のタイプや課題遂行時のストラテジー選択について検討してみる．さらに，一般的に言語性ワーキングメモリ課題と考えられる検査とRSTの結果から，Baddeley (1992) のワーキングメモリモデル (図2) に照らし合わせ，中央実行系とそのサブシステムである音韻ループのいずれか，もしくは両者が加齢により影響を受けるのかどうかを明らかにしてみたい．

（1）誤反応とストラテジー分析

ここでの検査には，21歳から73歳の健常成人72名（男女各36名）を対象とした．各年代ごとに20代から30代の40名を若年群（平均年齢25.60歳，$SD=5.21$），40代から50代の20名を中年群（平均年齢50.00歳，$SD=5.70$），60代以上の12名を高齢群（65.58歳，$SD=4.19$）とする3つのグループに分類した．教育年数は，若年群では平均16.38年（$SD=0.87$），中年群の平均は13.05年（$SD=2.80$），高齢群の平均は12.08年（$SD=3.75$）であった．

テストの成績（スパン）のみではなく，文条件の正答試行数，誤反応のタイプおよび保持のためのストラテジー選択に関して検討した．誤反応のタイプは，誤り方の違いにより次の6種類に分類した．

a．忘却 (Oblivion)：被験者はターゲット語を忘れてしまい，「覚えていない」と答える．これは誤反応タイプの中で最も数の多い誤りである．

b．句または文表出 (Phrase or Sentence)：被験者はターゲット語のみ，もしくは正確なターゲット語を想起できないために，ターゲット語を含んだ句または文で答える誤り．

c．非ターゲット語 (Non-target Word)：このタイプは，文中に存在しているターゲッ

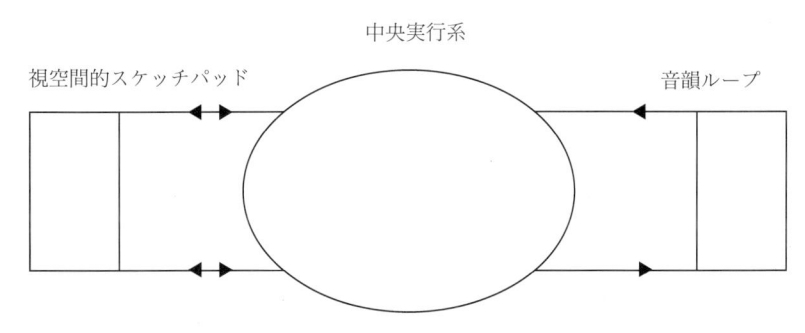

図2　ワーキングメモリモデル
Baddeley (1992) から引用．

ト語ではない単語を報告する誤り．

d．不完全語 (Incomplete Word)：このタイプは，「魚釣り」の代わりに「釣り」と意味的にはほとんど同じだが，不完全な単語で答えてしまう誤り．

e．誤り語 (Fault Word)：文中に実在しない単語を報告する誤りで，この種の誤りには二つのサブタイプの誤りが存在する．すなわち，ターゲット語と意味的に関連した意味性関連語と，ターゲット語と音韻的に類似した音韻類似語である．前者は「光景」の代わりに「風景」と答える誤りで，後者は「連絡 [reNraku]」の代わりに「遠足 [eNsoku]」のような誤り．

f．迷入 (Intrusion)：これは以前報告したターゲット語や誤った単語をセットが変わってから再度報告してしまう誤りでいわゆる保続の一種である．

また，各被験者には，テスト終了時に単語保持の際のストラテジーについて内省報告してもらった．ターゲット語の記銘・保持に用いたストラテジーについては以下の9つのタイプに分類した．

1）順序保持 (Regular)：特別なストラテジーを用いず提示された順序でターゲット語を保持すること．

2）リハーサル (Rehearsal)：テストは被験者にリハーサルをさせないように作られているが，被験者の中にはそれでもなおかつ記銘する際にターゲット語を頭の中でリハーサルしたと報告するものがいた．

3）イメージ化 (Imagination)：単語や文脈と結びついた情景や人物など，主として視覚的なイメージを思い浮かべる方法．

4）短文化 (Sentence Construction)：各セット内のターゲット語はそれぞれ関連性が低いにもかかわらず，それらを結びつけて無意味な文を構成すること．たとえば，「掃除を山里で連絡する」（下線はターゲット語）というような方法．

5）チャンク (Chunk)：2〜3のターゲット語をまとめて記銘すること．4文条件以降で用いられる．

6）語頭音 (The Beginning of the Word)：ターゲット語の語頭音を保持する方法．

7）文全体（内容）保持 (Whole Sentence (or Content))：提示された文全体か，または大まかな内容を保持する方法．

8）音読のみ (Reading Only)：内省報告によれば，音読するのに精一杯で，ターゲット語を覚えることができなかったというものがいた．これは実際，ストラテジーを使用できない状態を意味しているが，比較的多くの被験者の内省で認められたので，

あえてストラテジーのタイプに含めた．

9) その他 (Other)：若年群の中にはターゲット語を英単語や手話に変換させる，といったユニークなストラテジーを用いる被験者もいた．

図3は各年代のRSTの平均値を比較したグラフである．年代とRSTの成績の一要因分散分析[1]の結果，年代の主効果を認めた ($F=16.19$ [2, 69], $p<.0001$)．ポスト・ホック分析 (Fisher's LSD test) の結果，若年群と中年群，高齢群で有意差を認め (若年群―中年群：$p<.001$；若年群―高齢群：$p<.0001$)，中年群と高齢群との有意差はみられなかった．

図4に各年代とRSTの各文条件における成績の比較を示した．各年代と文条件の二要因分散分析の結果では，年代と文条件はともに主効果を認め (年代群：$F=22.50$ [2, 69]，文条件：$F=271.65$ [3, 207]，いずれも $p<.0001$)，交互作用も認められた ($F=3.71$ [6, 207], $p<.01$)．このため，文条件における年代のポスト・ホック分析 (Fisher's LSD test) の結果，2文，4文，および5文条件の中年群と高齢群以外の比較で有意差を認めた．3文条件でのみ中年群と高齢群で有意差がみられた ($p<.05$)．

年代と誤反応のタイプとの二要因分散分析の結果を図5に示した．年代と誤反応タイプは

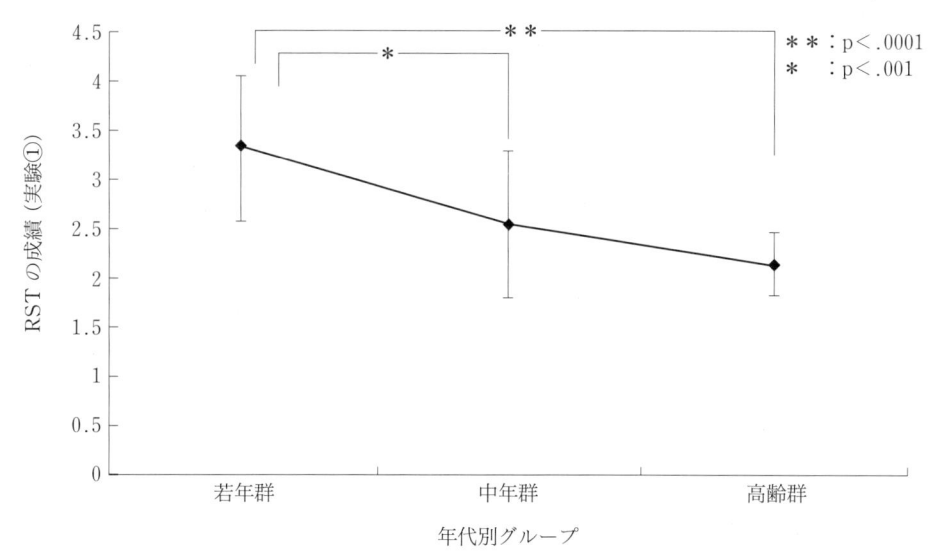

図3　各年代におけるRSTの平均成績の比較 (実験①)
加齢とともにRSTの平均成績は低下している．

---

1) 分散分析：測定のくり返しによるバラツキと処理水準の効果のどちらが大きいか(本章での処理水準とは若年群，中年群，高齢群の3つの水準をさす) を比較することにより，処理の効果が認められるか否かを推測する統計方法である．
　もし処理水準の効果が認められた場合，具体的にどことどこの処理水準間でその効果が認められるかを推測するのが，ポスト・ホック分析である．

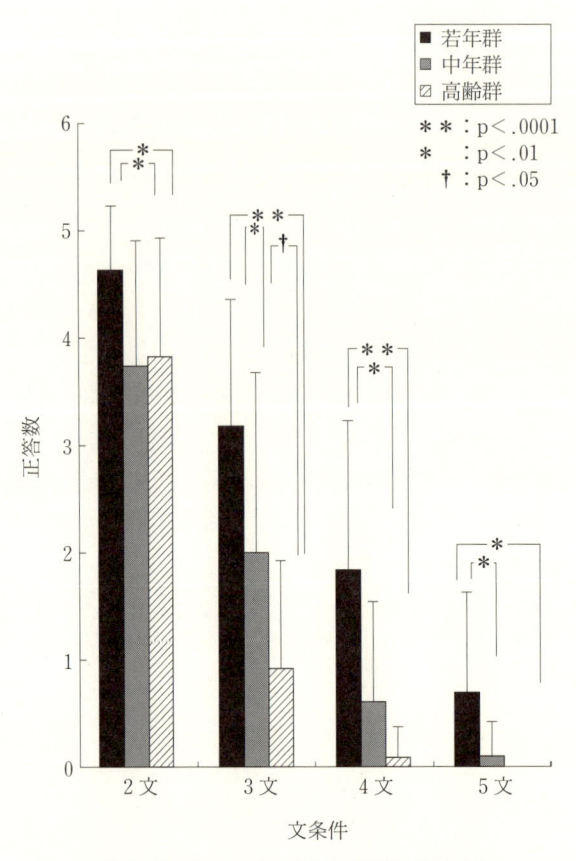

図4　年代と文条件における試行正答数（実験①）
2文条件より年代間で差を認めた．特に3文条件，4文条件
で若年群と高齢群間に有意な差を認めた．

ともに主効果を認め（年代：$F=16.83\,[2,\ 69]$；誤反応：$F=288.64\,[9,\ 621]$，いずれも $p<.0001$)，交互作用も認められた（$F=11.35\,[18,\ 621]$, $p<.0001$)．ポスト・ホック分析 (Fisher's LSD test) の結果，若年群と中年群の間では「忘却」($p<.05$)，「文表出」($p<.01$)，「非ターゲット語」($p<.01$) で有意差を認め，「迷入」でも有意な傾向を認めた ($p<.10$)．若年群と高齢群の比較では，「忘却」(, $p<.0001$)，「文表出」($p<.01$) で有意差を認め，「非ターゲット語」，「迷入」においては有意な傾向を示した（それぞれ $p<.10$)．中年群と高齢群の比較では，「忘却」($p<.01$) のみに有意差を認めた．

さらに，年代とストラテジー選択についての二要因分散分析を実施した結果，ストラテジー選択の主効果がみられた（$F=12.67\,[9,\ 18]$, $p<.0001$)．交互作用が有意な傾向（$p=.067$）を認めたため，ポスト・ホック分析 (Fisher's LSD test) を施行したところ，若年と中年群ではストラテジーの使用が困難な「音読のみ」($p<.01$) で有意差を認めた．若年群と高齢群の比較では「短文化」($p<.05$) と「文全体（内容）保持」($p<.01$) で有意差を認め，「チャンク」と「音読のみ」でも有意な傾向がみられた（それぞれ $p<.10$)．中年群と高齢群との比較では，「文全

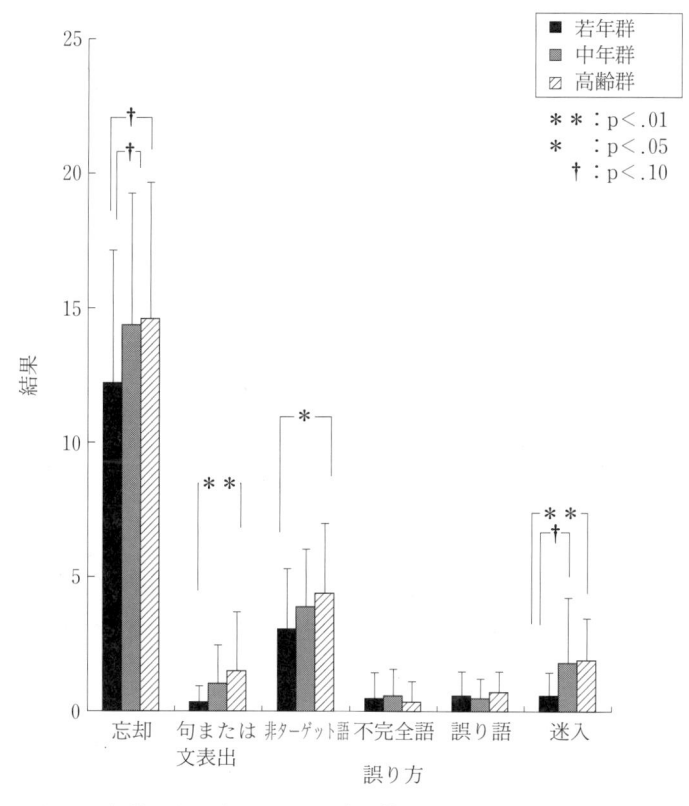

図5　年代と誤反応のタイプ（実験①）
註：忘却：各年代群を通じて最も多い誤反応．
　　句または文表出：若年群と高齢群で有意差を認めた．
　　非ターゲット語：若年群と高齢群で有意差を認めた．
　　不完全語：有意差なし．
　　誤り語：有意差なし．
　　迷入：若年群と中年群，若年群と高齢群で有意差を認めた．

体（内容）保持」（$p<.05$）のみに有意差を認めた．年代別グループごとのストラテジー選択の比較を図6に示した．

　若年群，中年群，高齢群の3群の比較により，RSTの成績は明らかに加齢とともに低下しており，特に若年群と高齢群との差は有意であった．文条件の試行正答数を分析した結果，3文条件，4文条件で年代間の差が表れていた．提示される文の数が増えることにより，試行正答数が減少するのは各年代ともに認められたことである．

　ワーキングメモリの加齢の影響について，Salthouse（1992）は処理速度の遅延を挙げている．すなわち，情報量が多くなるとそれだけ負荷が大きくなり，一定の容量の中で処理と保持の配分を適宜変化させていかなければならない．しかし，処理速度が遅ければ処理できる情報の量が限られてしまう．従って保持しうる情報もおのずと制限を受けることとなる．この見解に基づくならば，文条件の移行に伴い，音読とターゲット語の保持という情報の処理

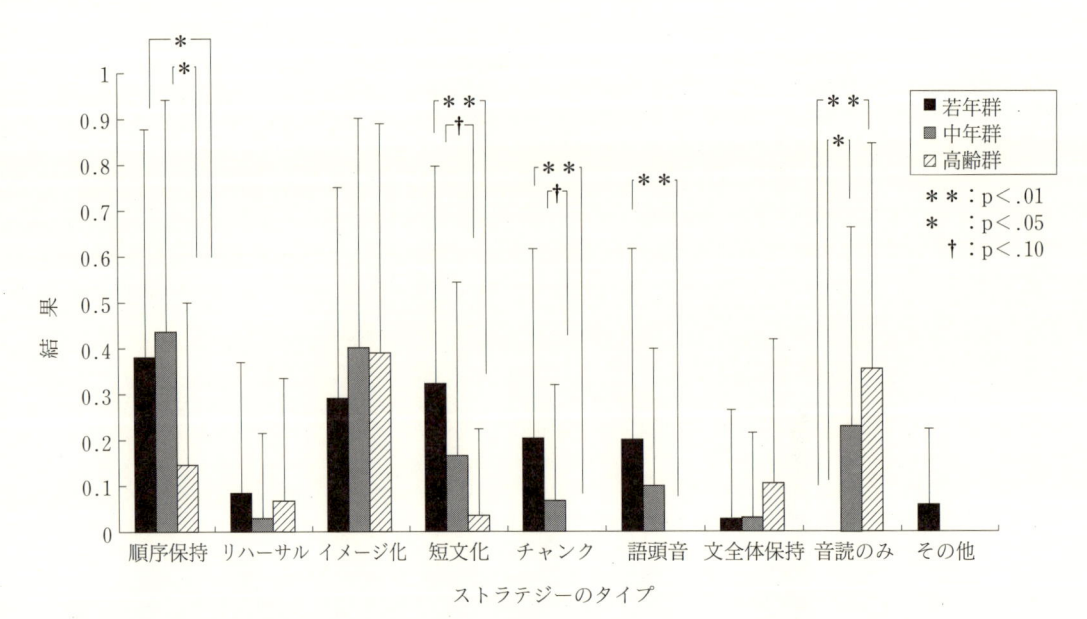

図6　年代と課題遂行時のストラテジー選択（実験①）
註：順序保持：若年群と中年・高齢群で有意差あり．
　　リハーサル：有意差なし．
　　イメージ化：有意差なし．
　　短文化：若年群と中年・高齢群で有意差あり．
　　チャンク：若年群と中年・高齢群で有意差あり．
　　語頭音：若年群と高齢群間で有意差あり．
　　文全体（内容）保持：有意差なし．
　　音読のみ：若年群と中年・高齢群で有意差あり．若年群に比べ，中年群・高齢群で多く認められた．
　　その他：有意差なし．

量は増大する．加齢に伴って単位時間内の処理速度が低下するならば，処理容量もおのずと減少するため，当然RSTの成績は低下するというのは妥当性があるといえる．

しかし，中年群・高齢群では負荷の少ない2文条件でも試行正答率が低下していた．このことは，加齢とともに一度に処理もしくは保持できる情報量が減少することを意味しているのかもしれない．

次に，加齢による誤反応やストラテジー選択の違いについて検討してみると，誤反応分析では単語の「忘却」の出現が各年代群で認められ，加齢に伴って増加を示した．これは，加齢とともに記銘・保持した語を回収（もしくは再生）することが困難となるか，もしくは語の記銘や保持の段階で障害がおきていることを示唆するものである．

単語のみの再生が困難な「文表出」は，中高年群でみられるようになる．この現象は若年群では全くみられなかった．「文表出」が中高年，特に50代でみられ始めるのは，文章を音読する際に文全体の意味やイメージをインプットしてしまい，ターゲット語のみを引き出すことが困難となるためと考えられる．被験者の内省報告によると，「リハーサルができないた

め,文章を読むのにかなりの容量を取られ,ターゲット語を同定できない」というのが多く聞かれた.これはまさしく,後者の文全体の意味やイメージにアクセスするために,ターゲット語のみの抽出を困難にしていることを示唆していると考えられる.このように中年・高齢群で誤反応の「文表出」や「非ターゲット語」が増加したこと,ストラテジー選択の「文全体(もしくは内容)保持」が高齢群で増加したことは,加齢に伴って必要な情報のみの記銘が困難となることを裏付けるものと考える.情報の記銘の障害はその後の保持および再生の障害を引き起こす.このことから加齢とともに誤反応の「忘却」が増加するのは,必要な情報の記銘の障害と捉えることができる.「ターゲット語の保持よりも,ただ提示された文章を読むのに精一杯だった」という報告をするものが中高年にみられた.いわゆる2文から3文,4文へと文条件が変化するという課題の負荷に伴い,音読という情報入力のためにワーキングメモリのほとんどの容量を利用してしまうこととなる.音読という過程は情報の入力には有効に働いているはずであるが,RSTのようなテストにおいては保持を保証するというよりはdistracter(妨害)としての作用が大きく,十分に情報が保持されるとはいいがたい.Brébion, Ehrlich, and Tardieu (1995) によれば,高齢者は課題の負荷が大きくなると,処理と保持のための資源を十分に活用することができなくなる.従って,一つの要素に注意を集中してしまうため,もう一方への注意が抑制されてしまう.この考えに基づくならば,文条件が高じることにより,注意が処理に向けられるため,容易に,かつ適切なターゲット語の再生を困難とさせてしまうと理解することも可能である.

また,若年群に対し中年・高齢群での「非ターゲット語」や「迷入」の増加がみられた.Baddeley and Hitch (1974) は,処理と保持が共通の資源を分け合うため,不必要な情報は効率的に廃棄されなければならない,と述べているように,限られた容量内では不必要な情報は,随時,廃棄もしくは抑制され,必要な新しい情報を保持していかねばならない.しかし,「非ターゲット語」や「迷入」のような誤反応の現れは,加齢とともに保持情報を再生する際の不必要な情報の抑制が困難となることを意味していると考えられる.

被験者からの内省報告はまた,ワーキングメモリにおける加齢の影響を考える上で,一つの手がかりとなった.すなわち,若年成人群では,そのほとんどが,負荷条件において保持のためのストラテジーを模索していたのに対し,中高年群では与えられた情報を処理することに専念し,いわゆる保持のためのストラテジーを利用することが少なかった.年代別にストラテジー選択の比較を行ったところ,中年・高齢群は,若年群に比べテスト中のストラテジー選択の幅が狭く,ストラテジーを有効に活用できにくかった.

ストラテジーは情報の記銘・保持・再生のいずれにも関わるが,今回は「どのようにターゲット語を覚えましたか?」と尋ね,主に記銘と保持に関するストラテジーに限定した.こうした条件下では,やはり中年・高齢群では「音読するだけで精一杯で,とてもターゲット語を覚える余裕などない」という報告にもあるように,加齢とともに情報の記銘と保持のための有効で柔軟なストラテジー活用は障害され,リーディングスパンの成績の低下を引き起こしたと考えられる.

（2）RSTとその他の言語性ワーキングメモリ課題との比較
―― Baddeley のワーキングメモリモデルによる検討

　加齢によりリーディングスパンの成績が低下することは，前項(1)で明らかとなった．しかし，どのような過程が加齢とともに低下しやすいのか，先にも述べたように，脳内のワーキングメモリという一時的な情報処理機構において，一定のキャパシティーを想定した上で処理か保持か，あるいはその配分か，といった議論が盛んではあるが，未だ明らかではない．そこでわれわれは Baddeley の提唱した中央実行系と二つのサブシステム，すなわち視空間的スケッチパッドと音韻ループからなるワーキングメモリモデルを持ち込み，言語性課題における加齢の影響のメカニズムについて検討してみた．

　ここでの検査では，20歳から82歳の健常成人62名を対象とし，各年代ごとに20代から30代の21名を若年群（平均年齢28.8歳，$SD=6.07$），40代から50代の20名を中年群（平均年齢49.4歳，$SD=5.68$），60代から80代までの21名を高齢群（68.3歳，$SD=6.47$）とする3つのグループに分類した．

　課題は高齢者用 RST（改訂版）と4つの言語性スパンテストを用いた．言語性スパンテストとして，数字の聴覚性順唱，および視覚性順唱，逆唱，Lag 1 digit span (Dobbs & Rule, 1989) を施行した．数字の聴覚性順唱 (AS; Auditory digit span) では，被験者は聴覚的に提示されたランダムな数系列を提示された順序で口頭で再生する．また視覚性順唱 (VS) では視覚的に提示された数字のランダムな系列を提示された順序で口頭で再生する．数字の逆唱 (BS) では，被験者は聴覚的に提示されたランダムな数系列を提示された順序とは正反対の順

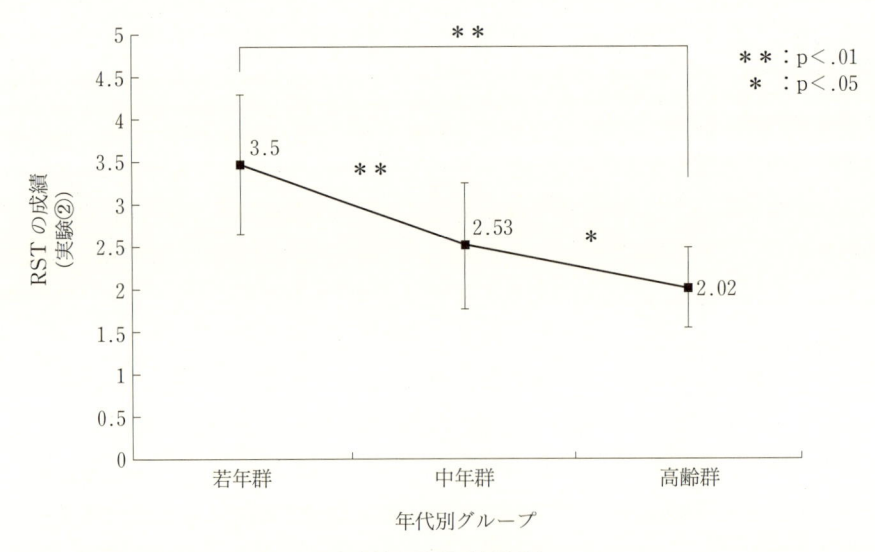

図7　各年代における RST の平均成績の比較（実験②）
　実験1と同様，年代が高くなるにつれ RST の成績は低下し，各年代間すべてにおいて有意差を認めた．

序で口頭で再生する．Lag 1 digit span (LS) (Dobbs & Rule, 1989) はランダムに提示された数字の系列を聞いた後，被験者は提示された数のおのおのから1ずつ減らした数系列を報告するという課題である．以上の4課題では，各桁3試行ずつ実施し，そのうち2試行正答した場合はそのレベルをクリアしたものとみなした．3試行中2試行失敗した時点で中止し，2試行以上正答できた最大のレベルをその人のスパンとした．

なお，二つの順唱課題 (AS および BS) はシンプルスパンテストとし，主に音韻ループの働きを測定する課題とみなし，逆唱 (BS) と Lag 1 digit span (LS) はコンプレックススパン，すなわち保持した情報に操作を加えるというワーキングメモリ課題とみなした．

まず，RST の成績を年代によって比較するために，年代群 (若年群，中年群，高齢群) を要因とする一要因分散分析を行ったところ，各年代において主効果を認めた ($F=23.66$ [2, 59], $p<.01$)．ポスト・ホック分析 (Fisher's LSD test) の結果，若年群と中年群 ($p<.01$)，若年群と高齢群 ($p<.01$)，中年群と高齢群 ($p<.05$) との間にそれぞれ有意差を認めた．各年代群のRST の成績を図7に示す．

RST の成績の年代間の差の特徴を明らかにするために，シンプルスパンとコンプレックススパンの成績をそれぞれ共変量とする共分散分析[2] を実施した．

シンプルスパン (聴覚性順唱 [AS] と視覚性順唱 [VS]) をそれぞれ共変量とする共分散分析の結果，いずれの場合も各年代において有意差を認めた (AS；$F=6.713$ [2, 59], $p<.01$；VS；$F=3.880$ [2, 59], $p<.05$)．ポスト・ホック分析 (Fisher's LSD test) の結果，若年群と他の二群との間に有意差を認めた (AS：若年群と中年群，$p<.01$；若年群と高齢群，$p<.01$；VS：若年群と中年群，$p<.05$；若年群と高齢群，$p<.05$)．しかし，中年群と高齢群との差は共分散分析の結果消失した (図8)．

次にコンプレックススパン (逆唱 [BS] と Lag 1 span [LS]) をそれぞれ共変量とする共分散分析を実施したところ，いずれの場合も各年代において有意差が認められた (BS：$F=4.217$ [2, 59], $p<.05$；LS：$F=5.263$ [2, 59], $p<.01$)．ポスト・ホック分析 (Fisher's LSD test) の結果，若年群と高齢群との間でのみ有意差を認め (BS：若年群と高齢群，$p<.01$；LS：若年群と高齢群，$p<.01$)，若年群と中年群，中年群と高齢群との差は消失した (図9)．

各年代間で RST の成績に差を認め，日本人においても加齢とともに RST の成績が低下することは，実験①および②のいずれにおいても明らかであった．このような結果は先行研究とも一致する (Babcock, et al., 1990; Craik, et al., 1990; Holland et al., 1990; Salthouse, 1992)．しかし実験②の目的は，各年代間の差の特徴を Baddeley のワーキングメモリモデルと対応させて明らかにすることであった．そこで，RST の成績の加齢による低下は主に音韻ループ，

---

2) 共分散分析：独立変数以外に従属変数に影響を及ぼすと予測される剰余変数の影響を積極的に統制するために行われる検定方法．
具体的には実験変数の各条件内での共変量 (剰余変数) と従属変数との相関関係に基づいて各被験者の従属変数の観測値 (実際の得点) と共変量の値から推定される予測値との差である残差得点を算出し，その得点に対して通常の分散分析を行う．

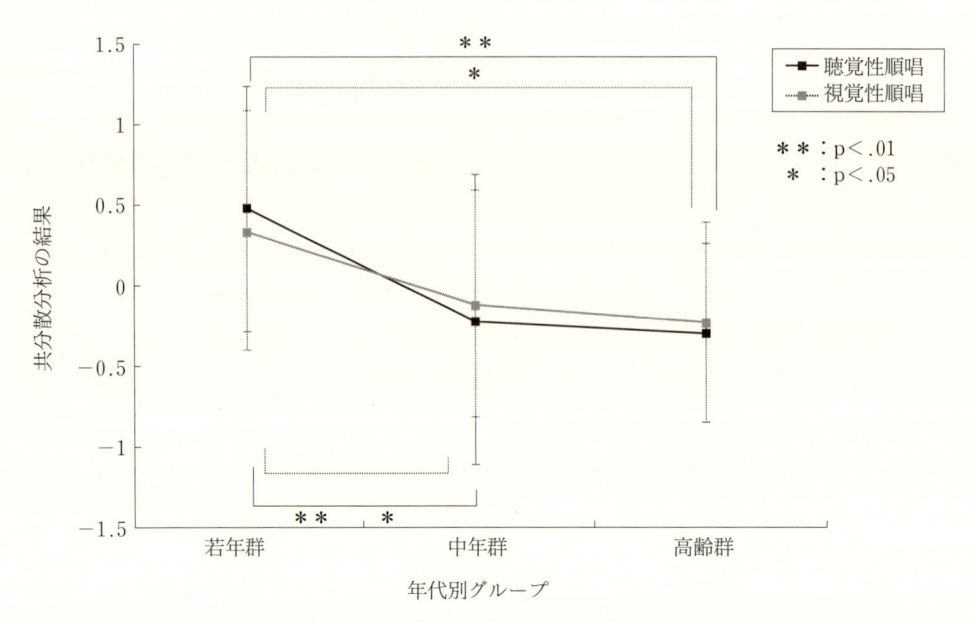

図8 シンプルスパン（聴覚性順唱 [AS] と視覚性順唱 [VS]）をそれぞれ共変量とする共分散分析（実験②）
　若年群と中年群，若年群と高齢群でのみ有意差を認め，中年群と高齢群間の有意差は消失した．

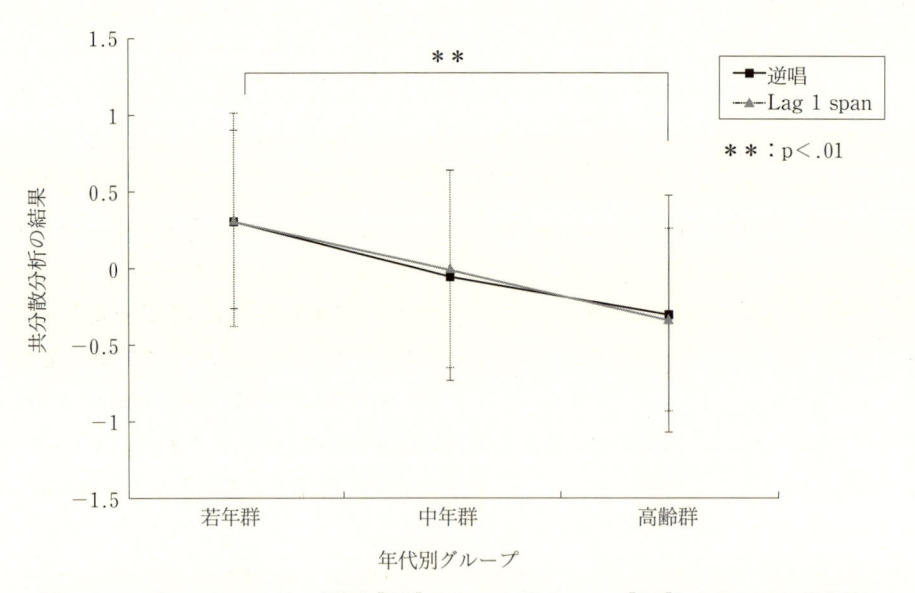

図9 コンプレックススパン（逆唱 [BS] と Lag 1 digit span [LS]）をそれぞれ共変量とする共分散分析（実験②）
　若年群と高齢群でのみ有意差を認め，若年群と中年群，中年群と高齢群との間の有意差は消失した．

あるいは中央実行系，もしくは両者の機能の低下を反映していると仮定してみた．まず聴覚性順唱や視覚性順唱のシンプルスパン，すなわち即時記憶課題は音韻ループの容量を測定し，逆唱や Lag 1 digit span のコンプレックススパンテストは音韻ループと中央実行系の両者，いわゆるワーキングメモリ容量を測定すると仮定してみた．もし，加齢に伴う RST の成績が単純に音韻ループの容量の低下によって生じるとすると，シンプルスパンテストの成績を共変量とした共分散分析によって年代間の差は消失してしまうはずである．または，年代間の差が単に中央実行系のみの機能低下に依存しているならば，シンプルスパンを共変量とした共分散分析による影響は認められないはずである．一方，RST の成績の年代間の差が音韻ループと中央実行系の両者の機能低下による場合，コンプレックススパンを共変量とする共分散分析によって RST の年代間の差は消失するはずである．

実際，シンプルスパンテストをそれぞれ共変量とした共分散分析の結果，中年群と高齢群との差のみが消失した（図 8）．このことから，中年群と高齢群の成績の差の要因は，主に音韻ループの容量の低下を反映していると推定されたが，若年群と中年群との差はまた別の要因を考えなければならない．

一方，コンプレックススパンテストをそれぞれ共変量とした場合には，若年群と中年群，中年群と高齢群との差は消失してしまった（図 9）．このことより，若年群と中年群の RST の成績の差は，中年群と高齢群との差と同様に音韻ループの容量および中央実行系の機能低下と関連していると推定した．しかしながら先に述べたように，シンプルスパンを共変量とした共分散分析では中年群と高齢群との差が消失したにもかかわらず，若年群と中年群との差は依然として認められていたので（図 8），若年群と中年群の RST の成績の差は音韻ループの容量低下ではなく，主に中央実行系の機能低下に起因していると考えるのが妥当であるようだ．

以上，実験②から，中年群と高齢群との RST の成績の差は，音韻ループの容量の低下を反映し，若年群と中年群の成績の差は中央実行系の機能低下を反映していることが示唆された．

11-5 ま と め

Craik ら（1990, 1995）は，ワーキングメモリにおける加齢の特徴について次のように述べている．すなわち，単純な容量（simple capacity）というよりは，むしろ中央演算処理機構（the central processor）の柔軟性や演算能力が最も加齢の影響を受けやすい．このような見解の根底には，加齢とは常に均一の経過をたどると考えられていることが窺える．しかしながら，加齢という時間的な経過に伴う過程は，それぞれ異なる時期において異なった要素が衰えていく，ということをわれわれの結果は示している．

本章では加齢とともにヒトの心理過程がどのように変化していくのかを探ることが目的で

あった．ヒトに特有の「言語」を用いたリーディングスパンテストというパラダイムを用いて，ワーキングメモリに関する脳の処理過程の加齢の影響を考えると，情報処理における効率性，すなわち必要な情報の保持と不必要な情報の抑制の配分調整が難しくなり，中年以降ではまず中央実行系の機能が低下し始めるようである (Yamadori, et al. 1998; Meguro, et al. inpress)．

　知能が結晶性知能と流動性知能に分類されるとすると，いわゆるワーキングメモリは流動性知能に属すると考えられる．このため，ワーキングメモリというテーマで加齢について考えていくこと，それはおのずと"加齢"イコール"機能の衰え"という図式に則った検討しかできなくなる危険性をはらんでいる．本章では，リーディングスパンテストを用いてヒトの加齢に伴う心理過程の変化の一側面を明らかにしただけなのかもしれない．加齢の影響は，そのヒトの生活背景において個人差も大きく，また加齢とは決して単純なプロセスではないということを常に念頭においておくべきであろう．

参照文献

Babcock, R. L., Salthouse, T. A. (1990). Effect of increased processing demands on age differences in working memory. *Psychology and aging*, 5, 421-428.

Baddeley, A. D. (1986) Working memory. *Oxford Psychology Series*, vol. 11, (pp. 224-253) Oxford University Press.

Baddeley, A. D. (1992). Working memory. *Science*, 255, 556-559.

Baddeley, A. D., Hitch, G. (1974). Working memory. In G. A. Bower (Ed.) *The psychology of learning and motivation*, vol. 8 (pp. 47-89). New York: Academic Press.

Brébion, J., Ehrlich, M. F., Tardieu, H. (1995) Working memory in older subjects: Dealing with ongoing and stored information in language comprehension. *Psychological Review*, 58, 225-232.

Carpenter, P. A., Just, M. A. (1989) The roll of working memory in language comprehension. In D. Klahr, D. and K. Kotovsky, (Eds.): *Complex information processing; The impact of Herbert A. Simon* (pp. 31-68), Lawrence Erlbaum Associates, Inc., Hillsdale, US.

Carpenter, P. A., Miyake, A., Just, M. A. (1994) Working memory constraints in comprehension: Evidence from individual differences, aphasia, and aging. In A. G. Morton, (Ed.), *Handbook of psycholinguistics* (pp. 1075-1122), Academic Press, San Diego.

Craik, F. I. M., Anderson, N. D., Kerr, S. A., Li, K. Z. H. (1995). Memory changes in normal ageing. In A. D. Baddeley, B. A. Wilson, and F. N. Watts (Eds.) *Handbook of memory disorders* (pp. 211-239). Chichester: John Wiley & Sons.

Craik, F. I. M., Morris, R. G., Gick, M. L. (1990). Adult age differences in working memory. In G. Vallar, T. Shallice (Eds.) *Neuropsychological impairments of short-term memory*, (pp. 247-267). New York: Cambridge University Press.

Daneman, M., Carpenter, P. A. (1980). Individual differences in working memory and reading. *Journal of Verbal Learning and Verbal Behavior*, 19, 450-466.

Dobbs, A. R., Rule, B. G. (1989). Adult age differences in working memory. *Psychology and aging*, 4, 500-503.

Folstein, M. F., Folstein, S. E., McHugh., P. R. (1975). "Mini-Mental State". A practical method for grading the cognitive state of patients for the clinician. Journal of Psychiatric Research, 12, 189-198.

Gick, M. L., Craik, F. I. M., Morris, R. G. (1988) Task complexity and aging differences in working memory. *Memory & Cognition*, 16, 353-361.

Hartley, J. T. (1986) Reader and text variables as determinants of discourse memory in adulthood. *Psychology and aging*, 2, 150-158.

Hasher, L., Zacks, T. R. (1988) Working memory, comprehension, and aging: A review and a new view. In G. H. Bower (Ed.), *The Psychology of Learning and Motivation*, vol. 22 (pp. 193-225), Academic Press.

Holland, C. A., Rabbitt, P. M. A. (1990). Autobiographical and text recall in the elderly.

An investigation of a processing resource deficit. *Quarterly Journal of Experimental Psychology*, 42 A, 441-470.

Light, L. L., Anderson, P. A. (1985) Working-memory capacity, age, and memory for discourse. *Journal of Gerontlogy*, 40, 737-747.

Meguro, Y., Fujii, T., Yamadori, A., Tsukiura, T., Suzuki, K., Okuda, J., Osaka, M. (2000) The Nature of Age-Related Decline on the Reading Span Task. *Journal of Clinical Experimental Neuropsychology*, 22, No.3, 391-398.

Morris, R. G., Gick, M. L., Craik, F. I. M. (1988) Processing resources and differences in working memory. *Memory & Cognition*, 16, 362-366.

Morrow, D. G., Leirer, V. O., Altieri, P. A. (1992) Aging, expertise, and narrative processing. *Psychology and aging*, 7, 376-388.

苧阪満里子，苧阪直行 (1994)．読みとワーキングメモリ容量―日本語版リーディングスパンテストによる測定　心理学研究 65，339-345．

Salthouse, T. A. (1992). Influence of processing speed on adult age differences in working memory. *Acta Psychologica*, 79, 155-170.

Stine, E. A. L., Wingfield, A. (1987) Process and strategy in memory for speech among younger and older adults. *Psychology and aging*, 2, 272-279.

Yamadori, A., Ashina, Y., Fujii, T., Tsukiura, T., Okuda, J., Osaka, M. (1999) The Nature of Age-Related Decline on the Performance of the Reading Span Task. (Rotman Institute Abstracts) *Brain and Cognition* 39, 19-22.

第12章
ワーキングメモリと第二言語処理
―― バイリンガルを対象としたリーディングスパンテストの結果

苧阪満里子
大阪外国語大学
苧阪直行
京都大学
Rudolf Groner
University of Bern, Switzerland

12-1 バイリンガルとRST

　これまでの章でみてきたように，リーディングスパンテスト（RST）は言語の情報処理，言語理解に関連したワーキングメモリの個人差を推定することができる評価法と考えられる．RSTを用いた研究はほとんどが母国語を用いて行なわれている．そこで，RSTで測定されたワーキングメモリの容量が，言語，特に第一言語（母国語）に依存するのかそれとも言語の種類とは独立であるのかという問いが生じてくる．ここでは，言語処理のなかでも，第二言語処理を視点として，ワーキングメモリの特性を考えてみたい．

　さて，RSTで測定される個人差が，言語情報処理と関連したワーキングメモリの個人差やワーキングメモリの処理効率と関連することを考慮するならば，RST得点は言語の種類が異なっても同様に保たれることが予測される．文の読みを進めながら処理した内容を適宜保持したり（Daneman, & Carpenter, 1980），それをうまく活性化しつつ文の理解にむけて統合する能力は，第一言語の読みだけでなく第二言語の読みにおいてもうまく発揮されるものと考えられるからである．第一言語でのワーキングメモリ資源の利用効率は，第一言語以外の言語に対しても同様の効率の良さを示すものと考えられ，ワーキングメモリ資源の利用効率は，言語の種類が異なっても個人内で転移（transfer）するものと推察できる．

　ここでは，第一言語，第二言語のRSTについて比較検討を行なう．このような検討から，

表1　日本語版 RST と英語版 RST の平均得点

	人数	平均値	SD
日本語	30	3.45	0.97
英　語	30	3.23	1.10

RST で測定され得るワーキングメモリの特性を一層明瞭にしてみたい．

苧阪 (1992)，Osaka & Osaka (1992) は，日本人の大学生に，日本語版の RST と，英語版を実施して，両者の RST 成績の比較を行なった．大学生の英語の習得レベルには，個人差が存在することが予想されるため，被験者は大学において英語を専攻している大学生に限定した．また，使用された RST の英語版は，日本人の大学生を対象とする第二言語としての英語を基準とした．そのため，英語版 RST は大学に入学以前に学習したテキストの内容を参考にして，構文構造，使用単語の調整を行なった．

日本語版 RST と英語版 RST の結果を表1に示す．RST の得点の相関は日本語と英語との間で非常に高くなり（r=0.84, $p<0.01$），日本語版の RST で得点が高い被験者は，英語版でも高得点を維持していることがわかった．逆に，日本語の得点が低い場合には，英語でも得点が低かった．この結果から，読みの処理にかかわるワーキングメモリの個人差は，言語の種類により影響を受けないことがわかった．すなわち，RST で測定されるワーキングメモリの容量は言語の種類に独立であり，特定の言語に依存しない可能性が示唆された．

このようなワーキングメモリの言語非依存性をさらに検証するために，日常的に二言語を並行して用いることが多い，バイリンガルの被験者についてさらに詳細に検討が行なわれた．実験は，スイスのベルン大学の心理学実験室で行なわれた．よく知られているように，スイスは4種類の言語を国の言語と指定している．4つの言語は，ドイツ語，フランス語，イタリア語とロマンス語である．これをよく象徴するようにベルンの中央駅には，駅 (station) という表現が4種類言語で書かれている．ベルンはドイツ語圏にある都市であるが，そのすぐ近郊はフランス語圏となる．したがって実験に参加したベルン大学の学生のほとんどはドイツ語が第一言語であり，フランス語が第二言語であった．そこで，彼らの第一言語であるドイツ語と第二言語であるフランス語とを用いて RST の測定を試みた．

ドイツ語版 RST とフランス語版 RST は，ドイツ語およびフランス語のテキストをもとに作成した．両言語ともに，文の長さは 10-16 単語長であった．また，被験者が記憶する単語はいずれも文末単語とした．RST の実験方法は英語版と同様であった．ドイツ語版 RST とフランス語版 RST を章末の資料1に示す．

12-2　RSTとストループ効果

　ここではRSTの測定の他に，言語の習得レベルの指標になるストループテストも同時に測定して，両者の関係についても検討を行なった．ストループ効果は色名単語がその色名とは異なる色で書かれているとき，色名を口頭で答える場合に反応が遅れる現象をいう（第3章，10章参照）．これは，単語の自動的活性化が色名呼称に干渉を及ぼすことに起因すると考えられている．そのため，ストループ効果は，言語処理における自動的過程 (Posner & Snyder, 1975) を窺い知る上で有効な現象である．そこで，ストループ効果は言語習得過程の変化を測定する客観的指標ともなる．というのは，ストループ効果は，高度に自動化されている言語すなわち第一言語について認められるのみでなく，習得が進んだ言語であれば，第二言語についても効果が認められるからである．

　ストループ効果は，赤，青，黄，緑，茶の5色の色名について測定された．刺激図版は，横42 cm縦30 cmの白紙を用いて作成された（口絵17参照）．色パッチ，ドイツ語，フランス語のそれぞれの図版には，横10列，縦6行にわたり60個の色パッチおよびドイツ語とフランス語の色名単語が記入されていた．さらに，スイス人の被験者にとっては言語の自動的活性化が生起しないと予想される日本語の漢字も刺激に用いた．ドイツ語，フランス語，日本語の色名は，いずれもその色単語とは一致しないインクの色を用いて書かれていた（口絵17A～C）．日本語については実験を開始する前に，被験者はそれぞれの単語が意味する色を学習した．学習は，すべての被験者が日本語の漢字とその意味する色名が完全に一致するまで行なわれた．被験者は，色パッチ，ドイツ語，フランス語，日本語の刺激図版の色名を，ドイツ語かフランス語で読み上げた．読み上げはできるだけ速くなるようにと教示が与えられ，それぞれの図版の読み上げに要した時間が測定された．

　被験者は第一言語がドイツ語であり，フランス語が第二言語であると報告した場合のみを対象とした．フランス語を第一言語とする場合や，ドイツ語とフランス語以外のイタリア語やロマンス語も同じレベルであると報告した被験者は分析から除外された．そこで，分析には40名の被験者の測定値が用いられた．

　ドイツ語とフランス語のRSTの平均値を表2に示す．表からRSTの得点は，ドイツ語で値が大きいのがわかる．また，両者の得点の間には高い相関が認められた（$r=0.73, p<0.01$）．

表2　ドイツ語版RSTとフランス語版RSTの平均得点

	人数	平均値	SD
ドイツ語	40	3.50	0.57
フランス語	40	2.81	0.51

結果は，RSTで測定されるワーキングメモリは言語の種類には依存しない結果を支持するものとなった (Osaka & Osaka, 1992; Osaka, Osaka & Groner, 1993)．したがって，バイリンガルの被験者では，ワーキングメモリとその容量は二つの言語に共通するものと考えられる．なお，分析から除外したフランス語が第一言語の被験者については，逆にフランス語のRST得点が高かった．

次に，被験者40名のストループ図版の色名呼称に要した平均値を求めた．図1には，各図版の読み上げ時間を読み上げた言語ごとに示した．読み上げた時間は，いずれの図版の場合でもドイツ語よりもフランス語のほうが長かった．色パッチの読み上げで両者の差が明瞭なように，フランス語よりもドイツ語の読みが速いことがわかる．両者の色名単語については単語の長さにさほど差が無いことから，ドイツ語の流暢性が明瞭である．

日本語については干渉値は小さく，被験者によっては色パッチよりも短くなることもあった．日本語は自動的処理の段階にはいたらず，したがって意味の活性化が少ないため干渉が生起しなかったものと思われる．日本語の結果から，ストループ効果は短期間の学習では生起しないことがわかる．

次に，ドイツ語，フランス語の読み上げ時間から色パッチの読み上げ時間を差し引いた値を図2に示す．図2から，干渉はドイツ語の言語内で最大であることがわかる．フランス語でも，ドイツ語ほどには値は大きくないが，やはり干渉が認められる．刺激言語と反応言語との関係については，ドイツ語で反応する場合のほうが，刺激語の影響を強く受けていることがわかる．

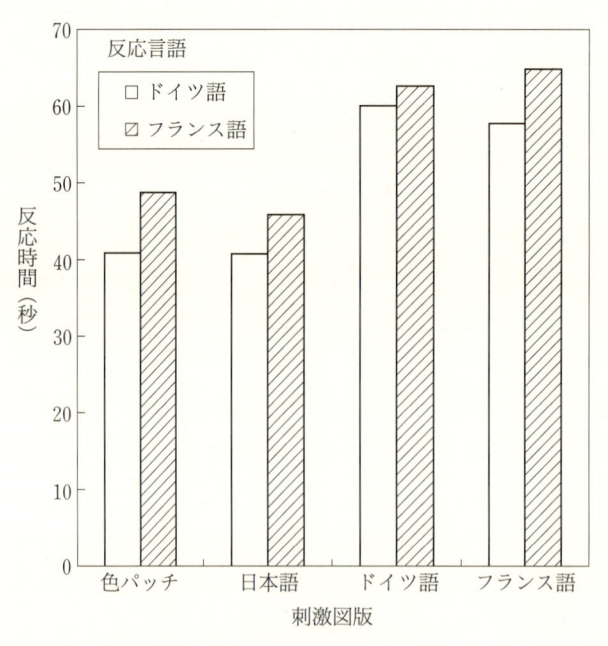

図1　各刺激図版の反応時間

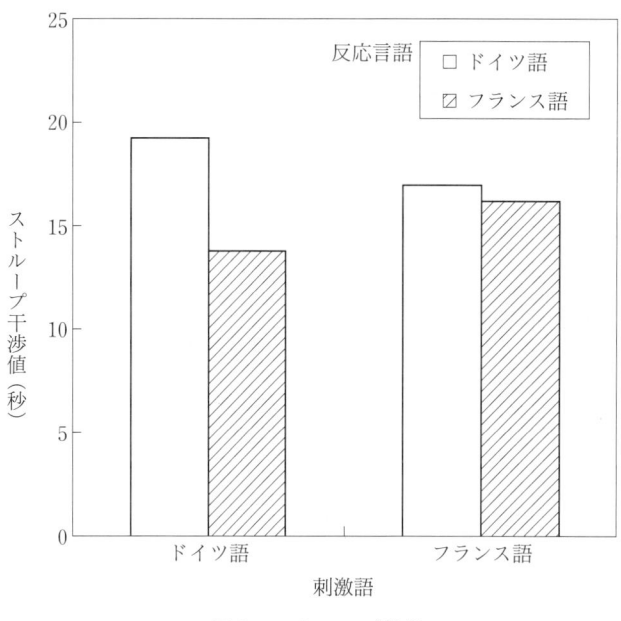

図2 ストループ効果

このように,ドイツ語とフランス語のそれぞれの言語内干渉値は,被験者の第一言語および第二言語の自動化のレベルを反映していることがわかる.両者の干渉値は,RST得点の差と同様の変化傾向を示している.

さて,ストループ課題については,脳損傷,特に左の前頭連合野を損傷した患者では,文字の色名呼称に困難を生じ,その干渉が著しいことが報告されている(Perret, 1974).この結果から,ストループ効果が前頭連合野の機能とかかわり,ワーキングメモリのはたらきと関連することが予測される.そこで,RSTの得点とストループ干渉値との相関値を算出した.その結果,両者の相関は,ドイツ語の言語内干渉値とドイツ語RSTとの間の相関値が−0.27が最大であり,いずれも統計的に有意と認められるものではなかった.これは,ストループ課題で測定される認知的葛藤が,脳の損傷患者には明瞭に現れるが,健常者の個人差を反映するほどには敏感な内容ではないことが一因として考えられる.

12-3 第二言語習得とワーキングメモリ

ストループ課題で測定される認知的葛藤が言語習得のどの段階で生起するかという問題に関して,苧阪(1993)は,第二言語習得過程でのストループ効果の干渉値を,学習期間を変化させて比較した.そこでは,イタリア語専攻の大学生を対象として,日本語,英語およびイタリア語のストループ干渉値の測定を行なった.イタリア語の学習期間は1年,2年,3年

の3期間とした．その結果，色名呼称によるストループ干渉値は，1年から2年の期間の間で明瞭な増加を示した（図3参照）．

さらに，色名ではなく色に関連する単語を用いて，3つの学習期間のストループ干渉値を比較した（苧阪，1994，表3参照）．関連語のストループ効果については，色名のストループ効果の結果とは異なり，2年から3年の間で干渉値の有意な増加が認められたが，1年から2年の間では効果の増加が認められなかった（図4参照）．

ここでは，ストループ課題と同時にRSTの測定が行なわれた．日本語，英語，イタリア語のRSTスパンは，それぞれ表4に示す値となった．なお，RSTは，学習期間が1年の被験者では読みが不完全なため，学習期間が2年，3年の被験者についてのみ実施された．日本語，英語では，RSTスパンが学習期間による差が認められないのに対して，イタリア語では学習期間が3年になるとスパンの増加が認められた（$p<0.01$）．また，スパン値のそれぞれの言語間での相関を算出したところ，学習期間2年では日本語とイタリア語RST間に相関が認められなかったが，学習期間が3年になると両者の間に有意な相関が認められた（$r=0.62$，$p<0.01$）．

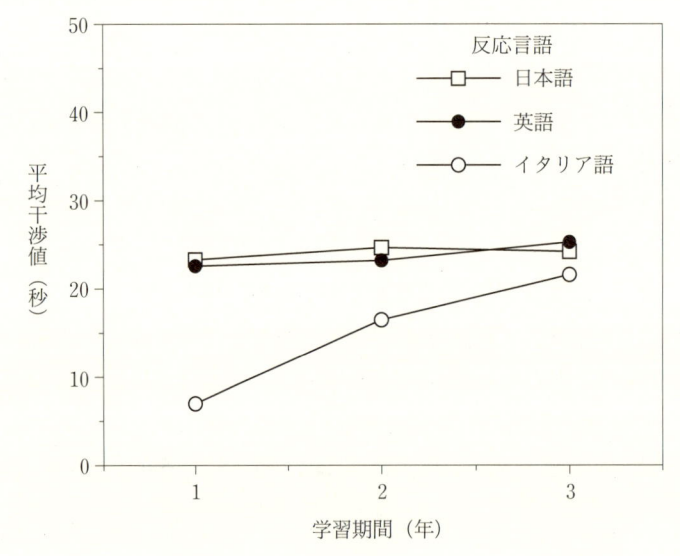

図3　学習期間による色名呼称のストループ干渉値の変化

表3　日本語，英語，イタリア語の色に関連した刺激単語

色パッチ	日本語	英語	イタリア語	（イタリア語の日本語訳）
赤	火	apple	pomodoro	（トマト）
青	海	sky	cielo	（ 空 ）
緑	草	grass	erba	（ 草 ）
黄	バナナ	lemon	limone	（レモン）
橙	みかん	orange	aranciata	（オレンジジュース）

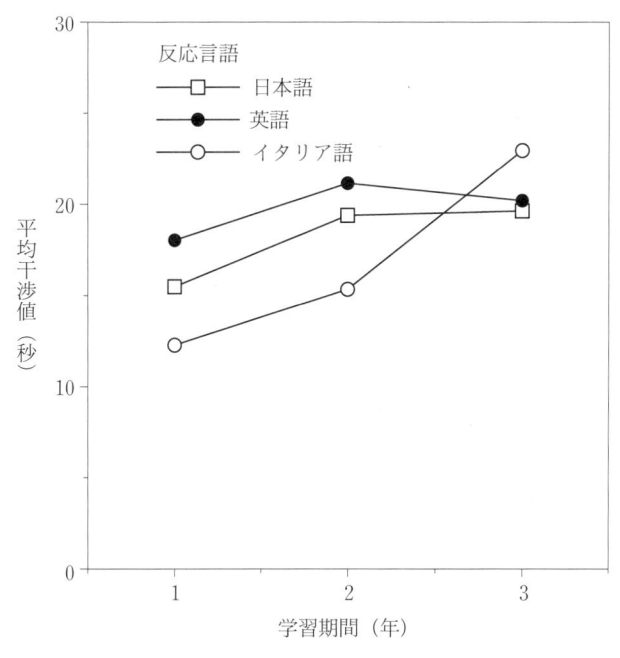

図4　学習期間による色名関連語のストループ干渉値の変化

表4　日本語，英語，イタリア語 RST 得点

	学習期間					
	2年			3年		
	人数	平均値	(SD)	人数	平均値	(SD)
日本語 RST	15	3.13	(0.72)	15	3.07	(0.82)
英語 RST	15	2.28	(0.65)	15	2.5	(0.9)
イタリア語 RST	15	2.41	(0.58)	15	2.96	(1.01)

　結果から，色名よりも意味の処理が深い関連語での干渉値がより習得の進んだ段階で明瞭になることがわかる．そして，意味のネットワークの形成が言語の習得段階に対応して構築されることが窺われる．また，習得レベルが進んだ段階では，第二言語の RST と第一言語 RST との間に相関が認められることから，言語の習得レベルが進むと，個人の保有しているワーキングメモリの機能を第一言語と同様に有効に利用できるものと考えられる．

　スイス人バイリンガルの RST 得点と色名ストループ干渉値との関連が認められなかったのは，色名によるストループ干渉では，彼らのワーキングメモリの資源利用の効率を識別するには十分でなかったものと考えられる．そこで，より高次の意味処理を必要とする関連語などを用いた検討がさらに必要と考えられる．色名を用いたストループ干渉値は，Perret (1974) の研究例のような損傷患者を対象とした場合や，言語習得のごく初期の段階にある被験者については，干渉とそれに対する適切な抑制機構を検証することが可能であろう．しかし，より高度に学習が進んだ段階でのワーキングメモリの評価には不十分であり，意味処理

とかかわる認知的葛藤テストを併用すべきであろう．

最後に，ワーキングメモリと言語習得については，読みの学習初期の段階において，音韻ループが貢献していることが指摘されていて (Gathercole, et al, 1990)，第二言語習得の初期の段階では，音ループが関与していることが予想される．今回の結果からは，中央実行系とのかかわりが強調されている (Just, & Carpenter, 1992, Baddeley, 1992) RST が，第二言語処理と関連することが示唆された．したがって，第二言語処理には，中央実行系や音韻ループを含めたワーキングメモリの機能が，影響する段階には微妙な差があるものの，その習得に貢献することは間違いないようである．

資料1

German RST
practice
p-1　Sie möchten sich um ein Sprach-Stipendium in Kanada bewerben und müßen jetzt einen Lebenslauf schreiben.
p-2　Da kam ein kleines Mädchen, das trug nur ein dünnes Hemd.

2sentences
1-1　Man fasse diese Mittel mit Zangen an daß die Hand gesichert bleibe.
1-2　Er lädt seinen Freund und dessen Freundin zum Abendessen ein.

2-1　Ich hörte, daß er das Buch hatte lesen können.
2-2　Der Verlust dessen, womit wir das Leben schmücken, macht uns oft unglücklich.

3-1　Am Stammitisch sitzt er mit seinen Freunden und trinkt.
3-2　Doch nicht nur für das geistige, auch für das leibliche Wohl wird in Köln gesorgt.

4-1　Die Familie Reinhard wohnt in der Nähe des Institutes.
4-2　Da der Berg gefährlich ist, rate ich Ihnen von einem Besteigen ab.

5-1　Durch einen Druck auf deisen Knopf setzt sich dei Maschine in Gang.
5-2　Er erzählte ihr nicht alles, was er dort er lebt hatte.

3sentences
1-1　Niemand kann dir einen Vorwurf machen, weil du doch alles versucht hast.
1-2　Bevor ich bremsen konnete, war das Kind schon vor das Auto gelaufen.
1-3　Im April regnet es am meisten, und das Wetter ist in diesem Monat sehr wechselhaft.

2-1　Es gibt Philosophen, die den deutschen Carakter durch den Wald erklären.
2-2　Als ich zu seinem Hotel ging, hatte er es schon verlassen.
2-3　Die Luft bildet um die Erdkugel herum eine Schicht, die Atmosphäre heißt.

3-1　Wenn ich in München angekommen bin, rufe ich Sie wieder an.
3-2　Ich glaube es nicht, es sei denn daß Sie mich durch Tatsachen überzeugen.
3-3　Ohne Luft könnten wir nicht atmen und ohne Luft gabe es auch kein Pflanzen und

Tierleben.

4-1　Der Wagen ist ziemlich alt, aber der Motor läuft noch gut.
4-2　Es lieben ihn alle Leute, er aber liebte nur den großen Mann.
4-3　Statt zu ihm zu gehen, habe ich ihn angerufen.

5-1　Ich erhielt eines Tages ein Kästchen mit ausländischen Briefmarken zum Geschenk.
5-2　Die Aufgabe mag noch so schwierig sein, er löst sie spielend.
5-3　Auf de Station wartete ein Mädchen mit dicken Zöpfen auf beiden Schultern auf mich.

4sentences
1-1　Wir gehen zur Universität, um Jura zu studieren.
1-2　Die Flüssigkeit übt ununterbrochen einen starken Druck auf die Wände des Gefäßes aus.
1-3　Sie bittet ihren Sohn, mit ihnen in Kontakt zu bleiben.
1-4　Einmal zerstörtes Nervengewebe ist nicht mehr reparabel.

2-1　Die Sitzung fängt damit an daß die Tagesordnung verlesen wird.
2-2　Die Untersuchungen erlitten durch seine Abwesenheit keine Unterbrechung.
2-3　Das veromochte keineswegs zu voller Durchsetzung zu gelangen.
2-4　Frau Kohl benimmt sich, als wäre sie ein Mädchen.

3-1　Wir alle hoffen, die Forschung möge in nächster Zukunft großen Erfolg haben.
3-2　Nach genauer Untersuchung fragte der Arzt den Patienten nach seinen Befinden.
3-3　Ohne Gesundheit ist kein äußeres Gut, welcher Art es auch sei, genießbar.
3-4　Mein Sohn wünscht, einmal nach Deutschland zu fahren.

4-1　Herr Volkers wird meinen Brief wohl nich gelesen haben.
4-2　Es fehlt mir ein Freund an dessen Busen ich meinen Kummer ausschütten könnte.
4-3　Morgen findet in der Stadthalle zu Gunsten der Armen dieses Landes ein Konzert statt.
4-4　Viele Arbeitnehmer bekommen aber 5 bis 6 Wochen.

5-1　Die Kinder waren viel zu aufgeregt, als daß sie hätten einschlafen können.
5-2　Er ging mit seinem Freund und dessen Schwester spazieren.
5-3　Die Studenten empörten sich über die Worte des Professors.
5-4　Wenn einem nicht wohl ist, bleibt man beser zu Hause.

5sentences
1-1　Der Schüler hatte so gut gelernt, daß er eine sehr gute Prüfung machen konnte.
1-2　Man gebe ihm die doppelte Arbeitszeit, er wird die Aufgabe nicht lösen.
1-3　Der Minister, von dessen neuen Plan viel gesprochen wurde, wurde entlassen.
1-4　Wer sich auf seinen Gott verläßt, dessen Hoffnung steht felsenfest.
1-5　Herr Schmidt hat seinen Sohn zum Bahnhof gehen lassen.

2-1　Gold ist dasjenige Metall, dessen Glanz so viele betört.
2-2　Diese Silbervorkommen haben vor tausend Jahren die salischen Kaiser nach Goslar gelockt.
2-3　Er fährt nach Berlin, um dort einen Vortag zu halten.
2-4　Durch den Tod ihres Manns schockiert, ist auch die Frau gestorben.
2-5　Zu bedenken ist ferner, daß die Pläne sich geändert haben.

3-1　Die Beispiele zeigen, wie notwendig es ist, daß wir alle Belege prüfen, damit Fehler

vermieden werden.
3-2 Die Ereignisse des Tages noch einmal überdenkend, achlief er ein.
3-3 Meine Ansichten und die meiner Frau sind ganz verschieden.
3-4 Es war ein einsamer Mann mit vielen offenen Fehkern und vielen heimlichen Tugenden.
3-5 Trotz der Frucht und des Durcheinanders der Nachkriegszeit waren wir lange sicher.

4-1 Der Zug kam heute nachmittag wegen eines Machinenschadens mit Verspatung in München an.
4-2 Alle Testamente müssen von zwei bezeugt sein.
4-3 Er hat viel Freunde und schön Erinnerungen aus jener Zeit.
4-4 Geborgt wird nur an 100 jährige in Begleitung ihrer Großeltern!
4-5 Das Spielzeug, mit dem das Kind da spielt, ist aus Japan.

5-1 Der Mann, der von allen Freunden verlassen worden war, wanderte nach Amerika aus.
5-2 Das war aber nicht die Klingel der Wohnungstür, sondern das Telephon.
5-3 Von dort aus gehen sie zum Marktplatz, der sich im mittelalterlichen Stadtkern befindet.
5-4 Mai und Juni sind meistens besonders schöne Monate in Deutschland.
5-5 Er erreicht die Straßenbahn und nimmt einen Platz am Fenster.

French RST
practice
p-1 Je vais à la poste acheter des timbres.
p-2 La Garonne prend sa source dans les Pyrénées et le Rhône dans les Alpes.

2sentences
1-1 Deux hommes suivaient un étroit sentier perdu sous les feuillages.
1-2 Napoléon finit par se faire proclamer empereur.

2-1 Un sentiment de malaise inexprimable commença à naîhre dans tous les jeunes coeurs.
2-2 Pierre et Jean sont allés la chercher là-bas.

3-1 Tous les hommes s'efforcent d'être heureux, et cela sans exception.
3-2 Je ne pensais pas que c'était aussi difficile que ça.

4-1 Il préfère laisser planer une ombre sur son passé.
4-2 La justice est une si belle chose qu'on ne saurait trop l'acheter.

5-1 Il faut mettre en ligne les meilleures joueurs pour vaincre.
5-2 Sans les rideaux blancs des fenêtres, on aurait cru l'endroit inhabité.

3sentences
1-1 Elle me dit d'envoyer ce paquet par la poste le plus tôt possible.
1-2 Il est temps que vous pensiez à votre avenir.
1-3 Il demande avec qui son fils se disputait si souvent à l'école.

2-1 Chaque soir, il faisait une promenade dans le bois.
2-2 La cigale chantait tout l'été, tandis que la fourmi travaillant sans repos.
2-3 Supposé qu'il ait ri de vous, ce n'est pas une raison pour vous fâcher.

3-1 Venu jouir du succès de mon invention, je me sentis accablé de honte.
3-2 A la tombée de la nuit la rue est redevenue calne.

3-3　Il m'a dit qu'ils étaient alors très heureux.

4-1　Malhereusement, l'espérance de santé ne croît pas aussi vite que l'espérance de vie.
4-2　Nous étions invités tous deux à une soirée dansante.
4-3　Le miracle a lieu devant la grand foule parisienne.

5-1　Les deux jeunes filles courent le long du canal.
5-2　Elle a senti son coeur soudainement s'emballer.
5-3　Il y a bientôt dix ans qu'il a quitté son pays.

4sentences
1-1　Un fort coup de vent fait vaciller la flamme de la bougie et l'éteint.
1-2　Je vais faire en sorte que tout soit prêt à l'heure.
1-3　Le camion bleu de déménagement démarre lentement, chargé de meubles et de cartons.
1-4　J'ai avisé un portefeuille oublié sur un banc.

2-1　Ce n'est que la hache à la main que l'homme s'y frayerait un passage.
2-2　Moi, je n'ai pas le loisir de t'accompagner.
2-3　Je me suis rendu compte que la radio n'était pas éteinte.
2-4　La nature de la langue française est d'être claire, logique.

3-1　Les lèvres et les yeux de l'autre homme restaient sombres et muets.
3-2　La volonté sans objectif est inutile.
3-3　En un instant beaucoup de soldats eurent envahi la plaine.
3-4　Nous faisons une promenade dans les bois.

4-1　On peut les étirer indéfiniment sans les rompre.
4-2　Les enfants étaient absorbés par leurs jeux.
4-3　Ils ont d'autre part la passion de la logique et sont au plus haut degré rationalistes.
4-4　Comme elle est malade, elle ne viendra pas.

5-1　Si on a une originalité, il faut avant tous l'affirmer.
5-2　Beaucoup d'étrangers croient que la femme française est coquette.
5-3　Pierre est très fort, il peut soulever cette pierre.
5-4　Pierre dormait quand elle est entrée dans sa chambre.

5sentences
1-1　Les restaurants servent des boissons avec la nourriture.
1-2　L'enseignement se fait par un jeu subtil de questions et réponse d'une logique rigoureuse.
1-3　Une explosion a fait éclater des vitres.
1-4　Le dynamisme de la condition humaine n'a pas de direction privilégiée.
1-5　Je veux bien connaître la suite de cette histoire.

2-1　Les machines modernes sont-elles tres différentes de celles la génération précédente.
2-2　Vous êtes toujours à vous disputer.
2-3　Les habitants des villes qui travaillent dans un bureau sont appelés employés.
2-4　Vous me téléphonerez demain à midi.
2-5　Elle a dit qu'elle irait le voir le lendemain.

3-1　L'une des applications essentielles de l'énergie nucléaire est la production d'électricité.
3-2　Cet homme-là écoute toujours la radio.

3-3　Il faut s'en souvenir, l'Europe politique n'existe pas et n'a jamais existé.
3-4　Quoi qu'il en soit, cette exposition aura lieu en juillet.
3-5　Cette semaine, il est arrivé en retard deux fois.

4-1　C'est un homme on ne peut plus honnête.
4-2　Je m'attendais à un festin, mais c'était un repas quelconque.
4-3　Peut-être qu'elle viendrait, si on l'invitait.
4-4　Voici Pierre, l'étudiant dont je vous ai parlé l'autre jour.
4-5　Cela n'est pas pour me surprendre.

5-1　Nous rejetons toute responsabilité en cas de mauvaise utilisation.
5-2　Ce projet rencontrera des fermes oppositions.
5-3　Comme ce travail ne me plaisait pas, j'ai demandé mon congré.
5-4　Tout ce qui est nouveau, n'est pas toujours bon.
5-5　Elle grésille, comme si elle marchait à l'électricité.

(本研究は文部省科研費基盤研究 B (2) # 09044007，「読みの行動の国際比較」の補助を受けた．)

参照文献

Baddeley, A., *Working memory, Science*, 255,（1992），556-559.

Daneman, M. & Carpenter, P. A. 1980. Individual differences in working memory and reading. *Journal of Verbal Learning and Verbal Behavior*, 19, 450-466.

Gathercole, S. E., Willis, C. & Baddeley, A. D., 1991, Differentiating phonological memory and awareness of rhyme: Reading and vocabulary development in children. *British Journal of Psychology*, 82, 387-406.

Just, M. A., & Carpenter, P. A. A capacity theory of comprehension: Individual differences in working memory. *Psychological Review*, 99, 122-149. 1992

苧阪満里子，1990，バイリンガルとストループ効果，大阪外国語大学論集，4，77-87．

苧阪満里子，1993，バイリンガルの言語処理(3)，第三言語習得過程とストループ効果，日本教育心理学会 35 回大会発表論文集，300

苧阪満里子，1994，バイリンガルの言語処理(4)，関連語のストループ効果，日本教育心理学会 36 回大会発表論文集，380

苧阪満里子，苧阪直行，1992，リーディングスパンの研究(2)，リーディングスパンの言語非依存性，日本心理学会 56 回大会発表論文集，879

Osaka, M. & Osaka, N. 1992. Language-independent working memory as measured by Japanese and English reading span test. *Bulletin of the Psychonomic Society*, 30, 287-289.

苧阪満里子，苧阪直行　1994 読みとワーキングメモリ容量：リーディングスパンテストによる検討，心理学研究，65，339-345

Osaka, M., Osaka, N. & Groner, R. 1993. Language-independent working memory: Evidence from German and French reading span tests. *Bulletin of the Psychonomic Society*, 31, 117-118.

Perret, E. 1974, The left frontal lobe of man and the suppression of habitual responses in verbal categorical behavior. *Neuropsychologia*, 12, 323-330.

Posner, M. I. & Snyder, C. R. R. 1975, Facilitation and inhibition in the processing of signals, In P. M. A. Rabbit & S. Dornic (eds), *Attention and performance*, Vol 15, New york: Academic Press.

IV

ワーキングメモリの心的機構

第13章
問題解決とワーキングメモリ容量の個人差

大塚一徳
東海大学福岡短期大学

13-1 問題解決とワーキングメモリ

（1）Just and Carpenter (1992) のワーキングメモリのモデル

　Just and Carpenter (1992) は，ワーキングメモリ容量の個人差を想定し，さまざまな認知課題の遂行においてワーキングメモリ容量の個人差は重要な影響を及ぼしていると主張し，独自のワーキングメモリモデルを構築している．彼らのモデルでは，ワーキングメモリを一つの処理資源の貯蔵庫 (pool) として考え，長期記憶の活性化した状態であるとしている点に特徴がある（齊藤，1997）．このことについては，すでに本書第8章でも触れられているが，重複することをお許しいただいた上で，本章のテーマに関連してもう一度整理しておく．
　このモデルは，3CAPS (capacity-constrained, concurrent, activation-based production sysytem) というプロダクション・システムにもとづくもので，情報の処理と保持の並列的な過程において活性 (activation) という処理資源が必要とされる．すなわち，情報を保持するためにはその情報を活性化した状態に保っておくために処理資源が必要となり，また同時に情報を処理するためにも活性化によってプロダクション規則を実行させるための処理資源が必要となる．このように情報の処理と保持の並列的な過程は，ともに活性という処理資源に依

存すると想定されている．さらに，この活性という処理資源には容量の限界が想定されており，処理資源容量の限界時に情報の忘却や処理の遅延といった悪影響が生じるとされている（三宅，1995）．

このように彼らのモデルでは，認知課題の遂行における情報の保持と処理の並列的な過程における処理資源の供給元としてワーキングメモリを捉えている．したがって，認知課題の要求する情報の保持と処理の量が多ければ多いほど，処理と保持という機能の間に処理資源のトレードオフの関係が存在し，ワーキングメモリ容量の個人差が顕著に現れると想定している（Miyake, 1994）．そこで，ワーキングメモリ容量の大きい人と小さい人が，種々の認知課題でどのような差を示すかというワーキングメモリ容量の個人差の観点からモデルの妥当性を検討している（三宅，1995）．

彼らはこのようなワーキングメモリの容量制約のモデルをもとに，言語理解における個人差（Carpenter, Miyake & Just, 1994; Carpenter, Miyake & Just, 1995; Miyake, Carpenter, & Just, 1994; Miyake, Just & Carpenter, 1994），問題解決と推論（Carpenter, Just & Shell, 1990; Just, Carpenter & Hemphill, 1996），空間的思考（Just & Carpenter, 1985; Shah & Miyake, 1996）といったさまざまな領域で，ワーキングメモリ容量の限界によって認知課題の遂行に制約が生じることを実証している．

本章では，この Just and Carpenter (1992) のワーキングメモリのモデルをもとに検証された問題解決とワーキングメモリ容量の個人差に関する研究を概観し，問題解決においてワーキングメモリ容量による制約はどのような影響を及ぼすのかについて検討する．

（2）問題解決における情報処理的アプローチとワーキングメモリ

いわゆる問題解決という用語はさまざまな用途に利用される．ここでは問題解決の対象となる問題を，解とされる状態（目標；goal）は一つしか存在せず，それに対する方略（解き方）も最適なものが存在するという「明確に定義された問題」（仮屋園，1997）とする．

情報処理的アプローチでは，問題解決過程を明示された初期状態（initial state）と目標状態（goal state）との間に構成される問題空間（problem space）を操作子（operator）によって目標状態へ移動する系列と捉えている．操作子とは，問題空間内で状態を移動する手続きのことを意味する．問題を解決するためには，初期状態を目標状態へと変化させる操作系列が発見されなければならない（Greeno, 1978）．

問題空間においては，目標状態と初期状態の間にいくつかの副目標状態すなわち下位目標が存在する．問題解決者は，制約条件を考慮したうえで操作子を操作し，目標状態にいたる系列にあるいくつかの下位目標へ到達していきながら問題空間内を探索していく．

このように問題空間のなかで，すでに到達した下位目標とその状態を保持しつつ，同時に新たな下位目標を生成し目標状態へと近づいていくという並列的な情報の処理と保持という手続きは，問題解決における一般的な手続きである．Carpenter et al. (1990) は，このような

解決のための情報の処理と保持の並列的な過程は，筆記用具といった外的資源を利用できない場合，ワーキングメモリ上の処理資源を必要とし，ワーキングメモリ容量限界による制約の影響を受けるという仮説にもとづき一連の研究を行っている．

　問題解決においては，"北九州市は福岡県にある"，"A君とB君は同じクラスである"といったある特定の領域に依存した事実に関する知識である宣言的知識（declarative knowledge）や，"携帯電話のかけ方"や"自転車の乗り方"といったいわゆるやり方や方法に関する知識である手続的知識（procedural knowledge）などといった知識に関する要因も重要である．しかし，ワーキングメモリとその処理資源容量といった問題に焦点をしぼるため，問題解決における知識の個人差の問題については言及しない．したがって，ここでは問題解決課題として新奇で，領域に依存しない課題を対象とする．

　一般に，問題解決の心理学的研究に利用される新奇で領域に依存しない認知課題においても，解決の際の制約条件によってその難易度は異なってくる．そのなかでも筆記用具や図といった外的資源の利用が問題解決過程に及ぼす影響は大きいと考えられる（Lindsay & Norman, 1978）．そこで，まずこのような外的資源を利用できないような問題解決課題における解決過程とワーキングメモリ容量の個人差について概観し，次に外的資源が利用可能な場合の問題解決とワーキングメモリについても概観する．

13-2 　Raven Progressive Matrices Test とワーキングメモリ

（1）Raven Progressive Matrices Test の問題解決過程とワーキングメモリ

　Carpenter et al. (1990) は，問題解決過程におけるワーキングメモリ容量の制約について，Raven Progressive Matrices test（レーブンマトリックス検査：以下 Raven test と略す）の解決過程を対象とした一連の実験を行った．Raven test は非言語性の視覚的類推課題であり，固有の知識に依存しない領域に独立した課題である．この検査は実施がきわめて簡単であり，特定の言語に依存せず視覚を介した推理能力を測定する検査であることから知的能力を測定するテストとして世界中で広く用いられている．彼らは，Raven test が大学生を被験者とした実験においてもテスト結果の個人差が安定して得られることから解決過程を分析しやすいこと，36問という問題数があることから問題解決行動の実験的分析に適していること，図を利用した設問であるため眼球運動データを収集することができることおよび他の知能テストよりも問題解決過程がより一般的であると考えられることなどの理由から Raven test を問題解決課題として取り上げている．

　一つの設問は，3×3の格子状に右端最下段が空白となって8個の図が提示されている課

題である．被験者はこの空白の欄に入る適切な図を，課題の下に配置されている 8 個の選択肢のなかから選ばなければならない．図1は，Raven test の例である．通常，被験者は 12 問の練習試行の後，36 問のテストを受けなければならない．被験者は，空白の欄を埋める図を選び出すために，呈示されている 8 個の図はどのような規則で配置され，どのような属性で形成されているかを見極めなければならない．個々の規則は簡易なものであるが，問題の難易度が上がるにつれ図を同定するための規則が多くなっていく．したがって被験者は，図を同定する規則が多くなるにつれ，同時に複数の規則の変化を考慮する必要がある．

　問題で呈示される 8 個の図に適用されているルールには，たとえば同一行内では同じ形態であるがその大きさが変化するという規則や，隣接する図の間で量的な変化が規則的に発生するといったものや，左端の図と中央の図を形態的に加算あるいは減算して右端の図を形成するといったものがある．さらに，三つの特定の属性をもった図形や二つの属性をもった図形といったように，図形を構成する属性に関する規則もある．このような規則がさまざまに組み合わされ，組み合わされるルールの種類や数の多さによって難易度は設問ごとに異なったものとなる．

　彼らは，このテストの解決プロセスにおける眼球運動と言語プロトコルおよび誤反応から Raven test における解決プロセスの特徴を見出した．特徴としては，解決過程は少数の図の

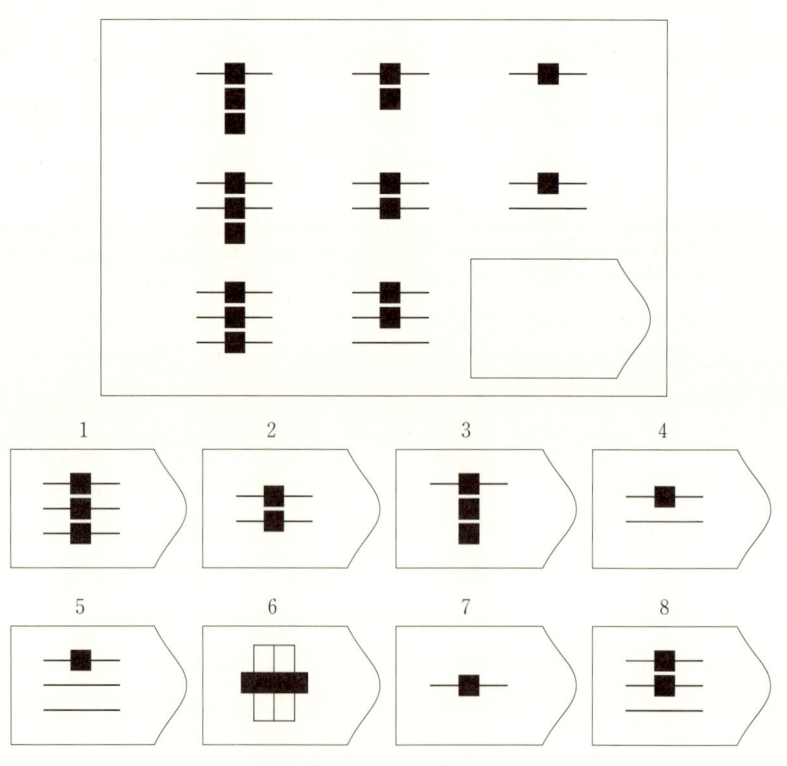

図1　Raven Progressive Matrices Test の例 (Raven, 1994)

比較による規則の抽出から，より多くの図の間での規則の適用と比較というように漸増的な過程であったということ，また，考慮する必要がある規則の数は，被験者の誤反応率に影響を及ぼすということ，および解決過程とテスト結果双方にかなりの個人差がみられたということであった．

このような結果から，図を構成する属性や規則をどれだけ同時に考慮に入れて解を推論することが可能かという点が，Raven test の問題解決における個人差を形成しているのではないかと考えられた．すなわち，解決のために下位目標を生成しその解決結果を保持し，既存の下位目標の解決結果をもとにさらに新たな下位目標を生成するといった一連の解決手順をワーキングメモリ上で遂行する能力の個人差が，Raven test の問題解決における個人差の本質と考えられた．

（2）Raven Progressive Matrices Test とハノイの塔の問題解決

ワーキングメモリ上で Raven test の問題空間を探索し，下位目標を生成，解決しその情報を保持しつつ新たな下位目標を処理していくといった能力は，より一般的な基本的問題解決能力と考えられる．したがって，Raven test において成績の良い被験者は，他の Raven test と同様の領域固有の知識を必要としない新奇な問題解決課題においても良い成績を示すであろうと予想される．この点を検証するために Carpenter et al. (1990) は，さらにハノイの塔の問題解決過程と Raven test 問題解決過程を比較する実験を行った．

ハノイの塔問題は，3本のペグと3枚もしくはそれ以上の大きさの異なるディスクからなる問題である．初期状態では，すべてのディスクは左端のペグに大きいディスクが下になるというピラミッド上の形で積み重なっている（図2右上）．目標状態は，右端のペグに同様の状態でディスクを積み重ねることである．ディスクを動かす際には，「ディスクは一度に1枚しか動かせない」，「小さいディスクの上に大きいディスクを乗せてはならない」という二つの条件を守らなければならない．

通常ハノイの塔を実験課題とした研究では，被験者がどのようにして最適な方略を獲得するのかといった点に焦点があてられていた．しかし，彼らの研究では Raven test とハノイの塔の問題解決過程での成績の相関を検討するために，前もって被験者に方略を教示し練習を行った．彼らの実験で教示された方略は，再帰方略（goal-recursion strategy）と呼ばれるものであった．

ハノイの塔では，まず最初に最も大きいディスクを右端のペグに移動させることが必要となる．しかし，最も大きいディスクを移動させるためには，最も大きいディスクの上部にあるディスクを移動させなければならない．さらにその上部にあるディスクを動かすためにはその上のディスクを動かす必要があるといったように，同一の手続きを再帰的に繰り返すという方略を再帰方略という．

被験者がこの方略を実行する場合，この問題空間にある下位目標を適切に生成し，生成し

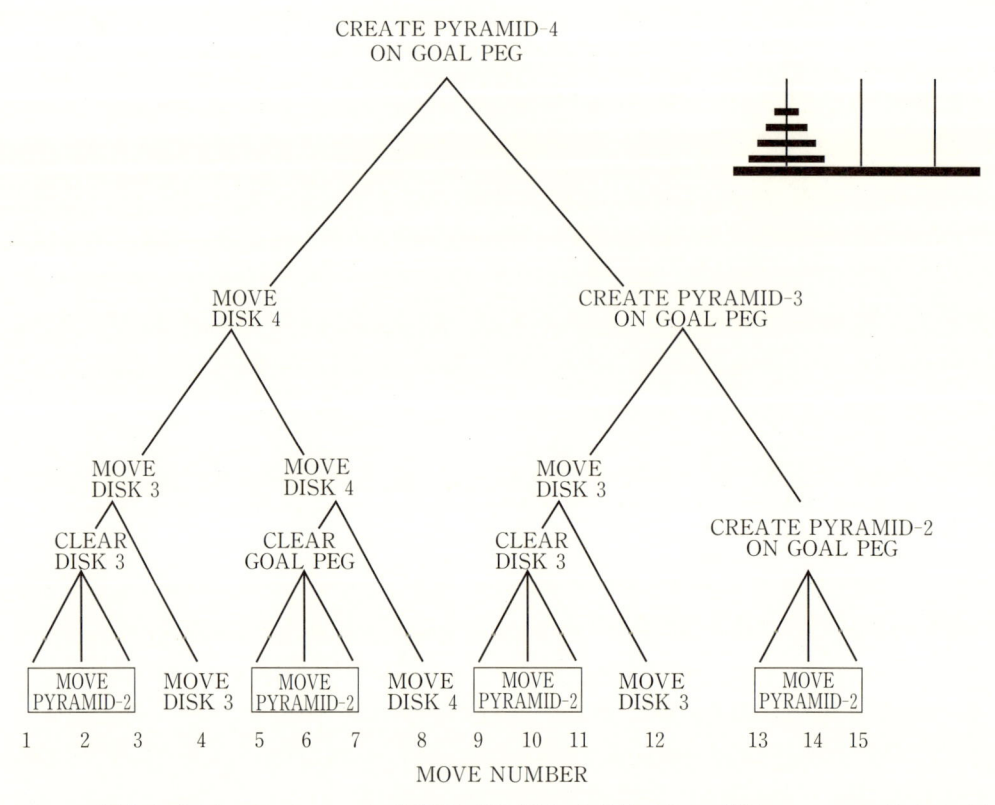

```
                    CREATE PYRAMID-4
                     ON GOAL PEG
                       /        \
                      /          \
                     /            \
                  MOVE          CREATE PYRAMID-3
                  DISK 4          ON GOAL PEG
                  /    \          /         \
              MOVE     MOVE    MOVE      CREATE PYRAMID-2
              DISK 3   DISK 4  DISK 3     ON GOAL PEG
              / \      / \     / \           |
           CLEAR      CLEAR   CLEAR
           DISK 3    GOAL PEG DISK 3
```

図2　再帰方略利用時におけるハノイの塔問題の問題構造。左端最下部より開始され15回の移動で目標状態となる (Carpenter et al., 1990)

た下位目標は問題空間のどの部分に位置するものなのか記憶を保持しておかなければならない．図2は4枚ディスク版ハノイの塔問題において，再帰方略を利用した場合の問題構造を図式化したものである．各分岐には下位目標が記されてあり，節の一つ一つはディスクの移動を示すものである．

　被験者は再帰方略を利用してハノイの塔問題を解く場合，図2の最左端の下位目標を生成するように教示され，それ以後はさまざまな下位目標を生成し処理することが必要とされる．特に，1，5，9，13の移動の場合，被験者はあらかじめその後の下位目標を一つないしは複数生成したうえで，ディスクの移動先を決定しなければならない．このように，ハノイの塔の解決過程においても再帰方略を利用した場合，ワーキングメモリ上で下位目標を生成，保持しておくことが必要となる．したがって，Raven test の成績と再帰方略を利用した場合のハノイの塔問題の成績は相関することが予想された．実験の結果，Raven test の誤反応数とハノイの塔問題における誤反応数には高い相関があった（$r=.77$）．

　また，被験者がハノイの塔問題を解決していくなかでは，ワーキングメモリに生成しなければならない下位目標が多くなり，認知的負荷が大きくなると誤反応も多くなると予想される．認知的負荷の大きさは被験者のワーキングメモリ容量の個人差によって異なることから，

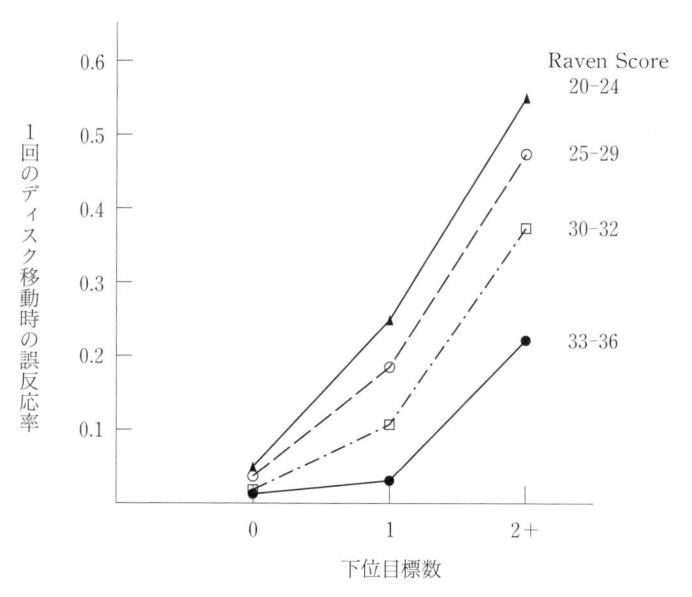

図3 下位目標ごとの1回のディスク移動時の誤反応率（Carpenter et al., 1990）

ワーキングメモリ容量の大きい被験者は，認知的負荷が大きい場合もワーキングメモリ容量の小さい被験者に比べ誤反応数が少ないと予想された．

　彼らは，認知的負荷の差異をディスクを移動する際にあらかじめ生成しそれを保持しておく必要のある下位目標の数（0，1，2以上）と考え，それをもとに分析を行った．また，ワーキングメモリ容量の個人差として Raven test の得点によって，被験者を四つのグループに分けて分析した．図3は分析の結果を図示したものである．あらかじめ下位目標を生成し保持しておくことがない場合は，きわめて誤反応が少なかった．それに対し，Raven test の得点が低い群の被験者ほど，ディスクの移動時に生成し保持しておく下位目標の数が多くなるにつれ誤反応が増えていった．また Raven test の得点が最も高い被験者は，ハノイの塔問題においても最も誤反応数が少なかった．

　このような結果から，ハノイの塔問題で再帰方略を利用した場合の誤反応はワーキングメモリ容量の制約にもとづくものであることが示された．また，Raven test の成績もワーキングメモリ上での下位目標の生成や問題空間の探索といった目標管理（goal management）能力を反映したものであることが示された．

（3）ワーキングメモリ容量の個人差と二重課題

　Just et al. (1996) は，Carpenter et al. (1990) と同様の実験事態で，ハノイの塔問題の解決中に同時に別の課題を被験者に行わせるという二重課題状況での実験を行った．同時に行わなければならない課題はワーキングメモリの処理資源を消費するため，その結果，再帰方

略を利用した場合の誤反応は増加すると考えられた．しかし，彼らはハノイの塔問題の解決過程における認知的負荷の差異によって，二重課題の影響は異なると予想した．すなわち，Carpenter et al. (1990) と同様にディスクを移動する際にあらかじめ生成しそれを保持しておく必要のある下位目標の数（0，1，2以上）によって，二重課題の影響は異なり，あらかじめ生成しておかなければならない下位目標がない場合は二重課題の影響が他の場合に比べて少ないだろうと予想した．

実験では，二重課題条件 (Load condition) の被験者は，コンピュータディスプレイ上でハノイの塔問題を解く際に画面の2か所に相互にランダムに呈示されるアルファベット1文字を監視し，アルファベットが母音の場合はキーボードのスペースキーを押し下げるという課題も同時に行わなければならなかった．図4は実験の結果を図示したものである．2個以上の下位目標をあらかじめ生成しなければならないディスクの移動の場合，二重条件の被験者は誤反応が多くなっており，彼らの予想どおりの実験結果であった．この結果からもより多くの下位目標をあらかじめ生成しておく必要があるようなディスクの移動は，よりワーキングメモリ上の処理資源を消費することが示された．

さらに彼らは，問題解決過程における問題空間の探索や下位目標の生成およびその解の保持といった一連の情報の処理過程がワーキングメモリ上の処理資源を消費することを示すために，上記と同様の実験手続きで瞳孔反応 (pupillometric responses) を測定した．その結果，ハノイの塔問題とワーキングメモリに関するここで紹介した一連の実験結果と同様に，下位目標の生成とその保持は認知的な処理資源を消費することが示された．また，Carpenter et

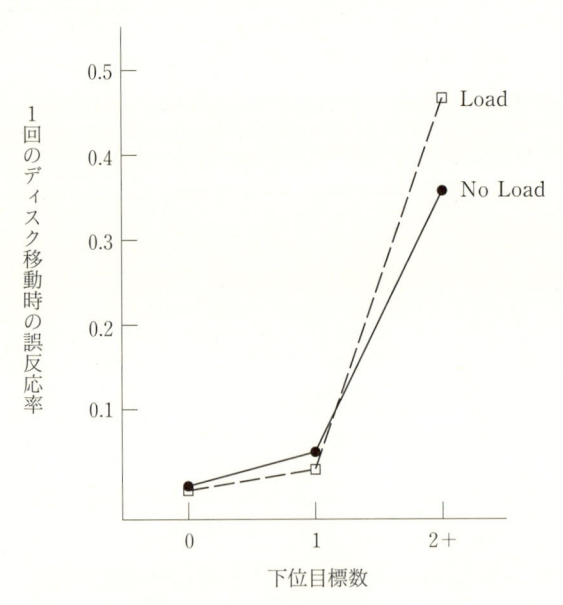

図4　二重課題の有無と下位目標ごとの1回のディスク移動時の誤反応率 (Carpenter et al., 1990)

al. (1990) および Just et al. (1996) では，Raven test およびハノイの塔問題に関する一連の実験を，3 CAPS システムをもとにしたプロダクション・システムによってコンピュータシミュレーションした．その結果，Raven test やハノイの塔の問題解決におけるワーキングメモリ容量限界による制約の妥当性が示された．

13-3 　言語的ワーキングメモリと問題解決

（1）言語的ワーキングメモリ

　Daneman and Carpenter (1980) が「読み」に関するワーキングメモリ容量を測定するためにリーディングスパンテスト (reading span test : RST) を開発して以来，RST はそのヴァリエーション版も含め，ワーキングメモリの個人差を研究するための強力な道具として利用されてきた (齊藤, 1998)．RST については本書 8 章に詳しいが，日本語版 RST も，苧阪満里子・苧阪直行 (1994) によって開発され，日本語版 RST と言語理解の相関が検証されている (西崎, 1998)．また大塚・奥田 (1997) は，この言語的ワーキングメモリ容量の個人差が問題解決においてどのような影響を及ぼすのかについて検討している．

　RST は，主に言語情報処理に関するワーキングメモリの処理資源容量を測定するものとして利用されてきた．一般に言語情報処理に関するワーキングメモリの処理資源を言語的ワーキングメモリと呼ぶ (Shah & Miyake, 1996)．ワーキングメモリの処理資源が，さまざまな認知的領域に共通な一般的な資源 (Turner & Engle, 1989) であるのか，あるいは領域に固有な資源 (Shah & Miyake, 1996) であるのかについては一致した見解は得られていない．Shah and Miyake (1996) は，言語的ワーキングメモリの処理資源と空間思考的 (spatial) ワーキングメモリの処理資源がそれぞれ領域に固有であることを実験的に示しているが，問題解決過程で必要とされる下位目標の設定や下位目標の保持に必要とされるより一般的な処理資源があることも示唆している．

　問題解決において問題の意味と構造を理解し，問題空間を構築し，目標状態にいたるための下位目標を設定し，目標状態にいたる操作系列を推論するといった一連の解決過程において，言語的な情報処理過程が重要な役割を果たしていると考えられる．そこで大塚・奥田 (1997) の研究では，解決に際してワーキングメモリでの情報の処理と保持が必要となる認知課題を設定し，日本語版 RST によって測定される言語的ワーキングメモリの個人差が問題解決にどのような影響を及ぼすのかについて検討した．

（2）Mastermind

大塚・奥田（1997）の研究では，解決に際してワーキングメモリでの情報の処理と保持が必要となる問題解決課題として，数あてゲームの一種である Mastermind という推論型ゲームを実験課題として利用している．Mastermind は，秘密の数をできるだけ少ない回数であてることを競うゲームである．ゲームはコンピュータとプレーヤーで行い，以下のように進行する．最初，コンピュータが一つの秘密の数を選ぶ．プレーヤーは一つの数を挙げ，それがコンピュータが選んだ数かどうかを問う．それに対して，コンピュータは秘密の数とプレーヤーが挙げた数の間で一致している数の個数などに関する情報をフィードバックする．以下，プレーヤーが秘密の数をあてるまで，このやりとりを繰り返す．数字の種類を n 個，数を m 桁とすると，可能な数は n 個から m 桁の数をとる重複順列である．

彼らの実験で使用した Mastermind は数字の代わりに色（R：赤，G：緑，Y：黄，W：白）を用い，その重複順列の一つ一つをコードと称し，あてるべきものを正解コード，プレーヤーが挙げるものを質問コードと呼ぶ．なお，彼らの実験では，4色から3個取る（3桁版），3色から4個とる（4桁版）の2種類の Mastermind が用いられている．3桁版は大塚・奥田（1995），4桁版は Laughlin, Lange, and Adamopoulos（1982）で用いられたものと同様のものである．

図5は3桁版と4桁版のプレーのおのおのを図示したものである．正解コードと質問コードを比較し，両方のコードにともに含まれる色の組数を j，そのなかで位置も一致するものの組数を k とするとき，フィードバック情報として k （実際のゲームでは cp 値，cp は correct position の略）と j-k （実際のゲームでは cc 値，cc は correct color の略）の値を返す．図5のように3桁版 Mastermind では cp, cc 値が3, 0 で終了し，4桁版では同様に4, 0 で終了する．

3桁版Mastermindのプレー内容 ゲーム開始：入力して下さい					4桁版Mastermindのプレー内容 ゲーム開始：入力して下さい				
stp	guess	cp	cc	1game	stp	guess	cp	cc	1game
1	WWW				1	RRGY			
		1	0				1	2	
2	YYY				2	YRYG			
		1	0				1	2	
3	RRR				3	YGGY			
		0	0				3	0	
4	GYW				4	YGGG			
		1	2				3	0	
5	WYG				5	YGGR			
		3	0				4	0	

図5　3桁版・4桁版 Mastermind のプレー内容

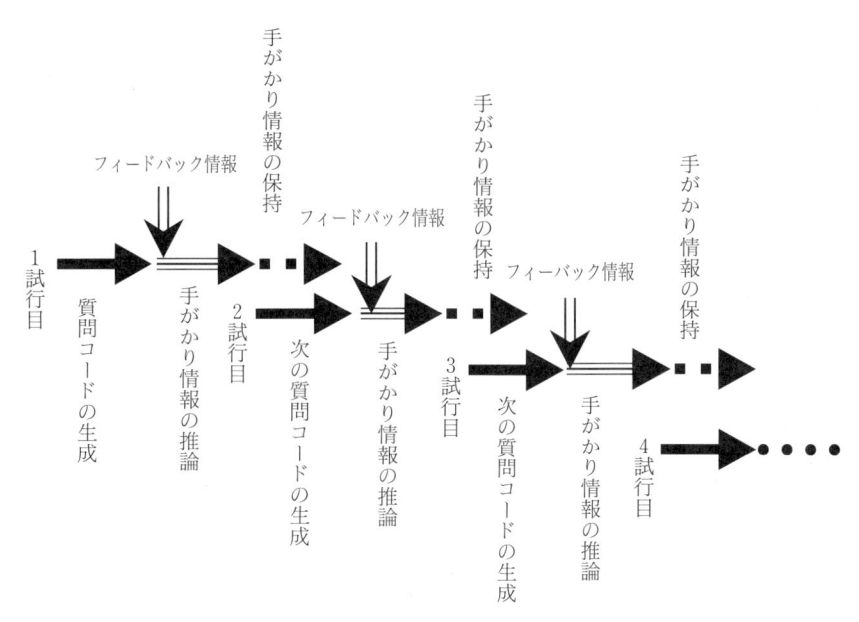

図6 Mastermindの解決過程

そして，正解コードはそれぞれ WYG，YGGR である．

　Mastermind は，解決の際に特定の領域に固有な知識を必要とせず，人間一般がもつ量や順序などに関する基本的な知識とゲームのルールから解を導き出せる課題である．これまでの問題解決の研究で多く使われてきた問題は，ハノイの塔問題や放射線問題などのように解決のための手がかりとなる情報があらかじめ付与されていた．それに対して，Mastermind の問題解決事態では解決のための手がかり情報があらかじめ付与されず解決過程で徐々に呈示され，しかもその手がかり情報は一時的なものでゲームごとに異なるという特徴がある（米川，1991）．

　Mastermind における手がかり情報とは，1ゲーム内における各試行ごとの質問コードとそれに対応した cp 値，cc 値すなわちフィードバック情報をもとに導かれる解決のために有用となる情報のことである．図6は Mastermind の解決過程を図示したものである．図6に示されているように，プレーヤーは解決のための手がかり情報の保持とその情報をもとに次の質問コードを生成するための推論という二つの処理をワーキングメモリ上で並列的に行う必要があると考えられる．そして，1ゲーム中試行を重ねるにつれ，解決のための情報量は継時的に集積していき，ワーキングメモリの処理資源は消費される．

（3）Mastermind の課題分析

　Mastermind には論理的な解決方略からその場限りで便宜的なヒューリスティックス（heuristics：発見的）な方略まで様々な解法がある（奥田・大塚・井上，1995）．論理的には第1

試行目以降，試行を重ねるごとに質問コードに対するフィードバック情報によって解となる質問コードの集合は漸次絞られていく．したがって，「フィードバック情報によって絞られる候補集合のなかから次の質問コードを選ぶ」という論理的な推論を仮定することができる．また，「良い質問は，一般に，現在の候補集合を多数の候補集合に分割する」ということができる（奥田ら，1995）．すなわちフィードバック情報によって絞られる質問コードが少ないほど，次の質問であたる確率が高くなる．

また Mastermind では，被験者が選ぶ第1試行目の質問コードによってそのゲームの問題空間は定まる．3桁版 Mastermind の場合，第1試行目以降の問題空間の広がりが質的に同様になる3パターンの質問コードが存在する（表1）．

表1の AAA パターンは，3桁とも同じ色の質問コードパターンを意味するもので，yyy や rrr といった4個の質問コードが存在する．ABA, AAB, BAA パターンは3桁のうち1桁だけが色が異なり残りの2桁は同じ色の質問コードパターンを意味するもので，grg や gyg といった36個の質問コードが存在する．ABC パターンは，3桁すべてが異なる色で構成される質問コードパターンを意味するもので，grw, gwr といった24個の質問コードが存在する．

各パターンにおける第1試行目のフィードバック情報に応じた質問コード数をまとめたものが表2である．プレーヤーが「フィードバック情報によって絞られる候補集合のなかから

表1　3桁版 Mastermind の質問コードパターン

質問コードパターン	個数	質問コード
AAA	4	ggg, rrr, www, yyy
ABA AAB BAA	36	grg, gwg, gyg, rgr, rwr, ryr, wgw, wrw, wyw, ygy, yry, ywy ggr, ggw, ggy, rrg, rrw, rry, wwg, wwr, wwy, yyg, yyr, yyw rgg, wgg, ygg, grr, wrr, yrr, gww, rww, yww, gyy, ryy, wyy
ABC	24	grw, gwr, rwg, rgw, wgr, wrg, gry, gyr, rgy, ryg, ygr, yrg gwy, gyw, wgy, wyg, ygw, ywg, rwy, ryw, yrw, ywr, wry, wyr

表2　3桁版 Mastermind 第1試行目の cp 値 cc 値に応じた質問コード数

cp	cc	AAA	AAB	ABC
3	0	1	1	1
2	0	9	9	9
1	2	0	2	3
1	1	0	8	12
1	0	27	17	12
0	3	0	0	2
0	2	0	5	15
0	1	0	14	9
0	0	27	8	1
計		64	64	64

次の質問コードを選ぶ」という論理的な推論を行うと仮定した場合，第1試行目をABCパターンで始める場合は，正解の場合を除いて8通りの候補集合のなかからフィードバック情報に応じた候補集合を推論しなければならない．同様にAABパターンの場合は，7通りの候補集合のなかからフィードバック情報に応じた候補集合の中味を推論しなければならない．それに対して，AAAパターンで始める場合は3通りの候補集合のなかからフィードバック情報に応じた候補集合を推論できる．すなわち，第1試行目をABCパターンで始めた場合，プレーヤーへの認知的負荷は最も大きくなり，反対に第1試行目をAAAパターンで始めた場合，プレーヤーへの認知的負荷は最も少なくなる．

Mastermindの基本問題空間については，第1試行目以降「フィードバック情報に応じた質問コードの候補集合のなかから任意の質問コードを選ぶ」という論理的に矛盾しないランダ

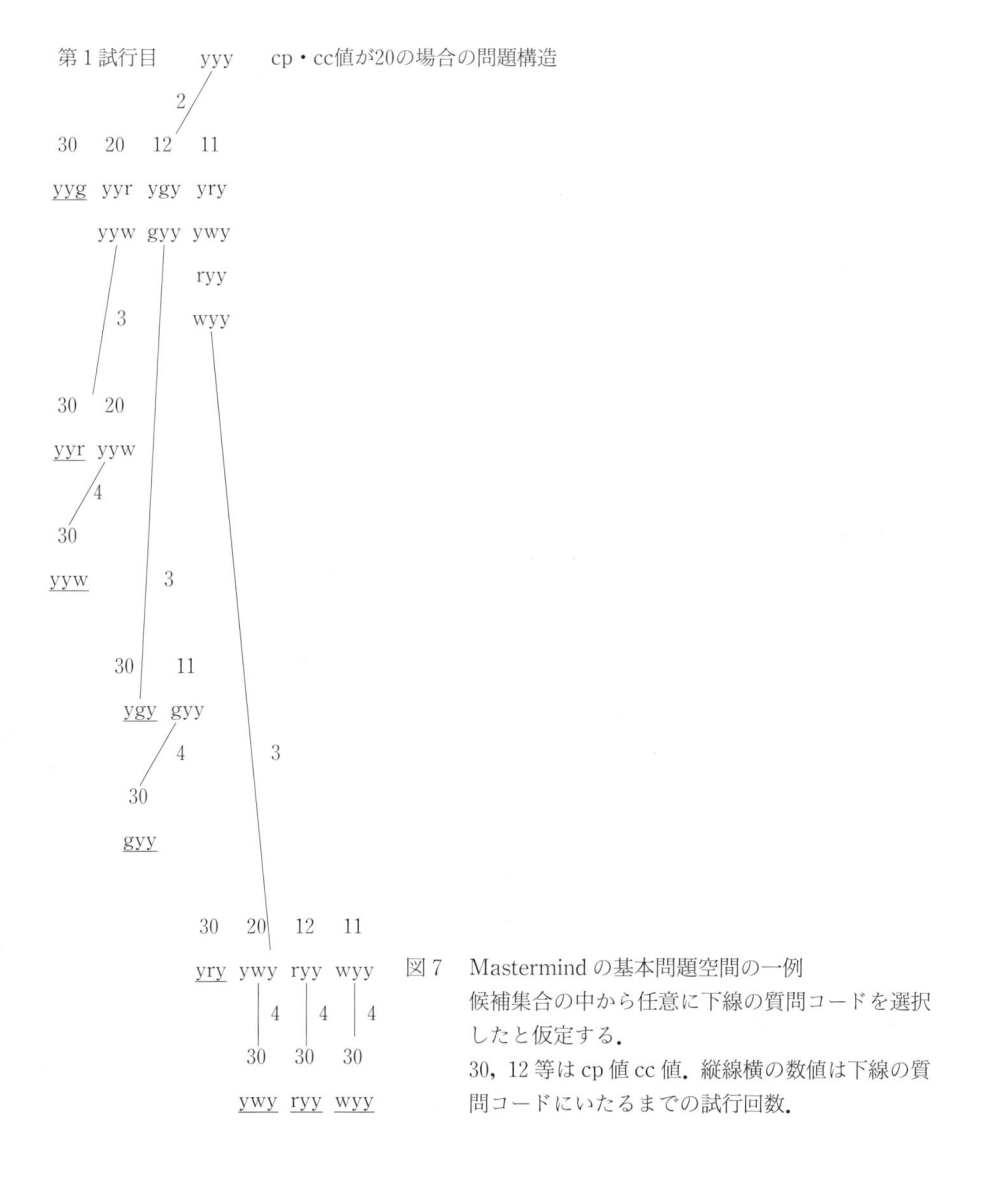

図7 Mastermindの基本問題空間の一例
候補集合の中から任意に下線の質問コードを選択したと仮定する．
30, 12等はcp値cc値．縦線横の数値は下線の質問コードにいたるまでの試行回数．

表3　第1試行目各パターンごとの正解コードに至るまでの論理的平均試行回数

第1試行目質問コードパターン	正解コードに至るまでの論理的平均値
AAA	3.9
AAB	3.5
ABC	3.5

ムな試行を想定すると，図7のような問題空間として分析することが可能である．このような図をもとに Mastermind の問題空間を分析すると，第1試行目の各パターンごとの正解にいたるまでの平均値は表3のようになる．AAA パターンの質問コードでゲームを開始することが，他の二つのパターンで開始するよりも効率が悪いといえる．

　このような Mastermind の課題分析から，第1試行目を AAA パターンで始めることは，プレーヤーにとって最も認知的負荷は低いが効率は最も悪く，反対に第1試行目を ABC パターンで始めることは，プレーヤーにとって最も認知的負荷は高いが効率は良いといえる．

　Laughlin et al. (1982) は，4桁版 Mastermind について同様の課題分析を行った．その結果，4桁版においても第1試行目 AAAA パターンが最も認知的負荷は低いが効率が悪く，第1試行目 AABC パターンが最も認知的負荷は高いが効率は良いことが示された．

（4）Mastermind の解決方略

　Mastermind は柔軟なフィードバック情報をもつ概念達成課題と考えられ，解決のために用いられる主な方略として，先行の概念学習の研究から焦点 (focusing) 方略と戦略的 (tactical) 方略がある (Laughlin et al. 1982；奥田ら，1995)．

　焦点方略は，まず色という属性に焦点をあて，正解にはどの色が含まれるかについて推論を進めていく．この方略を利用する場合，第1試行目は AAAA，AAA パターンとなる．上述したようにこれは最も認知的負荷が少ない方略であるが効率は悪い．しかし，ゲームの初心者は少ない回数で正解をみつけることよりも，まず正解をみつけることのみに傾注するためこの方略を用いる場合が多い（大塚，1994）．戦略的方略は，解決のために最も情報量が多くなるような質問を行うという方略であり，第1試行目が ABC，AABC パターンで始まる．この方略は効率は最も良い方略であるが，認知的負荷は最も高くなる．

　実際，プレーヤーは初めてゲームを行う場合，このように質問コードによって解決効率が異なることや認知的負荷が異なることには気づいていないことが多いと思われる．しかし，ゲームを重ねるにつれて焦点方略に気づくことは多く観察される．また，AABC，ABC パターンで始めると認知的負荷が高くなることに気づくことも観察される（大塚，1994）．

　また，Mastermind は第1試行目にどのような質問コードを選ぶかで論理的な問題空間は定まるが，紙や鉛筆といった補助具を利用しない限りは完全に問題空間を推測することは不可能で，さまざまなヒューリスティックスを用いて解決にあたっていると考えられる．

（5）Mastermind の解決過程における言語的ワーキングメモリ容量の個人差の影響

　問題解決過程における言語的ワーキングメモリ容量の個人差を検討するために，大塚・奥田（1997）の研究では Mastermind を実験課題とし，被験者を RST 得点の大・小群に振り分け言語的ワーキングメモリ容量大群と小群の間には Mastermind の問題解決にどのような差異が生じたのかについて検討した．

　Mastermind は，プレーヤーがあてる正解コードの桁数と色の個数によって全正解コードの個数が決まる．正解コード数が多いほど問題空間は大きくなりゲームの困難度は増加することから，彼らの実験では 3 桁版 Mastermind と 4 桁版 Mastermind の難易度の異なるゲーム条件を設定した．Mastermind のようにワーキングメモリで情報の処理と保持の並列的な処理が必要とされる課題では，難易度が高い 4 桁版 Mastermind においては問題空間が広がり走査する下位目標や手がかり情報も増加し認知的負荷が大きくなる．したがって，ワーキングメモリ容量限界による制約によって保持すべき手がかり情報の忘却や，推論のための処理資源の減少といったワーキングメモリの処理資源の配分に起因する情報の保持と処理のトレード・オフによって成績が悪化することが予想された．

　図 8 は，各実験条件群で正解コードをみつけ解決できたゲーム数の平均値を図示したものである．分析の結果，4 桁版 Mastermind においては正解コードをみつけ解決できたゲームが少ないことが示唆された．言語的ワーキングメモリ容量の個人差の影響はみられなかった．

　また，被験者が利用した方略について検討するため，認知負荷の少ない焦点方略の利用回数について分析を行った．図 9 は，各実験条件群における平均焦点方略利用回数を図示したものである．言語的ワーキングメモリ容量大群の被験者は，3 桁版よりも 4 桁版 Mastermind

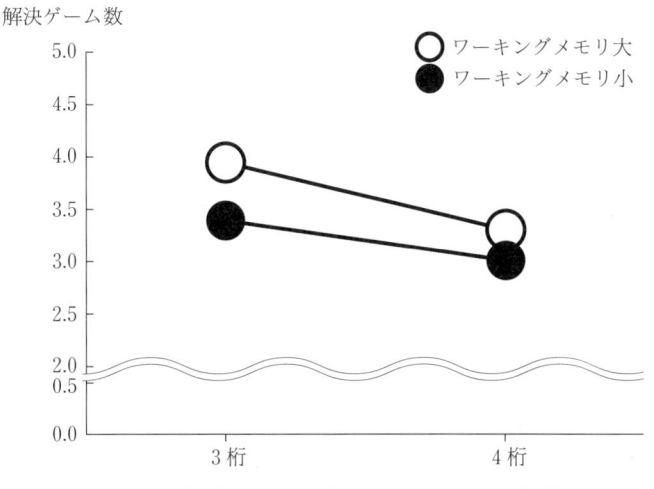

図 8　各群の解決ゲーム数（大塚，1997 より作成）

焦点方略利用回数

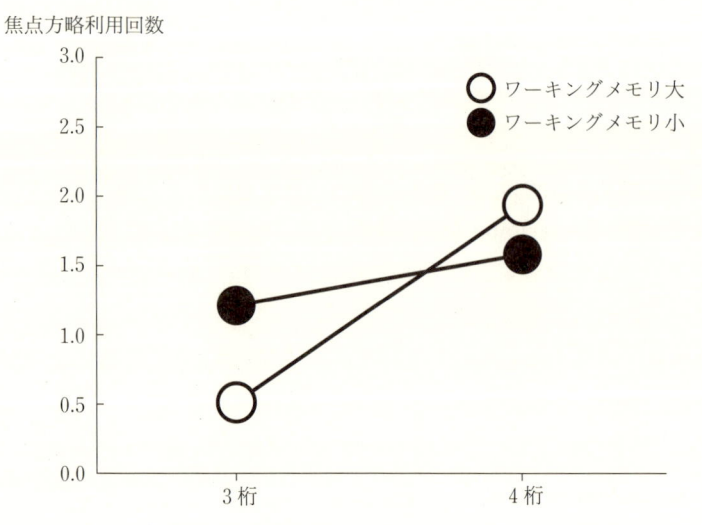

図9　各群の焦点方略利用回数（大塚，1997年より作成）

を行う際に焦点方略を多く使うことが示された．一方，言語的ワーキングメモリ容量小群の被験者はゲーム間で焦点方略の利用回数に差はなかった．

　この結果は，ワーキングメモリの処理資源に余裕のある被験者は，認知的処理要求の少ない方略へと方略の変更を行っていたことを示す結果である．これは，Bruner, Goodnow, and Austin (1956) らの一連の概念達成課題の研究において見出された「記憶負荷がある場合はより認知負荷の少ないストラテジーを被験者は用いる」という結果を支持するものである．一方，ワーキングメモリ小群の被験者は，ワーキングメモリの処理資源に余裕がないために，解決方略そのものの有効性や認知負荷の大きさ等を適切に判断し処理できなかったとも考えられる．

　このような結果から，言語的ワーキングメモリ容量の個人差によって，問題解決において利用する方略も異なることが示唆された．このように大塚・奥田 (1997) の研究では，RSTによって測定される言語的ワーキングメモリ容量の個人差が問題解決過程に影響を及ぼしていることが示唆されている．

13-4　問題解決における外的資源の利用とワーキングメモリ容量の個人差

（1）問題解決と外的資源

ワーキングメモリの活性のための処理資源を認知主体が利用できる内的資源と捉えるとす

ると，問題解決のさまざまな場面でわれわれが利用する道具は外的資源として考察することが可能である．一般に図や表あるいはメモといった外的資源を有効に利用することによって，われわれは困難な問題解決事態にも対応できる．この外的資源は基本的に認知主体の認知負荷を軽減するものとして捉えられてきた (Larkin & Simon, 1987)．

外的資源の利用によって軽減される認知負荷の一つとして，外部記憶装置として外的資源を利用することによる記憶負荷の軽減がある（村山，1995）．外部記憶装置によって記憶負荷が軽減されると，内的資源が記憶以外の処理に振り分けられ，認知プロセスにおいて何らかの変化が生じることが予想される．たとえば，問題解決において特定の外的資源をワーキングメモリの延長として利用することで，認知主体が内的資源すなわちワーキングメモリのみを用いる場合とは異なる方略を利用することが可能になる (Larkin, 1989)．

上述した Mastermind もゲーム事態の設定によって外的資源を利用することが可能なゲーム事態を設定できる．大塚・奥田 (1996) の実験では，3桁版 Mastermind の設定として，図5のように常にプレーヤーにそれまでの質問コード，フィードバック情報といったゲーム履歴が参照可能な条件と，直前の試行のゲーム履歴のみが参照可能な条件を設定した．後者の条件の場合，プレーヤーのワーキングメモリへの記憶負荷が増加し，前者に比べゲームの難易度が高い条件であった．実験の結果，ディスプレイ上のゲーム履歴という外的資源は問題解決に有利に働くことが示されている．

（2）問題解決における外的資源とワーキングメモリ容量の個人差

外的資源には利用する資源の種類によっていくつか考慮しなければならない点がある．その一つは，外的資源の利用によって問題解決が容易になるためには，新たなスキルの獲得がほとんど不要でなければならないという点である（村山，1995）．この点から考えると大塚・奥田 (1996) の研究で用いられたディスプレイ上のゲーム履歴という外的資源は，単に記憶負荷の軽減に役に立つ資源で新たなスキルの獲得は不要であると考えられる．

一方，問題解決においてメモ用紙 (personal notes) のような外的資源が利用可能な場合には，「どのような情報をメモするか」，「メモをどう利用するか」といった外的資源を利用するためのスキルが必要である．大塚・奥田 (1998) はこの点を検討するために，上述の Mastermind の問題解決において，利用可能な外的資源としてディスプレイ上のゲーム履歴とメモという特徴の異なる2種類を取り上げて実験を行っている．

また，ワーキングメモリに認知的負荷のかかる課題においては，単に外的資源だけでなく，内的な資源であるワーキングメモリ容量の個人差を考慮に入れた分析が必要である．そこで，彼らの実験では二つの異なる外的な資源が，認知主体の言語的ワーキングメモリ容量の個人差とどのように関連して問題解決プロセスへ影響を及ぼしているかについて検討を行った．大塚・奥田 (1997) と同様に被験者を RST 得点の大・小群に振り分けた．ここまで概観してきたように問題解決過程においてワーキングメモリ容量限界による制約があること考慮する

と，ワーキングメモリの延長としての外的資源はその種類やワーキングメモリ容量の個人差によってその効果が異なることが予想された．

実験の結果，Mastermind の問題解決においてメモよりもディスプレイ上のゲーム履歴が有効なことが示された．また，Mastermind の解決過程において手がかり情報が保持できていたかどうかを示す指標として，質問コードの重複利用回数という指標を取り上げた．質問コードの重複利用回数は，1ゲーム中に1度利用した質問コードを再度利用した回数を示すものである．質問コードの重複利用回数が多いということは，手がかり情報がプレーヤーに十分に保持されていないためであると考えられた．図10は，実験条件群の1ゲーム中の質問コード重複利用回数の平均値を図示したものである．分析の結果，メモが利用可能な条件では，ワーキングメモリ容量に余裕のある容量大群の被験者は，解決過程において手がかり情報の保持が適切に行われ，誤反応が少なかったことを示す結果であった．一方，ワーキングメモリ容量小群の被験者にはメモの利用が解決過程において有効でなかったことが示された．

村山 (1995) は外的資源によって課題が変化すれば，解決のためのスキルも変化することを主張している．本研究におけるメモの利用も，利用するか否か，どの情報についてどのように利用するかといったスキルが新たに必要とされる．さらに，メモをとること自体が被験者にとって処理資源を必要とする課題であったことも予想される．したがって，メモによって得られる外的資源が必ずしも全体の課題の解決に有効ではなかったと考えられる．また，ワーキングメモリ容量に余裕がある被験者は，解決プロセスにおいてワーキングメモリの処理資源をメモを利用することにも適切に振り分けることが可能であり，その結果解決過程において誤反応が少なかったのではないかと推測された．

大塚・奥田 (1998) では，問題解決において外的資源はその特性によって有効性が異なることが示された．さらにその有効性は外的資源だけの特性ではなく，被験者の言語的ワーキン

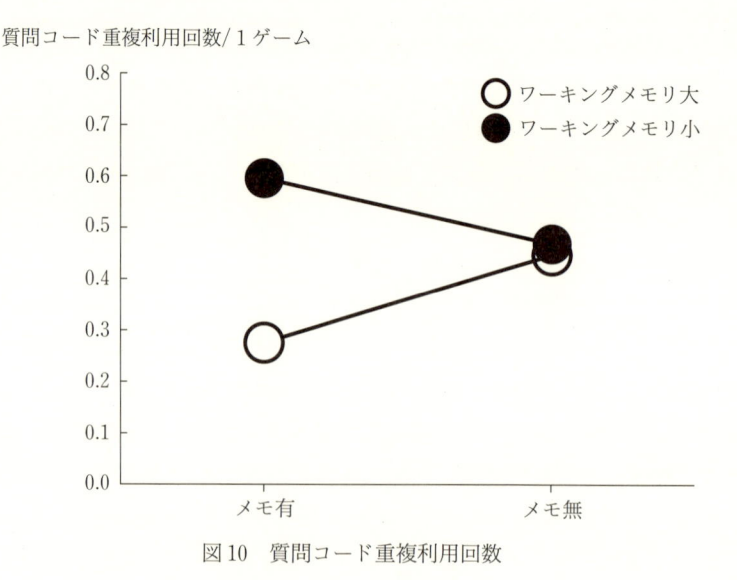

図10 質問コード重複利用回数

グメモリという認知主体の内的資源によって異なることが示された．外的資源は単純に外部として認知主体と独立に考えることはできない（村山，1995）ものであり，本研究で取り上げたようなワーキングメモリとどのように相互に関連しているのかについて，外的資源の利用方法や解決方略などについても検討が必要である．

参照文献

ブルーナーJ. S.・グッドナウJ. J.・オースチンG. A. 岸本弘・岸本紀子・杉崎恵義・山北亮（訳）(1969) 思考の研究　明治図書．

(Bruner, J. S., Goodnow, J. J., & Austin, G. A. (1956) *A study of thinking*, New York: JohnWiley & Sons, Inc.)

Carpenter, P. A., Just, M. A., & Shell, P. (1990) What one intelligence test measures: A theoretical account of the processing in the raven progressive matrices test. *Psychological Review*, 97, 404-431.

Carpenter, P. A., Miyake, A., & Just, M. A. (1994) Working memory constraints in comprehension: Evidence from individual differences, aphasia, and aging. In M. A. Gernsbacher (Ed.), *Handbook of pyscholinguistics*. San Diego, CA: Academic Press.

Carpenter, P. A., Miyake, A., & Just, M. A. (1995) Language Comprehension: Sentence and discourse processing. *Annual Review of Psychology*, 46, 91-120.

Daneman, M., & Carpenter. P. A. (1980) Individual differences in working memory and reading. *Journal of Verbal Learning and Verbal Behavior*, 11, 671-784.

グリーノ J. G 山口修平・東 洋（訳）(1985) 問題解決の過程．サイエンス社．

(Greeno, J. G. (1978) A study of problem solving. Hillsdale, NJ: Lawrence Erlbaum Associates.)

Just, M. A., & Carpenter, P. A. (1985) Cognitive Coordinate systems: Accounts of Mental rotation and individual differences in spatial ability. *Psychological Review*, 92, 137-172.

Just, M. A., & Carpenter, P. A. (1992) A capacity theory of comprehension: Individual differences in working memory. *Psychological Review*, 99, 122-149.

Just, M. A., Carpenter, P. A., & Hemphill, D. D. (1995) Constraints on processing capacity: Architectural or implementational? In D. Steier & T. Mitchell (Eds.), *Mind matters: A tribute to Allen Newell*. Hillsdale, NJ: Lawrence Erlbaum Associates.

仮屋園昭彦（1997）問題解決過程における知識の獲得に関する研究．風間書房．

Larkin, J. H. (1989) Display-based problem solving. In D. Klahr & K. Kotovsky (Eds.) *Complex problem solving*, Hillsdale, NJ: Lawrence Earlbaum Associates.

Larkin, J. H & Simon, H. A. (1987) Why a diagram is (sometimes) worth ten thousand words. *Cognitive Science*, 11, 65-100.

Laughlin, P. A., Lange, R., & Adamopoulos, J. (1982) Selection strategies for "Mastermind" problems. *Journal of Experimental Psychology: Learning, Memory, and Cognition*, 8, 475-483.

リンゼイ P. H.・ノーマン D. A. 中溝幸夫・箱田裕司・近藤倫明（訳）(1985) 情報処理心理学入門III．サイエンス社．

(Lindsay, P. H., & Norman, D. A. (1978) *Human Information Processing*. New York: Academic Press.)

Miyake, A. (1994) Toward a unified theory of capacity constraints: *The role of working memory in complex cognition*. 認知科学，1(1)，43-62．

三宅晶（1995）短期記憶と注意　高野陽太郎（編）認知心理学　2 記憶．東京大学出版会，pp. 71-99.

Miyake, A., Carpenter, P. A., & Just, M. A. (1994) A capacity approach to syntactic comprehension disorders: Making normal adults perform like aphasic patients. *Cognitive Neuropsychology*, 11, 671-717.

Miyake, A., Just, M. A., & Carpenter, P. A. (1994) Working memory constraints on the resolution of lexical ambiguity: Maintaining multiple interpretations in neutral contexts. *Journal of Memory and Language*, 33, 175-202.

村山功 (1995) 外的資源による課題と認知主体の変化　認知科学 2(4), 28-38.

西崎友規子 (1998) ワーキングメモリ容量に及ぼす二重課題の効果　基礎心理学研究 17, 49-50.

奥田富蔵・大塚一徳・井上靖 (1995) 数あてゲーム ITS のためのプレー知識の構造について CAI 学会誌, 11, 183-194.

苧阪満里子・苧阪直行 (1994) 読みと作動記憶容量――日本語リーディングスパンテストによる測定――心理学研究, 65, 339-345.

大塚一徳 (1994) マスターマインドにおけるプレーヤーの解決方略の適用　九州心理学会第 55 回大会発表論文集　72.

大塚一徳・奥田富蔵 (1995) ワーキングメモリへの記憶負荷が問題解決に及ぼす影響　東海大学短期大学紀要 29, 115-120.

大塚一徳・奥田富蔵 (1996) 作動記憶上への継時的な記憶負荷の増加が問題解決に及ぼす影響, 東海大学短期大学紀要, 30, 43-48.

大塚一徳・奥田富蔵 (1997) 問題解決における言語的作動記憶容量と解決方略　東海大学短期大学紀要 31, 37-42.

大塚一徳・奥田富蔵 (1998) 問題解決における言語的作動記憶容量の制約と外的資源の利用　東海大学短期大学紀要 32, 31-35.

Raven, J. C. (1994) *Advanced Progressive Matrices, Set I*. Oxford: Oxford Psychologists Press.

斎藤智 (1997) 音韻的作動記憶に関する研究　風間書房.

齊藤智 (1998) ワーキングメモリのパラドックス―苧阪満里子論文へのコメント―心理学評論, 41, 194-196.

Shah, P., & Miyake, A. (1996) The separability of working memory resources for spatial thinking and language processing: An Individual differences approach. Journal of Experimental Psychology: *General*, 125, 4-27.

Turner, M. L., & Engle, R. W. (1989) Is working memory capacity task dependent?, *Journal of Memory and Language*, 28, 127-154.

米川勉 (1991) 継時的に集積する情報の処理過程――記憶と処理に起こるトレード・オフの軽減に関して――心理学研究, 62, 96-101.

第14章
音韻ループと長期記憶とリズム

齊藤　智
大阪教育大学

14-1 ワーキングメモリとしての音韻ループ

　音韻ループ (phonological loop) は，Baddeley のワーキングメモリ[1] モデルのなかで，最も研究の進んでいるサブシステムである (Baddeley & Hitch, 1994)．その理由の一つは，このサブシステムの生態学的妥当性がきわめて高いというところにある．読み，計数，暗算など，日常生活のありとあらゆる場面で，音韻的な情報のバックアップ機構として，このサブシステムは機能する (Gathercole & Baddeley, 1993)．現実場面に近い状態でのワーキングメモリの働きを測定してると考えられているリーディングスパンテスト (Reading Span Test; Daneman & Carpmenter, 1980；苧阪・苧阪，1994) の遂行にも，音韻ループが関与していると考えるのが最近の一般的な見解である (たとえば，Baddeley & Logie, 1999; Yamadori et al., 1999)．それだけでなく，このような一時的な情報の保持機構としての働きは，音韻ループにとっては二次的な機能にすぎず，新しい音韻系列情報を獲得するという「言語習得装置」としての働きがその中心的機能であるということが知られるようになってきた (Baddeley et

---

[1] 筆者は通常，文部省学術用語集心理学編 (1986，日本学術振興会) にしたがって，「working memory」の訳語として「作動記憶」を用いている．本稿では，この書籍のタイトルに合わせて「ワーキングメモリ」としたが，訳語の違いによる本質的な差異はない．

al., 1998)．このように，われわれの認知活動のなかで音韻ループの果たす役割が非常に大きなものであるということが認められるようになり，音韻ループへの関心は急速に高まった．

　また，音韻ループに関する研究は，ワーキングメモリモデルの前身である短期記憶（short-term memory）のモデルに関する実証的検討方法の多くを引き継いでおり，モデルの理論的構築のための道具立てが整っていたことも，研究の素早い進展を導いたと考えられる．

　その歴史的背景がどのようなものであれ，現在，音韻ループシステムを多くの研究者が検討対象としており，また，その神経基盤についてはワーキングメモリの他のサブシステムよりも明確になっている（たとえば，Jonides & Smith, 1997; Paulesu et al., 1993; Smith & Jonides, 1997, 1999; Vallar et al., 1997；関連する展望論文に乾，1997 a；乾 1997 b；藤井，1998；相馬，1997がある）．このような状況にいたっては，音韻ループのメカニズムを認知心理学的な立場から明らかにすることで，脳機能の解明に役立つということも期待できよう．この章では，ワーキングメモリの脳内メカニズムには直接的には立ち入らず，純粋に認知心理学的な立場から音韻ループのメカニズムに関する最近の研究を紹介する．特に，脳機能の解明に役立ちそうだと筆者が感じている二つのトピックスを取り上げる．一つは音韻ループと長期記憶（long-term memory）の関係について，もう一つは音韻ループとリズムの問題についてである．二つのテーマは互いに独立しているように思われるが，筆者の視点からみると両者は深く関わっている．まず，音韻ループのモデルについて簡単に解説しよう．

14-2 ｜ 音韻ループモデル

　本書2章にも紹介しているように，Baddeleyのワーキングメモリモデルには二つの従属システムとそれらを制御する中央実行系（central　executive）が仮定されている（Baddeley, 1986, 1990）．二つの従属システムは，視空間的な情報の保持を担う視空間的スケッチパッド（visuo-spatial sketchpad）と音韻ループ[2]である．多くの研究者が，ワーキングメモリにいくつかのタイプの情報を保持するメカニズムが必要であると認めているし（Barnard,　1999; Schneider, 1999），その他の研究者も積極的にこうした見解を否定してはいない（Cowan, 1999; Kieras et al., 1999; Kintsch et al., 1999）．細かい点を除けば，ワーキングメモリシステムの構成についての一般的見解は，Baddeley and Logie (1999) が提案するようなモデルに近づいている．

　このモデルに従い，ワーキングメモリには，少なくとも二つの従属システムがあるとしておこう．Baddeley and Logie (1999) によれば，これらの従属システムはまた，機能的に二つ

---

[2] 音韻ループという用語は，Baddeley (1990) によって初めて用いられた．それ以前は，この機能的システムを指す用語として構音ループ（articulatory loop）という語が用いられていた．

の下位要素に分かれている．時間経過とともに減衰していくような受動的な貯蔵機能と，そうして減衰していく情報を再活性化するようなアクティブな情報保持機能である．ここでの興味の対象である音韻ループに関していえば，受動的な貯蔵機能は音韻ストア (phonological store) が担い，アクティブな再活性化は構音コントロール過程 (articulatory control process) が担っている (図1)．これらの区分は，実験的データによっても，神経心理学的研究によっても，そして PET (Positron Emission Tomography) や fMRI (functional Magnetic Resonance Imaging) といった非侵襲的脳機能計測法を用いた研究によっても支持されている (展望は，藤井，1998; Gathercole & Baddeley, 1993; Smith & Jonides, 1999；相馬，1997)．

　近年の研究から明らかになってきたことの一つは，これら下位要素の働きが，記憶以外の認知システムと大きく重なり合っているという点である．Baddeley and Logie (1999) によれば，受動的な貯蔵機能は，主に知覚 (perception) の過程とオーバーラップしており，アクティブな情報保持は行為や反応の産出 (production) と関わる過程とオーバーラップしているという．音韻ループに関していえば，前者は，われわれが言語音を聞いたときにそこから意味のある音韻形態を抽出するという言語知覚に関わるシステム (speech perception system) と共通であり，後者は，われわれが何かを発話しようとするときに駆動する言語産出のシステム (speech production system) の一部と共通であると考えられている (Baddeley & Logie, 1999; Saito & Baddeley, in press)．

　たとえば，Gathercole and Martin (1996) は，音韻ループの音韻ストアが，言語知覚シス

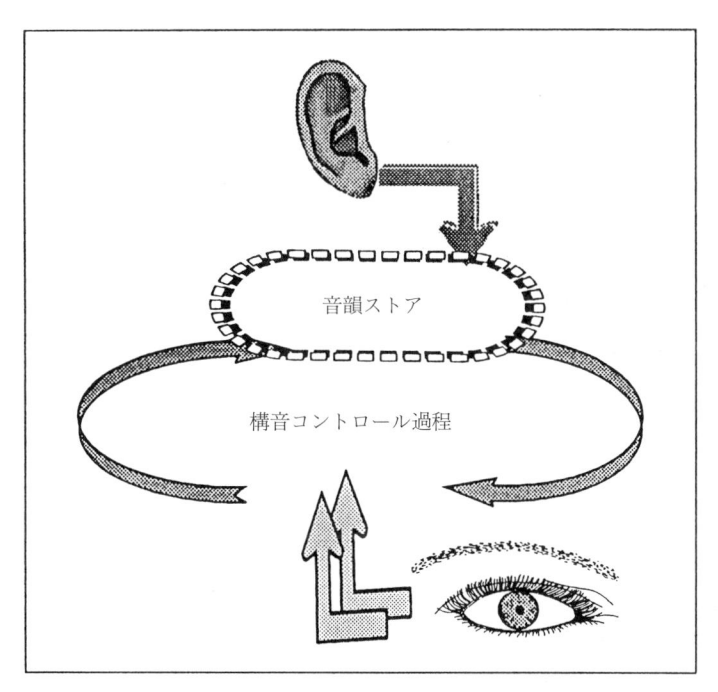

図1　音韻ループモデル．(Logie, 1995, p. 66 より転載)

テムの働きを利用して成り立つ疑似記憶システム（pseudo memory system）であると考えている．また，音韻ループの構音コントロール過程が，言語産出システムと密接に関連しているという主張にも多くの根拠がある．特に，構音コントロール過程が，発話のために必要となる音韻系列のプランニング（発話運動プランニング，speech motor planning）と関わっているということは，筆者自身の実験的研究によっても（Saito, 1993a, 1994, 1997b, 1998a），神経心理学的なデータによっても支持されている（Baddeley & Wilson, 1985; Waters et al., 1992）．

筆者は，音韻ループは言語処理システムに埋め込まれたシステムであり，その機能は，言語知覚過程と言語産出過程のそれぞれの一部を間借りした形で営まれていると考えている．言い換えれば，音韻ループの機能は，言語知覚過程の一部と言語産出過程の一部の相互作用から生まれると仮定している（詳細は，齊藤，2000）．

ここで一つの検討事項が指摘できる．知覚システムの機能が先行経験に左右されるということは既知の事実である（下條，1999 を参照）．たとえば，言語音の知覚は，入ってくる音響的情報を受動的に分析するのではなく，聞き手の母国語の音韻構造に関する知識を利用して，積極的に行われる過程であり（Gathercole & Martin, 1996），そうした知覚システムは，個体が生まれ落ちてから過ごした言語環境に依存して構築される（たとえば，Cutler & Otake, 1994；大竹，1995；Otake et al., 1993）．つまり，言語音の知覚過程は長期記憶によって支えられているのである．一方で，言語産出システムは，そうした言語知覚システムと相互作用しながら発達し，母国語の音韻体系にチューニングされる．自然文脈のスピーチエラーの分析や実験的なエラー誘導法によって，それぞれの言語に特徴的なスピーチエラーがあるということが明らかになっているが（Berg, 1991; Kubozono, 1989；寺尾，1988），このことは，言語産出システムも長期記憶に支えられているという主張を裏付けている．音韻ループが言語知覚過程と言語産出過程に支えられているとすると，音韻ループと長期記憶の関係を再考する必要が生まれてくるようだ．

14-3 音韻ループと長期記憶

（1）音韻ループによって構築される長期記憶

音韻ループが新しい音韻形態の長期学習にとって重要な役割を担っているということは，すでに知られている（展望は，Baddeley et al., 1998）．この結論は，三つのアプローチによる実証的検討を経て導かれた．神経心理学的研究，実験的研究，そして発達的研究である．この点についての詳しい文献展望は，齊藤（1997 a）にすでに紹介されているので，ここではごく簡単に記すことにする．

Baddeley et al. (1988) は，言語性の短期記憶課題の遂行に著しい困難を示すイタリア人患者 P. V. に対連合学習を求めた．その結果，イタリア語同士の対 (word-word pairs) では健常者と同じ速度で学習が進んだのに対し，イタリア語と疑似ロシア語の対 (word-nonword pairs) が用いられた場合にはまったく学習が成立しなかった．反応語が単語であることと未知の単語（非単語）であることでは何が異なるのであろうか．単語の場合，その語の音韻構造はすでに学習されているが，非単語の場合にはまず最初に音韻系列を学習しなければならない．この結果は，P. V. にとって意味的な連合を形成することは問題ないが，新しい音韻系列を学習することが困難であるということを示しているといえる．このほかにも，大学生であっても，言語性の短期記憶課題の得点が極端に低い者は，単語と非単語の対連合学習が苦手であるということが示されている（図2；大学生 S. R. のデータ，Baddeley, 1993）．

　実験的研究もまた，多くの場合に対連合学習パラダイムを用いている．一般に，音韻ループによる情報保持機能は，記銘項目が長かったり，記銘リストの項目同士が音韻的に類似していたりすると低下する（前者を語長効果，word-length effect, 後者を音韻的類似性効果，phonological similarity effect と呼ぶ．齊藤，1997 a を参照）．また，記憶課題遂行中に，課題とは無関係な言葉（「あいうえお」など）を，繰り返しつぶやくと，記銘項目の音韻的なコーディングが妨げられ，記憶成績が著しく低下する（構音抑制効果，effect of articulatory suppression）．単語―単語の対連合学習では，音韻ループの活動に影響を与えるこれら三つの実験変数は学習速度にまったく影響を与えなかったが，単語―非単語の対の学習は，これらの変数から大きく影響を受けた (Papagno et al., 1992; Papagno & Vallar, 1992)．これらの結果は，非単語の学習に音韻ループが深く関与している証拠として見なすことができる．

　語彙の習得 (vocabulary acquisition) に焦点をあてた発達的研究では，非単語反復 (nonword repetition) 課題が用いられ，この課題の遂行能力と語彙知識 (vocabulary knowledge) との関係が検討されることが多い．非単語反復では，自然言語と類似した音韻構造をもつ非単

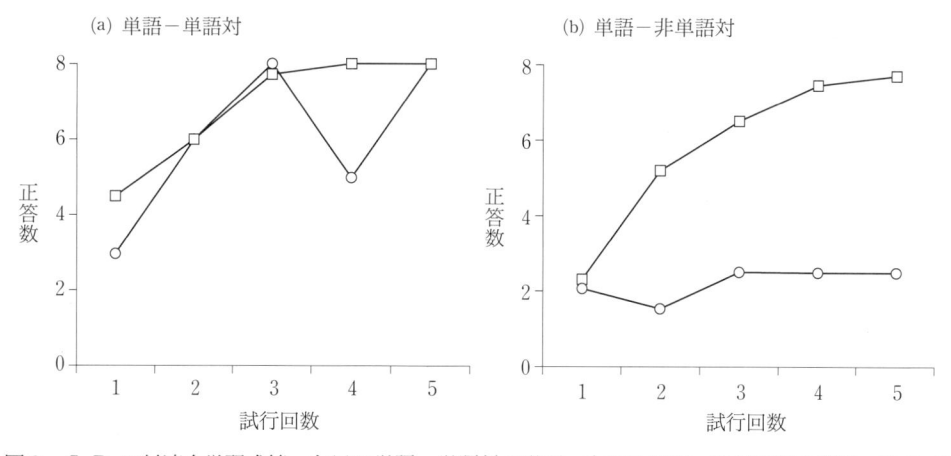

図2　S. R. の対連合学習成績．左(a)は単語―単語対の学習，右(b)は単語―非単語対の学習．「□」は統制群の大学生の平均値，「○」が S. R. の成績．(Baddeley, 1993, p. 142 から転載)

語（たとえば，bannifer, blonterstaping など）が聴覚的に提示される．被験児の課題は，提示された非単語を口頭で反復することである．非単語は，1〜4音節（Gathercole & Baddeley, 1989, 1990），あるいは，2〜5音節（Gathercole et al., 1991）から構成されており，40個の非単語のうちいくつを正確に反復できたのかが課題成績とされた．この課題の遂行には，音韻ループにおける情報の保持が必要であると考えられている（Gathercole & Baddeley, 1993）．

　Gathercole and Baddeley (1989) は，4歳児と5歳児で語彙知識と非単語反復能力の間に有意な相関を見出した．さらに，4歳のときの語彙知識量を統制した後でも，4歳のときの非単語反復の成績から5歳のときの語彙知識量を有意に予測することができるという結果から，彼女らは音韻ループにおける情報保持能力と語彙の習得能力の間に因果関係があると考えた（この点についての実験的検討は，Gathercole & Baddeley, 1990）．

　これらの結果から，音韻ループの主たる生態学的機能は，自然言語の音韻学習を支えることにあるのではないかと考えられている（展望は，Baddeley et al., 1998; Gathercole & Baddeley, 1993）．

（2）長期記憶に支えられた音韻ループ

　音韻ループの活動自体が長期記憶に支えられているという認識も定着しつつある．音韻ループに保持される情報は，さまざまな音響学的特徴を備えた「音声的な (phonetic)」情報ではなく，カテゴリ知覚の後の「音韻的な (phonological)」情報である．このことは，音韻ループの活動が，先行する経験により形成されてきた長期記憶を基盤として成り立っているということを意味している．たとえ新しい音韻形態の学習を行うときでも，その構成要素である音素や音節は長期記憶に蓄えられたものなのである．長期記憶が音韻ループの機能の実現を支えているということについては，多くの実証的データもある．

　4歳のときの非単語反復の成績から翌年の語彙知識の成績が予測できるということを，先に述べた（Gathercole & Baddeley, 1989）．ところが，非単語反復の成績から語彙知識の成績が予測できるのは4歳のときから5歳のときの成績を予測する場合のみであり，5歳と6歳の成績の間の相関は，逆に，語彙知識量から非単語反復の成績を予測する方が正確であった（Gathercole et al., 1992）．このことは，5〜6歳の場合，被験児がもっている音韻構造に関する知識が，非単語反復課題の遂行に役立っているということを示唆している．

　同様の結論は，非単語の音韻構造がどれだけ母国語の音韻的制約に一致しているのかという「単語らしさ (wordlikeness)」を操作した Gathercole (1995) によっても導かれている．単語らしさという非単語の属性は，成人によって主観的に評定される際に，母国語の音韻知識から影響を受けると考えられているため，現在の音韻ループ研究では頻繁に統制され実験操作の対象となっている（たとえば，Grant et al., 1997）．

　Gathercole (1995) の研究では，単語らしさ評定価の高い（単語らしい）非単語と低い（単語らしくない）非単語のセットが用意された．これら二つのセットを構成する非単語は，音素の

表1　4歳児と5歳児の単語らしさ別の非単語反復成績
(Max=14)

年齢	単語らしくない非単語		単語らしい非単語	
	平均	SD	平均	SD
4歳	7.11	2.51	8.99	2.47
5歳	7.79	2.46	10.51	2.18

(Gathercole, 1995, p. 87 より転載．)

数，音節の数，子音クラスタの数でマッチングされていた．したがって，二つのセットの間に音韻的な複雑さには違いはない．それでも，単語らしい非単語の反復得点は，単語らしくない非単語よりも高かった（表1）．単語らしい非単語は，そうでない非単語よりも，母国語の音韻体系に一致した音韻系列から構成されているので，音韻知識を利用することで，高い反復率が得られると考えられる．

さらに重要なことに，表1のデータには年齢と単語らしさの交互作用がみられた．4歳児よりも5歳児の方が，単語らしさ効果が大きいのである．この結果は，5〜6歳の場合には被験児のもっている音韻知識が非単語反復課題の遂行に役立っている，という先の見解（Gathercole et al., 1992）を支持している．

実在語を用いた方が，非単語を用いるよりも記憶範囲が大きくなるという語彙性効果（lexicality effect; Hulme et al., 1991）もまた，音韻ループ課題の遂行に対する長期的知識の貢献を裏付ける．Hulme et al. (1995) は，非単語を被験者に前もって何回か聞かせるだけで，その非単語を用いた記憶範囲成績が向上することから，語彙性効果は，意味的な成分ではなく，音韻的な成分の長期的知識の影響で現れると考えた（Gathercole & Martin, 1996 も参照）．最近では，当該言語における語音の推移確率の高さ，すなわち，ある語音の後にある語音が続く確率の高さが，そうした語音系列を含む非単語の記憶成績に影響を与えるということが示されている（phonotactic probability effect; Gathercole et al., 1999）．音韻ループに情報を保持するときには，長期記憶に蓄えられている音韻知識が役にたつのである．

このように現在では，長期記憶の関与を想定しないで音韻ループの働きを考えることは難しい状況となっている．

（3）音韻ループと長期記憶に関するモデル

音韻ループに一時的に情報が保持されることで長期の音韻学習が成立すること，また，音韻ループによる情報の保持は長期記憶に蓄えられた音韻知識によって支えられているということが，現時点で明らかとなっている．こうした音韻ループと長期記憶の関係を考えるのに有力なモデルは，Gathercole and Martin (1996) のモデルである．

Gathercole and Martin (1996) は，短期記憶課題におけるパフォーマンスは，言語知覚に由来する音韻表象によって成立すると考えている．これらの表象は音韻ネットワーク

音韻空間

音韻
ネットワーク

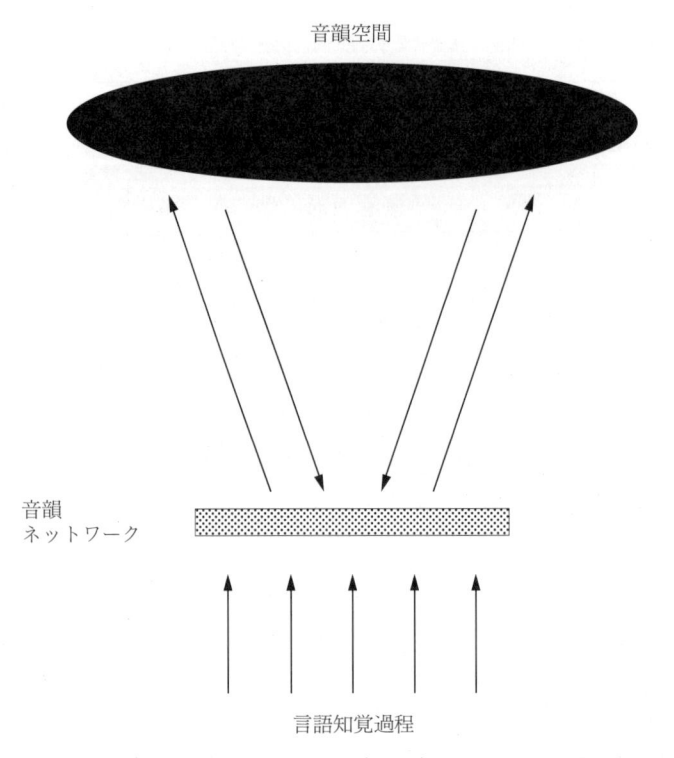

言語知覚過程

図3　Gathercole & Martin のモデル．(Gathercole & Martin, 1996, p. 92 から転載)

(phonological network) 上の活性化のパターンとして見なすことができる (図3を参照)．彼女たちは，独立した一時的記憶システムを想定していないが，音韻ネットワーク内の活性化パターンは，機能的には音韻ストアの内容に対応すると述べている．そして，音韻ネットワーク内の活性化の強度が，非単語反復課題などにおけるパフォーマンスを規定すると考えられており，この強度は三つの要因に影響される．

　第一に，知覚分析過程からの入力である (図3最下部からネットワークへの矢印)．SN 比の高い言語音はそうでないものよりも音韻ネットワーク内に頑健な活性化パターンをもたらす．こうして一時的に保持される音韻表象は，乳幼児期を通じて発達した母国語の知覚分析過程にもとづいて形成されると考えられている (たとえば，Jusczyk et al., 1994)．

　第二に，ネットワーク内で隣接する要素間にすでに存在している連合強度の要因である．すべての言語は，それぞれに特徴的な音韻統制的規則をもっている．Gathercole and Martin (1996) によれば，音韻ネットワーク内の (個々の音素に対応する) ユニット間には活性化のレスティングレベルがあり，これは当該言語の音素の推移確率に依存する．

　第三の要因は，語彙表象 (lexical representation) からの影響である．この表象は，辞書的なものではなく，「音韻空間 (phonological space；図3最上部)」内に構成されると仮定されている．音韻空間とは，ある言語に許されるすべての音韻的な組み合わせが表象されている多次

元システムである．音韻ネットワーク内の活性化パターンと一致する音韻構造をもつ語彙表象は，ネットワークから音韻空間へ向かう興奮性のリンクから活性化を受ける．そして，この活性化は音韻ネットワークへとフィードバックする．このようにして語彙知識は音韻ネットワークへの入力情報の表象を促進するのである．

　音韻空間は音韻事象の生起史を残しているので，以前に経験したことのある音韻形態が入力されると，それに対応した表象の活性化は，トップダウン的に音韻ネットワーク内の要素的音韻素性を活性化する．したがって，出現頻度の高い単語は，そうでない単語よりも，その構成要素である音素群を強く活性化するのである．

　Gathercole and Martin (1996) のモデルは，「音韻記憶 (phonological memory)」のモデルであり，そもそも言語性の短期の記憶システムと長期記憶の区別をしていない．その一方で，このモデルの音韻ネットワークは，機能的には音韻ループの音韻ストアに対応していることを考えると，彼女たちは，長期的な知識は，単に課題遂行を手助けしているというよりも，音韻ループの機能実現に直接影響を与えていると考えているように解釈できる．音韻ネットワークを音韻ストアに見立てた場合，長期の音韻学習が音韻ループの機能にどのように支えられて成立しているのか，また，音韻知識がどのように音韻ループの機能を実現しているのかについて，このモデルはうまく説明しているといえる（残された議論は，Baddeley et al., 1998）．

14-4 音韻ループとリズム

(1) リズム活動によって干渉される音韻ループ機能

　すでに述べたように，記銘材料間の音韻的な類似性が直後系列再生の成績に影響を与えるということが知られている (Conrad & Hull, 1964)．たとえば，記銘項目をランダムな順序で視覚的に提示し，それを系列再生するように求めると，響きの類似した文字列 (B, C, D, G, P, T) での成績が，互いに発音が区別しやすい文字列 (F, H, L, N, Q, Y) での成績よりも劣るのである．さらに，文字系列の記銘活動中に構音抑制を行うと，系列再生の成績が著しく低下するだけでなく，音韻的類似性効果は消失する．一般に，構音抑制を行っても50パーセント程度以上の再生率が得られていることから，音韻的類似性効果の消失は，床効果 (floor effect) を反映しているとは考えられない (e.g., 齊藤, 1993b)．

　この効果は，音韻的に類似している項目同士の系列順序情報が混乱し，成績の低下が導かれた結果であり，言語情報を音韻的な形態で一時的に保持するという音韻ループの機能を反映している．構音抑制は，音韻ループの活動を妨害し，音韻的な形態での情報保持を困難に

するので，この実験事態では音韻的な混同は生起しえないのである．逆に考えて，音韻的類似性効果がみられない実験事態というのは，音韻的なコーディングが難しい条件であると解釈するのが妥当であろう．

　Saito (1993 a, 1994) の実験も同様に，視覚提示材料における音韻的類似性効果の生起を問題としている．ただし，記憶活動と並行して課せられる二次課題は，構音抑制ではなく，リズムタッピング課題であった．被験者は，コンピュータから聞こえてくる一連のリズムパターンに合わせてマウスのボタンを打ち，それと同時に6文字の系列を憶えるということを求められた．リズムタッピングを選んだ理由については，すでに齊藤 (1999) に詳しく述べたので，ここでは省略する．

　重要な発見は，リズムタッピング課題に従事しながら記銘活動を行っても，構音抑制と同じように音韻的類似性効果が消失するという結果である．もちろん，Saito (1993 a, 1994) は二重課題法を用いているので，リズムタッピング課題が処理のリソースを奪い，そのために音韻ループの活動が妨害されたという可能性もある．しかし，齊藤 (1993 b，実験2) は，記憶更新 (memory updating) を用いてこの可能性を否定している．この実験では，記憶更新を記銘活動中に求めることで記憶成績が構音抑制条件と同程度にまで低下したが，音韻的類似性効果は依然として生起した．このことは，処理リソースを奪われるだけでは，音韻ループの活動は妨害されないということを意味している．

　それでは，リズムタッピング課題はどのようにして音韻ループの活動を妨害したのであろうか．筆者は次のように考えている (齊藤，1999)．リズムタッピングという課題は，音楽家でもない限り日常的には行わない．それゆえに，リズムタッピングのために特別に構築されたシステムが，人間に備わっているとは考えにくい．そこで，リズムタッピングの遂行を求められたとき，多くの者は，リズムをコントロールできる代わりのシステムの使用に頼ることになるだろう．この代用システムに必要なのは，時間制御の機能である．筆者は，発話運動プランニング (前述) に時間制御の機能があると仮定している．このプランニングは，何も音素の出力順序を制御するだけではない．発話の強弱，抑揚，長短などの言語のリズムを作りだす超分節的特徴の制御も担っているはずである．したがって，発話運動プランニングは，時間制御にすぐれた役割を果たし，リズムタッピング制御の代用システムとして働くのである．

　音韻ループの構音コントロール過程は，発話運動プランニングによって支えられているので (Baddeley & Wilson, 1985; Waters et al., 1992)，このプランニングがリズムタッピングのような別の活動に使用されてしまうと，音韻ループはうまく機能しなくなる．したがって，リズムタッピング条件のもとでは，構音抑制条件での実験結果と同様に，音韻的類似性効果が消失するのである．

（2）音韻ループによって支えられるリズム情報保持

　音韻ループの活動が発話運動プランニングによって支えられており，発話運動プランニングが言葉のリズムの情報を含んでいるのであれば，音韻ループにリズム情報が保持される可能性があることになる．強勢位置の判断（stress judgement; Campbell et al., 1991; Burani et al., 1991），音高の記憶（memory for pitch; Pechmann & Mohr, 1992），持続時間の記憶（memory for duration; Wearden, 1993; Wearden & Ferrara, 1993）など，リズムを作り出す構成要素の記憶やそうした情報を用いた判断課題の遂行に，音韻ループの機能が関わっている可能性が，すでに指摘されている（展望は，齊藤，1997 a）．

　こうした先行研究の結果を受けて，Saito and Ishio (1998) は，時間的長短から構成されるリズムパターンの記憶を研究した．彼らは図4に示されるような24種類のリズムパターンをパーソナルコンピュータから聴覚的に提示し，それらの再生をタッピングにより求めた．タッピングのタイミングはコンピュータに取り込まれ，タッピング間のインターバルの長さが記録された．

　三つの条件が設けられていた．リズム課題のみを行う統制条件と二つの二重課題条件である．二重課題条件には，リズム提示および保持インターバルの間に「あいうえお」と口を動

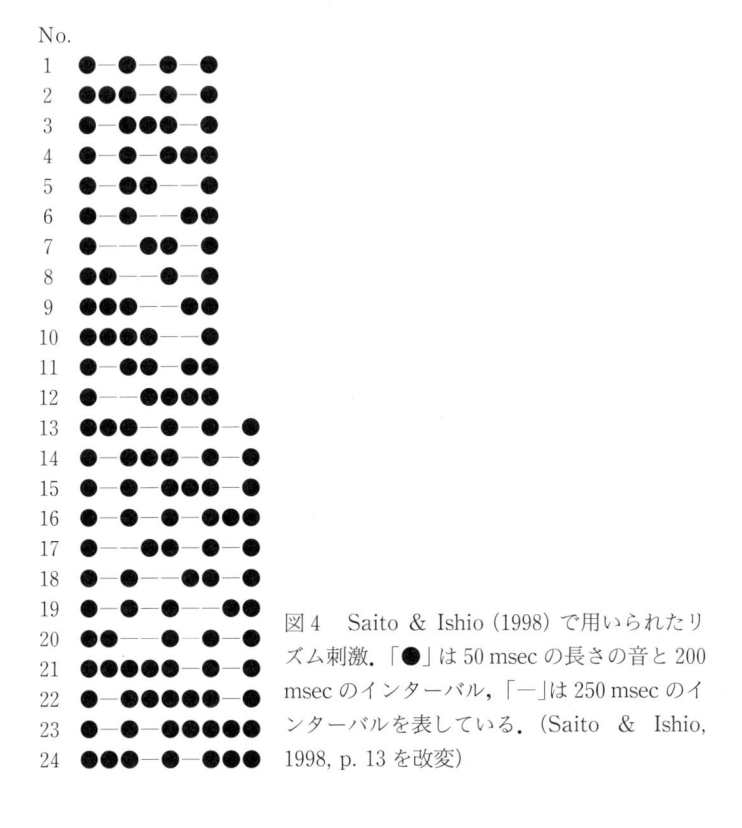

図4　Saito & Ishio (1998) で用いられたリズム刺激．「●」は 50 msec の長さの音と 200 msec のインターバル，「—」は 250 msec のインターバルを表している．(Saito & Ishio, 1998, p. 13 を改変)

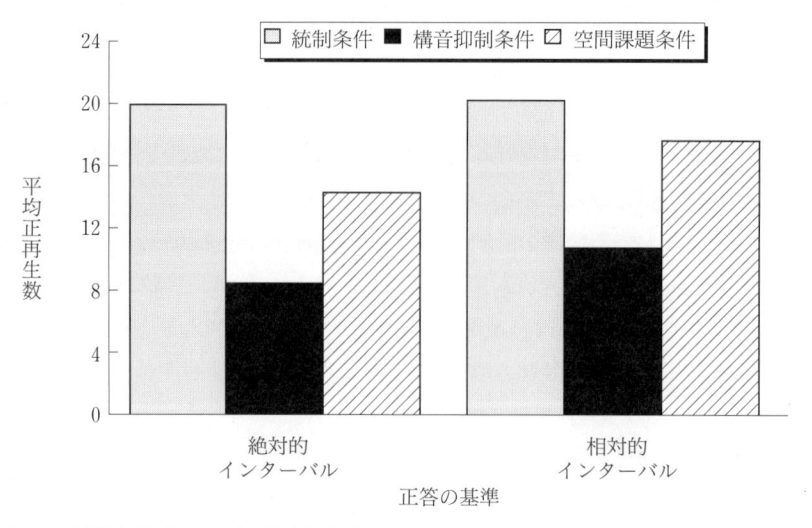

図5 統制条件 (control)，構音抑制条件 (articulation)，空間課題条件 (spatial) におけるリズム刺激の平均正再生数．左が絶対的インターバル，右が相対的インターバルによる得点．(Saito & Ishio, 1998, p. 15 を改変)

かす構音抑制条件（実際には声は出さない）と，できるだけ多くの正方形を右手で描くことが求められる空間課題 (spatial task) 条件があった．再生されたリズムの正誤は，二つの基準により判断された．(a)相対的な時間間隔によるもの（相対的インターバル；relative interval）と，(b)絶対的な時間間隔によるもの（絶対的インターバル；absolute interval）であった．相対的インターバルによる基準では，リズムパターンの構造（反応インターバルの間の相対的関係）が再現されていれば正答とされた．これに対し，絶対的インターバルによる基準では，提示されたリズムパターンの各インターバルが，絶対時間で精確に再現されていて初めて正答とされた．いずれの場合にも，基準となるインターバルから20パーセントのズレのある反応インターバルがエラーとされ，反応インターバルのエラーが一つでもある場合には，その試行は誤答とされた．また，反応数が異なる場合にもその試行は誤答と見なされた．

実験の結果，相対的インターバルによる得点では，構音抑制条件での正答数が，他の2条件よりも有意に少なく，絶対的インターバルによる得点では，構音抑制条件，空間課題条件，統制条件の順に正答数が少なかった（図5）．重要なことは，構音抑制課題と空間課題は，それぞれ単独で実施したときには，主観的には空間課題の方が困難であると評定されていることである．つまり，空間課題の方が被験者の感じる心的エネルギーの消費は多いのにもかかわらず，構音抑制課題の方がリズム記憶課題への干渉が大きいのである．

構音抑制からの干渉効果が空間課題からのものよりも大きいというこの実験結果は，一見非言語的であるリズムパターンが，言語的なワーキングメモリシステム，すなわち音韻ループに保持されているということを示している．そして，このことは，音韻ループに言語のリズムに関する情報が保持されるという可能性を示している．

（3）音韻ループのタイミングメカニズムに関するモデル

ここまで，音韻ループとリズムに関する実験的研究を展望してきたが，現在のところ，これらの結果について説明できるモデルは存在しない．ただ，音韻ループのコネクショニストモデルである Burgess and Hitch (1992) から発展した Burgess and Hitch (1996; Hitch et al., 1996) のモデルは，そのなかにタイミングメカニズムを組み込んでおり，音韻ループにおけるリズム情報処理について説明できる可能性を秘めたモデルである．

Burgess and Hitch (1992) は，音韻ループの概念的モデル (Baddeley, 1986, 1990) が計算機シミュレーションに耐えうるほどそのメカニズムを詳細に特定していないという点を克服するために，直後系列再生において系列順序情報がどのように保持されるのかを詳細に検討し，シミュレーションを試みた．このモデルは，非単語を扱うことができないこと，長期の学習ができないことなどいつくかの問題があり (Gathercole, 1997 を参照)，それらを克服するために改訂が試みられてきた (Burgess & Hitch, 1996)．

新しいモデルを図6に示した（コネクションは単純化して示されている）．モデル内の層（文脈層, context layer；音素層, phoneme layer；項目層, item layer）はさまざまな活性化レベルをもつノードセットから構成される．活性化は矢印の方向へ伝わる．Burgess and Hitch (1996) による大きな改訂は次の5点である．(a)各コネクションは，短期と長期の要素をもち，そこではヘッブ型学習が起こる．ノード i と j の間のコネクションの重みを Wij とすると，これは，短期の学習要素 W^s_{ij}（重みの変化が速い）と長期の学習要素 W^l_{ij}（重みの変化が遅い）の和によって表現される．(b)入力 (input) 音素層と出力 (output) 音素層の区別はなく，一つの層が入出力の音素を表現する．(c)再生時の項目の選択は，音素表象の再活性化を導く．(d)競合フィルター（competitive filter）は存在せず，選択されなかった項目の抑制は項目層内部で起きる．

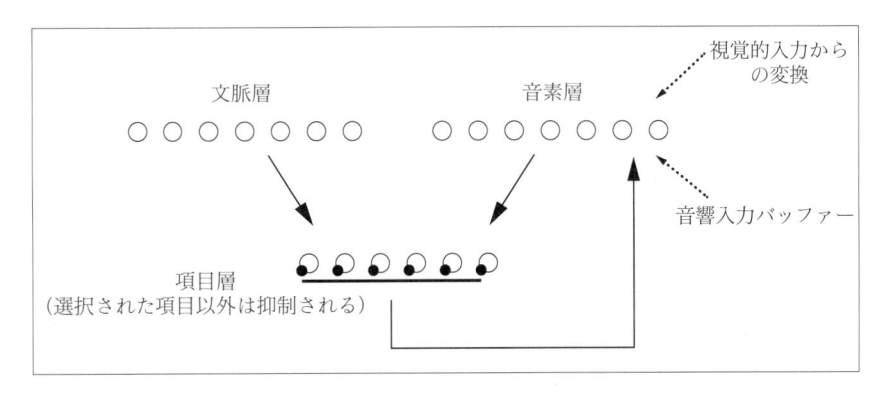

図6　Burgess & Hitch の現在のネットワークモデル．白丸はノードを表す．実線矢印は，興奮性のコネクションであり，長期と短期の学習可能性をもつ．実線と黒丸は抑制のリンクを表す．点線矢印は情報の入力．(Burgess & Hitch, 1996, p. 61 より転載)

(e)抑制自体も減衰する性質のものであり,抑制されていた項目が回復することもある.

　記憶過程は次のように成立する.記銘項目が提示されると,そこに含まれる音素に対応した音素ノード(音素層内のノード)が活性化する.活性化は個々の音素ノードからそれらの音素を含む項目ノード(項目層内のノード)に伝わる.最も活性化している項目ノードが選択され,それ以外の項目ノードの活性化はゼロに設定される.この時点で,文脈—項目,音素—項目,項目—音素の連合が学習され,さらに,コネクションの短期の要素 W^s_{ij} は減衰しはじめる.最後に,選択された項目ノードが抑制される.そこで文脈シグナルが更新され,次の項目が提示される.

　それぞれの項目が結合する文脈は,文脈層のなかのノードの活性化のランダムパターンからなる.この活性化パターンは記憶リストの提示に合わせて徐々に変化する(図7(A)).ノードのなかのあるものは,リスト提示の間ずっと活性化レベルを保つ.したがって,リスト内の,特に近い項目同士にはより多くの文脈パターンの重複があることになる.

　再生は,音素層の値をゼロに戻し,文脈をもとのパターンにリセットすることで開始される.活性化は文脈層から項目層へと伝わり,最も活性化した項目ノードが選択される.項目—音素のネットワークを通じて音素層に活性化が伝わり,さらに音素—項目ネットワークを通じて項目層にフィードバックされる.ここで最も活性化した項目ノードが出力される.提示時と同じように,選択された項目は抑制され,文脈が更新される.このモデルでは,リハーサルも再生とまったく同じ仕組みで実現され,両者に区別はない.リハーサルとは繰り返された再生のことである.

　このような比較的単純な構造によって,記憶範囲の限界,音韻的類似性効果,語長効果などの現象だけでなく,Burgess and Hitch (1992) ではうまくいかなかった非単語の学習や語彙性効果のシミュレーションが成功している(図8,Burgess & Hitch, 1996).

　Baddeley (1986, 1990) の音韻ループモデルとの関係についていえば,Burgess & Hitch (1992, 1996) は,音韻情報を表現できるという理由で,音素層を音韻ストアに対応付け,音素

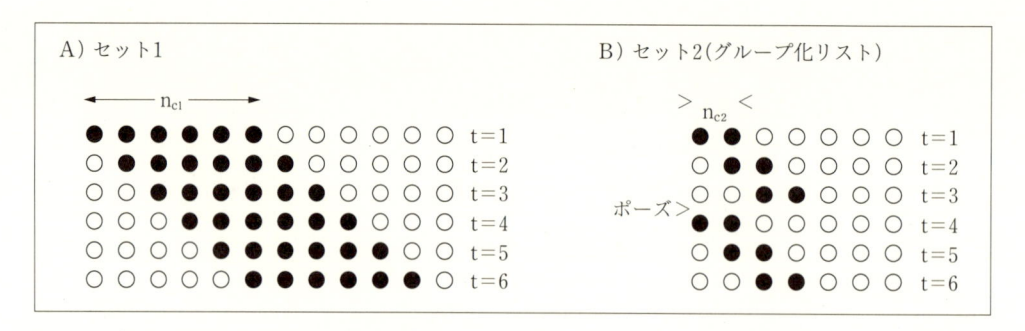

図7　文脈タイミングシグナル.黒丸は活性化したノード,白丸は不活性状態のノード,t は系列位置を表す.A)は通常の文脈で,n_{c1}個の時間的オシレータのセットによって達成される.B)は第2の文脈ノードのセット.リスト提示中にポーズが入るとリセットされる.(Hitch et al., 1996, p. 132 より転載)

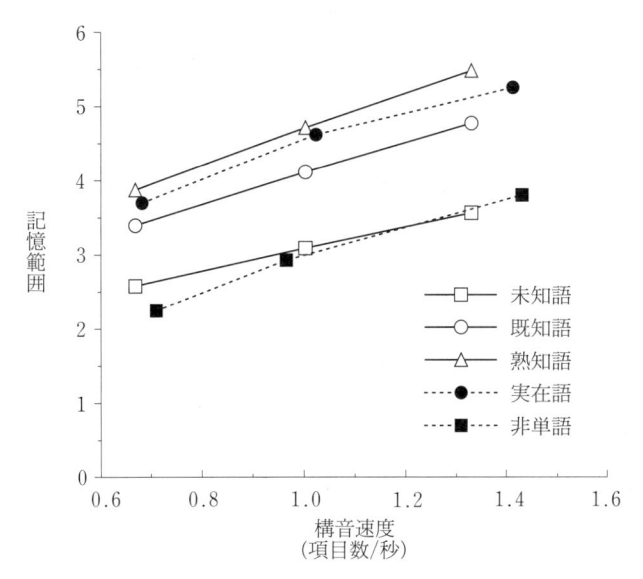

図8 構音速度 (articulation rate) と記憶範囲 (span) の関係．非単語や未知語を材料とした場合，実在語や既知語，熟知語を材料とした場合よりも記憶範囲が小さい．これは，実験データでも (●, ■)，シミュレーションデータでも (□, ○, △) 確認された．(Burgess & Hitch, 1996, p. 67 より転載)

層へ出力を行うということから，項目ノードの選択メカニズムを構音コントロール過程に対応付けている．ただし，音韻ループモデルとの概念的な対応は，必ずしもシミュレーションのときの操作と対応しない．たとえば，構音コントロール過程で生起していると考えられている語長効果は，項目の選択段階ではなく，ネットワークのすべての重みの減衰関数として表現される (Burgess & Hitch, 1992)．また，このモデルは，概念的レベルで新しい視点を提供している．音韻ストアと構音コントロール過程に加えて，文脈層が担うタイミングシグナルの要素を音韻ループに加えることを提案しているのである．

Hitch et al. (1996) は，文脈のタイミングシグナルとしての役割を強調することで，直後系列再生における時間的グルーピング効果 (temporal grouping effect)[3] をシミュレートした．基本的に文脈層は，時間経過とともに変化するランダムなパターンを表現しているが，Hitch et al. (1996) は，さらに文脈層が時間に関するオシレータを備えていると仮定した．このオシレータは，時間的グルーピングなどの外的なリズムに同調すると考えられている．具体的には，図7(B)のように，文脈層にはリスト提示時にポーズを挿入されるとリセットするようなノード群が存在すると考えるのである．このことで，リスト内の時間的構造の変化 (ポーズの

---

[3] 時間的グルーピング効果とは，たとえば，記銘項目3つおきにポーズを入れ，提示を時間的に分断することにより，そのリストの再生成績が向上する現象を指す (例えば，Frankish, 1985, 1989；Saito, 1998)．この効果の生起メカニズムは，現在でもはっきりとは分かっておらず，Baddeley の音韻ループモデルも充分な説明力をもたない (Towse et al., 1999 など)．

挿入）による系列位置曲線の変形などがうまく再現できる．

　時間的文脈のなかでタイミングをはかるようなメカニズムを音韻ループに想定すると，リズム活動から音韻ループへの干渉効果やリズム情報の保持と音韻ループの関係がうまく説明できるようになると期待できる．Burgess and Hitch (1992, 1996) のモデルでは，記銘項目の再生順序は，文脈層からのシグナルによってガイドされている．したがって，文脈層のタイミングシグナルが，他の課題（たとえばリズムタッピング）によって乱されると，系列順序再生の成績は著しく低下するだろう．Saito (1993 a, 1994) によって示されたリズムタッピングから音韻ループへの干渉効果はこのように説明できる．

　ただし，Burgess and Hitch (1992, 1996) のモデルに組み込まれている文脈層におけるタイミングシグナルは，絶対時間にもとづいて変化するのではなく，項目の提示に伴って変化する．つまりこのモデルでは，時間情報と系列順序情報が独立に操作されていない．したがって，リズムパターンを記憶するために必要な時間情報を表現するのは現状では困難である．音韻ループのタイミングメカニズムを強調するのであれば，文脈層に表現される時間情報の明確な定義と適切な操作が必要となるだろう．

14-5　音韻ループ研究の行方

　この章では，「音韻ループと長期記憶」，「音韻ループとリズム」という二つのテーマについて，Baddeley のモデルを軸にした発見を展望し，Gathercole and Martin (1996) のモデルと Burgess and Hitch (1992, 1996; Hitch et al., 1996) のモデルを紹介した．最後に，この二つのモデルの関係を検討し，音韻ループ研究の展開を考えたい．

　Baddeley (1986, 1990) のモデルは，語長効果，音韻的類似性効果，構音抑制効果を説明できるが，長期の音韻学習に音韻ループが関わっていることは認めていても，具体的にどのように影響を与えているのかについて答えられないし，単語らしさ効果や語彙性効果の生起メカニズムについても回答を用意していない．これに対して，Gathercole and Martin (1996) の相互作用モデルは，Baddeley の音韻ループモデルのこれらの弱点を克服するために考案され，長期の音韻学習と語彙性効果について明確な説明を行っている．

　ただし，Gathercole and Martin (1996) のモデルは，ネットワークを含むアーキテクチャを想定してはいるが，Baddeley の音韻ループモデルと同様に，言語的に記述されただけの概念的なモデルである．つまり，このモデルがどの程度まで具体的な実行性をもつのかわからない．一方，Burgess and Hitch (1992, 1996) のコネクショニストモデルは，シミュレーション結果によってモデルの妥当性を評価するという方法をとっており，音韻ループモデルの実行性を完全に評価できるという点で影響力をもつ (Gathercole, 1997)．Burgess and Hitch (1992) のモデルは，当初，長期の音韻学習や語彙性効果についてうまく説明できなかったが，

モデルの拡張に伴い，これらの効果についても説明可能となった（Burgess & Hitch, 1996）.

Gathercole and Martin (1996) と Burgess and Hitch (1996) は，それぞれのモデルに，音韻ストアに対応するメカニズムを組み込んでいる（それぞれ，音韻ネットワーク，音素層）．長期の学習可能性をもったネットワークを音韻ストアに対応させるという点については，二つのモデルは完全に一致しているといえよう．この点に関しては，長期の音韻学習を支えているのが，音韻ループの構音コントロール過程ではなく，音韻ストアであるという結論（Baddeley et al., 1998）と整合する．音韻ストアの機能とメカニズムについては，概念的レベルにおいても，実行性のレベルにおいても，合意を得ているのである．

二つのモデルは，構音コントロール過程の位置付けにおいて異なっている．Gathercole and Martin (1996) のモデルは，この過程に対応する要素を仮定していない．一方，Burgess and Hitch (1996) は，項目選択のメカニズムと構音コントロール過程を同一視しているが，この点については，音韻ループの概念的モデル（Baddeley, 1986, 1990）と対応していない（前述）．

また，Hitch et al. (1996) は，タイミングメカニズムを音韻ループの第3の要素として位置付けているが，筆者は，むしろ，このメカニズムが構音コントロール過程を支えていると考えた方が，概念的には説得力があるように感じている（最近の見解についてはSaito (2001) を参照）．というのは，音韻ストアではなく，構音コントロール過程の活動を妨害すると考えられている構音抑制は，一定のテンポで発声を行う活動であり，この成分が構音抑制による干渉効果を引き起こしているらしいからである．たとえば，同じ音を区切りをつけないで発声するだけの構音抑制課題（「あ———」と声を出す）は，この課題の名前とは矛盾して，「抑制」効果をもたない（Saito, 1997b, 1998）．構音抑制課題は，記憶課題に関わるのと同じタイミングシステムによって制御されている可能性がある（この点については，Hitch et al., 1996 も指摘している）．

もちろん，音韻ストアにもリズムやタイミングの問題は関わっている．長期の音韻学習では，音素系列の学習だけでなく，アクセントや抑揚から作り出されるリズムも習得される必要がある（この点に関する議論は，齊藤，1999）．音韻ストアによって「音素」系列の学習が達成されるということが事実であるとしても，「音韻」情報の超分節的特徴の習得もあわせて説明しなくては，音韻ループモデルが音韻学習のすべてを説明したことにはならない．

「言語の習得を支える装置」として音韻ループを捉えたとき（Baddeley et al., 1998），「音素系列の学習」と「言葉の超分節的特徴の学習」の関係が次に解明されるべき問題である．この問題を解く鍵は，音韻ループのタイミングメカニズムが握っていると筆者は信じている．

草稿の段階で三宅晶氏（コロラド大学）から貴重なコメントをいただいた．記して感謝したい．

参照文献

Baddeley, A. D. (1986). *Working memory*. New York: Oxford University Press.
Baddeley, A. D. (1990). *Human memory: Theory and practice*. Hove: Lawrence Erlbaum Associates.
Baddeley, A. D. (1993). Short-term phonological memory and long-term learning: A single case study. *European Journal of Cognitive Psychology*, 5, 129-148.
Baddeley, A. D., Gathercole, S. E., & Papagno, C. (1998). The Phonological Loop as a Language Learning Device. *Psychological Review*, 105, 158-173.
Baddeley, A. D., & Hitch, G. J. (1994). Developments in the concept of working memory. *Neuropsychology*, 8, 485-493.
Baddeley, A. D., & Logie, R. H. (1999). Working memory: The multiple component model. In A. Miyake & P. Shah (Eds.) *Models of working memory: Mechanisms of active maintenance and executive control* (pp. 28-61). New York: Cambridge University Press.
Baddeley, A. D., Papagno, C., & Vallar, G. (1988). When long-term learning depends on short-term storage. *Journal of Memory and Language*, 27, 586-595.
Baddeley, A. D. & Wilson, B. A. (1985). Phonological coding and short-term memory in patients without speech. *Journal of Memory and Language*, 24, 490-502.
Barnard, P. J. (1999). Interacting cognitive subsystems: Modelling working memory phenomena within a multi-processor architecture. In A. Miyake & P. Shah (Eds.) *Models of working memory: Mechanisms of active maintenance and executive control* (pp. 298-339). New York: Cambridge University Press.
Berg, T. (1991). Phonological processing in a syllable-timed language with pre-final stress: Evidence from Spanish speech error data. *Language and Cognitive Processes*, 6, 265-301.
Burani, C., Vallar, G., & Bottini, G. (1991). Articulatory coding and phonological judgments on written words and pictures: The role of the phonological output buffer. *European Journal of Cognitive Psychology*, 3, 379-398.
Burgess, N., & Hitch, G. (1992). Toward a network model of the articulatory loop. *Journal of Memory and Language*, 31, 429-460.
Burgess, N., & Hitch, G. (1996). A connectionist model of STM for serial order. In S. E. Gathercole (Ed.), *Models of short-term memory* (pp. 51-72). Hove: Psychology Press.
Campbell, R., Rosen, S., Solis-Macias, V., & White, T. (1991). Stress in silent reading: Effects of concurrent articulation on the detection of syllabic stress patterns in written words in English speakers. *Language and Cognitive Processes*, 6, 29-47.
Conrad, R., & Hull, A. J. (1964). Information, acoustic confusion and memory span. *British Journal of Psychology*, 55, 429-432.
Cowan, N. (1999). An embedded-processes model of working memory. In A. Miyake & P. Shah (Eds.) *Models of working memory: Mechanisms of active maintenance and executive control* (pp. 62-101). New York: Cambridge University Press.
Cutler, A. & Otake, T. (1994). Mora or phoneme? Further evidence for language-specific listening. *Journal of Memory and Language*, 33, 824-844.
Daneman, M., & Carpenter, P. A. (1980). Individual differences in working memory and reading. *Journal of Verbal Learning and Verbal Behavior*, 19, 450-466.
Frankish, C. (1985). Modality-specific grouping effects in short-term memory. *Journal of Memory and Language*, 24, 200-209.
Frankish, C. (1989). Perceptual organization and precategorical acoustic storage. *Journal of Experimental Psychology: Learning, Memory, and Cognition*. 15, 469-479.
藤井俊勝 (1998). ワーキングメモリーの神経基盤　心理学評論, 41, 157-171.
Gathercole, S. E. (1995). Is nonword repetition a test of phonological memory or long-term knowledge? It all depends on the nonwords. *Memory & Cognition*, 23, 83-94.

Gathercole, S. E. (1997). Models of verbal short-term memory. In M. A. Conway (Ed.), *Cognitive models of memory* (pp. 13-45). Hove: Psychology Press.

Gathercole, S. E. & Baddeley, A. D. (1989). Evaluation of the role of phonological STM in the development of vocabulary in children: A longitudinal study. *Journal of Memory and Language*, 28, 200-213.

Gathercole, S. E. & Baddeley, A. D. (1990). The role of phonological memory in vocabulary acquisition: A study of young children learning new names. *British Journal of Psychology*, 81, 439-454.

Gathercole, S. E., & Baddeley, A. D. (1993). *Working memory and language*. Hove: Lawrence Erlbaum Associates.

Gathercole, S. E., Frankish, C. R., Pickering, S. J., & Peaker, S. (1999). Phonotactic influences on short-term memory. *Journal of Experimental Psychology: Learning, Memory, and Cognition*, 25, 84-95.

Gathercole, S. E., & Martin, A. J. (1996). Interactive processes in phonological memory. In S. E. Gathercole (Ed.), *Models of short-term memory* (pp. 73-100). Hove: Psychology Press.

Gathercole, S. E., Willis, C., & Baddeley, A. D. (1991). Differentiating phonological memory and awareness of rhyme: Reading and vocabulary development in children. *British Journal of Psychology*, 82, 387-406.

Gathercole, S. E., Willis, C. S., Emslie, H., & Baddeley, A. D. (1992). Phonological memory and vocabulary development during the early school years: A longitudinal study. *Developmental Psychology*, 28, 887-898.

Grant, J., Karmiloff-Smith, A., Gathercole, S. E., Paterson, S., Howlin, P., Davies, M., & Udwin, O. (1997). Phonological short-term memory and its relationship to language in Wiliams Syndrome. *Cognitive Neuropsychiatry*, 2, 81-99.

Hitch, G. J., Burgess, N., Towse, J., & Culpin, V. (1996). Temporal grouping effects in immediate recall: A working memory analysis. *The Quarterly Journal of Experimental Psychology*, 49A, 116-139.

Hulme, C., Maughan, S., & Brown, G. D. A. (1991). Memory for familiar and unfamiliar words: Evidence for a long-term memory contribution to short-term memory span. *Journal of Memory and Language*, 30, 685-701.

Hulme, C., Roodenrys, S., Brown, G., & Mercer, R. (1995). The role of long-term memory mechanisms in memory span. *British Journal of Psychology*, 86, 527-536.

乾　敏郎 (1997 a)．言語機能の脳内ネットワーク　心理学評論，40，287-299．

乾　敏郎 (1997 b)．文理解過程のネットワークモデル　心理学評論，40，303-316．

Jonides, J., & Smith, E. E. (1997). The architecture of working memory. In M. D. Rugg (ed.) *Cognitive Nueroscience*, 243-276. Hove: Psychology Press.

Jusczyk, P. W., Luce, P. A., & Charles-Luce, J. (1994). Infants' sensitivity to phonotactic patterns in the native language, *Journal of Memory and Language*, 33, 630-645.

Kintsch, W., Healy, A., Hegarty, M., Pennington, B. F., & Salthouse, T. A. (1999). Models of working memory: Eight questions and some general issues. In A. Miyake & P. Shah (Eds.) *Models of working memory: Mechanisms of active maintenance and executive control* (pp. 412-441). New York: Cambridge University Press.

Kieras, D. E., Meyer, D. E., Mueller, S., & Seymour, T. (1999). Insights into working memory from the perspective of the EPIC architecture for modeling skilled perceptual-motor and cognitive human performance. In A. Miyake & P. Shah (Eds.) *Models of working memory: Mechanisms of active maintenance and executive control* (pp. 183-223). New York: Cambridge University Press.

Kubozono, H. (1989). The mora and syllable structure in Japanese: Evidence from speech errors.

Language and Speech, 32, 249-278.

Logie, R. H. (1995). *Visuo-spatial working memory*. Hove: Lawrence Erlbaum Associates.

大竹孝司 (1995). 音声の知覚, 大津由紀雄 (編) 認知心理学3 記憶・第6章 (pp. 131-144). 東京大学出版会.

Otake, T., Hatano, G., Cutler, A., & Mehler, J. (1993). Mora or syllable? Speech segmentation in Japanese. *Journal of Memory and Language*, 32, 358-378.

苧阪満里子・苧阪直行 (1994). 読みとワーキングメモリ容量——日本語版リーディングスパンテストによる測定—— 心理学研究, 65, 339-345.

Papagno, C., & Vallar, G. (1992). Phonological short-term memory and the learning of novel words: The effects of phonological similarity and item length. *The Quarterly Journal of Experimental Psychology*, 44A, 47-67.

Papagno, C., Valentine, T., & Baddeley, A. D. (1992). Phonological short-term memory and foreign-language vocabulary learning. *Journal of Memory and Language*, 30, 331-347.

Paulesu, E., Frith, C. D. & Frackowiak, R. S. J. (1993). The neural correlates of the verbal component of working memory. *Nature*, 362, 342-344.

Pechmann, T., & Mohr, G. (1992). Interference in memory for tonal pitch: Implications for a working-memory model. *Memory & Cognition*, 20, 314-320.

Saito, S. (1993a). The disappearance of the phonological similarity effect by complex rhythmic tapping. *Psychologia*, 36, 27-33.

齊藤 智 (1993 b). 音韻的類似性効果に及ぼす構音抑制と記憶更新の影響 心理学研究, 64, 289-295.

Saito, S. (1994). What effect can rhythmic finger tapping have on the phonological similarity effect? *Memory & Cognition*, 22, 181-187.

齊藤 智 (1997 a). 音韻的作動記憶に関する研究. 風間書房.

Saito, S. (1997b). When articulatory suppression does not suppress the activity of the phonological loop. *British Journal of Psychology*, 88, 565-578.

Saito, S. (1998a). Phonological loop and intermittent activity: A whistle task as articulatory suppression. *Canadian Journal of Experimental Psychology*, 52, 18-24.

Saito, S. (1998b). Effects of articulatory suppression on immediate serial recall of temporally grouped and intonated lists. *Psychologia*, 41, 95-101.

齊藤 智 (1999). 作動記憶とことばのメロディ, 梅本堯夫 (監修)・川口潤 (編), 現代の認知研究・第3章 (pp. 29-47). 培風館.

齊藤 智 (2000). 作動記憶, 太田信夫・多鹿秀継 (編), 記憶研究の最前線 (pp. 15-40). 北大路書房.

Saito, S. (2001). The phonological loop and memory for rhythms: An individual differences approach. *Memory*, 9, 313-322.

Saito, S. & Baddeley, A. D. (in press). Irrelevant sound disrupts speech production: Exploring the relationship between short-term memory and experimentally induced slips of the tongue. *Quarterly Journal of Experimental Psychology*.

Saito, S., & Ishio, A. (1998). Rhythmic information in working memory: Effects of concurrent articulation on reproduction of rhythms. *Japanese Psychological Research*, 40, 10-18.

下條信輔 (1999). 意識とは何だろうか. 講談社現代新書.

Smith, E. E., & Jonides, J. (1997). Working memory: A view from neuroimaging. *Cognitive Psychology*, 33, 5-42.

Smith, E. E., & Jonides, J. (1999). Storage and executive processes in the frontal lobes. *Science*, 283, 1657-1661.

相馬芳明 (1997). 音韻性 (構音性) ループの神経基盤 失語症研究, 17, 149-154.

寺尾 康 (1988). 自然発話に現れる音位転倒の一側面 常葉学園短期大学紀要, 19, 175-188.

Towse, J. N., Hitch, G. J., & Skeates, S. (1999). Developmental sensitivity to temporal grouping effects in short-term memory. *International Journal of Behavioral Development*, 23, 391-411.

Vallar, G., Di Betta, A. M., & Silveri, M. C. (1997). The phonological short-term store-rehearsal system: Patterns of impairment and neural correlates. *Neuropsychologia*, 35, 795-812.

Waters, G. S., Rochon, E. & Caplan, D. (1992). The role of high-level speech planning in rehearsal: Evidence from patients with apraxia of speech. *Journal of Memory and Language*, 31, 54-73.

Wearden, J. H. (1993). Decisions and memories in human timing. *Psychologia Belgica*, 3, 241-253.

Wearden, J. H., & Ferrara, A. (1993). Subjective shortening in humans' memory for stimulus duration. *The Quarterly Journal of Experimental Psychology*, 46B, 163-186.

Yamadori, A., Ashina, Y., Fujii, T., Tsukiura, T., Okuda, J., & Osaka, M. (1999). The nature of age-related decline on the performance of the reading span task. *Brain and Cognition*, 39, 19-32.

第15章
ワーキングメモリの発達
── 小児におけるリーディングスパンテストおよび
　　ウィスコンシン・カード分類検査の成績変化に関する検討

五十嵐一枝
東京女子医科大学
加藤元一郎
東京歯科大学市川総合病院

15-1 はじめに

　すでに他章で詳しく触れられているが，ワーキングメモリについてのモデルの中で最も広く受け入れられているのは，Baddeley (1986) のモデルであろう．Baddeley は，視空間コードを含めた短期記憶の多様性や，長期保持の確率は情報の処理水準 (level of processing) に影響をうけるという見解に基づいて，多重コンポーネントシステムを提案した．このモデルでは，ワーキング・メモリは次の3つのシステムからなると仮定されている．すなわち，言語情報の系列的処理や保持に特殊化され音声的なリハーサルを行う音韻ループ (phonological loop)，視覚イメージの保持や操作を担当する視空間的スケッチパッド (visuo-spatial sketch pad 視空間記銘メモとも訳される)，この2つの下位システムの活動の調整を行い，情報の流れを統制する中央実行系 (central executive) である（詳しくは1, 2, 5章などを参照のこと）．このモデルの最も優れた点は，保持機能だけをもつ従来の短期記憶では捉え切れなかった，情報の処理（更新や変換）と保持という動的かつ現実的な認知活動における記憶の役割を明確に取り上げていることにある．たしかにヒトの高次認知活動では，処理の中間結果を一時的に保持しながら，次の処理を同時に行うという，並列的ないしは二重の活動がしばしば行われ，また，保持される情報を次々と更新ないしは変換してゆくことが要求されることが多い．すなわち，ワーキングメモリは，ヒト（成人）の高次認知機能の心理学的な基盤として機能して

いるとされており，読み，計算，推論，思考過程などに必要不可欠であるといわれるだけでなく，意識や自己という抽象的な存在との関連も指摘されている．

ワーキングメモリと高次認知機能の関連を考える上では，ワーキングメモリを発達という視点から捉えることは非常に重要と思われる (De Ribaupierre & Hitch, 1994)．すなわち，ワーキングメモリは，小児の認知能力の発達の中ではどのような役割を演じているのか？　また，ワーキングメモリの処理効率や容量の制限は，発達の中ではどのような意味を持つのか？さらに，ワーキングメモリの障害は，ヒトの認知発達にどのような影響を与えるのか？　という問題である．この問題は，ワーキングメモリは，何のために，またどのようにして進化してきたのかという人類にとって非常に興味深い問いと強い関連をもっている．ワーキングメモリの発達と進化に関しては，近年いくつかの認知心理学的な研究がある．例えば，Baddeley のモデルで，ワーキングメモリの下位システムの一つとされている音韻ループについては，このシステムが，成人においては計数（カウンティング）や読みを効率的に行うために使用され，また外国語学習に重要な役割を果たしていることが明らかにされている．一方，児童においては，語彙の習得に非常に大きな役割を果たしていることが確認されている．すなわち，音韻ループは，新しい音韻や文法を獲得するのに重要であり，言語の獲得のためのメカニズムとして進化してきたとされている (Baddeley, 1997；斉藤，1997)．

では，中央実行系は，発達の中ではどのような役割を演じているのであろうか？　この問いに答えるのは容易ではない．というのは，中央実行系は，音韻ループよりも高次の機能であり，注意による保持項目の選択，注意の制御による情報の変換，更新，また長期記憶へのアクセスとその内容の操作など多様な認知機能に関与していると考えられ，ワーキングメモリの下位システムの中でもその機能が明確にされていないシステムの一つである (Baddeley, 1996)．また，神経心理学的に見ても，遂行機能や前頭葉機能と関連をもっており，後部脳に依存する分析的かつ基礎的な認知機能を制御することによって成り立つ機能であるという意味でその機能は複雑かつ多様である．従って，我々は，この問いに答えるには，まず，成人でワーキングメモリの中央実行系ないしは処理効率をタップする検査の成績の発達性変化を明らかにすることが重要であろうと考えた．

現在までに，正常児童におけるワーキングメモリの発達を従来からの神経心理学的な検査を用いて検討したいくつかの研究がある．これらの研究で用いられた検査は，いわゆる遂行機能課題といわれるものであるが，課題の達成にはワーキングメモリが必須である．例えば，Chelune (1986) は，6歳～12歳の健常学齢児にウィスコンシン・カード分類検査 (WCST) (Heaton, 1981) を実施し，達成カテゴリー数などの主たる指標に発達的変化を認めている．そして，ウィスコンシン・カード分類検査の成績に反映される問題解決能力，認知セットの変換能力，不適切な反応の抑制といった機能が，6歳以後から発達し10歳代で成人レベルに達することを示している．また，Levin ら (1991) は，7-15歳の52人の健常児童にウィスコンシン・カード分類検査，語の流暢性検査，デザイン流暢性検査，Go/No-Go 課題，ロンドン塔課題，遅延交代反応を施行し，これらの課題における明らかな発達性の成績上昇が，9歳か

ら12歳での児童において認められることを示している．また，Welshら（1991）は，3歳から12歳の児童100人に，視覚探索課題，語流暢性検査，系列的運動検査，ウィスコンシン・カード分類検査，ハノイの塔課題，習熟図形のマッチング検査を行っている．彼らによれば，これらの検査の成績が成人レベルに達する年齢は，課題により非常に異なっているという．例えば，視覚探索課題やハノイの塔課題（より施行容易なバージョン）では，6歳において成人と同等の課題達成レベルに至ったが，ウィスコンシン・カード分類検査やハノイの塔のより複雑な課題では，12歳でも成人のレベルに達していなかったという．なお，この2つの報告における主成分分析からは，児童の認知能力に関して，Levinらにより概念形成，概念転換能力（保続の抑制），計画能力の3つの因子が，Welchらにより迅速な反応，認知セットの維持，計画能力の3因子が抽出されている．以上の報告からは，ワーキングメモリないしはこれを基盤にした認知能力の発達は6歳から12歳までの間に認められ，それ以後の思春期において徐々なる成熟を示すことが示唆される．しかし，これまでの検討では，視覚探索課題，遅延交代反応，ロンドン塔およびハノイの塔課題のように視空間性ワーキングメモリとその中央実行系による制御に関する検査は施行されているが，言語性ワーキングメモリとその処理過程を特異的検出する検査の成績の発達性変化を検討した報告は少ない．また，上記の研究でしばしば使用されている検査は，Go/No-Go課題，ロンドン塔およびハノイの塔課題，ウィスコンシン・カード分類検査などのように，その課題達成にワーキングメモリの中央実行系の機能をより多く必要とする課題である．

　このため，我々は言語性ワーキングメモリとその制御能力の発達に関してリーディングスパンテストを，またワーキングメモリの中央実行系の機能をより多く必要とする課題としてウィスコンシン・カード分類検査を選択し，これらの検査成績が，健常小児において如何なる発達曲線を示すかを検討した．この検討により，ワーキングメモリ，特にその言語性コンポーネントの中央実行系に関連する能力が発達のどの時期で成熟してくるのかをまず知ることができると思われる．また，検査成績の定性的な分析や他の心理学的検査成績との関連を調べることにより，ワーキングメモリの発達プロセスを知ることができるかもしれない．

15-2　小児におけるRSTおよびWCSTの成績変化

　リーディングスパンテスト（RST）は，DanemanとCarpenter（1980）によって考案されたワーキングメモリ課題であり，苧阪・苧阪（1994）により本邦で使用可能な日本語版が作成されている（詳しくは本書8，9，10章を参照のこと）．リーディングスパンテストは，文の読み上げという処理を行いながら同時にどれだけのターゲット語を保持できるかを測定する課題である．この課題では，音読と同時に単語の保持という認知処理が，二重課題として並列的に進行されなければならず，読みのプロセスにおけるワーキングメモリの容量の大きさないし

はその処理効率のレベルが，その成績に大きな影響を与える．すなわち，リーディングスパンテストは，言語に関連した中央実行系の処理能力を測定していると考えられている (Baddley, 1996; Just & Carpenter, 1992; Osaka, et al. 1999)．

ウィスコンシン・カード分類検査 (WCST) は，認知セットの形成と変換に焦点をあてた検査であり，神経心理学的には，前頭葉機能障害とされる概念の保続を特異的に検出する検査と考えられている．Milner (1963) の原法以来，Nelson (1976) などによる修正が行われ，前頭葉損傷例の神経心理学的研究に用いられてきた．ウィスコンシン・カード分類検査で測定される基本的な認知機能は，情報の一時的保持とその変換・更新を行う能力および課題の遂行を制御する能力であり，問題解決課題を行う際の情報の保持と処理の制御システムとしてのワーキングメモリが必要とされる．

リーディングスパンテストの対象は，7歳から10歳の都内公立小学校健常児童47名 (男18名，女29名) である．各年代の分布は表1を参照されたい．また，ウィスコンシン・カード分類検査の対象は，6歳から13歳までの同様の所属の健常児童234名 (男111名，女123名) であり，また，17歳の33名 (男18名，女15名) および成人21名 (男9名，女12名) を，児童期における成績との比較対照のために，対象に加えた (表2参照)．

(1) リーディングスパンテスト

17歳群および成人群に対しては，日本版リーディングスパンテスト (苧阪・苧阪, 1994) を用いた．また，7歳～10歳の小学生に対しては，この検査の小学生版を試作し施行した．リーディングスパンテストでは，次々と提示される単文を被験者が口頭で読み上げながら，文中にある赤線の引かれた単語 (ターゲット語) を保持しておき，後で再生することが要求され，読

表1　リーディングスパンテストの年齢別平均値および標準偏差

年齢/歳	7	8	9	10
人数 (男/女)	4/12	3/4	5/8	6/5
平均年齢	7.43	8.56	9.45	10.45
(SD)	(0.32)	(0.29)	(0.26)	(0.23)
RST Mean	2.0	2.29	2.23	2.82
(SD)	(0.88)	(0.81)	(0.39)	(0.78)

表2　ウィスコンシンカード分類検査の年齢別CA平均値および標準偏差

年齢/歳	6	7	8	9	10	11	12	13	17	成人
人数 (男/女)	16/9	15/14	17/16	10/13	18/14	11/11	18/32	6/14	18/15	9/12
平均年齢 (月齢)	80.72	91.62	88.91	115.78	124.94	139.14	149.04	162.05	209.30	270.29
(SD)	(1.79)	(3.28)	(3.28)	(3.0)	(3.19)	(3.98)	(3.14)	(2.89)	(3.21)	(32.39)
CA Mean	2.12	1.48	1.70	1.48	1.59	1.82	2.46	2.65	3.36	5.0
(SD)	(1.13)	(1.24)	(1.29)	(0.99)	(1.52)	(1.65)	(2.08)	(2.18)	(1.95)	(1.55)

みと並列的に行いうる保持の範囲を測定している．日本語版小学生用リーディングスパンテストは，各年代で読みに費やされる容量を一定にするために，各学年で文の内容を変え，低・中・高学年用の三部を作成した．単文は10～25文字からなり，使用された文章および漢字は，小学校の教科書に準じて各学年で習う教材の中から選択し，漢字には読み仮名をふった．各文の難易度は，成人の評定によって一定に揃えた．2文を読み上げた後にターゲット語を再生する2文条件を5試行，3文を読み上げた後にターゲット語を再生する3文条件を5試行，同様にして4文条件，5文条件を各5試行ずつ行い，文章は合計70文から構成された．文は，縦13センチメートル，横18センチメートルの白紙カード1ページに1文のみ1行に収まるように黒文字で印刷された．

実施法は，苧阪・苧阪（1994）に準じた．被験児の前にテストの冊子を置き，実験者がページをめくるごとにそこに書かれた文を声を出して通常のスピードで読むようにという指示が行われた．その際，文中の赤線の引かれたターゲット語を記憶しておき，白紙カードが出たら，ターゲット語をできるだけ出てきた順番で想起しいってもらうことが教示された．まず練習問題を行い，やり方が理解されていることを確認し，本実験を施行した．例えば，低学年用リーディングスパンテストの2文条件では，「はっぱの上にかたつむりがいます」を読み終えると検査者は直ちにページをめくり，被験児は次のページの文「私はテレビが好きです」を読む．そして白紙のページがでたら，被験児は前に読み上げた2文の中のターゲット語，すなわち「かたつむり」と「テレビ」を報告する．各条件5試行のうち3試行正解の場合にその条件を通過したと見なし，次の条件に進み，3試行不正解の場合は打ち切ることとした．

評価方法としては，各文条件5試行のうち3試行を正解した場合そのセットを通過したと見なして，通過した最大の条件をリーディングスパン数とした．2試行だけ正解した場合は0.5スパンと評点した（苧阪・苧阪，1994）．例えば，2文条件と3文条件が3試行ずつ正解し，4文条件が2試行正答した場合は3.5と評価される．

（2）ウィスコンシン・カード分類検査

ウィスコンシン・カード分類検査は，概念の形成，変換，維持に関する能力を検討するカード分類検査である．元来，この検査は，思考の柔軟性を調べる心理学的研究のために作成されたものであり，現在では遂行機能野検査としては最も有名である．我々は，原法にいくつかの修正を加えた方法，慶應版ウィスコンシン・カード分類検査を施行した．この検査は，赤，緑，黄，青の1-4個の三角形，星型，十字形，円からなる図形の印刷されたカードを用いる検査で，被検者は4枚の刺激カードの下に色，形，数のいずれかの分類カテゴリーに従って，1枚づつ反応カードを置いていくことを求められる．検者は自己の考えている分類カテゴリーと被検者のそれとの一致，不一致のみを答える．被検者は検者の正否の答えだけを手掛かりとして検者の考えている分類カテゴリーを推測し反応カードを置いていかねばならない．正反応が一定枚数続いた後，検者は分類カテゴリーを被検者に知らせることなく変えて

いく．このようにして，達成された分類カテゴリー数，保続による誤答数等が評価される．検査の意義づけ，施行および評価方法の詳細は，加藤（1988，1995）や鹿島と加藤（1993）を参照されたい．

なお，この2つの検査の結果の分析には，分散分析と多重比較検定（FisherのPLSD）を用いた．

15-3　結果と考察

表1および図1にリーディングスパンテストの結果を示す．9歳における平均スパン数は約2.2，10歳における平均スパン数は2.8であり，10歳において有意な得点の上昇を認めた（$p<0.0062$）．その他の年齢間では有意な差は認められなかった．表2および図2にウィスコンシン・カード分類検査の結果を示す．概念の形成と変換の過程を総体的にあらわす指標である達成カテゴリー数（categories achieved: CA）は，まず11歳（平均1.8）と12歳（平均2.5）の間において有意な成績上昇を認め，この時期に明らかな発達を示すと考えられた（$p<0.01$）．6歳から13歳までのその他の年齢間では有意な差は認められなかった．また，17歳における達成カテゴリー数は平均3.4，成人のそれは5.0であり，これらと12歳の児童の成

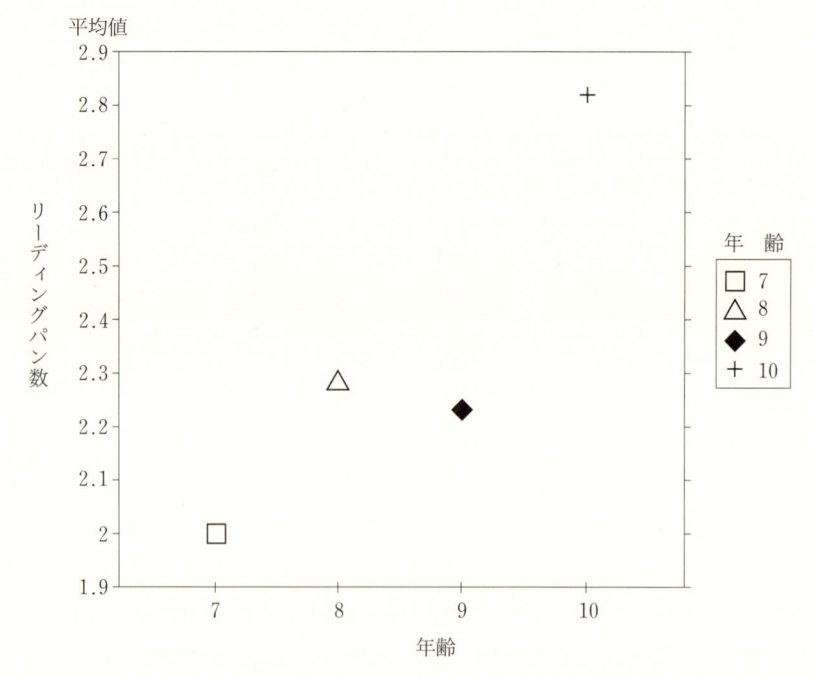

図1　リーディングスパンテスト成績の年齢別平均値

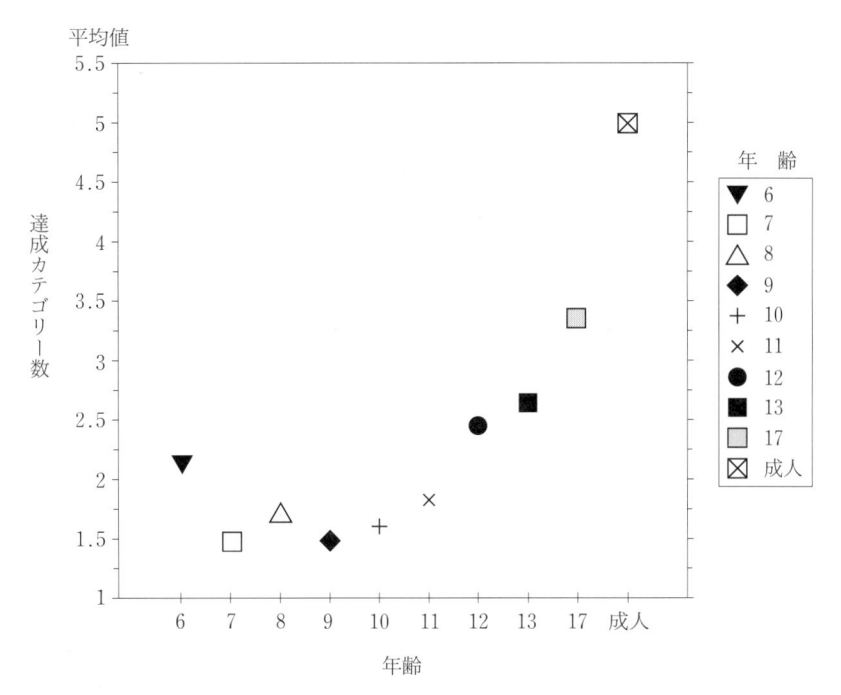

図2 ウィスコンシン・カード分類検査の達成カテゴリー数（CA）の年齢別平均値

績との間にも有意な差を認めた．なお，ウィスコンシン・カード分類検査の保続性の誤り数に関しても同様の結果が得られた．

　以上の結果のごとく，リーディングスパンテスト成績の有意な発達性変化は10歳において認められ，一方，ウィスコンシン・カード分類検査の最初の発達性変化は12歳であり，リーディングスパンテストに必要とされるワーキングメモリの並列処理効率の発達は，ウィスコンシン・カード分類検査で要求される概念の形成・保持・変換能力より早期に発達すると思われた．また，10歳における平均スパン数は2.8であり，苧阪・苧阪（1994）が示した健常成人のリーディングスパンテストのスパン数は3.3〜3.5であることを考えると，リーディングスパン数は，10歳以降の児童期後期から思春期以降においてさらに上昇することが予想される．また，ウィスコンシン・カード分類検査成績の変化についても，17歳前後において第2の発達性変化の時期が特定される可能性があり，これは概念の形成・変換能力の2段階性の発達を示しているのかもしれない．今後より詳細な検討が必要である．

　以上の結果から，ワーキングメモリの中央実行系の発達は，まず10歳から12歳の間に認められることが示された．特に，言語性ワーキングメモリの容量ないしは処理効率は，10歳時に急速に上昇することが示唆されたことは重要と思われる．また，リーディングスパンテストおよびウィスコンシン・カード分類検査の達成能力は，この児童期からその後の思春期においてさらなる発達性変化を示す可能性も示唆された．この結果は，前述したChelune

(1986), Levin ら (1991), Welsh ら (1991) の研究とほぼその結果は一致している．すなわち，ワーキングメモリないしはこれを基盤にした認知能力の発達は6歳から12歳までの間に認められ，それ以後の思春期において徐々なる成熟を示すと考えられよう．

次に，リーディングスパンテストとウィスコンシン・カード分類検査の達成能力の発達時期の違いに関して考えてみたい．これには，この2つの検査が要求している認知能力の差を比較する必要がある．リーディングスパンテストに比較し，ウィスコンシン・カード分類検査の課題遂行には，いわゆる二重課題に必要とされる能力だけでなく，①環境のフィードバックを用いて問題解決を行う戦略の使用，②心理的構えを変換し，不適切な反応を抑制する思考の柔軟性，③適切な刺激への選択的注意などの多様な能力が要求される．神経心理学的に見ても，ウィスコンシン・カード分類検査の達成には，後部脳に依存する知覚分析的な能力以外に，認知セットの変換と維持能力，セットないしは概念の形成能力，教示ないしは cue の利用能力などが必要である（またこの検査は，後部脳機能が良好であると判定された時にのみに前頭葉機能検査としての意味があることはいうまでもない）．これらの認知機能の中で，セットの変換と維持能力はワーキングメモリで説明可能であるとしても，その他の能力をワーキングメモリのみで説明することには無理がある．ワーキングメモリが障害されていればウィスコンシン・カード分類検査はできないが，ワーキングメモリが健常であってもウィスコンシン・カード分類検査の成績が良好なわけでないという意味で，ワーキングメモリはウィスコンシン・カード分類検査の単なる必要条件である（必要十分条件ではない）．さらには，ウィスコンシン・カード分類検査の中で，保持および処理されるものは，具体的な色や形や数ではなく，ましてや空間的な位置でもなく，抽象的な概念であり，この保持項目の抽象性もこの検査の特徴である．一方，リーディングスパンテストは，ワーキングメモリの言語性容量を測定する目的で作成された検査であり，保持項目は具体的な単語である．すなわち，リーディングスパンテストは，それがターゲットとする認知心理学的機能がより明確であり，ウィスコンシン・カード分類検査と比較してより純粋な認知機能検査であるといえる．すなわち，ウィスコンシン・カード分類検査の達成に必要な能力は，リーディングスパンテストで要求される能力に他の認知能力を付加したものと考えられる．このため，リーディングスパンテストで測定される言語性ワーキングメモリ容量の発達過程は，ウィスコンシン・カード分類検査の成績の上昇に数年先行すると考えられよう．また，ワーキングメモリの中央実行系をタップする検査としては，リーディングスパンテストはより感度の高い検査であるとも考えられ，このため，発達性変化のピークがより若年齢に移動していると考えることもできる．

なお，前頭葉機能そのものの発達については，現在までに2つの見解がある．すなわち，その一つは，前頭葉外側部領域が十分に成熟する年齢は遅く，注意を分配・統合し，新しい情報を体制化して自己の反応を調整し修正していくような能力は，12歳-15歳またはそれ以後の思春期においてその特徴が明らかになるという見解である (Goldman, 1974; Golden, 1981). もう一つは，前頭葉機能の発達は，児童期初期から認められるという見解である (Chelune, 1986, Welsh & Pennington, 1988). リーディングスパンテストとウィスコンシ・

カード分類検査の成績と前頭葉機能との関連を強調する立場に立って今回の結果を考えると，我々が得た所見はこの2つの見解の両者に一致するといえる．すなわち，リーディングスパンテストの発達は，まず児童期に認められ，またウィスコンシン・カード分類検査の達成能力の発達は，まず12歳，そしてそれ以後の思春期に認められているからである．今後，前頭葉とその機能の発達という側面からも詳細な検討が必要とされている．

また，ワーキングメモリの発達については，発達神経心理学の領域からの検討も重要である．すなわち，先天性，幼児期ないしは児童期に前頭葉損傷をきたした場合に，ワーキングメモリの中央実行系の発達は如何なる障害を示すのか？という問題である．これに関しても，過去にいくつかの症例報告があり，その多くで成人における前頭葉障害に類似した認知障害が生じている(Benton, 1991; Grattan and Eslinger, 1991, 1992; Marlowe, 1992)．すなわち，知能は正常で，読解力や発語能力は優れていたが，認知的柔軟性や計画能力の障害，自己モニタリングや自己修正の障害，複雑な情報の組織化障害，衝動性，不適切な性的行動障害，新しい社会的状況に適応する能力，無関心などが認められている．興味深いのは，損傷が胎児期，出産時，児童期に生じているにもかかわらず，明らかな症状や機能障害は思春期以後において出現することが多いことである．これは，思春期以後において初めて社会的状況が複雑化し，様々な認知的スキルが要求されることによることによって説明される場合が多い．しかし，今回の検討から見れば，このこととリーディングスパンテストとウィスコンシン・カード分類検査の達成能力が，思春期において更に発達する可能性が存在することとは無関係とはいい難い．今後，発達期における前頭葉損傷例のワーキングメモリ能力の検討を行うことにより，ワーキングメモリの発達に関するより重要な知見が得られるかもしれない．

参照文献

Baddeley, A. (1986). *Working Memory*. Oxford University Press, London, 1986.

Baddeley, A. and Della Sala, S. (1996): Working memory and executive control. *Phil Trans R Soc Lond* 351: 1397-1404.

Baddeley, A. (1997): Working memory and language processing. 失語症研究 17(3): 189-200.

Baddeley, A. (1997): *Human Memory: Theory and Practice*, Psychology Press, Erlbaum Tayler & Fraicis.

Benton, A. (1991): Prefrontal injury and behavior in children. *DevNeuropsychology* 7: 275-281, 1991

Chelune, G. J. and Baer, R. A. (1986). Developmental norms for the WisconsinCardSorting Test. *J Clin Exp Neuropsychol* 8: 218-228.

Darneman, M. & Carpenter, P. A. (1980). Individual differences in workingmemory and reading. *Journal of Verbal Learning and Verbal Behavior* 19: 450-466.

De Ribaupierre, A. and Hitch, G. J. (1994): *The Development of Working Memory*, Lawrence Erlbaum Associates LTD, UK.

Eysenck, M. W. (1994): *The Blackwell dictionary of cognitive psychology*, pp. 372-375, Blackwell Publisher, Oxford.

Grattan LM and Eslinger PJ (1991): Frontal lobe damage in children andadults: a comparative review. *Dev Neuropsychology* 7: 283-326.

Grattan LM and Eslinger PJ (1992): The influence of childhood frontal lobelesions on psychosocial development. *Brain and Cognition* 20: 185-195.

Golden, C. J. (1981). The Luria-Nebraska Children's Battery: Theoly andFormulation. In G. W. Hynd & J. E. Obrzut (Eds.), *Neuropsychological assessment and the school-age child* (pp. 277-302.). New York: Grune & Stratton.

Goldman, P. S. (1974). An Alternative to developmenntal plasticity: Heterology of CNS structures in infants and adults. In D. Stein, J. Rosen, & N. Butters (Eds.), *Plasticity and recovery of function in the central nervous system* (pp. 149-174). New York: Academic Press.

Heaton, R. K. (1981). *Wisconsin Card Sorting Test manual*. Odessa, FL: Psychological Assessment Resources.

鹿島晴雄，加藤元一郎（1993）：前頭葉機能検査―障害の形式と評価法―．神経研究の進歩 37（1）；93〜110，1993．

加藤元一郎（1988）：前頭葉損傷における概念の形成と変換について―新修正法 Wisconsin Card Sorting Test を用いた検討―，慶應医学，65（6）：861-885．

加藤元一郎（1995）：随意性注意の障害―反応選択と Supervisory AttentionalControl―．神経心理学 11（2）：70-84，1995．

Levin H. S, Culhane KA, Hartmenn J (1991). Developmental changes inperformance on test ofpurported frontal lobe functioning. *Dev Neuropsychol* 7: 377-395.

Marlowe W (1992): The impact of right prefrontal lesion on the developingbrain. *Brain and Cognition* 20: 205-213.

Milner, B. (1963). Effects of different brain lesions on card sorting. *Archives of Neurology* 9, 90-100.

Nelson, H. E. (1976). A madified card sorting test sensitive to frontal lobedeficits. *Cortex*, 12, 313-324.

苧阪満里子，苧阪直行（1994）．読みとワーキングメモリ容量―日本語版リーディングスパンテストによる測定―，心理学研究 65, 3, 339-345．

Osaka, M., Osaka, N., Koyama, S., Okusa, T., & Kakigi, R. (1999) Individual differences in working memory and the peak alpha frequency shift on magnetoencephalography. *Cognitive Brain Research*, 8, 365-368.

斉藤智（1997）：音韻ループ研究の展開，心理学評論 40（2）：188-202．

Welsh, M. C. and Pennington, B. F. (1988): Assessing frontal lobe functioning inchildren: views from developmental psychology. *Dev Neuropsychology* 4: 199-230.

Welsh MC, Pennington BF, Groisser DB (1991): A normative developmentalstudy of executive function: a window on prefrontal function in children. *Dev Neuropsychology* 7: 131-149.

V

ワーキングメモリ研究のゆくえ

第16章
ワーキングメモリ：過去，現在，未来

三宅　晶
コロラド大学ボールダー校

16-1　はじめに

　言語理解，推論，問題解決などをはじめとして，人間の営む高次の認知活動は，情報処理の中間結果を一時的に保持しながら，次の処理を同時に行うというように，情報の保持と処理が並列進行する形で進んでいく．この保持と処理の並列進行を支える一時的記憶システムを，ワーキングメモリ (working memory)，または，作動記憶と呼ぶ．ワーキングメモリは，認知活動になくてはならない存在で，本書の内容からも分かるように，現在の認知心理学，ならびに認知神経科学において，最も精力的に学際的な研究が行われている領域のひとつである．この「ワーキングメモリ」の概念は，いわゆる二重貯蔵モデル (Atkinson & Shiffrin, 1968) の「短期記憶」の概念から生まれたものであるが，Baddeley and Hitch (1974) によって本格的なモデルが提唱されてから，目覚ましい理論的発展を遂げてきた．

　この最終章では，ワーキングメモリ研究の現在の状況，ならびにその将来について考察する．特に，種々のワーキングメモリのモデルの比較の結果 (Miyake & Shah, 1999a) から得られた知見をもとに，欧米の研究者間で次第に生まれつつあるワーキングメモリの特質，機能，構造に関しての同意点に焦点をあて，本書の内容との関連や比較を折り込みながら，ワーキングメモリの概念の現状について考察を進めていく．さらに，ワーキングメモリ研究における，現在未解決の重要な問題を提示することで，これからの研究方向についても考えたい．

16-2 ワーキングメモリ研究の過去：歴史的背景

先にふれたとおり，「ワーキングメモリ」の概念は，「短期記憶」の概念から発展して生まれたものであるが，この理論的変遷には，いくつかの重要な要因が作用している．この点については他の文献（三宅, 1995）で詳しく解説したのでここでは省略するが，最も重要な点は，短期記憶は記憶プロパーのシステムとしてとらえられてきた感があり，言語理解や問題解決といった高次の認知活動との関連が非常に希薄であるという問題を抱えていたことである．つまり，単に記憶だけのシステムではなく，他の認知活動を根本から支えるシステムを想定することの必要性から，ワーキングメモリの概念は誕生したのである．

このワーキングメモリの概念の誕生は，Miller, Galanter, and Pribram (1960) の有名な著書，*Plans and the Structure of Behavior* において，その萌芽が見られる．Miller らは，この本の中で，ワーキングメモリ (working memory) という用語を心理学的概念としてはじめて使用しており，人間の営む複雑な認知活動である「プラニング」との関連上，「プランが形成されたり，変換されたり，実行されている間の一時的な保持を可能にするもの」という非常に現代的な観点から，ワーキングメモリをとらえている．第1章で苧阪直が掲げている，「目標志向的な課題や作業の遂行にかかわるアクティブな記憶」というワーキングメモリの定義との類似は明らかであろう．しかも，非常に興味深いのは，Miller らがこの本の中で，ワーキングメモリが「前頭葉の最も前寄りの部分」と深く結び付いていることをすでに予測していることである．したがって，この Miller らの本は，Atkinson and Shiffrin (1968) の二重貯蔵モデルの8年前に刊行された本でありながら，かなり時代を先取りしたものであったといえる．

しかしながら，現在のワーキングメモリ研究の興隆をもたらすうえで最も重要な役割をしたのは，Baddeley and Hitch (1974) によって提唱されたワーキングメモリのモデルである (Baddeley, 1986)．このモデルは，中央実行系 (central executive)，音韻ループ (phonological loop)，ならびに，視空間的スケッチパッド (visuospatial sketchpad) の三つのシステムからなっている．それまでの短期記憶の概念に一番近いと考えられる音韻ループをワーキングメモリの一部として位置付け，しかも，音韻的，言語的なものばかりでなく，視空間的な情報の保持のためのシステム（視空間的スケッチパッド）を仮定したうえで，それらの下位システムを統制する制御機構として中央実行系の概念を提唱したこのモデルは，当時としては非常に斬新なものであったといえる．

ワーキングメモリのおおまかな構造をとらえようとし，データの裏付けがあまりない仮定の導入を極力避けようとするこの Baddeley のモデルは，シンプルすぎて，精密さという面ではかなりの曖昧さを残すものの，非常に柔軟で，研究者にとって「使いやすい」モデルとし

て，広く支持されるようになった．実際，本書のいくつかの章でも，このBaddeleyのモデルの枠組みの中で，議論が進められている（第5章 藤井；第11章 目黒，藤井，山鳥；第14章 齊藤；第15章 五十嵐，加藤）．このモデルは，特に，ニューロイメージング（神経機能画像法）や，神経心理学など，システム・レベルでのワーキングメモリの脳内メカニズムを探ろうという研究にとって，有益な枠組みとなるようである（第5章 藤井；このモデルの詳しい解説は，Baddeley & Logie, 1999, を参照）．

16-3 ワーキングメモリの概念の多様性

　このように，Baddeley (1986; Baddeley & Hitch, 1974) のモデルは，少なくとも認知心理学においては，現時点で最も広く受け入れられているモデルである．しかしながら，本書の他の章の内容からも分かるように，現在，ワーキングメモリの概念や理論的枠組みは多種多様である．

　たとえば，ニューロン・レベルでの前頭前野機能の研究のもとに生まれ，Goldman-Rakic (1987) によって提唱された「ワーキングメモリ」の概念は，その一例である．この概念は，船橋（第2章）によって論じられているように，認知心理学で広く浸透しているワーキングメモリの考え方とも接点は見つけられるが（たとえば，Goldman-Rakic, 1995），単に情報を保持しておく要素が高く，前述のBaddeley (1986) のモデルと，必ずしも完全に相いれるとはいいがたい（渡邊，1998）．

　また，認知心理学でのワーキングメモリの概念とかなり違ったものとして，行動神経科学の研究の流れを汲み，「レファレンスメモリ」と対をなす概念としての「ワーキングメモリ」がある（第4章 櫻井）．この概念は，Goldman-Rakic (1987) 流の「ワーキングメモリ」と同様，保持の内容が，たとえば餌の獲得といったような高次のゴールの達成に関して重要な役割を果たすという点では，認知心理学におけるワーキングメモリの概念と接点を見い出すことができる（Becker & Morris, 1999）．しかしながら，前頭前野というよりは，海馬の働きと深い関連があるこの「ワーキングメモリ」は，認知心理学的用語でいえば長期記憶的要素を多分に含むと考えられる点で，かなり異なったものと考えられる．

　こうした神経科学の流れを汲む概念に加えて，認知心理学の中でも，Baddeleyのモデルとは異なったワーキングメモリの概念が数多く提唱されている．本書の内容に特に反映されているのが，Daneman and Carpenter (1980) によって提唱され，Just and Carpenter (1992) の3 CAPSモデルへと受け継がれていく，処理機能と保持機能の間のトレード・オフの考えを基本とした理論である（第8章 苧阪満；第9章 森下，近藤，苧阪直；第10章 苧阪満，西崎；第12章 苧阪満，苧阪直，Groner；第13章 大塚）．Just and Carpenter (1992) のモデルは，Baddeleyのモデルより，認知活動との関連性をさらに全面に押し出したもので，本書でも詳

しく紹介されているリーディングスパンテスト（RST）を用いたワーキングメモリ容量の個人差の研究と結び付き，大きな影響力をもっている（展望は，Carpenter, Miyake, & Just, 1994; Miyake, 1994 を参照）．

　この他にも，本書ではあまりふれられていないが，注意（特に，その制御機能）との関連を強調したモデル（Engle, Kane, & Tuholski, 1999a; Engle, Tuholski, Laughlin, & Conway, 1999b），長期記憶（特に技能と熟達化）との結び付きに焦点をあてたモデル（Ericsson & Delaney, 1999; Ericsson & Kintsch, 1995），さらには，ワーキングメモリを多数の下位モジュールの相互作用によって成り立つものとする分散型のモデル（Barnard, 1999; Schneider, 1999）など，さまざまなモデルが提唱されている（これらのモデルの解説は，Miyake & Shah, 1999a を参照）．

16-4　ワーキングメモリ理論の現在：理論上の同意点

　ワーキングメモリにはこのように，多数の異なる概念やモデルが提唱されており，それぞれ，ワーキングメモリの重要な側面を浮き彫りにしている．しかしながら，これまでは，個々のモデルの際立った理論的主張や，そのモデルに独自の観点ばかりが強調される傾向にあり，異なるモデル間の共通点や，モデル相互の関連などが，なかなか見えてこなかった．そして，モデル間の違いが，はたして根本的な相いれない考え方を反映していると考えるべきなのか，それとも相補的な関係にあるものととらえるべきなのか，必ずしも明確ではなかった．そのため，「ワーキングメモリとはいったい何なのか」といった疑問や，「ワーキングメモリの理論は読めば読むほど分からなくなる」といった声を耳にすることも少なくなかった．

　この問題を少しでも緩和し，ワーキングメモリの概念（特に，認知心理学におけるもの）をじっくり見直すために，最近筆者は，メンフィス大学の Priti Shah（現ミシガン大学）と共同で，ワーキングメモリに関する 10 の理論の比較検討を行った（Miyake & Shah, 1999a）．比較をできるだけ体系的にし，理論間に共通の土台を設けるために，それぞれのモデルの提唱者に次の八つの項目について，理論的質問を行ったのが，新たな試みである．

(1)　ワーキングメモリの基本的メカニズム（符号化，保持，検索など）と表象
(2)　ワーキングメモリにおける情報のコントロール（つまり，制御機能の位置付け）
(3)　ワーキングメモリの単一性，非単一性
(4)　ワーキングメモリの容量制限の要因
(5)　複雑な認知活動におけるワーキングメモリの役割
(6)　ワーキングメモリの長期記憶や知識との関係
(7)　ワーキングメモリの注意や意識との関係
(8)　ワーキングメモリの生物学的，神経学的基盤（つまり，脳との関係）

このリストから分かるように，八つの共通質問は多岐にわたっており，ワーキングメモリの研究上，重要な問題ばかりである（それぞれの質問の詳細と歴史的意義については，Shah & Miyake, 1999, を参照）．

残念ながら，すべてのモデル提唱者がすべての質問に対して，明快で，モデル間の差異や類似点を浮き彫りにするような回答をしたとはいえないが（まだ完全に満足のいく総括的理論がないので，それは当然といえば当然かもしれないが），異なる10のモデルの主張を検討した結果，おおまかなマクロ・レベルの見地からすれば，かなりの意見の一致が見られることが分かった．ここでは，Miyake and Shah (1999 b) の分析による，10のモデルに見られる一般的同意点を，本書の内容へのコメントを交えながら紹介する．

同意点1　ワーキングメモリは，構造的に分離した「箱」や「場所」でない．

まず，第一の同意点は，ワーキングメモリを，心や脳の中に独立して存在する「箱」や「場所」としてとらえようとするメタ理論の強い否定である．この「箱」や「場所」のメタファーは，かつて，二重貯蔵モデルにおける「短期貯蔵庫」を特徴づけるものとして広まったものであるが，新しいワーキングメモリの概念にも，依然としてこの見方をあてはめて考える人が多い．「ワーキングメモリの中に (in working memory)」といった表現や，よくいわれるワーキングメモリ機能（または，制御機能）と前頭前野との結び付きなど，「箱」や「場所」を連想させる表現が多いことがその理由の一つと考えられる．

しかしながら，現在あるワーキングメモリの理論（少なくとも，比較検討の対象となった10のモデル）は，概して，この「箱」や「場所」としてのワーキングメモリの概念には否定的である．それにはいくつかの理由があるが，まず第一に，Baddeley (1986) のモデルの従属システム（音韻ループと視空間的スケッチパッド）のような比較的独立していると考えられているものであっても，長期記憶と強い関係があり（音韻ループと長期記憶との関係の詳しい解説は，第14章 齊藤，を参照），ワーキングメモリを，長期記憶や他の認知システムと完全に切り離して考えることはできないとする見方が強まっていることが挙げられる (Cowan, 1999)．また，認知神経科学研究（特に初期のニューロイメージングの研究）には，単に課題遂行時に活性化される脳の部位の同定に焦点をあて，まるでその活性部位がワーキングメモリの機能を担う「場所」のように記述したものが過去見られたものの，現在では，活性化した部位は，ワーキングメモリの機能を実現するうえで重要な，広範囲におよぶ神経回路網の一部とする見方が，普通である（第1章 苧阪直）．実際，船橋（第2章）が指摘するように，前頭前野と，posterior cortex，ならびに皮質下構造との密接な相互関係なしには，ワーキングメモリ機能はおそらく実現不可能で (O'Reilly, Braver, & Cohen, 1999)，ワーキングメモリを脳の限られた部位と単純に結びつけて考えることの危険性は明らかである (Baddeley, 1996, 1998)．

このように考えると，過去の短期記憶の概念と強く結び付いて使われてきた「箱」や「場所」のメタファーを，ワーキングメモリの概念の解釈に持ち込まないことが重要だと考えられる．この同意点は，本書のすべての章の著者の考え方とも，おそらく一致しそうである．

しかしながら，前述の「in working memory」をはじめとして，「箱」や「場所」のメタファーを連想させる表現は，現在でもいろんなところにあふれていることから考えて，櫻井（第4章）による「「ワーキングメモリに関わる脳部位はどこか？」という単純な問題設定は適切とはいえない」という指摘とともに，「箱」や「場所」のメタファーの問題点を強調しておく価値はあるだろう．

同意点2　ワーキングメモリの保持機能は，複雑な認知活動を支えるためのものである．
　第2の同意点は，ワーキングメモリにおける情報の保持機能は，その情報をそのまま単に保持しておくためのものではなく，言語理解や推論などの高次の認知過程の遂行のために存在するものであるという点である．たとえば，19×37の積を暗算で求めるときに，下位の計算の結果を心に留めていないと正解にたどり着けないことから分かるように，ワーキングメモリにおける情報の保持は，認知活動の遂行という文脈の中ではじめて意味を持つものであり，情報処理のプロセスと密接に結び付いている．つまり，ワーキングメモリの保持機能は，情報の単なる貯蔵のためにあるのではなく，情報のアクティブな処理を促すのがその本来の機能であるという見方である．
　この考え方は，先に述べたように，静的で保持機能重視の短期記憶の概念から，動的で処理機能重視のワーキングメモリの概念（まさしく，「作動する」記憶）への変遷を促した，最も重要な要因であり（三宅，1995），いまさら六つの同意点の中に含む必要はないのかもしれない．しかしながら，10のモデルの一致度が，この点に関しては非常に高かったことに加えて，そのほかにも，二つほど，同意点の中に含めておきたい理由がある．その一つは，心理学の教科書（アメリカ，日本ともに）を見てみると，電話番号の一時的記憶の例のように，いまだに，貯蔵重視の考え方がかなり強く反映されていることである．もう一つは，Baddeley (1986)のモデルの音韻ループのような，短期記憶の概念とかなり近いと考えられてきた下位システムにも，複雑な認知活動を支える重要な役割があることが分かってきたことである．たとえば，Baddeley, Gathercole, and Papagno (1998) は，音韻ループの本来の機能は言語習得であり，これまで盛んにとりあげられてきた系列再生やリハーサル等に代表される音韻ループ機能は，二次的なものにすぎないと述べている．また，齊藤（第14章）も，言語知覚，言語産出の観点から，似たような議論を展開している (Kieras, Meyer, Mueller, & Seymour, 1999，も参照）．さらに，音韻ループは，内言 (inner speech) とも関係が深く，その点でも思考とも深く関っていると考えられ (Sokolov, 1972)，今まで考えられてきたような，単なるリハーサルだけのためのシステムとは，もはやみなせないようになってきている (Miyake & Shah, 1999b)．
　この，「ワーキングメモリの保持機能は，複雑な認知活動を支えるためのもの」という考え方も，第1の同意点と同様，本書の筆者の考えと大体一致しそうである．特に素晴らしいのは，ワーキングメモリの脳内メカニズムについてかなりミクロ・レベルな分析を行っている著者に，この認知心理学的な考え方を採り入れていこうという姿勢が見られることである（第2章 船橋，第3章 渡邊）．ニューロンや神経伝達物質のレベルでの話になると，複雑な認

知活動との関連という観点がどうしても希薄になりがちであり，実際，ニューロンや神経伝達物質のレベルでワーキングメモリ研究を行っている欧米の神経科学者の中で「複雑な認知活動との関連性」を念頭においている人がどれだけいるかは疑問である．それゆえに，本書に見られる日本の神経科学者の，認知心理学的考え方を受け入れようとする姿勢は，非常に歓迎すべきものである．

同意点3　制御機能（または，実行機能）は，ワーキングメモリにとって不可欠なものである．

第3の同意点は，ワーキングメモリの概念において，単に保持と処理の側面だけを考えていたのではだめで，制御機能 (executive functions) の側面を考えていく必要があるという点である．第2の同意点と同様，この考え方自体は新しいものではない．実際，Atkinson and Shiffrin (1968) の二重貯蔵モデルでも，リハーサル方略のような記憶プロパーなもののみではあるものの，何らかの制御機能の必要性が想定されていた．それにもかかわらず，制御機能の重要性を第3の同意点としてここに含めるのには，二つほど重要な理由がある．

まず一つは，比較の対象となった10のモデルのすべてが，この点においては完全に一致していて，何らかの形で（間接的か直接的に），複雑な認知活動にともなって生じる情報の流れの制御の必要性を指摘している点である（たとえば，情報の選択，不要情報の抑制，処理状況のモニタリング）．この点に関しては，本書のほとんどの著者の意見とも，一致しそうである．渡邊 (1998) は，「従属システムだけからなる「ワーキングメモリ」で十分有用」(p. 173) と主張しているが，言語理解や暗算など，かなり多数の情報の適切な処理と保持（特に，処理の途中結果の保持）が必要となる状況では，情報の流れの制御が何らかの形で生じないと混乱をきたすことになる．したがって，渡邊 (1998) の指摘する，中央実行系の機能をあまり拡大することへの懸念はもっともなものとしても，「複雑な認知活動」を念頭において考えると（同意点2），かなりの制御機能の関与を想定せざるを得ない．従属システムによる保持だけで，制御機能を考慮しないと，うまく「作動しない」記憶になってしまう可能性が高い．

二つめの理由は，つい最近まで「ragbag」（何でも放りこんでしまうずだ袋）であるとか，「homunculus」（頭の中の小人）であるとか，かなり厳しく批判されてきた「中央実行系」の仕組みと働きを解明しようという機運が非常に高まり，実際にいろいろな観点から理論的，実験的な検討が加えられるようになってきたことである．たとえば，Baddeley 自身，中央実行系の概念に関して，最近いろいろな考察を加えている (Baddeley, 1996, 1998; Baddeley & Logie, 1999)．

そのうちのいくつかの重要な点を挙げてみると，まず，中央実行系の機能を前頭葉の機能と同一視することへの批判である．Baddeley 自身，中央実行系機能の神経学的基盤を理解することの重要性は認めるものの，前述の同意点1で述べたように，中央実行系を脳内の「場所」としてとらえることを批判し，「中央実行系は脳のどこにあるか」などのような問題設定を単純すぎると指摘している．その理由は，Baddeley が，中央実行系を，純粋な理論的概念としてとらえていて，脳の中に構造的に分離して（たとえば，前頭前野に）存在するものとみな

していないことにある（実際，Parkin (1998) が最近行った「中央実行系など脳に存在しない」という批判に対して，Baddeley (1998) は，中央実行系の概念の誤解によるものと反論している）．また，Baddeley (1996) は，中央実行系を単一的なものとは仮定せず，選択的注意，複数の課題の同時遂行，長期記憶の活性化などの下位機能（または，下位システム）からなると考えている．さらに，Baddeley and Logie (1999) は，中央実行系に情報保持能力を与えてしまうと，何でも可能な万能システムになってしまい，理論的に無益なものになる危険性が大きいため，中央実行系はそれ自体保持機能を持たないという，新しい見解を打ち出している．しかも，以前の著作では（たとえば，Gathercole & Baddeley, 1993），言語理解などの領域固有の処理機能も中央実行系にあるものとみなしていたが，それをも中央実行系から切り離し，最近の Engle ら (Engle et al., 1999a) の考え方のように，中央実行系を純粋な制御機構ととらえていこうという方向に向かっている．この Baddeley らの姿勢は，前述の渡邊 (1998) の懸念をおそらく軽減するもので，中央実行系の「ragbag」問題の解決を念頭においているものと考えられる．

　また，「ragbag」問題に加えて，「homunculus」問題についての取組みも始まっている．たとえば，ワーキングメモリ機能を，多数の下位モジュールのネットワーク上での相互作用によって創発的に生じるものとみなす Barnard (1999) は，彼の複雑な分散的システム (Interactive Cognitive Subsystems) と Baddeley (1986) のモデルとの対応づけを行い，中央実行系機能が，モジュール間の相互作用から「自然に」生まれてくる可能性を示そうとした．さらに，O'Reilly et al. (1999) は，「homunculus」問題を解決するには，プロダクションシステムのプロダクション規則のように，ある状況が生ずればすぐさま妥当なアクションを引き起こすような仕組みが必要で，そのためには，非常にパワフルな学習機能が不可欠であるという考え方を提案している．その学習機能の候補として挙げられているのが，報酬（または，罰則）に基づく学習である．報酬（または，罰則）に基づく学習は，情動，感情，動機づけなどの人間（および，その他の動物）の行動を根本から支えるシステムと結び付いていると考えられる点で，非常にパワフルな学習機能となる可能性は高いといえる．この報酬に基づく学習の概念は，Watanabe (1996) の「報酬への期待」（第3章 渡邊，を参照），さらには，Damasio (1994) の「somatic marker」仮説など，前頭前野の働きと結び付いた概念と合致するもので，「homunculus」問題の解決の糸口となるものとして期待できる．

　このように，「ragbag」問題，「homunculus」問題の両方とも，完全な解決まではまだ遠いものの，制御機能，中央実行系に関する関心は，数年前とはくらべものにならないほど高まっており，その仕組みと働きの理解が重要であるという点では，欧米の研究者の間にはかなりの意見の一致がみられる．残念ながら，制御機能の概念や中央実行系の機能に関する点は，本書ではあまり詳細にはふれられていない．理論的な面で目をひくのは，船橋（第2章）のモデルにおける制御機能の考察，実証的な面で目をひくのは，藤井（第5章）が，中央実行系の神経学的基盤について，最近の神経心理学的研究，ならびにニューロイメージング研究の展望を行っている点，また，目黒ら（第11章）が，加齢によるワーキングメモリの容量の低下の

要因を，音韻ループと中央実行系の機能の低下の観点から検討している点，さらに，五十嵐と加藤（第15章）が，認知発達の観点から，有名な制御機能課題のひとつとされるウィスコンシン・カード分類検査に考察を加えている点ぐらいである．もちろん，リーディングスパンテストを中心としたワーキングメモリ研究（たとえば，第8章 苧阪満；第10章 苧阪満，西崎）でも中央実行系の概念は引き合いに出されているが，そこでは「保持」と「処理」との関連（特にトレードオフ）が中心で，「制御」という概念自体は希薄であるように思われる．欧米での最近の制御機能への関心の高まりを考えると（Lyon & Krasnegor, 1996；Rabbitt, 1997），制御機能ならびに中央実行系の役割，構造の探求に重点を置いた研究が，もう少し日本でも活発になればいいのにというのが，筆者の正直な感想である．

同意点4　ワーキングメモリの容量制限は，複数の要因の影響を受けている．

ワーキングメモリに関する四つ目の同意点は，そのいわば最大の特徴，すなわち，容量制限に関する点である．われわれが一度に保持できる情報の量に限りがあるのは明らかであるが，二重貯蔵モデルをはじめとしたこれまでの考え方では，その容量制限を，リハーサル・バッファーにある「スロット」の数といったような，一つの要因で説明しようという傾向が強かった．このことは，本書中に解説されている，リーディングスパンテスト（RST）における容量制限に関する研究でも同様のことがいえる．処理の効率（Daneman & Carpenter, 1980）や熟達度（Ericsson & Kintsch, 1995），処理と保持の両方を支える活性の量（Engle, Cantor, & Carullo, 1992; Just & Carpenter, 1992），一般的な処理速度（Salthouse, 1996），干渉に対する抑制メカニズム（Zacks & Hasher, 1994）など，過去いろいろな要因がRSTの成績を規定するものとして挙げられてきたが，どの考え方にも，RST成績の規定要因は一つであるという暗黙の仮定があったように思われる．

しかしながら，対象となった10のワーキングメモリの理論を検討してみると，ワーキングメモリの容量限界の規定要因を単一的にとらえるものは一つもなかった．Baddeley (1986)のモデルをはじめ（Baddeley & Logie, 1999），複数の構成要素からなるものは，ある課題に関与する下位システムの一つ一つの限界が全体の成績に貢献する可能性を指摘しているし，また，一つの規定要因（たとえば，Engle et al., 1999, の「controlled attention」や，Lovett, Reder, & Lebiere, 1999, の「source activation」の量）を重視するモデルであっても，熟達度や処理速度など，他の規定要因の関与もあることを明言している．そのうえ，容量限界は，このようないろいろな要因の相互作用や，認知システムの性質から「自然に」生まれてくる創発的特徴と考えるべきであるという見解を示すモデルもあった（Barnard, 1999; O'Reilly et al., 1999; Young & Lewis, 1999）．

容量限界の規定要因の単一性の否定は，これからのワーキングメモリの研究上非常に重要である．というのは，これまでのような「異なる要因のうちのどの一つが正しいのか」という議論から，「どのような要因が，どのように関与しているのか」という議論への転換を余儀なくするものだからである．また，健常者の間の個人差，発達による変化，加齢による変化

など,異なるタイプの個人差,集団差においては,規定要因の関与度に違いがある可能性もあり,規定要因の複雑さをふまえた研究がますます必要になってくるといえよう.

本書では,この第4の同意点について,あまりはっきりとは言及されていない.例外は,RSTの成績における加齢の影響を,音韻ループと中央実行系の二つの要素から検討した目黒ら(第11章)の研究であり,RSTの成績の規定要因の複雑さを,加齢の観点から明確に示している点で評価できる.RSTの研究を紹介した他の章では(第8章 苧阪満;第9章 森下,近藤,苧阪直;第10章 苧阪満,西崎;第12章 苧阪満,苧阪直,Groner),Daneman and Carpenter (1980)流のアプローチが主流で,処理と保持に振り分けられるリソースの観点が強調されているが,その中に紹介されている研究には,RSTの成績を左右する要因を探ったものがあり(たとえば,第9章 森下,近藤,苧阪直),そうしたデータは,RSTの成績がいろいろな要因によって影響を受けることを示唆するものとして解釈できる.

同意点5　ワーキングメモリを完全に単一的で,ドメイン・フリーなものとする見方には問題がある.

第5の同意点は,ワーキングメモリの単一性,非単一性の論争に関するものである.短期記憶の研究では,Atkinson and Shiffrin (1968)が言語的,音韻的なものだけとは限らないことを明言しているのにもかかわらず,言語的情報を用いた研究がほとんどで,短期記憶は単一的なものという印象が強かった.また,Baddeley (1986)の非単一的なモデルが提唱されてからも,ワーキングメモリの単一性を主張する立場が依然として残っていた(たとえば,Engle et al., 1992).

しかしながら,比較対象となった10のモデルを見てみると,ワーキングメモリの完全な単一性を主張するものはない.ワーキングメモリにはドメイン・フリーな要素もあり,そのドメイン・フリーな側面が,認知活動との関連を考えるうえで極めて重要だとする見解を打ち出しているモデルもあるが(Engle et al., 1999; Lovett et al., 1999),そうしたモデルでも,ワーキングメモリにおける,ドメイン・スペシフィックな要素の存在(たとえば,Baddeleyのモデルの従属システムのような保持機構や,ある領域に固有のスキル)を認めている.したがって,少なくとも対象となった10のモデルの中には,ワーキングメモリを「完全に」,100パーセント単一的なものという立場をとるものは一つもないことになる.

この点は,ワーキングメモリが単一的か否かという最近の論争を考えれば(Daneman & Tardif, 1987; Engle et al., 1992; Shah & Miyake, 1996),多少意外であるかもしれない.しかしながら,この五つ目の同意点は,これからの研究では,単にワーキングメモリが単一的か否かを問うのではなく,ドメイン・フリーな要素を設定する必要があるのかどうか,そして,もし必要であるのだとしたら,ワーキングメモリ課題の遂行にドメイン・スペシフィックな要素とドメイン・フリーな要素がどのように貢献しているのかといった,もっと複雑な問題を追及していくことの必要性を示唆する点で重要といえる.

この第5の同意点は,本書の各章の執筆者の意見とも大方のところ一致するものであると

思われる．ドメイン・フリーな要素を設定する必要性があるのかどうかについては意見が分かれる可能性があるが，少なくとも，ドメイン・スペシフィックな要素の存在の必要性を認めるという点では，異論がなさそうである．特に，苧阪直（第1章）は，ドメイン・フリーな要素とドメイン・スペシフィックな要素を階層的に統合する考え方を示していて興味深い（Cornoldi & Vecchi, 2000）．もちろん，支持証拠やこの考え方の理論的必然性の説明無しでは，憶測のレベルでとどまってしまうが，Engleら（1999a）が，知能（intelligence）の階層的モデル（Carroll, 1993）との関連から，ワーキングメモリのドメイン・フリーな要素とドメイン・スペシフィックな要素の階層性を主張している点と照らし合わせてみると，さらに発展可能な考え方といえる（知能の階層的モデルとのアナロジーについては，Miyake, Friedman, Rettinger, Shah, & Hegarty, 2001 も参照）．

　同意点6　ワーキングメモリ課題の遂行に，長期記憶が深く関与している．
　最後の同意点は，ワーキングメモリ課題の遂行における情報の保持は，単にワーキングメモリの働きによるものだけでなく，長期記憶によっても支えられているという考え方である．過去のワーキングメモリの研究では，ワーキングメモリを長期記憶が活性化された状態とみなすことはあっても，情報の保持における長期記憶の関与に関しては，さほど注意を払っていなかった．しかしながら，最近 Ericsson and Kintsch（1995; Ericsson & Delaney, 1999）によって提唱された「長期ワーキングメモリ」（long-term working memory）という概念は，まさしくこの点を深く掘り下げ，言語理解などの複雑な認知活動において，長期記憶がワーキングメモリの厳しい容量制限を緩和する役割を果たすことができることを示した．その影響で，現在，Young and Lewis（1999）の Soar アーキテクチャをはじめ，Baddeley and Logie（1999），Cowan（1999），O'Reilly et al.（1999）など，ワーキングメモリにおける長期記憶の関与を積極的に指摘するモデルは多い．
　長期ワーキングメモリの概念は，エキスパートのとびぬけて優れた記憶能力を説明しようとする Chase and Ericsson（1982）の先行研究に端を発している．たとえば，記憶のエキスパートは，短期記憶やワーキングメモリの容量をはるかに超える量の情報を保持しておくことができるが（たとえば，100を超える数唱範囲），このような場合，すべての情報が常に，ワーキングメモリにおいて活性化された状態で保持されているとは考えにくく，何らかの形で長期記憶が関与していると想定せざるを得ない．Ericsson らの分析によれば，記憶のエキスパートは，ある分野での豊かな知識や技能をもとに，呈示された情報をあとですぐに検索して使えるような形で長期記憶に蓄えていると考えられる（たとえば，有名な被験者 S.F. の場合，マラソン記録の知識をもとに，呈示された数字列に意味的な符号化を施してチャンクを作り，それを階層的にまとめあげていくという技法を使い，長期記憶への符号化を行っていた）．だとすれば，実際にワーキングメモリに保持されているのは，検索手がかり（retrieval cues）となるごくわずかの情報だけですみ，ワーキングメモリ自体にあまり負荷をかけないで，多量の情報を組織的に保持しておくことができる．Ericsson and Kintsch（1995）は，このように，活性化され

た状態で保持されている情報とかわりないほど，すぐアクセスできるように，体系立った形で保持されている長期記憶情報を，「長期ワーキングメモリ」と名付けた．さらに，Ericsson and Kintsch (1995) によれば，長期ワーキングメモリの概念を使えば，長文の読解など，かなり多くの情報の保持が必要とされる課題において，その熟達者が，どうしてワーキングメモリの容量にさほど拘束されずに関連情報の保持を行えるのか，うまく説明できるという．また，この長期ワーキングメモリの概念のほかにも，Cowan (1999) は，単語の直後系列再生のような短期記憶的課題でも長期記憶の関与は否めないという以前からのデータをもとに，長期ワーキングメモリとは少し違った観点から，「virtual short-term memory」という概念を提唱している．

こうした考え方（特に「長期ワーキングメモリ」の概念）は，比較的新しいものであるせいか，本書ではその影響がまだほとんどみられない．唯一の例外は，齊藤の章（第14章）にある，音韻ループにおける長期記憶の役割の解説であり，そこで解説されている考え方は，Cowan (1999) の「virtual short-term memory」の概念と近い．ワーキングメモリと長期記憶の関連が欧米の認知心理学者の間で再認識，再検討されつつある今，この第6の同意点が日本のワーキングメモリ研究に浸透するのも，時間の問題だと願いたい．さらに，日本，欧米ともに，認知神経科学におけるワーキングメモリの研究は，長期記憶との関連という点が，ほとんど視野に入っていない（重要な例外として，O'Reilly et al, 1999, を参照）．この点でも，ニューロイメージングなどの手法を用いて，ワーキングメモリと長期記憶の関連が浮き彫りにするような研究が出てくることを期待したい．

16-5　ワーキングメモリ研究の将来：未解決の問題点と新たな広がり

前節では，10のワーキングメモリのモデルの比較のもとに，筆者が生まれつつあると判断した一般的同意点（Miyake & Shah, 1999b）を，本書の内容と関係づけながら紹介，解説した．一つ一つのモデルの詳しい説明は，紙面の都合上できなかったが，これらのモデルは，表面上かなり異なっている上，主張の内容も多肢にわたるため，おおまかな点であるにせよ（しかも，認知心理学的なモデルが中心になっているにせよ），これだけの同意点を探しだせたことは，筆者にとってはうれしい驚きであった．

しかしながら，もっとミクロ・レベルの観点からすれば，モデル間で，まだ多くの相違点があるのも事実である．ここでは，ワーキングメモリ研究のこれからの方向性として，まだ未解決の重要な問題点，そしてこれから重要になってくるだろうと思われる新しい問題点について，簡単にふれることにしたい．もちろん，これから解決が必要な問題点は山ほどあり，ここで総括的に考察を加えることができない．そこで，本書の他の章の内容と特に関連が深いものに的を絞って，指摘することにする（もっと詳しい解説は，Miyake & Shah, 1999b，なら

びに，三宅・齊藤，2001 を参照）．

　まず最初に，制御機能に関する問題点を挙げておきたい．上記のように（同意点3），ワーキングメモリを考えるうえで，その制御機能を避けて通ることはできないという点では，少なくとも認知心理学者の間では意見の一致がみられる．しかしながら，ワーキングメモリにおける制御機能には実際どんなものがあるのかという点については，まだ研究者間にかなり考え方の違いがあり，解決していかなければならない問題点の一つである．たとえば，前述のように，Baddeley (1996) は，選択的注意，二重課題の遂行，長期記憶の活性化などを中央実行系機能の候補として挙げているが，こうした機能は，船橋（第2章）のモデルに見られるワーキングメモリ情報の制御機能のように，関連情報の選択や管理と強く関連しているものと解釈することが，一応可能である（Baddeley, 1996, の方が，かなり守備範囲が広いとはいえるが）．これに反して，ワーキングメモリの本質を「controlled attention」にあるとし，いわば，Norman and Shallice (1986) の監視的注意システム（Supervisory Attentional System）に似た注意制御の重要性を指摘する Engle ら（1999 a）は，ワーキングメモリ情報の制御という機能をかなり超越する機能までその範疇に含んでいる．渡邊（1998）も指摘するとおり，こうした制御機能のどこまでをワーキングメモリに属するものとして位置付けていけばよいのかは，重要な問題である．このほかにも，それぞれの制御機能内容の明確化，いろいろな制御機能間の関連（たとえば，どの程度，それぞれの制御機能を独立しているものとみなすことができるのか；Miyake, Friedman, Emerson, Witzki, Howerter, & Wager, 2000），さらに，制御機能と保持機能との関連（どの程度，制御機能と保持機能を分離しているものと考えることができるのか）など，制御機能に関してはいろいろな未解決の課題が山積みしている．

　また，上記の同意点4において述べたように，ワーキングメモリの容量制限の要因，ならびに，個人差の要因の非単一性については，次第に認識が高まっていると考えられるものの，どのような要因がどのような課題においてどのように関与しているのかという点については，現在ではまだほとんど分かっていない．本書の内容と特に関係が深い一例として，ワーキングメモリ容量の測定の道具として広く使われている RST における容量制限が挙げられる．RST は，提唱者の Daneman and Carpenter (1980) によれば，情報の処理と保持の間のトレード・オフを反映するもので，処理（文の音読）に費されたその残りの（つまり，保持に割り当てることのできる）心的資源の量を測定するものとされる．このトレード・オフの概念は，本書中の RST に関する章（第8章 苧阪満；第9章 森下，近藤，苧阪直；第10章 苧阪満，西崎）で基本的枠組みとしてとりあげられていることから分かるように，いわば「定説」として考えられてきたが，このトレード・オフの概念を疑問視，あるいは，積極的に否定する考え方が最近提出され（たとえば，Engle et al., 1999; Towse, Hitch, & Hutton, 1998; Waters & Caplan, 1996），RST がいったい何を測定しているのかについて，再検討が必要になってきている．

　この状況を受けて，齊藤と三宅（2000）は，RST の測定内容に関する六つの仮説について体系的な比較，検討を試みたが，前にふれたように，対象仮説のほとんどが，RST 成績を規定する一要因に焦点をあてたもので，比較的信頼性が高いと考えられる六つの RST に関する

重要発見のすべてを完全に説明できるものは一つもなかった．六つの重要発見の詳しい内容については，ここでは紙面の制約上ふれることができないが（齊藤・三宅，2000，を参照），それらは全体として，RST 成績の規定要因の複雑さを示すもので，RST が何を測っているのかについての満足のいく説明をするためには，単に「処理」と「保持」でなく，「制御」も含めた三つの要素の関連を考慮した複雑なモデルを構築していく必要があることが結論された．RST は，かなり人工的な課題であり，その成績と，もっと日常的な複雑な認知課題の遂行（たとえば，言語理解や問題解決）におけるワーキングメモリ容量とを完全に同一のものとしてみなすことはできない．しかしながら，RST 成績と種々の複雑な認知課題との間に高い相関関係があることは（Daneman & Merikle, 1996），両者の深い関係を示すもので，RST の測定内容の再検討と，RST 成績の規定要因に関するモデルの構築は，Daneman and Carpenter (1980) 論文刊行からちょうど20年になる現在，意義のあることと考えられる．「道具」は使うものであって，「道具」自体の研究は概して面白くないものになってしまいがちであるが（特に，理論的な意義を明確にしていない場合），「処理」，「保持」，「制御」の三つの要素の関連を考慮した総括的な RST のモデルの構築は，おそらく，ワーキングメモリのモデルとしても通用するような一般的なモデルの構築につながっていくものと考えられ，単なるワーキングメモリ容量測定の一道具の研究にはとどまらない可能性があることを，ここで強調しておきたい（齊藤・三宅，2000）．

　そのほかにも，本書でとりあげられている内容で，特に将来検討が必要な点としては，ワーキングメモリと注意との関係（第7章 宮谷），さらに，ワーキングメモリと意識との関係（第1章；第6章 苧阪直）が挙げられる．この2点に関しては，欧米のワーキングメモリ研究者の間でも，これといった同意点はまだ見られず（Miyake & Shah, 1999b），これからの研究（特に，単なる憶測を超えた実証的研究）が必要である．筆者の見解では，注意との関連に関しては，たとえば，Posner and Raichle (1994) が提唱した注意システムの区分（前頭葉を中心とする，制御機能と深く関連がある anterior attention system と，脳の後方の諸領域（視覚的注意だと頭頂葉）に主に依存し，情報の知覚と選択と関連がある posterior attention system）をもとに，ワーキングメモリと注意との関係をマッピングしていくのもひとつの手であると思われる（Miyake & Shah, 1999b）．たとえば，苧阪直（第6章）や宮谷（第7章）の章でとりあげられているワーキングメモリ（ならびに注意）の概念は，posterior attention system と結び付きが強く，中央実行系の概念は，もっと anterior attention system と関連が深いと考えられる．もちろん，この二つの注意システムは，Posner and Rachle 自身指摘するように，相互に関連しており，完全に分離したものとみなすことはできない．しかしながら，ワーキングメモリを非単一的な複雑なシステムとしてとらえる見方がされるようになった現在（同意点5），注意の方も複雑なシステムとしてとらえ，その関連を探っていくのも，有効な方法ではないかと考えられる．意識との関連の方は，注意との関連より一層不明確だが，注意と同様，異なったタイプの意識の概念を想定し，それを基にマッピングを行っていくことも可能であろう（第1章 苧阪直；Kintsch, Healy, Hegarty, Pennington, & Salthouse, 1999）．いずれにせよ，

「注意」や「意識」といった概念自体の曖昧さが問題なのであり，もっと明確化できるようなレベルで，ワーキングメモリとの関連を考えていく必要性があると思われる．

こうしたワーキングメモリの理論的諸問題に加え，これまでの研究ではあまりとりあげられていなかったものの，これからもっと重要になってくると思われる問題もいくつかある（詳しくは，Miyake & Shah, 1999b を参照）．

たとえば，ワーキングメモリの容量制限の機能的，あるいは，進化論的価値の問題はその一例である．本書でも詳しく解説されているように（第8章 苧阪満；第9章 森下，近藤，苧阪直；第10章 苧阪満，西崎；第13章 大塚），ワーキングメモリの個人差の研究では，容量の大きい人の方が，容量の小さい人より，いろいろな認知課題で良い成績を示すことが報告されている．しかしながら，容量が大きいほうが機能的に望ましいのならば，「なぜ，ワーキングメモリの容量は，こんなにも限られているのか」という疑問がおきてくる（齊藤，1998）．不思議なことに，容量制限はワーキングメモリの特性の中でも特別際立ったものであるにもかかわらず，これまで，その機能的価値にはあまり目が向けられなかった．幸いにも，最近，ワーキングメモリ容量制限と言語習得の関連性を示した実験的（Kareev, Lieberman, & Lev, 1997; Cochran, McDonald, & Parault, 1999），理論的（Elman, 1993; Newport, 1990）研究が出始め，ワーキングメモリの容量制限の機能的，進化論的価値を解明していくうえで，重要な示唆を与えてくれるものと期待できる．

また，本書で，大塚（第13章）が指摘するように，ワーキングメモリ研究の新しい課題として，外的表象との関係が挙げられる．われわれが日常行う高次の認知活動を考えてみると，そのほとんどは，心的表象と外的表象の交互に注意を向けながら繰り広げられることが分かる．それにもかかわらず，ワーキングメモリ研究の大半は，心的プロセスばかりに焦点がおかれ，外的表象（ならびに外的アクション）との関連については，あまり問題にされてこなかった感がある．しかしながら，最近，外的表象（ならびに外的アクション）がワーキングメモリ情報の管理と制御におよぼす影響を示唆する研究が次第に増えてきており（Ballard, Hayhoe, Pook, & Rao, 1997; Cary & Carlson, 1999; Zhang & Norman, 1994），特に，心的表象と外的表象とのコーディネーションを行ううえでの制御機能の働きを探って行くことは，これからますます重要になってくると思われる（Zhang, 1997）．

このほかにも，ワーキングメモリと感情との関連，いろいろな精神的，神経学的異常におけるワーキングメモリの機能障害の性質など，ワーキングメモリ研究は，ますます新たな広がりを見せ，さらに学際的色彩を帯びてくるものと思われる（Miyake & Shah, 1999b）．

16-6　おわりに

ワーキングメモリ研究の急速な広がり，特に現在の神経認知科学の目覚ましい発展を考え

ると，10年先，20年先，ワーキングメモリ研究がどのような問題に取り組んでいて，どんなモデルがワーキングメモリ理論をリードしていっているのか，見当もつかない．

　ワーキングメモリは，本書（ならびに本章）の内容から分かるように，長期記憶，注意，意識などの多岐に渡る概念と深い関係がある．したがって，悲観的観測をすれば，ワーキングメモリ研究が進展し，広がりをみせるにつれて，ワーキングメモリの概念が広がりすぎ，いわゆる「認知のアーキテクチャ」の概念とほぼ同義になり，とりたてて「ワーキングメモリ」について語る必要性がなくなってしまう可能性がある．しかしながら，前述の理論上の諸問題を少しずつ解決していきながら，本章で解説したワーキングメモリの概念上の同意点を基盤に，今までばらばらで相違点ばかりが目立ったワーキングメモリのモデルの統合が進められ，ワーキングメモリの総括的な統合理論が徐々に浮かび上がってくるというシナリオも考えられる．多少楽観的すぎるかもしれないが，筆者としては，この後者のシナリオの方に向けてワーキングメモリ研究が展開していくことを期待している．

参照文献

Atkinson, R. C., & Shiffrin, R. M. (1968). Human memory: A proposed system and its control processes. In K. W. Spence & J. T. Spence (Eds.), *The psychology of learning and motivation: Advances in research and theory* (Vol. 2, pp. 89-195). New York: Academic Press.

Baddeley, A. D. (1986). *Working memory*. New York: Oxford University Press.

Baddeley, A. D. (1996). Exploring the central executive. *Quarterly Journal of Experimental Psychology, 49A*, 5-28.

Baddeley, A. D. (1998). The central executive: A concept and some misconceptions. *Journal of the International Neuropsychological Society, 4*, 523-526.

Baddeley, A. D., Gathercole, S. E., & Papagno, C. (1998). The phonological loop as a language learning device. *Psychological Review, 105*, 158-173.

Baddeley, A. D., & Hitch, G. J. (1974). Working memory. In G. H. Bower (Ed.), *The psychology of learning and motivation: Advances in research and theory* (Vol. 8, pp. 47-89). New York: Academic Press.

Baddeley, A. D., & Logie, R. H. (1999). Working memory: The multiple-component model. In A. Miyake & P. Shah (Eds.), *Models of working memory: Mechanisms of active maintenance and executive control* (pp. 28-61). New York: Cambridge University Press.

Ballard, D. H., Hayhoe, M. M., Pook, P. K., & Rao, R. P. N. (1997). Deictic codes for the embodiment of cognition. *Behavioral and Brain Sciences, 20*, 723-767.

Barnard, P. J. (1999). Interacting cognitive subsystems: Modeling working memory phenomena within a multiprocessor architecture. In A. Miyake & P. Shah (Eds.), *Models of working memory: Mechanisms of active maintenance and executive control* (pp. 298-339). New York: Cambridge University Press.

Becker, J. T., & Morris, R. G. (1999). Working memory(s). *Brain and Cognition, 41*, 1-8.

Carpenter, P. A., Miyake, A., & Just, M. A. (1994). Working memory constraints in comprehension: Evidence from individual differences, aphasia, and aging. In M. A. Gernsbacher (Ed.), *Handbook of psycholinguistics* (pp. 1075-1122). San Diego, CA: Academic Press.

Carroll, J. B. (1993). *Human cognitive abilities: A survey of factor-analytic studies*. New York: Cambridge University Press.

Cary, M., & Carlson, R. A. (1999). External support and the development of problem-solving routines. *Journal of Experimental Psychology: Learning, Memory, and Cognition, 25*, 1053-1070.

Chase, W. G., & Ericsson, K. A. (1982). Skill and working memory. In G. H. Bower (Ed.), *The psychology of learning and motivation* (Vol. 16, pp. 1-58). New York: Academic Press.

Cochran, B. P., McDonald, J. L., & Parault, S. J. (1999). Too smart for their own good: The disadvantage of a superior processing capacity for adult language learners. *Journal of Memory and Language, 41*, 30-58.

Cornoldi, C., & Vecchi, T. (2000). Mental imagery in blind people: The role of passive and active visuospatial processes. In M. A. Heller (Ed.), *Touch, representation, and blindness*. New York: Oxford University Press.

Cowan, N. (1999). An embedded-processes model of working memory. In A. Miyake & P. Shah (Eds.), *Models of working memory: Mechanisms of active maintenance and executive control* (pp. 62-101). New York: Cambridge University Press.

Damasio, A. R. (1994). *Descartes' error: Emotion, reason, and the human brain*. New York: Grosset/Putnam.

Daneman, M., & Carpenter, P. A. (1980). Individual differences in working memory and reading. *Journal of Verbal Learning and Verbal Behavior, 19*, 450-466.

Daneman, M., & Merikle, P. M. (1996). Working memory and language comprehension: A meta-analysis. *Psychonomic Bulletin & Review, 3*, 422-433.

Daneman, M., & Tardif, T. (1987). Working memory and reading skill reexamined. In M. Coltheart (Ed.), *Attention and performance XII: The psychology of reading* (pp. 491-508). Hillsdale, NJ: Erlbaum.

Elman, J. L. (1993). Learning and development in neural networks: The importance of starting small. *Cognition, 48*, 71-99.

Engle, R. W., Cantor, J., & Carullo, J. J. (1992). Individual differences in working memory and comprehension: A test of four hypotheses. *Journal of Experimental Psychology: Learning, Memory, and Cognition, 18*, 972-992.

Engle, R. W., Kane, M. J., & Tuholski, S. W. (1999a). Individual differences in working memory capacity and what they tell us about controlled attention, general fluid intelligence, and functions of the prefrontal cortex. In A. Miyake & P. Shah (Eds.), *Models of working memory: Mechanisms of active maintenance and executive control* (pp. 102-134). New York: Cambridge University Press.

Engle, R. W., Tuholski, S. W., Laughlin, J. E., & Conway, A. R. A. (1999b). Working memory, short-term memory, and general fluid intelligence: A latent variable approach. *Journal of Experimental Psychology: General, 128*, 309-331.

Ericsson, K. A., & Delaney, P. F. (1999). Long-term working memory as an alternative to capacity models of working memory in everyday skilled performance. In A. Miyake & P. Shah (Eds.), *Models of working memory: Mechanisms of active maintenance and executive control* (pp. 257-297). New York: Cambridge University Press.

Ericsson, K. A., & Kintsch, W. (1995). Long-term working memory. *Psychological Review, 102*, 211-245.

Gathercole, S. E., & Baddeley, A. D. (1993). *Working memory and language*. Hillsdale, NJ: Erlbaum.

Goldman-Rakic, P. S. (1987). Circuitry of primate prefrontal cortex and regulation of behavior by representational memory. In F. Plum (Ed.), *Handbook of physiology—The nervous system* (Vol. 5, pp. 373-417). Bethesda, MD: American Physiological Society.

Goldman-Rakic, P. S. (1995). Architecture of the prefrontal cortex and the central executive. *Annals of the New York Academy of Sciences, 769*, 71-83.

Just, M. A., & Carpenter, P. A. (1992). A capacity theory of comprehension: Individual differences in working memory. *Psychological Review, 99*, 122-149.

Kareev, Y., Lieberman, I., & Lev, M. (1997). Through a narrow window: Sample size and the perception of correlation. *Journal of Experimental Psychology: General, 126*, 278-287.

Kieras, D. E., Meyer, D. E., Mueller, S., & Seymour, T. (1999). Insights into working memory from the perspective of the EPIC architecture for modeling skilled perceptual-motor and cognitive human performance. In A. Miyake & P. Shah (Eds.), *Models of working memory: Mechanisms of active maintenance and executive control* (pp. 183-223). New York: Cambridge University Press.

Kintsch, W., Healy, A. F., Hegarty, M., Pennington, B. F., & Salthouse, T. A. (1999). Models of working memory: Eight questions and some general issues. In A. Miyake & P. Shah (Eds.), *Models of working memory: Mechanisms of active maintenance and executive control* (pp. 412-441). New York: Cambridge University Press.

Lovett, M. C., Reder, L. M., & Lebiere, C. (1999). Modeling working memory in a unified architecture: An ACT-R perspective. In A. Miyake & P. Shah (Eds.), *Models of working memory: Mechanisms of active maintenance and executive control* (pp. 135-182). New York: Cambridge University Press.

Lyon, G. R., & Krasnegor, N. A. (1996). (Eds.). *Attention, memory, and executive function*. Baltimore, MD: Brookes.

Miller, G. A., Galanter, E., & Pribram, K. H. (1960). *Plans and the structure of behavior*. New York: Holt, Rinehart, and Winston.

Miyake, A. (1994). Toward a unified theory of capacity constraints: The role of working memory in complex cognition. 認知科学, 1, 43-62.

三宅晶 (1995). 短期記憶と作動記憶. 高野陽太郎 (編) 認知心理学 第2巻 記憶 (pp. 71-99). 東京大学出版会.

Miyake, A., Friedman, N. P., Emerson, M. J., Witzki, A. H., Howerter, A., & Wager, T. (2000). The unity and diversity of executive functions and their contributions to complex frontal lobe tasks: A latent variable analysis. *Cognitive Psychology, 41, 49-100*.

Miyake, A., Friedman, N. P., Rettinger, D. A., Shah, P., & Hegarty, M. (2001). Visuospatial working memory, executive functioning, and spatial abilities: How are they related? *Journal of Experimental Psychology: General*, 130, 621-640.

三宅晶・齊藤智 (2001). 作動記憶研究の現状と展開. 心理学研究, 72, 336-350.

Miyake, A., & Shah, P. (Eds.). (1999a). *Models of working memory: Mechanisms of active maintenance and executive control*. New York: Cambridge University Press.

Miyake, A., & Shah, P. (1999b). Toward unified theories of working memory: Emerging general consensus, unresolved theoretical issues, and future research directions. In A. Miyake & P. Shah (Eds.), *Models of working memory: Mechanisms of active maintenance and executive control* (pp. 442-481). New York: Cambridge University Press.

Newport, E. L. (1990). Maturational constraints on language learning. *Cognitive Science, 14*, 11-28.

Norman, D. A., & Shallice, T. (1986). Attention to action: Willed and automatic control of behavior. In R. J. Davidson, G. E. Schwartz, & D. Shapiro (Eds.), *Consciousness and self-regulation* (Vol. 4, pp. 1-18). New York: Plenum Press.

O'Reilly, R. C., Braver, T. S., & Cohen, J. D. (1999). A biologically based computational model of working memory. In A. Miyake & P. Shah (Eds.), *Models of working memory: Mechanisms of active maintenance and executive control* (pp. 375-411). New York: Cambridge University Press.

Parkin, A. J. (1998). The central executive does not exist. *Journal of the International Neuropsychological Society, 4*, 518-522.

Posner, M., & Raichle, M. E. (1994). *Images of mind*. New York: Scientific American Books.

Rabbitt, P. (1997). (Ed.). *Methodology of frontal and executive function*. Hove, UK: Psychology Press.

齊藤智 (1998). ワーキングメモリのパラドックス―苧阪満里子論文へのコメント―心理学評論, 41, 194-196.

齊藤智・三宅晶 (2000). リーディングスパン・テストをめぐる6つの仮説の比較検討. 心理学評論, 43, 387-410.

Salthouse, T. A. (1996). The processing-speed theory of adult age differences in cognition. *Psychological Review, 103*, 403-428.

Schneider, W. (1999). Working memory in a multilevel hybrid connectionist control architecture (CAP2). In A. Miyake & P. Shah (Eds.), *Models of working memory: Mechanisms of active maintenance and executive control* (pp. 340-374). New York: Cambridge University Press.

Shah, P., & Miyake, A. (1996). The separability of working memory resources for spatial thinking and language processing: An individual differences approach. *Journal of Experimental Psychology: General, 125*, 4-27.

Shah, P., & Miyake, A. (1999). Models of working memory: An introduction. In A. Miyake & P. Shah (Eds.), *Models of working memory: Mechanisms of active maintenance and executive control* (pp. 1-27). New York: Cambridge University Press.

Sokolov, A. N. (1972). *Inner speach and thonght*. New York: Plenum Press.

Towse, J. N., & Neil, D. (1998). Analyzing human random generation behavior: A review of methods used and a computer program for describing performance. *Behavior Research Methods, Instruments, & Computers, 30*, 583-591.

Watanabe, M. (1996). Reward expectancy in primate prefrontal neurons. *Nature, 382*, 629-632.

渡邊正孝 (1998). 「中央実行系」はワーキングメモリーだけのものか?―藤井論文に対するコメント―心理学評論, 41, 172-173.

Waters, G. S., & Caplan, D. (1996). The measurement of verbal working memory capacity and its relation to reading comprehension. *Quarterly Journal of Experimental Psychology, 49A*, 51-79.

Young, R. M., & Lewis, R. L. (1999). The Soar cognitive architecture and human working memory. In A. Miyake & P. Shah (Eds.), *Models of working memory: Mechanisms of active maintenance and executive control* (pp. 224-256). New York: Cambridge University Press.

Zacks, R. T., & Hasher, L. (1994). Directed ignoring: Inhibitory regulation of working memory. In D. Dagenbach & T. H. Carr (Eds.), *Inhibitory processes in attention, memory, and language* (pp. 241-264). San Diego, CA: Academic Press.

Zhang, J. (1997). The nature of external representations in problem solving. *Cognitive Science, 21*, 179-217.

Zhang, J., & Norman, D. A. (1994). Representations in distributed cognitive tasks. *Cognitive Science, 18*, 87-122.

あとがき

　本書の刊行にあたっては日本生命財団の助成をいただいた．財団関係各位のご協力に深く感謝致します．また，財団への助成申請のため，専修大学文学部教授中谷和夫教授と札幌学院大学社会情報学部教授沖田庸嵩教授には推薦書をいただいた．本書刊行の意義を理解され，本書成立の過程で多大な励ましをいただいた両先生に心から御礼を申し上げたい．

　本書の数章は心理学評論誌の特集号「意識とワーキングメモリ」(1998年41巻2号) に掲載された同じ著者による論文をもとにしている．追加，削除などがあり結果的に新しいものとなっているが転載の許可をいただいた心理学評論刊行会には御礼を申し上げたい．

　京都大学学術出版会の鈴木哲也氏には企画や編集の過程で大変お世話になった．非常に丁寧に注意の行き届いた編集上の配慮をいただいた．本書が読み易いものになっているとしたらそれは氏のおかげである．深く御礼申し上げる．最後に，本書全体にわたり原稿に目を通し，重複箇所の指摘や調整をしてくれた京都大学大学院文学研究科，実験心理学専攻の大学院生 (博士後期課程1年) 近藤洋史氏と森下正修氏に感謝するとともに，事務的処理を手伝っていただいた西村理絵さんにも感謝したい．

　　　2000年2月25日

　　　　　　　　　　　　　　　　　　　　　　　　　　　　　　　苧阪　直行

索　　引　　（脳内機構索引／一般事項索引）

脳内機構索引

ブロードマンの脳地図
　　1 野　107
　　2 野　107
　　3 野　107
　　4 野　107
　　6 野　98, 99, 101, 102, 105-107
　　7 野　98, 99, 102, 105-107
　　8 野　102, 105, 107
　　9 野　12, 43, 44, 63, 98, 102, 105-107, 131, 132, 169
　　10 野　106
　　11 野　102
　　12 野　12, 43, 63, 121, 131
　　17 野　102, 107
　　18 野　102, 107, 130
　　19 野　101, 102, 107, 130
　　20 野　102
　　22 野　98, 107, 167
　　32 野　98, 99, 102, 105, 107
　　36 野　102
　　37 野　102, 130
　　40 野　12, 98, 99, 101, 102, 105-107, 167
　　41 野　98
　　42 野　12, 98, 131, 167
　　44 野　12, 98, 99, 102, 105-107, 130
　　45 野　12, 43, 44, 63, 98, 102, 105, 106, 121, 130, 131
　　46 野　3, 12, 26, 30, 31, 35, 43, 44, 63, 98, 102, 105-107, 119, 121, 130-132, 168, 169
　　47 野　44, 63, 101, 102, 106, 108, 130, 131
MT 野　121-123
TE 野　121
TEO 野　121
V 1　121, 131, 133, 148, 168, 173
V 2　121
V 3　121
V 4　121
一次聴覚野　173, 174
ウェルニッケ野　3, 174
運動前野　35, 52, 62, 98, 99, 101, 102, 105-108, 130, 167, 169, 176
　　——上部　109
　　——皮質下　97
運動野　39, 127
縁上回　98, 99, 101, 102, 108, 109, 167
外側膝状体　148
外側前頭葉　102, 105, 107
外側溝周辺　22
海馬体　85-87
海馬　3, 22, 52, 53, 62, 63, 76-78, 87, 313
海馬傍回　98, 102
下前頭回　35, 98, 99, 102, 105, 106, 108, 128, 130
下側頭領域 (IT)　123, 127
　　——皮質　121
下側頭葉　101, 102, 108
下側頭連合野 (TE)　60, 62, 63, 121, 168
下頭頂小葉　97
下頭頂連合野 (PG)　121, 122
下部前頭野　101, 102
下部頭頂連合野 (MST)　121
下部頭頂葉　108
下膨隆部 (IC)　12, 56, 57, 60, 123, 128, 168
感覚運動皮質　107
眼窩前頭葉　102
基底核　3, 52, 62, 64, 172
弓状領野　57
嗅内皮質　63
弓状溝　30, 57, 132
後部上側頭回　98, 99, 108
後頭葉　35, 100-102, 108, 122, 131, 132
後頭　9, 120, 121, 123, 128, 130, 148, 150, 172
　　——シルヴィウス溝領域　121
　　——側頭葉　97
　　——頭頂葉　102
後連合野　63, 64, 65
視覚野　148
視覚連合野　14
視床枕　148
視床　4, 7, 62, 98, 102, 172
視覚前野　130
島皮質　97-99, 107, 167
島領域　120
主溝　30, 56, 132
　　——領域　56, 60, 168
　　——近傍　12
　　——周辺部　30, 56
上丘　42, 148
上前頭溝　102, 129
上側頭回　97, 98, 99, 108, 167
上側頭溝　121
上頭頂小葉　99, 102
小脳　3, 52, 64, 98, 99, 102, 176
シルヴィウス溝　108
新皮質　4, 7, 13, 15
錐体細胞層　77
舌状回　102
前頭　42, 107, 109, 119, 120, 123, 127, 133, 151, 152, 169, 171-173
　　——眼窩回　102
　　——眼球運動野　102
前頭前野　3, 4, 9, 11-15, 98, 100, 105, 109, 118-122, 125, 127-133, 168, 169, 176, 209, 210, 313, 315, 317, 318
　　——背外側部　11　121, 168, 169
　　——両側背外側前頭回　106, 169

——腹側部 169
　　　——腹外側部 12, 121, 168
前頭葉 9, 14, 26, 33, 97, 101, 103-105, 108-110, 119, 163,
　　168, 169, 300, 302, 306, 307, 312, 317, 324
　　　——後下部 108
　　　——背外側部 26, 102, 107, 169
前頭連合野 3, 21, 25, 26, 30, 31, 33-40, 42-45, 51-65, 68,
　　151, 166, 169, 246
　　　——眼窩部 35
　　　——背外側部 26, 33, 35, 36, 43, 44, 56, 60, 61, 63-65
　　　——背側部 35
　　　——尾側部 35
　　　——腹外側部 43, 44, 56, 60, 61, 63-65
　　　——吻側部 35
前部帯状回 98, 102, 105, 107, 123, 169
側頭 9, 12, 14, 95, 97, 101, 104, 120-123, 125, 127-131,
　　133, 159, 166, 173
　　　——部 143, 146, 148, 150, 173
　　　——下部領域 (IT 野) 12, 14
　　　——下面 127
　　　——後部 125, 126, 147, 148
側頭葉
　　　——下部 121, 148
　　　——内側部 53, 58, 63
側頭連合野 3, 63, 64, 118, 121
帯状回 99, 120
大脳辺縁系 42, 52, 172
中心前回 98, 167 →傍シルヴィウス溝

中前頭回 35, 98, 102, 105, 106, 109, 130
聴覚皮質 85-87
聴覚野 3
頭頂 122, 123, 125-127
　　　——下部 14
　　　——後部 (PP) 118, 121, 122, 126, 127, 131
　　　——内溝領域 126
　　　——皮質 121
頭頂葉 35, 97, 98, 101, 105, 106-109, 122, 148, 167, 169,
　　324
頭頂連合野 3, 12, 60, 62-64, 118, 131, 168
内側眼窩野 56, 57, 64, 65
脳幹網様体 7, 172
背外側前頭回 106, 169
左半球 5, 12, 14, 22, 30, 35, 54, 58, 61, 95, 97-99, 101, 102,
　　108, 127, 130, 167, 173
複雑スパイク細胞 77
腹外側部下膨隆部 56, 60, 168
腹内側部内側眼窩野 56, 57, 64
ブローカ野／ブローカ領 12, 97-99, 102, 107, 108, 167,
　　169
扁桃核 52
傍シルヴィウス溝 167
紡錘状回 120, 127
補足運動野 52, 98, 99, 102, 108, 167, 176
右半球 5, 35, 58, 61, 95, 97, 100-102, 108, 122, 127, 129,
　　130
矢状縫合溝 130

一般事項索引

[数字・アルファベット]
2 ストリーム理論 14 →腹側ストリーム，背側ストリーム
2 段階仮説 12, 131, 132
2 貯蔵庫モデル 22-24 →二重貯蔵モデル
3 CAPS モデル 126, 127, 161, 265, 313
active memory$^\times$ 8, 16, 25, 26 →能動的記憶
active memory$^{\times\times}$ 26 →活性化（意識化）された長期記憶
alerting network 195 →脳内ネットワーク
anterior attention system 324
Brodmann の脳地図 12, 118, 119 →脳内機構索引
cue の利用能力 306
domain-specific working memory 26, 43, 168
DR 課題 40 →遅延反応課題
DSR 課題 40 →遅延反応課題
Dysexecutive 症候群 103, 105
ERP 140-144, 146-148, 150-152 →事象関連電位
executive network 195 →脳内ネットワーク
fMRI 7, 12, 26, 35, 36, 44, 58, 64, 106, 107, 118, 120, 122,
　　123, 125-30, 167, 169, 170, 174, 279 →機能的磁気共鳴画像法
Go/No-Go 学習 38, 65, 300, 301 →ワーキングメモリ課題

LST 166, 170-173, 187 →リスニングスパンテスト
MEG 7, 58, 118, 120, 122, 170, 172, 173 →脳磁場計測法
n-back 課題 106, 107, 128 →ワーキングメモリ課題
orienting network 195 →脳内ネットワーク
P 3 成分 140, 147, 152
PET 6, 14, 26, 35, 36, 58, 64, 65, 93, 98, 107, 118, 120,
　　121, 123, 130, 167, 169, 170, 279 →ポジトロン断層法
phonotactic probability effect 283
posterior attention system 324
posterior cortex 315
process specific working memory 169 →処理過程特異的ワーキングメモリ
Soar アーキテクチャ 321
Supervisory Attentional System (SAS) 4, 52, 103,
　　110, 168, 195, 323 →注意監視システム
virtual short-term memory 322

[ア 行]
曖昧語の処理 190
アウェアネス 7, 10, 12, 13, 176 →意識の階層構造
　　知覚・運動的——／知覚運動的意識 7, 10 →意識
　　視覚的—— 13, 117, 118, 120, 132
アクティブな記憶 2, 5, 312 → active memory$^\times$, active memory$^{\times\times}$
アルコール依存性 166

α波 172-174
意識 1, 2, 4-8, 10, 13-16, 26, 27, 73, 117-119, 126, 140, 148, 157, 170, 172, 176, 177, 192, 300, 314, 324-326
　　――の階層構造 7, 176
　　――される対象としての自己 10, 11 →自己
　　自己―― 4, 6, 7, 176 →リカーシブな意識
　　――主体としての自己 10, 11 →自己
　　――の自己モデル 15
　　知覚・運動的―― 7, 10 →アウェアネス
　　生物的―― 7
意識化された（長期）記憶 26 →活性化された記憶
一時構造曖昧文の処理 189
一時的表象 147, 149, 151
意味記憶 21, 58, 74 →長期記憶
意味的エラー 205, 212, 220, 221 →リーディングスパンテスト
意味な処理 22, 23, 213 →情報処理
意味判断課題 36 →ワーキングメモリ課題
ウィスコンシン式カード分類テスト（WCST）14, 33, 300-307, 319 →心理検査，ワーキングメモリ課題
ウィスコンシン式一般検査装置（WGTA）30
ウェルニッケ失語 97
運動課題 31 →ワーキングメモリ課題
運動系 39, 42, 52, 118-120, 176
運動残効（MAE）122
運動障害 33, 42 →障害，脳の機能障害／脳内損傷
運動速度の短期記憶 101 →短期記憶
エピソード記憶 21, 58, 74, 104 →長期記憶
エラー 30, 126, 203-214, 217-221, 280, 288
演算能力 239
音のワーキングメモリ課題 77 →ワーキングメモリ課題
オペラント反応 65
オペレーションスパンテスト 181, 184, 186 →ワーキングメモリスパン
音韻
　　――記憶 285
　　――空間 284, 285
　　――系列のプランニング 280 →発話運動プランニング
　　――ストア／――貯蔵庫 4, 8, 98, 99, 279, 284, 285, 290, 291, 293
　　――的エラー 205, 212, 220
　　――的情報のコーディング 167, 281, 286
　　――的類似性効果 281, 285, 286, 290, 292
　　――同定課題 99 →ワーキングメモリ課題
　　――ネットワーク 283-285, 293
音韻ループ 5, 8, 25, 36, 62, 93, 95, 98, 99, 103, 105, 107, 109, 119, 148-150, 160, 162, 165-167, 170, 175, 176, 204, 207, 211-213, 229, 236, 237, 239, 248, 277-283, 285-293, 299, 300, 312, 315, 316, 319, 320, 322

［カ 行］
ガーデンパス現象 189
外的表象 118, 119, 126, 127, 325
概念の転換 33
概念またはセットの転換障害 33 →障害，脳の機能障害／脳内損傷
海馬硬化症 105 →脳の機能障害／脳内損傷

海馬破壊実験 76 →脳内破壊実験
外部順序づけ課題 44 →心理検査，ワーキングメモリ課題
カウンティングスパンテスト 181 →ワーキングメモリスパン
拡散的思考 33, 53, 168 →集中的思考
覚醒 7, 10, 15, 170, 172, 176 →意識の階層構造
仮現運動 122
課題転換モデル 195-198 →ワーキングメモリの容量制限
活性化（activation）2, 3, 8-10, 12, 14, 26, 27, 33, 35, 36, 45, 58, 60, 61, 64, 65, 118-123, 125-128, 130, 149, 158, 160-162, 167, 169, 170, 174, 176, 190, 203, 210, 243-245, 257, 279, 284, 285, 289, 290, 315, 321
活性化された長期記憶 26, 160, 161, 257, 318, 321, 323
カテゴリーの変換 34, 35 →情報処理
加齢 15, 144, 225-229, 233-237, 239, 240
眼球運動関連活動 37, 39, 42 →ニューロン活動
干渉に対する抑制 319 →反応抑制
感情 4, 33, 52, 318
監視的注意システム 323 →注意監視システム
記憶
　　――更新（memory updating）208, 286
　　――障害 33, 53, 101, 104, 166 →障害，脳の機能障害／脳内損傷
　　――探索課題 141, 147, 149 →ワーキングメモリ課題
　　――探索 141, 148
　　――探索電位 141-144, 146, 150
　　――の組織化 53
　　――表象 147, 149, 150
　　――容量 24, 25, 36
空間的遅延反応課題（空間的手がかりによる遅延反応課題）→ワーキングメモリ課題
機能的磁気共鳴断層撮影法／機能的磁気共鳴画像法 7, 26, 118 → fMRI, ニューローメージング
機能的ネスティング 13
逆転学習 56, 57, 65 →心理検査，ワーキングメモリ課題
嗅覚の記憶課題 77
教示能力 306 → cue の利用能力
共同注意 11 →注意
巨大ニューロン仮説 82
空間課題 127, 170, 288 →ワーキングメモリ課題
空間記憶 74, 76
空間視ワーキングメモリ 128, 129
空間視 121, 128, 129 →物体視／対象視
空間スパンテスト 181 →ワーキングメモリスパンテスト
空間性
　　――回転課題 36 →ワーキングメモリ課題
　　――記憶 102 →視覚性短期記憶
　　――短期記憶 102, 109 →短期記憶
　　――ポインティング 100, 101, 102, 104, 105
　　――モニタリング課題 104 →ワーキングメモリ課題
空間的ワーキングメモリ 5, 9, 12, 35, 44, 60, 61, 65, 129-132, 133, 168, 265, 301 →ワーキングメモリ
　　――の処理資源 265

索　引　335

空間選択的注意課題 141 →ワーキングメモリ課題
空間定位 33
空間的思考 258
空間的遅延反応課題 59, 60, 63 →遅延反応課題, ワーキングメモリ課題
空間的特異性を示すニューロン 57
具体性価 185, 186 →言語性情報
計算・思考 22, 58
形態性記憶 102 →視覚性短期記憶
形態性短期記憶 102 →短期記憶
形態類似性同定課題 99 →ワーキングメモリ課題
系列再生 149, 182, 285, 289, 291, 316, 322 →ワーキングメモリ課題
系列的運動検査 301 →心理検査
決定 26, 58
言語
　――課題 167, 170, 218 →ワーキングメモリ課題
　――産出システム 280
　――習得 212, 214, 244, 246, 248, 277, 316, 325
　――処理 125, 164, 166, 172, 174, 187-189, 191, 193, 211, 221, 226, 243, 248, 280
　――処理における自動的過程 244
　――性学習課題 97 →ワーキングメモリ課題
　――性記憶課題 98 →ワーキングメモリ課題
　――情報処理 8, 158, 163, 164, 176, 243, 265
　――性情報のイメージ化 165, 185, 207, 230
　――性情報の具体性価→具体性価
　――性短期記憶 95-98, 100, 108, 109 →短期記憶
　――性短期記憶課題 108, 109 →ワーキングメモリ課題
　――性短期記憶障害 95-97, 100, 103, 108 →障害
　――性(――的)ワーキングメモリ 5, 119, 126, 127, 182, 183, 227, 265, 271-274, 301, 306 →ワーキングメモリ
　――的ワーキングメモリの処理資源 265 →空間的ワーキングメモリの処理資源
　――による行為の制御 33
　――優位半球 108 →脳内機構索引
　――理解 25, 148, 160, 165, 187, 225, 243, 258, 265, 311, 312, 316-318, 321, 324
　――理解の個人差 165, 258
源泉健忘 53
健忘(症) 22, 95, 97 →障害, 脳の機能障害／脳内損傷
　源泉―― 53
　側頭葉性―― 166
語彙性効果 283, 290, 292
語彙の習得 281, 282, 300 →言語習得
語彙表象 100, 284, 285
構音抑制 150, 185, 191, 192, 279, 280, 285, 286, 288, 291, 293
　――効果 100, 281, 292
高次のモニター機能 12
後部探索電位 147-150
コーディング 22, 23, 26, 44, 73, 79, 82, 83, 88, 147, 167, 281, 286 →情報処理
　集団的・協調的―― 82
心の理論 4, 10, 11, 13-15
個人差 3, 16, 150, 151, 161, 163-165, 172, 173, 177, 181, 182, 184-188, 191, 193, 194, 198, 207, 214, 215-218, 221, 222, 225, 240, 243, 246, 257-259, 261-263, 265, 271-274, 314, 319, 320, 323
　言語処理作業の―― 188, 191, 193
　言語理解の―― 165, 258
　処理作業の―― 184, 191
　保持作業の―― 184
　ワーキングメモリの容量の―― 165
語産生課題 105 →心理検査, ワーキングメモリ課題
語長効果 185, 281, 290-292
コノルスキー課題 53 →遅延対比較課題
語流暢性検査 301 →心理検査
コルサコフ症候群 166 →障害
コンプレックススパン 237, 239 →ワーキングメモリスパン

[サ 行]
再帰方略 261-263 →方略
細胞集成体 82 →セル・アセンブリ
錯視 122
サッケード眼球運動 131
サッケード後活動 (post-saccadic activity) 39, 40 →ニューロン
サッケード前活動 (pre-saccadic activity) 39, 42 →ニューロン
左右半球差 129, 130
サル 7, 9, 12, 30, 31, 37, 38, 40, 42-44, 55-65, 102, 118-123, 128, 129, 131, 132, 148, 151, 168, 169
参照記憶 27, 74 →レファレンスメモリ
θ波 171-173
視覚的アウェアネス 13, 117, 118, 120, 132 →アウェアネス
視覚形態性短期記憶 101 →短期記憶
　――課題 108 →ワーキングメモリ課題
視覚経路 148, 168 →背側ストリーム／背側経路, 腹側ストリーム／腹側経路
視覚言語性短期記憶 96 →短期記憶, 形態性短期記憶
　――貯蔵庫 96, 108 →聴覚言語性短期記憶貯蔵庫
視覚性記憶課題 98 →ワーキングメモリ課題
視覚性短期記憶 101, 102 →短期記憶
　――障害 101, 103 →障害
視覚性ワーキングメモリ 3, 4, 14, 117, 118, 120, 121, 127-129, 131-133 →ワーキングメモリ
視覚探索 139, 140, 147, 148, 150, 152
　――課題 139, 141-144, 301 →ワーキングメモリ課題
　――電位 142-144, 146, 149-151
　――過程における並列的・前注意的処理 139
　――過程における系列的・注意的処理 139
　――過程における自動的検出 140
　――過程における制御的探索 140, 141
視覚の情報処理 148, 151 →情報処理
時間振幅式波形弁別器 85
時間的統合 4, 11, 14, 15, 52, 118
色彩失名辞 101 →障害
視空間性短期記憶 101, 106, 108 →短期記憶
　――課題 100, 108 →ワーキングメモリ課題
　――障害 100, 108 →障害

視空間性ワーキングメモリ 301 →ワーキングメモリ
視空間的スケッチパッド／視空間的ワーキングメモリ 5, 9, 25, 36, 62-64, 93, 100, 101, 103, 105, 107-109, 119, 148, 150, 160, 170, 176, 211, 236, 278, 299, 312, 315
資源共有モデル 195-198 →ワーキングメモリの容量制限
自己
 意識される対象としての―― 10, 11
 意識主体としての―― 10, 11
 ――意識的な意識 7
 ――意識 4, 6, 7, 176 →意識，リカーシブな意識
 ――指向性反応 11
 ――順序づけ課題 11, 44, 53, 56-58 →ワーキングメモリ課題
 ――認識／――認知 4, 6, 8, 14, 15
 ――モデル 11, 15
 ――モニター 4-6, 11-16, 132, 166, 176, 177, 213, 216, 217, 221, 222
志向性 2, 4-6, 8, 10, 15
事象関連電位 139, 140 → ERP
実行不全症状 14 →前頭前野症状，障害，脳の機能障害／脳内損傷
膝状体視覚系路 148 →視覚経路
膝状体外視覚系路 148 →視覚経路
シナプス／シナプス結合 81, 82, 84, 87, 88
自由再生課題 21 →心理検査，ワーキングメモリ課題
集団的・協調的コーディング 82 →コーディング
集中的思考 168
熟達度 319
受動的記憶 25 →能動的記憶
種類特異的ワーキングメモリ 43, 44
障害 3, 9, 11, 12, 14, 22, 24, 26, 30, 31, 33-35, 44, 52, 53-58, 60-62, 64, 65, 95-98, 100, 101, 103-105, 109, 110, 119, 122, 131, 159, 160, 161, 163, 166-168, 226, 234, 235, 300, 302, 306, 307 →脳の機能障害／脳内損傷
条件性弁別学習 54, 55, 57
焦点の効果 192
焦点方略 270, 271, 272 →方略
情報
 ――のアクティブな保持 2, 52, 58, 62, 63, 65, 132, 279
 ――の一時貯蔵 23-25, 27-29, 31, 35-40, 42-44
 ――の意味的処理 165, 204, 210-213
 ――のオンライン保持 9, 12, 26, 30, 63, 119
 ――の検索 26, 132, 158, 314, 321
 ――の更新・変換 3, 4, 5, 14, 26-28, 31, 35, 96, 100, 104-107, 109, 119, 126, 299, 300, 302
 ――の出力・提供機能としてのワーキングメモリ 25, 28, 29, 36, 37, 42, 43 →ワーキングメモリ
 ――の処理と保持 2, 12, 15, 118, 121, 157, 161, 170, 172, 181, 194, 198, 203, 214, 222, 225, 233, 235, 257-259, 265, 266, 271, 317, 319, 320, 323
 ――の処理と保持のトレード・オフ 225 →トレード・オフ
 ――の処理
  音声的情報処理 151

 カテゴリーの変換 34, 35
 コーディング 22, 23, 26, 44, 73, 79, 82, 83, 88, 147, 167, 281, 286
 情報処理機能としてのワーキングメモリ 148, 313, 316, 318 →ワーキングメモリ
 視覚的情報処理 148, 151
 スパース・コーディング 82, 86
 バインディング 10, 117-119, 131-133, 158
 トップダウン的情報処理 158
 ボトムアップ的情報処理 158
 ――の選択・入力機能としてのワーキングメモリ 28, 29, 36, 37, 42, 43 →ワーキングメモリ
 ――の選択 27-29, 36, 37, 42-44, 317, 323
 ――の想起 2, 44, 58, 132, 160
 ――の内的処理 33
初頭効果 22, 159 →新近性効果
徐波 172
処理過程特異的ワーキングメモリ 43, 44 →領域特異的ワーキングメモリ
処理作業の個人差 184, 191 →個人差
処理資源 148, 150, 161, 162, 182, 203, 257-259, 264, 265, 271, 272, 274
処理速度 161, 188, 233, 234, 319
処理と保持／処理作業と保持作業 187, 191 →情報の処理と保持
 ――のトレード・オフ 15, 161 →トレード・オフ
処理の効率 217, 319
進化 4, 10, 13-15, 121, 158, 300, 325
新近性効果 22, 159
心像回転課題 100 →ワーキングメモリ課題
心的回転 142, 148, 149
心的表象 13, 119, 325
シンプルスパン 237, 239 →ワーキングメモリスパン
心理検査
 ウィスコンシン式カード分類テスト（WCST）14, 33, 300-307, 319
 デザイン流暢性検査 300
 ハノイの塔課題 301
 ロンドン塔課題 53, 300
 読解力テスト 182, 183, 184, 186, 187, 188, 193
 外部順序づけ課題 44
 逆転学習 56, 57, 65
 系列的運動検査 301
 語産生課題 105
 語流暢性検査 301
 自由再生課題 21
推測 11, 34, 57, 64, 65, 68, 132, 144, 303
ステレオタイプ抑制障害 33 →反応抑制
ストループ課題 55, 246, 247 →ワーキングメモリ課題
ストループ効果 212, 244-247
スパース・コーディング 82, 86 →情報処理
生物的意識 7 →意識
セットの変換と維持能力 306
セル・アセンブリ 82-84, 86-88
宣言的知識 259
選択的視空間性短期記憶障害 100 →脳の機能障害／脳内損傷
選択的注意 109, 122, 195, 306, 318, 323 →注意

前注意的処理 139, 140 →注意
前頭前野症状／前頭前野損傷 3, 14, 168 →脳の機能障害／脳内損傷
前頭葉障害 14, 33, 104, 105, 109, 168, 169, 302, 307 →脳の機能障害／脳内損傷
前頭連合野損傷 52-55, 57, 58 →脳の機能障害／脳内損傷
前頭連合野背外側部の障害 44 →脳の機能障害／脳内損傷
前頭連合野破壊実験 26, 36, 43, 44, 55, 57, 60, 65, 148
創造的能力 53
側頭葉内側面損傷 95, 101 →脳の機能障害／脳内損傷
即時記憶課題 227, 239 →ワーキングメモリ課題
側頭葉性健忘 166 →健忘, 脳の機能障害／脳内損傷
側頭葉前方切除 101, 104
側頭葉損傷 104 →脳の機能障害／脳内損傷

[タ 行]
対側無視症状 57 →脳の機能障害／脳内損傷
大脳後方損傷 101 →脳の機能障害／脳内損傷
他者の意識モデル 15 →心の理論
他者の心の理解 10 →心の理論
他者モデル 11, 15
達成 2, 3, 5, 7, 8, 15, 16, 118, 293, 300, 304, 306, 313
　　──システム 4, 15
　　──システムとしてのワーキングメモリ 15, 16 →ワーキングメモリ
単一ニューロン主義 81, 82
短期記憶 2, 16, 21-24, 33, 95-97, 102, 108, 122, 141, 147-149, 158-161, 166, 167, 181-184, 195, 222, 278, 299, 311, 312, 315, 316, 320-322 →ワーキングメモリ
　　──課題 99, 108, 182, 183, 281, 283 →ワーキングメモリ課題
　　空間性── 102, 109
　　形態性── 102
　　言語以外の── 95, 108
　　言語性── 95-98, 100, 108, 109
　　視覚形態性── 101
　　視覚言語性── 96 →形態性短期記憶
　　視覚性── 101, 102
　　視空間性── 101, 106, 108
　　──症候群 (STM syndrome) 167 →障害
　　運動速度の── 101
　　──貯蔵／短期間の記憶貯蔵庫 22-24, 95, 96, 108, 159
単語復唱課題 98 →ワーキングメモリ課題
探索陰性電位 140, 141, 146-152
遅延反応 30, 31, 36, 39, 55, 57, 58, 168
　　──課題 27, 37, 40, 42, 59, 65, 75, 128 →ワーキングメモリ課題
遅延 anti-saccade 課題 38 →ワーキングメモリ課題
遅延 pro-saccade 課題 37 →ワーキングメモリ課題
遅延交替反応／遅延交代反応 30, 31, 55, 57, 58, 61, 300, 301
遅延対比較課題 (コノルスキー課題) 53 →ワーキングメモリ課題
遅延見本あわせ課題 27, 38, 60, 62, 75 →ワーキングメモリ課題
知覚・運動的アウェアネス 7, 10 →アウェアネス, 意識

逐次直列処理 7, 177
チャンク／チャンキング 22, 159, 184, 185, 230, 232, 321 →方略
注意 1, 4-9, 12, 14, 25, 52, 103, 121-123, 131, 145, 157, 194, 195, 235, 300, 306, 314, 324-326
　　──監視システム (SAS) 4, 168
　　共同── 11
　　──資源 4, 139, 194
　　──的処理 139, 140
　　──による保持と処理 5
　　──の制御 194, 195, 300
　　──の容量モデル 194
　　選択的── 109, 122, 195, 306, 318, 323
　　前──的処理 139, 140
中央演算処理機構 239
中央実行系 3-5, 8-10, 12, 14, 25, 30, 36, 62-65, 93, 103-105, 107, 109, 110, 119, 120, 127, 132, 148, 160, 166-170, 194, 195, 203, 204, 209, 213, 229, 236, 239, 240, 248, 278, 299-302, 305, 307, 312, 317-320, 323, 324
　　──の「homunculus」問題 317, 318
　　──の「ragbag」問題 317, 318
中心部探索電位 147-150
聴覚 3, 75, 85, 97, 100, 106-108, 187
聴覚言語性短期記憶貯蔵庫 96 →視覚言語性短期記憶貯蔵庫
長期記憶 2, 9, 21, 22, 24, 26-28, 31, 44, 45, 73, 74, 95, 101, 103, 104, 109, 119, 148, 159-161, 213, 277, 278, 280, 282, 283, 285, 292, 300, 313-315, 321, 322, 326 →エピソード記憶, 意味記憶, 手続き記憶
　　──貯蔵／長期貯蔵庫 22, 23, 159
　　──の活性化 26, 257, 318, 323
　　──の活性化した状態としてのワーキングメモリ 26 →ワーキングメモリ
長期ワーキングメモリ 321, 322 →ワーキングメモリ
貯蔵場所の分割使用 24 →トレードオフ
対連合学習 24, 95, 96, 281
ディストラクター 12, 123 →妨害刺激, 二重課題
適応システム 15
デザイン流暢性検査 300 →心理検査
手続き記憶／手続的知識 21, 259 →長期記憶
伝導失語 2, 7, 16, 26-28, 40, 42, 61, 97, 118, 119, 121, 126-128, 132, 157, 158, 167, 170, 203, 206, 212, 226, 243, 306, 321 →脳の機能障害／脳内損傷
統合 2, 7, 16, 26-28, 40, 42, 61, 118, 119, 121, 126-128, 132, 157, 158, 170, 203, 206, 212, 226, 243, 306, 321 →バインディング
ドーパミン 61, 62
読解力テスト 182-184, 186-188, 193 →心理検査
トップダウン的情報処理 158 →情報処理
トポグラフィー 43, 132, 133
ドメイン・スペーシフィック／ドメイン・スペーシフィック仮説 12, 13 →領域特異的ワーキングメモリ
ドメイン・フリー 320, 321
トレード・オフ 5, 15, 24, 161, 162, 182, 187, 191, 194, 195, 225, 258, 271, 313, 319, 323

[ナ　行]

内言 (inner speech) 316
内的表象／内的視覚表象 4, 14, 16, 33, 119, 126, 127, 149
二重課題 24, 36, 104-106, 109, 150, 157, 169, 170, 263, 264, 286, 287, 301, 306, 323
二重貯蔵モデル（モデルモデル）22, 95, 149, 159, 160-162, 170, 311, 312, 315, 317, 319
日本語版リーディングスパンテスト 162, 163, 165, 183, 192, 198, 199, 203-206, 214, 217, 226, 243, 244, 265, 301, 303 →リーディングスパンテスト
ニューロイメージ／ニューロイメージング 6, 7, 93, 118-121, 126, 129, 167-169, 176, 313, 315, 318, 322
ニューロン 7, 12, 29, 36-40, 42, 43, 45, 57-65, 77-79, 81-88, 128, 131-133, 168, 169, 313, 316, 317
　　将来を予測，期待する—— 57
　　対象のワーキングメモリに関与する—— 168
　　——の発火 42, 81, 87
　　「反応結果の評価をする」—— 57
　　「不必要な反応を抑制する」—— 57
　　——活動記録実験 76
　　——間の機能的シナプス結合 84, 87 →シナプス結合
　　——間の（動的な）相互作用 40, 42, 45
　　——重複 82
認知心理学 64, 118, 278, 300, 306, 311, 313, 314, 316, 317, 322, 323
ネットワーク 4, 12, 63, 99, 109, 118, 120-122, 126, 127, 129, 172, 187, 195, 247, 284, 285, 290-293, 318
脳磁場 173
　　——計測／——計測法（MEG）7, 118, 170, 172 →ニューローメージング
能動的記憶 25, 26 →受動的記憶
脳内ネットワーク 3
脳内破壊実験 76
脳の機能障害／脳内損傷
　　選択的視空間性短期記憶障害 100
　　前頭前野症状／前頭前野損傷 3, 14, 168
　　前頭葉障害 14, 33, 104, 105, 109, 168, 169, 302, 307
　　前頭連合野損傷 52, 53, 54, 55, 57, 58
　　前頭連合野背外側部の障害 44
　　側頭葉内側面損傷 95, 101
　　側頭葉性健忘 166 →健忘
　　側頭葉損傷 104
　　対側無視症状 57
　　大脳後方損傷 101
　　伝導失語 2, 7, 16, 26-28, 40, 42, 61, 97, 118, 119, 121, 126-128, 132, 157, 158, 167, 170, 203, 206, 212, 226, 243, 306, 321
　　左前頭葉損傷 104
　　左半球後方領域損傷 108
　　左半球損傷 97, 101
　　ブローカ失語 97
　　右前頭葉損傷 104
　　右半球損傷 97, 101, 108
脳のモジュール理論 120
脳波 81, 126, 170, 171, 172, 177

[ハ　行]

背外側症候群 14 →前頭前野症状
背側ストリーム／背側経路 118, 120-123, 126-128, 131-133, 148 →2ストリーム理論, 腹側ストリーム／腹側経路
背側-腹側両ストリームの相互作用 123, 126
バインディング 10, 117-119, 131-133, 158 →情報処理, 統合
パターン遅延反応 59
　　——課題 60 →ワーキングメモリ課題
パタンのワーキングメモリ 130 →ワーキングメモリ
発火 36, 38-40, 45, 81, 87, 169 →ニューロン
発話運動プランニング 280, 286, 287
ハノイの塔課題 301 →心理検査
反応抑制 33, 34, 58
半盲 100, 101
非空間情報のワーキングメモリ 35 →ワーキングメモリ
　　——課題 130 →ワーキングメモリ課題
非空間的情報 26
皮質下構造 45, 315 →脳内機構索引
非侵襲性脳活動記録 21, 26, 35 →ニューロイメージング
左前頭葉損傷 104 →脳の機能障害／脳内損傷
左半球後方領域損傷 108 →脳の機能障害／脳内損傷
左半球損傷 97, 101 →脳の機能障害／脳内損傷
非単語反復 (non-word repetition) 課題 281, 282, 283, 284 →ワーキングメモリ課題
非標的刺激 139, 144, 146, 147
ヒューリスティックス（発見的）な方略 267, 270 →方略
標的刺激 139, 152
負荷感受性 3, 12, 126, 127, 128
不活性状態にある記憶 (inactive memory) 26 →活性化された長期記憶
複数課題の同時遂行 150, 318
複雑な構文の処理 188
複数情報の関連付け 33
複数情報の組織化 33
腹側ストリーム／腹側経路 118, 120, 121, 123, 126, 128, 130-133, 148 →2ストリーム理論, 視覚経路, 背側ストリーム／背側経路
物体視 12, 121, 123, 127-129, 131-133
　　——ワーキングメモリ 35, 129-131, 133 →ワーキングメモリ
プランニング 4, 5, 11, 14, 103, 104, 109, 132, 286
ブローカ失語 97 →脳の機能障害／脳内損傷
プロセス・スペーシフィック 12 →2段階仮説, 処理特異的ワーキングメモリ
並列処理 7, 13, 109, 157, 163, 170, 177, 305
弁別学習課題 27 →ワーキングメモリ課題
妨害刺激 12, 62, 63, 139, 143
報酬・罰則に基づく学習 318
報酬への期待 132, 318
方略 14, 118, 151, 165, 184, 185, 194, 204, 207, 213-217, 221, 226, 258, 261, 267, 270-273, 275
　　イメージ使用—— 215, 216
　　再帰—— 261-263
　　焦点—— 270, 271, 272
　　戦略的—— 270
　　チャンク／チャンキング 22, 159, 184, 185, 230, 232,

321
　　ヒューリスティックス（発見的）な―― 267, 270
　　物語作成―― 215, 216
　　リハーサル―― 216, 221, 317
　　論理的な解決―― 267
保持作業 181-185, 187, 191, 193, 194, 196-198
　　保持作業の個人差 184 →個人差
　　保持情報のモニタリング 104, 109
ポジトロン断層法（PET）6, 118 → PET
ボトムアップ的情報処理 158 →情報処理

[マ　行]
マイクロドライブ 85
マカクザル 30, 120
右前頭葉損傷 104 →脳の機能障害／脳内損傷
右半球損傷 97, 101, 108 →脳の機能障害／脳内損傷
メタ認識 13
メンタルローテーション課題 126-128 →ワーキングメモリ課題
目標管理能力 263
モジュール理論→脳のモジュール理論
モデルモデル 95 →二重貯蔵モデル
モニタリング課題 104-106 →ワーキングメモリ課題
物語作成方略 215, 216 →方略
問題解決／問題解決システム 15, 16, 33, 165, 257-259, 261, 265-267, 271-274, 300, 302, 306, 311, 312, 324
　　――過程 258, 259, 261, 264, 265, 271-273
　　――と推論 258

[ヤ　行]
床効果 285
陽電子断層撮影法 26 → PET, ポジトロン断層法
容量制限／容量制約性 4, 5, 15, 128, 157, 161, 177, 319, 321, 323, 325 →ワーキングメモリの容量制限
容量制約的プロセス 5

[ラ　行]
ラット 27, 73-77, 84, 85
リーディングスパンテスト（RST）161, 181, 182, 203, 225, 226, 240, 243, 265, 277, 301-307, 314, 319
　　――における二種類の処理作業（「読み」作業，「読み」に限定されない言語処理作業）187
　　日本語版―― 162, 163, 165, 183, 192, 198, 199, 203-206, 214, 217, 226, 243, 244, 265, 301, 303
リカーシブな意識 6-8, 10-16, 132, 176 →意識，意識の階層構造，自己意識
リスニングスパンテスト（LST）166, 170-173, 187
リハーサル 2, 8, 9, 22, 23, 25, 99, 107, 108, 159, 160, 167, 184, 185, 192, 206, 215, 216, 230, 234, 290, 299, 316, 319
　　――システム 98, 99, 108
　　――バッファー 159, 160, 170
　　――プロセス 95
　　――方略 216, 221, 317 →方略
流暢性の障害 33 →語流暢性，脳の機能障害／脳内損傷
量作用説 82
レーブンマトリックス検査（Raven Progressive Matrices Test／Raven Test）259

レファレンスメモリ 74-77, 84-88, 313 →参照記憶
連合学習 31, 33
ロンドン塔課題 53, 300 →心理検査
論理的な解決方略 267 →方略

[ワ　行]
ワーキングメモリ
　　――と意識 1, 5, 324
　　――と感情 325
　　――と注意 4, 324
　　――と長期記憶 322
　　――における情報バインディング 12
　　――のサブシステム 8, 9, 12, 119, 120, 170, 175, 176, 210, 211, 229, 236, 277, 278
　　――の加齢による崩壊 15
　　――の機能障害 325 →障害
　　――の個人差 162, 165, 181, 203, 217, 221, 243, 244, 265, 325
　　――の固体発生 15 →ワーキングメモリの発達
　　――の処理資源 263, 265, 267, 271, 272, 274
　　――の生物学的な意味 15
　　――の発達 11, 166, 299, 300, 301, 307
　　――の負荷感受性 127
　　　の分散型モデル 314
　　――の保持 3, 57, 64, 65, 68, 226, 316
　　――の容量／容量制限（制約）128, 157, 161, 165, 177, 194, 195, 228, 243, 244, 258, 301, 314, 318, 319, 321-323, 325
　　　　――の容量の個人差 165 →個人差
　　　　――の容量制限の機能的・進化論的価値 325
　　――課題 3, 35, 53, 58, 60, 61, 62, 64, 65, 74, 76-78, 84-87, 120, 130, 176, 222, 227, 237, 301, 320, 321
　　　　Go/No-Go 学習 38, 65, 300, 301
　　　　n-back 課題 106, 107, 128
　　　　意味判断課題 36
　　　　ウィスコンシン式カード分類テスト（WCST）14, 33, 300-307, 319 →心理検査
　　　　運動課題 31
　　　　音韻同定課題 99
　　　　外部順序づけ課題 44 →心理検査
　　　　記憶探索課題 141, 147, 149
　　　　逆転学習 56, 57, 65 →心理検査
　　　　空間的遅延反応課題（空間的手がかりによる遅延反応課題）
　　　　空間課題 127, 170, 288
　　　　空間性回転課題 36
　　　　空間選択的注意課題 141
　　　　空間的遅延反応課題 59, 60, 63 →遅延反応課題
　　　　空間的ワーキングメモリ課題 129, 130
　　　　空間性モニタリング課題 104
　　　　形態類似性同定課題 99
　　　　系列再生 149, 182, 285, 289, 291, 316, 322
　　　　言語課題 167, 170, 218
　　　　言語性学習課題 97
　　　　言語性記憶課題 98
　　　　言語性短期記憶課題 108, 109
　　　　言語性ワーキングメモリ課題 229, 236
　　　　語産生課題 105 →心理検査

視覚形態性短期記憶課題 108
視覚性記憶課題 98
視覚探索課題 139, 141-144, 301
視空間性短期記憶課題 100, 108
自己順序づけ課題 11, 44, 53, 56-58
自由再生課題 21 →心理検査
心像回転課題 100
ストループ課題 55, 246, 247
即時記憶課題 227, 239
短期記憶課題 99, 108, 182, 183, 281, 283
単語復唱課題 98
遅延反応課題 27, 37, 40, 42, 59, 65, 75, 128
遅延 anti-saccade 課題 38
遅延 pro-saccade 課題 37
遅延対比較課題（コノルスキー課題）53
遅延見本あわせ課題 27, 38, 60, 62, 75
パターン遅延反応課題 60
非空間的ワーキングメモリ課題 130
非単語反復 (non-word repetition) 課題 281, 282, 283, 284
弁別学習課題 27
メンタルローテーション課題 126-128
モニタリング課題 104-106
音のワーキングメモリ課題 77
――資源の利用効率 243
――処理の「二段階説」63 → 2段階仮説
――スパン 181, 182, 184, 186, 198
――スパンテスト 182, 184
空間視―― 128, 129
空間的―― 5, 9, 12, 35, 44, 60, 61, 65, 129-132, 133, 168, 265, 301
言語性（言語的）―― 5, 119, 126, 127, 182, 183, 227, 265, 271-274, 301, 306
言語を用いた―― 35
視覚的―― 117, 118, 121, 129, 131-133
物体視―― 35, 129-131, 133
視覚性―― 3, 4, 14, 117, 118, 120, 121, 127-129, 131-133
視空間性―― 301
種類特異的―― 43, 44 →処理過程特異的ワーキングメモリ
情報処理機能としての―― 148, 313, 316, 318
情報の出力・提供機能としての―― 25, 28, 29, 36, 37, 42, 43
情報の選択・入力機能としての―― 28, 29, 36, 37, 42, 43
処理過程特異的―― 43, 44 →領域特異的ワーキングメモリ
達成システムとしての―― 15, 16
長期記憶の活性化した状態としての―― 26
長期―― 321, 322
パタンの―― 130
非空間情報の―― 35

［編著者］
苧阪 直行（おさか なおゆき）
京都大学大学院文学研究科教授
1946年生まれ．1976年，京都大学大学院文学研究科博士課程修了
文学博士．
主要著書に，
『注意と意識の心理学』岩波講座認知科学第9巻（共著），岩波書店，1994．
『意識とは何か』，岩波科学ライブラリー，岩波書店，1997．
『脳と意識』（編著），朝倉書店，1997．
など．

［著者］
苧阪 直行　　上記
船橋新太郎　　京都大学心の未来研究センター教授
渡邊 正孝　　東京都神経科学総合研究所特任研究員
櫻井 芳雄　　京都大学大学院文学研究科教授
藤井 俊勝　　東北大学大学院医学系研究科准教授
宮谷 真人　　広島大学大学院教育学研究科教授
苧阪満里子　　大阪大学大学院人間科学研究科教授
森下 正修　　京都府立大学福祉社会学部准教授
近藤 洋史　　NTTコミュニケーション科学基礎研究所研究員
西崎友規子　　日産自動車技術開発本部研究員
目黒 祐子　　東北厚生年金病院言語心理部
山鳥 重　　　神戸学院大学人文学部教授
Rudolf Groner　University of Bern, Institut of Psychology, Professor
大塚 一徳　　長崎県立大学経済学部教授
齊藤 智　　　京都大学大学院教育学研究科准教授
五十嵐一枝　　白百合女子大学文学部教授
加藤元一郎　　慶應義塾大学医学部精神・神経科学教室教授
三宅 晶　　　コロラド大学ボールダー校助教授

脳とワーキングメモリ　　　　© Naoyuki Osaka 2000

平成12（2000）年 4 月20日　初版第一刷発行
平成20（2008）年 2 月10日　第四刷発行

編集者　　苧阪直行
発行人　　加藤重樹
発行所　　京都大学学術出版会
　　　　　京都市左京区吉田河原町15-9
　　　　　京 大 会 館 内（〒606-8305）
　　　　　電話（075）761-6182
　　　　　FAX（075）761-6190
　　　　　URL http://www.kyoto-up.or.jp
　　　　　振替01000-8-64677

ISBN 978-4-87698-095-6　　印刷・製本　㈱クイックス
Printed in Japan　　　　　　定価はカバーに表示してあります